böhlau

Rheinisches Archiv

Veröffentlichungen der Abteilung für Geschichte
der Frühen Neuzeit und Rheinische Landesgeschichte
des Instituts für Geschichtswissenschaft
der Universität Bonn

Gegründet von H. Aubin und Th. Frings
Herausgegeben von M. Rohrschneider und C. Wich-Reif

161

Matthias Klein

NS-„Rassenhygiene“ im Raum Trier

Zwangssterilisationen und Patientenmorde im ehemaligen Regierungsbezirk Trier 1933–1945

BÖHLAU VERLAG WIEN KÖLN WEIMAR

Gedruckt mit Unterstützung des Fördervereins zur historischen Erforschung von Zwangssterilisationen in der Region Trier während der NS-Zeit e.V., der Barmherzigen Brüder Trier gGmbH, der Evangelischen Kirchengemeinde Trier und der Bezirksärztekammer Trier.

Zugl. Dissertation aus dem Fachbereich III der Universität Trier

Bibliografische Information der Deutschen Bibliothek:
Die Deutsche Nationalbibliothek verzeichnet diese Publikation in der Deutschen Nationalbibliografie; detaillierte bibliografische Daten sind im Internet über https://dnb.de abrufbar.

Umschlagabbildung: Aktendeckel einer Erbgesundheitsgerichtsakte (Signatur LHAKo Best. 512,022, Nr. 158, Landeshauptarchiv Koblenz)

Korrektorat: Constanze Lehmann, Berlin
Satz: büro mn, Bielefeld
Druck und Bindung: ⊕ Hubert & Co. BuchPartner, Göttingen
Printed in the EU

Vandenhoeck & Ruprecht Verlage | www.vandenhoeck-ruprecht-verlage.com

ISBN 978-3-412-51647-5

Inhalt

1. Einleitung

„Bislang tagte das Gericht 2mal, behandelte etwa 16 Fälle. Diese Fälle (wie voraussichtlich die sämtlichen Fälle der nächsten 10 Jahre) sind von mir gemeldet, so daß ich als Beisitzer wohl nie zu Worte kommen werde."[1] Diese Zeilen entstammen einem Brief, den der Trierer Kreisarzt Dr.[2] Gisbertz am 9. März 1934 an den Berliner Stadtmedizinalrat Dr. Klein verfasste. Für das *Gesetz zur Verhütung erbkranken Nachwuchses*, welches die Regierung Hitler am 14. Juli 1933 erlassen hatte und welches am 1. Januar 1934 in Kraft getreten war,[3] bestanden laut Gisbertz nur geringe Chancen, in der Region Trier effektiv umgesetzt zu werden: Teile der Richterschaft am Trierer Erbgesundheitsgericht würden die Sterilisationen im Innersten ablehnen. Dörfliche Würdenträger wie Bürgermeister, Geistliche und Lehrer hätten sich verschworen, um die Ermittlung von vermeintlichen Erbkrankheiten innerhalb der Bevölkerung zu verhindern. Bei der Lektüre des Briefes entsteht der Eindruck, als ob Gisbertz der einzige Arzt im Trierer Land sei, der sich für die Unfruchtbarmachung von „Erbkranken" einsetzte. Ohne eine Reform des öffentlichen Gesundheitswesens, die den Amtsärzten[4] mehr Mittel und Weisungsbefugnisse zuteilte, wäre laut Gisbertz das Sterilisationsgesetz im katholischen Trier sowie im gesamten Rheinland kaum umzusetzen.[5]

Neuesten Schätzungen zufolge wurden zwischen 1934 und 1945 in Deutschland in den Grenzen von 1937 (dem sogenannten Altreich) etwa 294.000 Menschen auf der Basis des *Gesetzes zur Verhütung erbkranken Nachwuchses* zwangsweise sterilisiert.[6] Diese Unfruchtbarmachungen waren Teil eines rassistisch geprägten bevölkerungspolitischen Konzepts, welches auf der Prämisse beruhte, dass „der fortschreitende Verlust wertvoller Erbmasse durch die dauernde Abnahme der Geburtenzahl und

1 Bundesarchiv Berlin (BArch) R 1501/126251. Sämtliche Zitate dieser Arbeit sind in der vorgefundenen Orthographie wiedergegeben. Lediglich offensichtliche Tipp- und Schreibfehler wurden stillschweigend behutsam korrigiert.

2 Die Doktorgrade der in der vorliegenden Arbeit genannten Personen werden nur bei der Ersterwähnung aufgeführt. Des Weiteren wird zur besseren Lesbarkeit auf die Angabe der entsprechenden Fachrichtung verzichtet.

3 Vgl. Reichsgesetzblatt Teil I, (RGBl. I) 1933, 529–531.

4 Wenn in der vorliegenden Arbeit von „Amtsärzten" die Rede ist, sind – sofern nicht besonders erwähnt – in der Regel sowohl die Kreisärzte vor der Reform des öffentlichen Gesundheitsdienstes von 1935 (vgl. dazu unten Kapitel 2.3) als auch die beamteten Ärzte der Gesundheitsämter gemeint.

5 Vgl. BArch R 1501/126251.

6 Vgl. *Benzenhöfer, Udo/Ackermann, Hanns*, Die Zahl der Verfahren und der Sterilisationen nach dem Gesetz zur Verhütung erbkranken Nachwuchses, Münster 2015, 26.

andererseits die Zunahme der erbkranken Personen eine schwere Entartung unserer Kulturvölker zu Folge haben müsse."[7]

Die Furcht vor dem vermeintlich Kranken brachte eine weitere Idee hervor, die während der NS-Zeit umgesetzt wurde: Die Idee von der „Vernichtung lebensunwerten Lebens"[8]. Einer der Hintergedanken bestand darin, dass die Versorgung von psychisch erkrankten Menschen unnötig viele Ressourcen binden würde, die besser in die Förderung gesunder Personen zu investieren seien.[9] Die bekannteste Umsetzung der Tötung von Psychiatriepatienten während des Nationalsozialismus ist heute unter dem Namen Aktion T4[10] geläufig. Dabei handelte es sich um die zentral gesteuerte Phase der Patientenmorde[11], bei der in den Jahren 1940 und 1941 über 200.000 Patienten aus Heil- und Pflegeanstalten erfasst und etwa 70.273 von ihnen mittels Gas getötet wurden.[12] Die Zahl der Menschen, die der zweiten Phase der Patiententötungen in den Jahren zwischen 1942 und dem Kriegsende

7 *Gütt, Arthur,* Verhütung krankhafter Erbanlagen. Eine Übersicht über das Erbkrankengesetz mit Texten, 2. Aufl., Langensalza 1936, 15. Solche Vorstellungen werden seit Jahrhunderten gepflegt und regelmäßig in den politischen bzw. gesellschaftlichen Diskurs eingebracht. Es handelt sich hierbei schlussendlich um eine Chimäre, deren Zweck in einer „Exklusion missliebiger Sozialgruppen" besteht; vgl. bspw. *Etzemüller, Thomas,* Die Angst vor dem Abstieg. Malthus, Burgdörfer, Sarrazin: eine Ahnenreihe mit immer derselben Botschaft, in: Haller, Michael/Niggeschmidt, Martin (Hrsg.), Der Mythos vom Niedergang der Intelligenz. Von Galton zu Sarrazin: Die Denkmuster und Denkfehler der Eugenik, Wiesbaden 2012, 157–183, Zitat 157.

8 Diese Formulierung ist dem Titel einer Schrift von 1920 entnommen: *Binding, Karl/Hoche, Alfred,* Die Freigabe der Vernichtung lebensunwerten Lebens. Ihr Maß und ihre Form (1920). Mit einer Einführung von Wolfgang Naucke (Juristische Zeitgeschichte. Taschenbücher, Bd. 1), Berlin 2006. Der Text von 1920 wurde 2006 in kommentierter Form neu aufgelegt, damit „ein fortwirkender Schlüsseltext der Jurisprudenz und der Psychiatrie des 20. Jahrhunderts leicht zugänglich" ist (*Binding/Hoche,* Freigabe, 2006, VI). In der vorliegenden Arbeit wird die Ausgabe von 2006 zitiert. Zur Rolle von BINDING/HOCHE in der Debatte um die „Vernichtung lebensunwerten Lebens" vgl. unten Kapitel 2.1.

9 Vgl. bspw. *Binding/Hoche,* Freigabe, 2006, 50–51.

10 Der Begriff Aktion T4 wurde zu Beginn der 1960er-Jahre im Rahmen der Anklageschrift gegen Werner Heyde geprägt und ist kein zeitgenössischer Tarnname, vgl. *Hinz-Wessels, Annette,* Tiergartenstraße 4. Schaltstelle der nationalsozialistischen „Euthanasie"-Morde, Berlin 2015, 72–74. In der vorliegenden Arbeit meint *Aktion T4* die Phase der zentral geplanten Patiententötungen bis 1941, *T4* hingegen den Organisationsapparat der Zentraldienststelle (vgl. dazu weiter unten und Kapitel 2.2.2).

11 Die Begriffe Patientenmorde und Patiententötungen werden in der vorliegenden Arbeit synonym verwendet.

12 *Rotzoll, Maike/Hohendorf, Gerrit/Fuchs, Petra,* Die nationalsozialistische „Euthanasie"-Aktion T4 und ihre Opfer. Von den historischen Bedingungen bis zu den Konsequenzen für die Ethik in der Gegenwart. Eine Einführung, in: Rotzoll, Maike/Hohendorf, Gerrit/Fuchs, Petra/Richter, Paul/Mundt, Christoph/Eckart, Wolfgang Uwe (Hrsg.), Die

zum Opfer gefallen sind, lässt sich aufgrund der Heterogenität des Geschehens nur ungenau schätzen.[13]

1.1 Forschungsstand[14]

Die Beschäftigung mit den NS-Patiententötungen setzte bereits kurz nach dem Zweiten Weltkrieg im Rahmen der Nürnberger Ärzteprozesse ein.[15] Das Interesse verebbte jedoch schnell wieder: Zwischen den 1950er- und den 1970er-Jahren lag der Fokus der Zeitgeschichtsforschung nicht auf den Patiententötungen. Ansätze wie die Totalitarismustheorie oder die Auseinandersetzung zwischen Strukturalisten und Intentionalisten wurden anhand anderer Themen bearbeitet.[16] Anregend war der im Jahr 1967 in den *Vierteljahrsheften für Zeitgeschichte* erschienene Aufsatz des Psychiaters Klaus Dörner mit dem Titel *Nationalsozialismus und Lebensvernichtung*, in welchem er unter anderem auf die personellen und methodischen Kontinuitäten zwischen Patiententötungen und Holocaust hinwies.[17] Eine erste, umfassende geschichtswissenschaftliche Arbeit über NS-„Euthanasie" und Zwangssterilisationen erschien 1971. Es handelte sich dabei um die Leipziger Dissertation des Kirchenhistorikers Kurt Nowak, in welcher er das Verhalten der beiden großen Kirchen zu den beiden Themen behandelte.[18]

nationalsozialistische „Euthanasie"-Aktion „T4" und ihre Opfer. Geschichte und ethische Konsequenzen für die Gegenwart, Paderborn 2010, 13–22, 14.

13 Vgl. dazu unten Kapitel 2.2.2 und Kapitel 4.2.2.

14 Die Veröffentlichungen zu den Themen Zwangssterilisationen und NS-Patiententötungen sind mittlerweile Legion. Es werden daher lediglich die für die vorliegende Arbeit wichtigsten Werke skizziert.

15 Alexander Mitscherlich und Fred Mielke beobachteten als Mitglieder der deutschen Ärztekommission in den Jahren 1946/47 den Nürnberger Ärzteprozess. Ihre Beobachtungen veröffentlichten sie in mehreren Publikationen, die Ende der 1940er-Jahre kaum wahrgenommen wurden. Weite Teile der deutschen Ärzteschaft sahen die Schriften als „Nestbeschmutzung" an, beziehungsweise schwiegen sich über sie aus, vgl. *Schmuhl, Hans-Walter*, Rassenhygiene, Nationalsozialismus, Euthanasie. Von der Verhütung zur Vernichtung „lebensunwerten Lebens", 1890–1945 (Kritische Studien zur Geschichtswissenschaft, Bd. 75), Göttingen 1987, 12–13, Zitat 12.

16 Vgl. *Süss, Winfried*, Krankenmord. Forschungsstand und Forschungsfragen zur Geschichte der nationalsozialistischen „Euthanasie", in: Bauer, Theresia (Hrsg.), NS-Diktatur, DDR, Bundesrepublik. Drei Zeitgeschichten des vereinigten Deutschland: Werkstattberichte (Münchner Kontaktstudium Geschichte, Bd. 3), Neuried 2000, 47–86, 51–53.

17 *Dörner, Klaus*, Nationalsozialismus und Lebensvernichtung, in: Vierteljahrshefte für Zeitgeschichte 15, 1967, 121–152.

18 *Nowak, Kurt*, Euthanasie und Sterilisierung im Dritten Reich. Die Konfrontation der evangelischen und katholischen Kirche mit dem Gesetz zur Verhütung erbkranken Nachwuchses

Ebenfalls ab Anfang der 1970er-Jahre beschäftigte sich der Historiker Hans-Josef Wollasch mit der Rolle der katholischen Caritas während des Nationalsozialismus.[19] Wollasch vertrat die Ansicht, dass konfessionelle Heil- und Pflegeanstalten „ganz offensichtlich in besonderem Maße Zielobjekt der Euthanasieaktion gewesen waren."[20] Vorarbeiten dazu hätten bereits ab den Jahren 1936 und 1937 begonnen, indem gezielt Patienten aus katholischen Anstalten abtransportiert worden seien.[21]

Von Zeithistorikern wurde das Thema NS-„Euthanasie" erst in den 1980er-Jahren aufgegriffen. Einen Anstoß hierzu setzte der Journalist Ernst Klee, der unter anderem 1983 und 1985 die Ergebnisse seiner Recherchen zu den NS-Patiententötungen veröffentlichte.[22] Damit lenkte er den Blick auf bisher unbeachtete Quellenbestände sowie auf die nach dem Stopp der Aktion T4 stattfindenden Patiententötungen. Dabei kommentierte er die Quellen „oftmals recht undifferenziert"[23], was mit dazu beigetragen hat, die Geschichte der Eugenik[24] in Deutschland teleologisch auf die Patiententötungen zu deuten.[25]

Dieser Deutung folgte auch Hans-Walter Schmuhl in seiner 1987 veröffentlichten Dissertation *Rassenhygiene, Nationalsozialismus, Euthanasie*.[26] Er zeichnete darin die Ideengeschichte der Eugenik von ihren Anfängen im 19. Jahrhundert bis zum Vorabend der nationalsozialistischen Herrschaft nach und untersuchte deren

---

und der „Euthanasie"-Aktion (Arbeiten zur Geschichte des Kirchenkampfes. Ergänzungsreihe, Bd. 12), 3. Aufl., Göttingen 1984.

19 Bspw. *Wollasch, Hans-Josef*, Caritas und Euthanasie im Dritten Reich. Staatliche Lebensvernichtung in katholischen Heil- und Pflegeanstalten 1936 bis 1945, in: Wollasch, Hans-Josef (Hrsg.), Beiträge zur Geschichte der Deutschen Caritas in der Zeit der Weltkriege. Zum 100. Geburtstag von Benedict Kreutz (1879–1949), Freiburg i. Br. 1978 [Erstmals veröffentlicht 1973 im Jahrbuch des DCV, Freiburg 1973, 61–85], 208–224. Wollaschs Aufsätze zur Caritasgeschichte, die auch die Zeit des Nationalsozialismus nicht ausschließen, sind teilweise gesammelt publiziert in *Wollasch, Hans-Josef*, „Sociale Gerechtigkeit und christliche Charitas". Leitfiguren und Wegmarkierungen aus 100 Jahren Caritasgeschichte, Freiburg i. Br. 1996.

20 *Wollasch, Hans-Josef*, „Euthanasie" im NS-Staat: Was taten Kirche und Caritas? „Ein unrühmliches Kapitel" in einem neuen Buch von Ernst Klee, in: Internationale katholische Zeitschrift „Communio" 13, 1984, 174–189, 177; vgl. auch *Wollasch*, Caritas, 1978, 210–211.

21 Vgl. *Wollasch*, Caritas, 1978, 213.

22 *Klee, Ernst*, „Euthanasie" im NS-Staat. Die „Vernichtung lebensunwerten Lebens", Frankfurt a. M. 1983; *Klee, Ernst*, Dokumente zur „Euthanasie" (Fischer-Taschenbücher, Bd. 4327), Frankfurt a. M. 1985.

23 *Richter, Ingrid*, Katholizismus und Eugenik in der Weimarer Republik und im Dritten Reich. Zwischen Sittlichkeitsreform und Rassenhygiene (Veröffentlichungen der Kommission für Zeitgeschichte. Reihe B, Forschungen, Bd. 88), Paderborn 2001, 18.

24 Zur Eugenik vgl. unten Kapitel 2.1.

25 Vgl. *Richter*, Katholizismus, 2001, 18.

26 *Schmuhl*, Rassenhygiene, 1987.

Umsetzung in Form von Sterilisierungen und Patiententötungen. Die postulierte Verbindung zwischen Eugenik und NS-Euthanasie ist daraufhin besonders von Michael SCHWARTZ kritisiert worden.[27] SCHWARTZ betonte, dass innerhalb des Eugenikdiskurses die Idee von der „Vernichtung lebensunwerten Lebens" – mit Ausnahme einzelner Teilnehmer an den Debatten – „kategorisch ausgeschlossen wurde."[28] Es könne „allenfalls eine Parallelität eugenischen und euthanatischen Engagements festgestellt werden, nicht aber, daß letzteres der eugenischen Programmatik geradezu ‚inhärent' gewesen wäre."[29]

Für das Verständnis der Haltung katholischer Amts- und Funktionsträger zur Eugenik ist die 2001 veröffentlichte Dissertation von Ingrid RICHTER *Katholizismus und Eugenik in der Weimarer Republik und im Dritten Reich* bedeutend.[30] Katholische Funktionsträger in Wohlfahrtspflege und Politik hätten den Theorien und Mitteln der Eugenik durchaus positiv gegenübergestanden. Unter anderem wurden Sterilisierungen als gangbares Mittel diskutiert. Diese Kontroverse sei, trotz päpstlichen Votums in Form der Enzyklika *Casti connubii* aus dem Jahr 1930, in der die Unfruchtbarmachung von Menschen außer aus medizinischen Gründen verboten wurde,[31] zu Beginn der Regierung Hitlers nicht entschieden gewesen.

Vielen der frühen bisher genannten Arbeiten ist gemeinsam, dass in ihnen die Zwangssterilisationen als eine Art „Vorgeschichte" zu den Patiententötungen abgehandelt wurden. Diese Interpretation brach Gisela BOCK mit ihrer Habilitationsschrift *Zwangssterilisation im Nationalsozialismus* aus dem Jahr 1986.[32] Sie stellte die Unfruchtbarmachungen nach dem Sterilisationsgesetz als „Unrecht eigener Art"[33] dar, welches sie als Teil nationalsozialistischer Rassen- und Geschlechterpolitik verstand. In ihrem mittlerweile zum Standardwerk avancierten Buch schätzte BOCK die Zahl der zwischen 1934 und 1945 sterilisierten Menschen im Altreich auf etwa

27 Vgl. *Schwartz, Michael*, ‚Rassenhygiene, Nationalsozialismus, Euthanasie'? Kritische Anfragen an eine These Hans-Walter Schmuhls, in: Westfälische Forschungen 46, 1996, 604–622. Dem folgte eine Entgegnung von SCHMUHL: *Schmuhl, Hans-Walter*, Eugenik und „Euthanasie" – Zwei Paar Schuhe? Eine Antwort auf Michael Schwartz, in: Westfälische Forschungen 47, 1997, 757–762.

28 *Schwartz*, Rassenhygiene, 1996, 611.

29 *Schwartz*, Rassenhygiene, 1996, 612.

30 *Richter*, Katholizismus, 2001.

31 Vgl. *Richter*, Katholizismus, 2001, 263.

32 Das Werk wurde 2010 unverändert – lediglich mit einem leicht geänderten Untertitel (das Wort *Frauenpolitik* wurde durch *Geschlechterpolitik* ersetzt) – nachgedruckt: *Bock, Gisela*, Zwangssterilisation im Nationalsozialismus. Studien zur Rassenpolitik und Geschlechterpolitik, Nachdr. der Erstausg., Münster 2010 [Erstmals veröffentlicht 1986]. Die Arbeit wird in der vorliegenden Studie nach der Ausgabe von 2010 zitiert.

33 *Bock*, Zwangssterilisation, 2010, 10.

360.000 Personen.[34] Gleichzeitig vertrat sie die Ansicht, dass die Umsetzung des *Gesetzes zur Verhütung erbkranken Nachwuchses* in katholisch geprägten Regionen des Reiches auf größere Widerstände gestoßen sei als in Gebieten mit hohem protestantischem Bevölkerungsanteil.[35]

Eine wichtige Rolle bei der Umsetzung des Sterilisationsgesetzes übernahm die staatliche Medizinalverwaltung, besonders die 1935 geschaffenen Gesundheitsämter. Die Genese der gesetzlichen Grundlage dieser Institutionen, das *Gesetz über die Vereinheitlichung des Gesundheitswesens* von 1934, wurde von Alfons LABISCH und Florian TENNSTEDT in einer Publikation aus dem Jahr 1985 dargelegt.[36] Die beiden Autoren konnten nachweisen, dass die Reform des öffentlichen Gesundheitsdienstes mit dem Zweck geschah, die eugenische Gesetzgebung im nationalsozialistischen Staat effektiv umzusetzen. Welche Probleme die Einführung der Gesundheitsämter hingegen mit sich brachte, wurde nebenbei von Gabriele CZARNOWSKI in ihrer 1991 vorgelegten Studie zur *Ehe- und Sexualpolitik im Nationalsozialismus* dargelegt.[37] Mit den verschiedenen Aufgaben der Ämter sei gleichzeitig ein großer Verwaltungsaufwand einhergegangen, der von den einzelnen Einrichtungen in unterschiedlichem Maße bewältigt worden sei.[38] Die Rolle der Gesundheitsämter bei der Umsetzung der rassenhygienischen Politik in Form von Zwangssterilisationen, Ehetauglichkeitsuntersuchungen und sogenannter erbbiologischer Bestandsaufnahme wurde von Johannes VOSSEN am Beispiel westfälischer Gesundheitsämter untersucht.[39] Dabei nahm er auch die Kontinuitätslinien des öffentlichen Gesundheitsdienstes bis in die Kaiserzeit und in die frühe Bundesrepublik in den Blick. Er konnte nachweisen, dass die Person des Amtsarztes einen Einflussfaktor auf die Umsetzung des Sterilisationsgesetzes in dessen Zuständigkeitsbereich darstellte.

34 Vgl. *Bock*, Zwangssterilisation, 2010, 239.

35 *Bock*, Zwangssterilisation, 2010, 251, 278–280, 293–296.

36 *Labisch, Alfons/Tennstedt, Florian*, Der Weg zum „Gesetz über die Vereinheitlichung des Gesundheitswesens" vom 3. Juli 1934. Entwicklungslinien und -momente des staatlichen und kommunalen Gesundheitswesens in Deutschland, Düsseldorf 1985.

37 *Czarnowski, Gabriele*, Das kontrollierte Paar. Ehe- und Sexualpolitik im Nationalsozialismus (Ergebnisse der Frauenforschung, Bd. 24), Weinheim 1991.

38 Vgl. *Czarnowski*, Das kontrollierte Paar, 1991, 161–163.

39 *Vossen, Johannes*, Gesundheitsämter im Nationalsozialismus. Rassenhygiene und offene Gesundheitsfürsorge in Westfalen vom Kaiserreich zur Bundesrepublik 1900 bis 1950 (Düsseldorfer Schriften zur neueren Landesgeschichte und zur Geschichte Nordrhein-Westfalens, Bd. 56), Essen 2001. Vgl. auch *Vossen, Johannes*, Die Gesundheitsämter im Kreis Herford während der NS-Zeit. Teil 1: Die Durchsetzung der Erb- und Rassenpflege, in: Historisches Jahrbuch für den Kreis Herford, 1993, 89–118; sowie *Vossen, Johannes*, Die Gesundheitsämter im Kreis Herford während der NS-Zeit. Teil 2: Gesundheitspflege und Rassenhygiene, in: Historisches Jahrbuch für den Kreis Herford, 1994, 155–184.

Seit Mitte der 1980er-Jahre entstanden Regionalstudien, welche sich mit der Umsetzung von Sterilisationen und der „Vernichtung lebensunwerten Lebens“ in bestimmten Regionen[40] oder an bestimmten Orten[41] befassten und die bisherige Grundlagenforschung um wichtige Facetten ergänzten. Christiane ROTHMALER beispielsweise untersuchte die Tätigkeit des Hamburger Erbgesundheitsgerichts und charakterisierte im Hinblick auf ihre Ergebnisse das Sterilisationsgesetz als „ein nationalsozialistisches Unrechtsgesetz, das der gesundheits- und sozialpolitischen Ausmerze körperlich, geistig und sozial unliebsamer Bevölkerungsgruppen diente.“[42] Christoph BRASS wies in seiner Studie *Zwangssterilisation und „Euthanasie“ im Saarland* darauf hin, dass den Amtsärzten „sehr große Ermessens- und Handlungsspielräume“[43] offenstanden, was die Umsetzung des Sterilisationsgesetzes betraf. Eine besondere Rolle der konfessionellen Prägung schloss er jedoch auf Basis seiner Ergebnisse aus. Ähnliche Freiheiten bei der Umsetzung des *Gesetzes zur Verhütung erbkranken Nachwuchses* konnte Jürgen SIMON für die Erbgesundheitsgerichte ausmachen.[44] Für die Stadt Köln stellte Sonja ENDRES fest, dass die Übernahme vormals kommunaler Fürsorgestellen der Gesundheitsverwaltung den Zugriff auf Informationen zur Umsetzung des Sterilisationsgesetzes erheblich

---

40 Bspw. untersuchte Annette HINZ-WESSELS die Zwangssterilisationen in der preußischen Provinz Brandenburg (*Hinz-Wessels, Annette*, NS-Erbgesundheitsgerichte und Zwangssterilisation in der Provinz Brandenburg (Schriftenreihe zur Medizin-Geschichte des Landes Brandenburg, Bd. 7), Berlin 2004). Hella BIRK untersuchte die Umsetzung des Sterilisationsgesetzes im bayerischen Schwaben anhand der Zuständigkeitsbereiche zweier Erbgesundheitsgerichte (*Birk, Hella*, Das „Gesetz zur Verhütung erbkranken Nachwuchses“. Eine Untersuchung zum Erbgesundheitswesen im bayerischen Schwaben in der Zeit des Nationalsozialismus (Veröffentlichungen der Schwäbischen Forschungsgemeinschaft, Reihe 1, Studien zur Geschichte des bayerischen Schwaben, Bd. 33), Augsburg 2005).

41 Marion LILIENTHAL bspw. fokussierte ihre Forschung allein auf die Untersuchung von Zwangssterilisationen und Patiententötungen im Zusammenhang mit der hessischen Stadt Korbach (*Lilienthal, Marion*, Erbbiologische Selektion in Korbach (1933–1945). Rassenhygiene, Zwangssterilisierung und NS-„Euthanasie“: Der Wahn vom gesunden Volkskörper und seine Folgen (Beiträge aus Archiv und Museum der Kreisstadt Korbach und Archiv der Alten Landesschule, Bd. 3), Korbach 2014).

42 *Rothmaler, Christiane*, Sterilisationen nach dem „Gesetz zur Verhütung erbkranken Nachwuchses“ vom 14. Juli 1933. Eine Untersuchung zur Tätigkeit des Erbgesundheitsgerichtes und zur Durchführung des Gesetzes in Hamburg in der Zeit zwischen 1934 und 1944 (Abhandlungen zur Geschichte der Medizin und der Naturwissenschaften, Heft 60), Husum 1991, 218.

43 *Braß, Christoph*, Zwangssterilisation und „Euthanasie“ im Saarland 1935–1945, Paderborn 2004, 88.

44 Vgl. *Simon, Jürgen*, Kriminalbiologie und Zwangssterilisation. Eugenischer Rassismus 1920–1945 (Internationale Hochschulschriften, Bd. 372), Münster/New York 2001, 276–299.

erleichterte.[45] Zudem hätten die zeitaufwendigen gründlichen Vorarbeiten der Kölner Amtsärzte dazu geführt, dass verhältnismäßig wenige Anträge auf Unfruchtbarmachung vor dem Erbgesundheitsgericht gestellt werden konnten.

Gerade bei psychiatrischen Einrichtungen ging die Initiative zu weiteren Forschungen nicht selten von Mitarbeitern aus, die wissen wollten, was an ihrem Arbeitsplatz zur Zeit des Nationalsozialismus geschehen ist.[46] Verdienstvoll ist auch die Arbeit einer Projektgruppe der Fachhochschule Frankfurt am Main (Fachbereiche Sozialpädagogik und Sozialarbeit), welche ab 1983 als erste die in Hadamar liegenden Patientenakten und Verwaltungsunterlagen der Anstalt auswerten konnte.[47] Sie gehörte zu den Ersten, die die Rolle der Anstalt Hadamar als Tötungsanstalt der Aktion T4 wissenschaftlich aufarbeiteten.

Uwe Kaminsky erforschte im Rahmen seiner 1995 erschienen Dissertation die Rolle der evangelischen Inneren Mission in der Rheinprovinz bei den Zwangssterilisationen und den Patiententötungen.[48] Dabei stellte er unter anderem die These auf, dass die protestantischen Anstalten Ziel einer Entkonfessionalisierungspolitik geworden sind.[49] Daneben vertrat er den Gedanken, dass die Patiententötungen nach 1941 viel stärker als bisher angenommen von regionalen Machthabern „vor dem Hintergrund der Auswirkungen des Luftkrieges“[50] ausgingen.

In seiner umfangreichen, 1996 veröffentlichten Habilitationsschrift über *Geisteskrankenfürsorge in der Provinz Westfalen zwischen Kaiserreich und NS-Regime* ging Bernd Walter auch auf die Umsetzung des Sterilisationsgesetzes durch die Anstaltspsychiatrie ein.[51] Vor dem Hintergrund der Weltwirtschaftskrise ab 1929 hätten viele

---

45 *Endres, Sonja*, Zwangssterilisation in Köln 1934–1945 (Schriften des NS-Dokumentationszentrums der Stadt Köln, Bd. 16), Köln 2009.

46 Vgl. dazu beispielsweise den Sammelband von *Matthias Leipert/Rudolf Styrnal/Winfried Schwarzer* (Hrsg.), Verlegt nach unbekannt. Sterilisation und Euthanasie in Galkhausen 1933–1945 (Rheinprovinz, Bd. 1), Köln/Bonn 1987, der sich mit der Provinzial-Heil- und Pflegeanstalt Galkhausen (heutige LVR-Klinik Langenfeld) befasst. Ein aktuelleres Beispiel ist der Sammelband *Michael von Cranach/Hans-Ludwig Siemen* (Hrsg.), Psychiatrie im Nationalsozialismus. Die Bayerischen Heil- und Pflegeanstalten zwischen 1933 und 1945, 2. Aufl., München 2012.

47 *Dorothee Roer/Dieter Henkel* (Hrsg.), Psychiatrie im Faschismus. Die Anstalt Hadamar 1933–1945, Bonn 1986.

48 *Kaminsky, Uwe*, Zwangssterilisation und „Euthanasie“ im Rheinland. Evangelische Erziehungsanstalten sowie Heil- und Pflegeanstalten, 1933–1945 (Schriftenreihe des Vereins für Rheinische Kirchengeschichte, Bd. 116), Köln/Bonn 1995.

49 Vgl. *Kaminsky*, Zwangssterilisation, 1995, 130.

50 *Kaminsky*, Zwangssterilisation, 1995, 527.

51 *Walter, Bernd*, Psychiatrie und Gesellschaft in der Moderne. Geisteskrankenfürsorge in der Provinz Westfalen zwischen Kaiserreich und NS-Regime (Forschungen zur Regionalgeschichte, Bd. 16), Paderborn 1996.

westfälische Anstaltspsychiater sich zunehmend für die Idee der Sterilisation ihrer Patienten geöffnet. Daher „brauchten die NS-Rassenhygieniker bei den Anstaltspsychiatern kaum noch Überzeugungsarbeit zu leisten, um die Notwendigkeit radikaler Maßnahmen wie die Zwangssterilisationen plausibel zu machen.“[52] Andererseits wies WALTER darauf hin, dass „der überwiegende Teil der Zwangssterilisierten eben nicht aus psychiatrischen Einrichtungen kam.“[53] Weitere wichtige Erkenntnisse gewann WALTER im Hinblick auf die Wirkung des Zweiten Weltkrieges auf die Anstaltspsychiatrie. Diese wurde in Form des Vierjahresplanes von 1936 bereits in die Kriegsvorbereitungen einbezogen. Die Vorgaben zur wirtschaftlichen und sparsamen Haushaltsführung wurden mithilfe einer rassenhygienischen Bewertung der Patienten umgesetzt, die vor allem auf die Arbeitsfähigkeit als Maßstab setzte. Für die zweite Phase der Patiententötungen nach dem Stopp der Aktion T4 im August 1941 konnte WALTER (wie KAMINSKY) die Verantwortlichkeit von regionalen Machthabern ausmachen: Aufgrund der zunehmenden Bombardierung deutscher Städte ab spätestens 1943 hätten die Reichsverteidigungskommissare auf die Räume der psychiatrischen Anstalten zurückgegriffen, um die medizinische Versorgung der Zivilbevölkerung aufrechterhalten zu können.

Weitere wichtige Erkenntnisse über die Situation in den Heil- und Pflegeanstalten während des Zweiten Weltkrieges lieferte Heinz FAULSTICH mit seiner 1998 veröffentlichten Monographie *Hungersterben in der Psychiatrie 1914–1949*.[54] Er verglich zahlreiche psychiatrische Einrichtungen aus allen Regionen des Reiches und konnte damit die von KAMINSKY und WALTER aufgestellte These von den regionalen Verantwortlichkeiten ergänzen.[55] Ein weiteres Verdienst FAULSTICHS besteht darin, die Kontinuitätslinie der Mangelversorgung von Psychiatriepatienten während beider Weltkriege herausgestellt zu haben.

Die Phase der Patiententötungen nach dem Stopp der Aktion T4 im August 1941 wurde lange Zeit als weitere zentral gesteuerte Tötungsmaßnahme angesehen, so beispielsweise von Götz ALY in seinem auch von der *Bundeszentrale für politische Bildung* 2013 veröffentlichten Buch *Die Belasteten*.[56] Diese Auffassung ist

52 *Walter*, Psychiatrie, 1996, 779.

53 *Walter*, Psychiatrie, 1996, 781.

54 *Faulstich, Heinz*, Hungersterben in der Psychiatrie 1914–1949. Mit einer Topographie der NS-Psychiatrie, Freiburg i. Br. 1998.

55 Vgl. *Walter*, Psychiatrie, 1996.

56 Vgl. *Aly, Götz*, Die Belasteten: Eine Gesellschaftsgeschichte. „Euthanasie“ 1939–1945 (Schriftenreihe, Bd. 1375), Lizenzausgabe für die Bundeszentrale für politische Bildung, Bonn 2013; hierzu die Rezension von *Kaminsky, Uwe*, Rezension zu: Aly, Götz: Die Belasteten. ‚Euthanasie‘ 1939–1945. Eine Gesellschaftsgeschichte. Frankfurt a. M. 2013, in: H-Soz-u-Kult 04.06.2015, 2015. ALY, der wichtige Impulse zur Untersuchung der nationalsozialistischen Patiententötungen setzte und in den 1980er-Jahren wichtige Quellen erschlossen

bereits vor der Veröffentlichung von *Die Belasteten* widerlegt worden: In einem Aufsatz aus dem Jahr 2000, in dem er einigen Ergebnissen seiner Dissertation von 2003 vorgriff, kritisierte Winfried Süss die These einer zweiten zentral gesteuerten Phase der Patiententötungen nach 1941.[57] Die Anhänger dieser Interpretation der Ereignisse nach dem „Euthanasie"-Stopp gehen davon aus, dass unter der Federführung von Hitlers Begleitarzt Karl Brandt (daher der Name „Aktion Brandt") die Patiententötungen wieder von einer zentralen Stelle koordiniert worden seien. Süss warnte davor, die Katastrophenschutzmaßnahmen zur Aufrechterhaltung der medizinischen Versorgung während des Zweiten Weltkrieges in einen unmittelbaren Zusammenhang mit den Patiententötungen nach 1941 zu stellen. Es habe sich bei letzteren vielmehr um „zunehmend radikalisierte Improvisationen"[58] regionaler und zentraler Akteure gehandelt, um das Gesundheitssystem funktionsfähig zu halten. Diesen Maßnahmen seien die Patienten von Heil- und Pflegeanstalten zum Opfer gefallen.

Ebenfalls 2003 veröffentlichte Peter Sandner seine Untersuchung über die Rolle des Bezirksverbandes Nassau bei den Patiententötungen.[59] Er kam zu dem Ergebnis, dass der Bezirksverband als regionaler Anstaltsträger dafür verantwortlich gewesen ist, dass sich die Anstalt Hadamar nach 1941 zu einem Zentrum der regionalen Patiententötungen entwickelte. Bereits in den 1930er-Jahren habe die Leitung des Verbandes eine eigene Psychiatriepolitik verfolgt, in deren Zentrum unter anderem eine Verdrängung der konfessionellen Anstaltsträger sowie ein radikaler Sparkurs auf Kosten der Psychiatriepatienten gestanden habe.

Weitere Impulse für die Erforschung der Aktion T4 lieferte ein Quellenfund aus dem Jahr 1991: In Beständen des Archives des ehemaligen Ministeriums für Staatssicherheit der Deutschen Demokratischen Republik wurden etwa 30.000 Patientenakten gefunden, die zu Opfern der Aktion T4 gehörten.[60] Mithilfe dieser Unterlagen

---

hat, brachte seine These von der zentral gesteuerten zweiten Euthanasiephase bereits in den 1980er-Jahren zum Ausdruck, bspw. in *Aly, Götz*, Die „Aktion Brandt". Katastrophenmedizin und Anstaltsmord, in: Aly, Götz (Hrsg.), Aussonderung und Tod: Die klinische Hinrichtung der Unbrauchbaren (Beiträge zur nationalsozialistischen Gesundheits- und Sozialpolitik, Bd. 1), 2. Aufl., Berlin 1987, 56–74.

57 Vgl. *Süss*, Krankenmord, 2000; vgl. *Süss, Winfried*, Der „Volkskörper" im Krieg. Gesundheitspolitik, Gesundheitsverhältnisse und Krankenmord im nationalsozialistischen Deutschland 1939–1945 (Studien zur Zeitgeschichte, Bd. 65), München 2003.

58 *Süss*, Krankenmord, 2000, 84.

59 *Sandner, Peter*, Verwaltung des Krankenmordes. Der Bezirksverband Nassau im Nationalsozialismus (Reihe „Forschung psychosozial", Bd. 2), Gießen 2003.

60 Vgl. *Rotzoll/Hohendorf/Fuchs*, Einführung, 2010, 13; siehe auch *Roelcke, Volker/Hohendorf, Gerrit*, Akten der „Euthanasie"-Aktion T4 gefunden, in: Vierteljahrshefte für Zeitgeschichte 41, 1993, 479–481, sowie *Sandner, Peter*, Die „Euthanasie"-Akten im Bundesarchiv.

war es möglich, sowohl nähere Erkenntnisse über die im Rahmen der Aktion T4 getöteten Menschen als auch über die genauere Durchführung dieser Patiententötungen zu gewinnen.[61]

Für die Umsetzung von Zwangssterilisationen und Patiententötungen in der Region Trier liegen nur wenige Forschungsergebnisse vor. Angela ERBACHER und Ulrike HÖROLDT veröffentlichten 1995 unter dem Titel *Erbgesundheitsgerichtsbarkeit* einen längeren Beitrag in einem Sammelband über *Justizverwaltung, Rechtsprechung und Strafvollzug auf dem Gebiet des heutigen Landes Rheinland-Pfalz* während der NS-Zeit.[62] Das Trierer Erbgesundheitsgericht wird in einem Abschnitt zur Erbgesundheitsgerichtsbarkeit im nördlichen Rheinland-Pfalz behandelt.

Auf der Basis einer Akte aus dem Kreisarchiv Bernkastel-Wittlich veröffentlichte Claudia SCHMITT 2010 einen dreiseitigen Beitrag über *Zwangssterilisationen in der NS-Zeit*.[63] Drei Jahre später erschien ein Aufsatz von Barbara WEITER-MATYSIAK.[64] Diese bezog neben Material aus dem Kreisarchiv Trier-Saarburg und dem Aufsatz von ERBACHER/HÖROLDT auch aktuellere Forschungsliteratur in ihre Arbeit ein. Die beiden Arbeiten weisen darauf hin, dass die Umsetzung des *Gesetzes zur Verhütung erbkranken Nachwuchses* auch im Raum Trier erfolgte.

Der ehemalige Caritasfunktionär Roland RIES veröffentlichte 2006 einen Sammelband zur *Caritas im Bistum Trier*.[65] Darin behandelte er auf 45 Seiten die Geschichte der diözesanen Caritasarbeit während der NS-Zeit, wobei auch die Themen Zwangssterilisationen und Patiententötungen gestreift werden. Einen Teil seiner Ergebnisse zu den Patiententötungen stellte RIES als Vortrag vor, den er in einem kurzen Aufsatz unter dem Titel *Die organisierte Vernichtung „unwerten*

Zur Geschichte eines lange verschollenen Bestandes, in: Vierteljahrshefte für Zeitgeschichte 47, 1999, 385–400. Die Akten lagern heute im Bundesarchiv Berlin, vgl. BArch R 179.

61 Vgl. besonders die gesammelten Ergebnisse in *Maike Rotzoll/Gerrit Hohendorf/Petra Fuchs*, u. a. (Hrsg.), Die nationalsozialistische „Euthanasie"-Aktion „T4" und ihre Opfer. Geschichte und ethische Konsequenzen für die Gegenwart, Paderborn 2010.

62 *Erbacher, Angela/Höroldt, Ulrike*, Erbgesundheitsgerichtsbarkeit, in: Ministerium der Justiz Rheinland-Pfalz (Hrsg.), Justiz im Dritten Reich. Justizverwaltung, Rechtsprechung und Strafvollzug auf dem Gebiet des heutigen Landes Rheinland-Pfalz (Schriftenreihe des Ministeriums der Justiz/Rheinland-Pfalz, Bd. 3), Frankfurt a. M. [u. a.] 1995, 1141–1394.

63 *Schmitt, Claudia*, Zwangssterilisationen in der NS-Zeit, in: Kreisjahrbuch Bernkastel-Wittlich, 2010, 253–255.

64 *Weiter-Matysiak, Barbara*, „Erhebliche Schwierigkeiten bei der Durchführung des Gesetzes sind nicht hervorgetreten …". Zwangssterilisationen während der NS-Zeit in der Region Trier, in: Jahrbuch Kreis Trier-Saarburg, 2013, 241–252.

65 *Roland Ries* (Hrsg.), Caritas im Bistum Trier. Eine Geschichte des Heilens und Helfens, Trier 2006.

Lebens" publizierte.[66] Darin machte er deutlich, dass der Kenntnisstand über die Geschehnisse in der Region gering sei.

In Veröffentlichungen zur Ordensgeschichte der Barmherzigen Brüder von Maria Hilf in Trier[67] wird das Thema Patiententötungen in der Regel kurz angedeutet. Beispielhaft dafür ist das Buch *Der Gründer und sein Werk* des Mediziners Heiner MARTINI aus dem Jahr 1987.[68] Die Barmherzigen Brüder unterhielten in Trier seit dem ausgehenden 19. Jahrhundert eine Heil- und Pflegeanstalt für männliche Patienten.[69] MARTINI impliziert, dass die Barmherzigen Brüder bereits im August 1939, als ein Großteil der Patienten aus dieser Trierer Anstalt abtransportiert wurde, wussten, was mit diesen geschehen würde und stellt eine Verbindung zu den NS-Vernichtungslagern her.[70]

Erwähnt werden sollen an dieser Stelle stellvertretend für regionale Gedenkinitiativen zwei Veröffentlichungen der Trierer *Arbeitsgemeinschaft Frieden*. Zum einen die Broschüre *Stolpersteine erzählen*, in der rekonstruierte Biographien von Zwangssterilisierten, Opfern der Patiententötungen und weiteren Opfergruppen dokumentiert sind.[71] Zum anderen der von Thomas ZUCHE herausgegebene und mittlerweile in der dritten Auflage erschienene Band *StattFührer*.[72] Auch darin werden in kurzen Abschnitten die Themen Zwangssterilisation und Patiententötungen behandelt.

1.2 Fragestellung

Der Forschungsüberblick hat gezeigt, dass die Themen Zwangssterilisationen und Patiententötungen in unterschiedlichem Maße erforscht sind. Für die Genese des *Gesetzes zur Verhütung erbkranken Nachwuchses* und dessen Umsetzung liegen für viele Regionen Deutschlands gesicherte Kenntnisse vor. Auch die Aktion T4 gilt

66 *Ries, Roland*, Die organisierte Vernichtung „unwerten Lebens". Mordaktionen des Euthanasie-Programms 1939–1945 im Bereich des Bistums Trier, in: Neues Trierisches Jahrbuch 46, 2006, 81–94.

67 So der vollständige Name der Ordensgemeinschaft. In der vorliegenden Arbeit werden sie auch als *Barmherzige Brüder in Trier* oder *Barmherzige Brüder* bezeichnet.

68 *Martini, Heiner*, Der Gründer und sein Werk. Ordensgeschichte der Barmherzigen Brüder von Trier, Trier 1987.

69 Vgl. dazu unten Kapitel 2.4.

70 Vgl. *Martini*, Gründer, 1987, 227.

71 *Arbeitsgemeinschaft Frieden e. V. Trier* (Hrsg.), Stolpersteine erzählen. Ein Wegbegleiter zu den Mahnmalen für Nazi-Opfer auf den Bürgersteigen der Stadt Trier, 2. Aufl., Trier 2008.

72 *Thomas Zuche* (Hrsg.), StattFührer. Trier im Nationalsozialismus, 3., überarbeitete und erweiterte Aufl., Trier 2005.

mittlerweile als relativ gut erforscht, wohingegen für die zweite Phase der Patiententötungen erst in den letzten Jahrzehnten die Rahmenbedingungen aufgearbeitet werden konnten. Für die Region Trier hingegen liegen nur wenige gesicherte Kenntnisse über die Umsetzung des Sterilisationsgesetzes vor. Auch ist bisher nicht hinreichend erforscht, wie die Heil- und Pflegeanstalten der Region von den Sterilisationen und den Patiententötungen betroffen waren. Die vorliegende Arbeit soll ein Beitrag dazu sein, diese Lücken zu schließen.

Durch das Sterilisationsgesetz wurde ein vierstufiger Verfahrensgang von Anzeige, Antrag, Entscheidung der Erbgesundheitsgerichtsbarkeit und ärztlichem Eingriff festgeschrieben, an dem sich die vorliegende Untersuchung orientiert.[73] Hauptakteure im Verfahren waren Juristen und vor allem Mediziner, die damit beauftragt wurden, die Unfruchtbarmachungen durchzuführen. In jedem Verfahrensschritt gab es gesetzliche Vorgaben zur Vorgehensweise, so wurden beispielsweise bestimmte Berufsgruppen dazu verpflichtet, „Erbkrankverdächtige" bei den Amtsärzten anzuzeigen.[74] Andererseits gab es Freiheiten bei der Umsetzung des Sterilisationsgesetzes. So war es Leitern konfessioneller oder privater Heil- und Pflegeanstalten rechtlich gestattet, Anträge auf Unfruchtbarmachung zu stellen, doch waren sie nicht dazu verpflichtet, wenn sie ihrer Anzeigepflicht nachkamen.[75] Auch den Erbgesundheitsgerichten waren in der Prozessführung diverse Freiheiten belassen: Beispielsweise stand es den Richtern frei, entweder nach Aktenlage zu entscheiden, oder sich über die von den Amtsärzten gestellten Unterlagen hinaus eigene Informationen über die „Erbkrankverdächtigen" zu beschaffen.[76] Vor diesem Hintergrund stellt sich die Frage, wer von den Juristen und Medizinern den gesetzlichen Auftrag zur Sterilisation in der Region annahm beziehungsweise wie sie das Verfahren ausgestalteten. Damit verbunden ist auch die Frage, von welcher Seite sie Unterstützung erhielten. Wo ergaben sich andererseits Probleme bei der Umsetzung?

Bei der Behandlung der Zwangssterilisationen sind auch die Betroffenen in den Blick zu nehmen. Welche Personenkreise waren in der Region Trier von den Unfruchtbarmachungen betroffen? Gerade im Hinblick auf eine katholische Region wie Trier kann die Frage gestellt werden, wie die „Erbkrankverdächtigen" auf das Sterilisationsverfahren reagierten.

---

73 Für nähere Details zum Verfahrensgang siehe unten Kapitel 2.2.1.

74 Vgl. RGBl. I, 1933, 1021.

75 Vgl. *Gütt, Arthur/Rüdin, Ernst/Ruttke, Falk*, Gesetz zur Verhütung erbkranken Nachwuchses vom 14. Juli 1933 nebst Ausführungsverordnungen, 2., überarbeitete Aufl., München 1936, 212–215. Diese Schrift, die 1934 in erster Auflage erschienen ist, stellte den maßgeblichen Kommentar zur Auslegung des Sterilisationsgesetzes dar; vgl. *Bock*, Zwangssterilisation, 2010, 182.

76 Vgl. unten Kapitel 2.2.1 und Kapitel 3.3.

Mit der Frage nach den Betroffenen weitet sich auch der Blick auf diejenigen Kreise, aus denen sie in einer ablehnenden Haltung zur Unfruchtbarmachung Beistand erhalten konnten. Die katholische Kirche ist die einzige Institution, die in der Forschung als konsequente Gegnerin des *Gesetzes zur Verhütung erbkranken Nachwuchses* anerkannt ist.[77] Wie reagierten ihre Repräsentanten in der Region auf das Gesetz und dessen Umsetzung?

Im Untersuchungsraum gab es insgesamt zwei Heil- und Pflegeanstalten, die von den Patiententötungen hätten betroffen sein können.[78] Zum einen die Heil- und Pflegeanstalt der Barmherzigen Brüder in Trier, die für diesen Themenkomplex aus quellentechnischen Gründen im Fokus der Untersuchung steht.[79] Zu Beginn des Zweiten Weltkrieges wurden die Patienten dieser Einrichtung, die ausschließlich männliche Personen aufnahm, in andere Anstalten abtransportiert.[80] Die Gründe dieser Verlegung sind bisher nicht hinreichend geklärt. Wurden die Patienten im Hinblick auf die Tötungsaktionen „verschleppt“[81], oder diente der Abtransport dazu, die Barmherzigen Brüder aus der Krankenpflege zu verdrängen? Sind es doch andere Gründe gewesen? Daneben ist das weitere Schicksal der aus Trier abtransportierten Männer bis auf wenige Ausnahmen bisher ungeklärt. Was geschah mit ihnen nach der Verlegung?

Die zweite Einrichtung, deren Bewohner im Untersuchungsraum von den Patiententötungen betroffen sein konnten, war das St. Vinzenzhaus in Schönecken in der Eifel.[82] Was lässt sich über die Rolle dieser Einrichtung im Themenfeld der NS-„Euthanasie“ sagen?

Eine besondere Rolle bei den Protesten gegen die Aktion T4 wird dem Trierer Bischof Franz Rudolf Bornewasser zugeschrieben.[83] Wie sah dessen Reaktion auf die Patiententötungen aus und wie wurde diese in der Region rezipiert?

---

77 Vgl. bspw. *Bock*, Zwangssterilisation, 2010, 293–296.

78 Vgl. *Laehr, Hans*, Die Anstalten für Geisteskranke, Nervenkranke, Schwachsinnige, Epileptische, Trunksüchtige usw. in Deutschland, Österreich und der Schweiz. Einschließlich der psychiatrischen und neurologischen wissenschaftlichen Institute. Neunte, von Anstaltsdirektor i. R. Prof. Dr. med. jub. Georg Ilberg (Dresden) vollkommen überarbeitete Auflage, in: Allgemeine Zeitschrift für Psychiatrie und psychisch-gerichtliche Medizin 106, 1937, 1–164, 98, 105–106.

79 Zur Quellenlage vgl. unten Kapitel 1.3.

80 Vgl. unten Kapitel 4.2.

81 *Schmitz, Peter/Zuche, Thomas*, Verfolgung von Geisteskranken, Homosexuellen und anderen Gruppen, in: Zuche, Thomas (Hrsg.), StattFührer. Trier im Nationalsozialismus, 3., überarbeitete und erweiterte Aufl., Trier 2005, 83–89, 85.

82 Vgl. unten Kapitel 4.4.

83 Vgl. bspw. *Richter, Ingrid*, Der deutsche Episkopat zu Eugenik, Zwangssterilisation und ‚Euthanasie‘ unter dem NS-Regime, in: Kuropka, Joachim (Hrsg.), Clemens August Graf von Galen. Menschenrechte – Widerstand – Euthanasie – Neubeginn, Münster 1998,

Karte 1: Übersichtskarte des Untersuchungsraumes

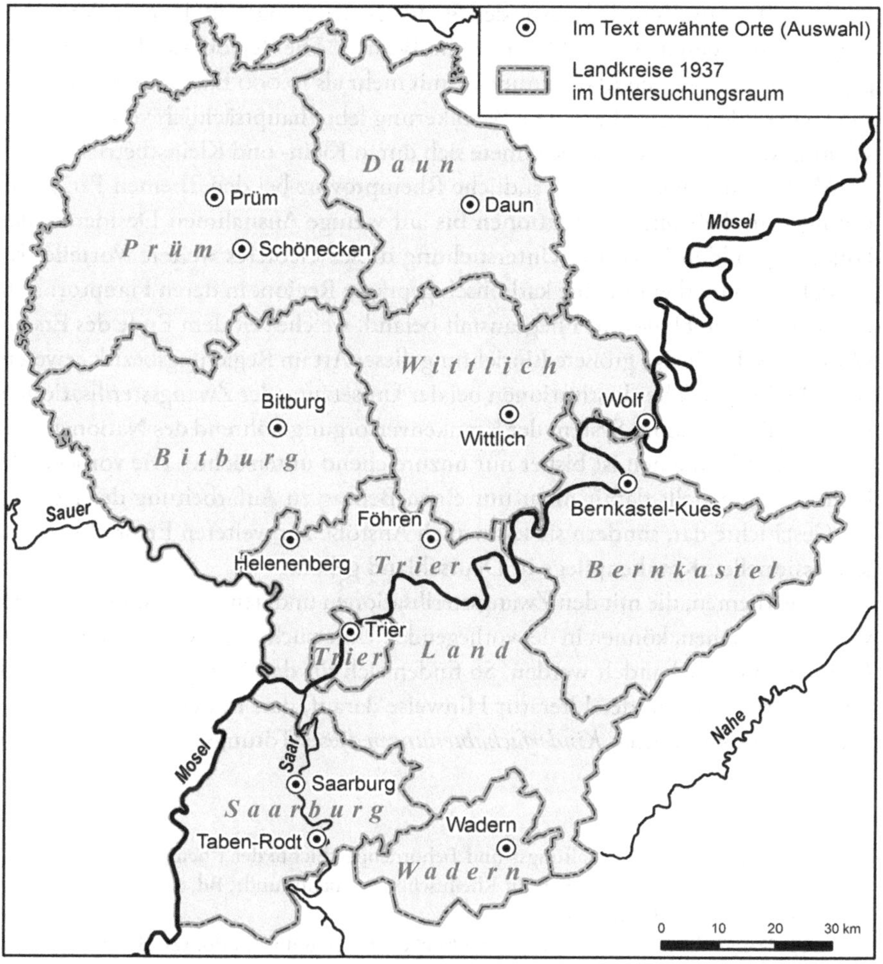

Die Karte erstellte Michael Grün von der Universität Trier.

Als Untersuchungsraum dient der Regierungsbezirk Trier, wie er nach dem *Gesetz über Groß-Hamburg und andere Gebietsbereinigungen*[84] von 1937 gegliedert war.[85]

185–203, 196; vgl. auch *Persch, Martin*, Franz Rudolf Bornewasser (1922–1951), in: Persch, Martin/Schneider, Bernhard (Hrsg.), Beharrung und Erneuerung. 1881–1981 (Veröffentlichungen des Bistumsarchivs Trier, Bd. 39), Trier 2004, 48–56, 55–56.

84 Vgl. RGBl. I, 1937, 91–94.

85 Der Restkreis St. Wendel-Baumholder war zum 01. 04. 1937 mit dem oldenburgischen Landesteil Birkenfeld vereinigt und dem Regierungsbezirk Koblenz zugeschlagen worden,

Er war in die acht Landkreise Bernkastel, Bitburg, Daun, Merzig-Wadern, Prüm, Saarburg, Trier und Wittlich sowie den Stadtkreis Trier eingeteilt. Laut der Volkszählung von 1933 lebten 463.117 Menschen im Bezirk.[86] Die Region war dabei ländlich geprägt: Sieben Städten (davon nur eine mit mehr als 10.000 Einwohnern) standen 789 Gemeinden gegenüber.[87] Die Bevölkerung lebte hauptsächlich von Landwirtschaft und Weinbau. Beides zeichnete sich durch Klein- und Kleinstbetriebe aus.[88]

Abgesehen davon, dass die südliche Rheinprovinz bei den Themen Patiententötungen und Zwangssterilisationen bis auf wenige Ausnahmen Desiderate der Forschung bilden,[89] hat die Untersuchung dieses Gebietes weitere Vorteile: Es handelte sich hierbei um eine katholisch geprägte Region, in deren Hauptort sich eine katholische Heil- und Pflegeanstalt befand, welche seit dem Ende des Ersten Weltkrieges die einzige größere Einrichtung dieser Art im Regierungsbezirk gewesen ist.[90] Die Rolle solcher Institutionen bei der Umsetzung der Zwangssterilisationen im Besonderen und im System der Krankenversorgung während des Nationalsozialismus im Allgemeinen ist bisher nur unzureichend untersucht.[91] Die vorliegende Untersuchung stellt damit nicht nur einen Beitrag zu Aufarbeitung der regionalen Geschichte dar, sondern sie kann auch Anstöße zur weiteren Erforschung der konfessionellen Krankenpflege in Deutschland geben.

Viele Themen, die mit den Zwangssterilisationen und den Patiententötungen in Verbindung stehen, können in der vorliegenden Untersuchung aus unterschiedlichen Gründen nicht behandelt werden. So finden sich für den Komplex „Kinder- und Jugendeuthanasie" in der Literatur Hinweise darauf, dass in den eigens dazu eingerichteten sogenannten *Kinderfachabteilungen* dieser Tötungsaktion auch Kinder

---

vgl. *Romeyk, Horst*, Verwaltungs- und Behördengeschichte der Rheinprovinz 1914–1945 (Publikationen der Gesellschaft für Rheinische Geschichtskunde, Bd. 63), Düsseldorf 1985, 18–20. Vgl. auch Karte 1 auf S. 21.

86 Vgl. *Preußisches Staatsministerium*, Preußisches Staatshandbuch, Bd. 141, Berlin 1939, 690.

87 Vgl. *Preußisches Staatsministerium*, Staatshandbuch, 1939, 686.

88 Vgl. *Saassen, [Konrad]*, Grenzlandnot im Regierungsbezirk Trier, [Trier] 1931, 7–8, 12.

89 Bereits während der NS-Zeit „hat die Umsetzung des Erbgesundheitspolitik im südlichen Rheinland [...] wenig Interesse gefunden." *Erbacher/Höroldt*, Erbgesundheitsgerichtsbarkeit, 1995, 1145, FN 6.

90 Näheres zur Heil- und Pflegeanstalt der Barmherzigen Brüder in Kapitel 2.4.

91 Vgl. *Schmuhl, Hans-Walter*, Konfessionell gebundene Krankenversorgung, in: Jütte, Robert (Hrsg.), Medizin und Nationalsozialismus. Bilanz und Perspektiven der Forschung, Göttingen 2011, 63–74, 65–66; vgl. *Kaminsky, Uwe*, Rheinische Psychiatrie in der NS-Zeit: Zum Stand der Forschung, in: Arbeitskreis zur Erforschung der nationalsozialistischen „Euthanasie" und Zwangssterilisation (Hrsg.), Schatten und Schattierungen – Perspektiven der Psychiatriegeschichte im Rheinland. Fachtagung vom 20. bis 22. April 2012 in Mönchengladbach (Berichte des Arbeitskreises, Bd. 9), Münster 2013, 57–86, 61–62.

und Jugendliche aus der Region zum Opfer gefallen sind.[92] In den untersuchten Archivbeständen fanden sich jedoch keine Hinweise auf die Tötung von Minderjährigen im Rahmen des Reichsausschussverfahrens.[93] Als ehemalige Besatzungszone nach dem Ersten Weltkrieg war die Region Trier von der Sterilisation der sogenannten „Rheinlandbastarde" im Jahr 1937 betroffen.[94] Auch hierfür konnten keine sicheren Quellenbelege gefunden werden. Inwiefern Häftlinge des SS-Sonderlagers/KZ Hinzert der Aktion 14f13[95] gegen Häftlinge von Konzentrationslagern zum Opfer gefallen sind, ließ sich aufgrund der Quellenlage ebenfalls nicht untersuchen. Die Entschädigung der Zwangssterilisierten und „Euthanasiegeschädigten" bilden ein eigenes Kapitel der deutschen Nachkriegsgeschichte. Hierbei werden juristische, politische, gesellschaftliche und persönliche Ebenen berührt. Gerade das Thema Zwangssterilisationen ist stark mit Fragen nach (vermeintlicher) Krankheit und Sexualität verbunden, welche wiederum tief in die Privatsphäre der Betroffenen eingreifen.[96] Es wäre der damit verbundenen Fragegestellungen und ihrer Komplexität nicht gerecht, sie lediglich im Rahmen dieser Untersuchung zu behandeln, weshalb ihnen eine eigene Arbeit vorbehalten bleiben muss.[97] Ähnliches gilt für die Verfolgung der Täter nach 1945. Auch hierbei spielen beispielsweise juristische[98]

92 So wurde im Jahr 1942 der aus Trier stammende Nikolaus A. in die Kinderfachabteilung Waldniel (Kreis Viersen) am Niederrhein aufgenommen, von wo aus er 1943 nach Görden weiterverlegt wurde. Dort starb er laut Krankenakte am 05.07.1943, vgl. *Kinast, Andreas*, „Das Kind ist nicht abrichtfähig". „Euthanasie" in der Kinderfachabteilung Waldniel 1941–1943 (Rheinprovinz, Bd. 18), Durchges. Neuaufl, Köln/Weimar/Wien 2014, 249–250.

93 Zur Kinder- und Jugendeuthanasie vgl. bspw. *Benzenhöfer, Udo*, Der Fall Leipzig (alias Fall „Kind Knauer") und die Planung der NS-„Kindereuthanasie", Münster 2008, oder *Schmuhl*, Rassenhygiene, 1987, 182–189.

94 Vgl. bspw. *Pommerin, Reiner*, Sterilisierung der Rheinlandbastarde. Das Schicksal einer farbigen deutschen Minderheit 1918–1937, Düsseldorf 1979.

95 Vgl. bspw. *Schmuhl*, Rassenhygiene, 1987, 217–219; aktueller: *Ley, Astrid*, Die „Aktion 14f13" in den Konzentrationslagern, in: Morsch, Günter (Hrsg.), Neue Studien zu nationalsozialistischen Massentötungen durch Giftgas. Historische Bedeutung, technische Entwicklung, revisionistische Leugnung (Schriftenreihe der Stiftung Brandenburgische Gedenkstätten, Bd. 29), Berlin 2011, 231–243.

96 Vgl. *Braß*, Zwangssterilisation, 2004, 18–19.

97 Vgl. bspw. *Westermann, Stefanie*, Verschwiegenes Leid. Der Umgang mit den NS-Zwangssterilisationen in der Bundesrepublik Deutschland (Menschen und Kulturen, Bd. 7), Köln/Weimar/Wien 2010.

98 Siehe als Beispiel den Umgang mit Hadamar: *Meusch, Matthias*, Die strafrechtliche Verfolgung der Hadamarer „Euthanasie"-Morde, in: George, Uta (Hrsg.), Hadamar. Heilstätte, Tötungsanstalt, Therapiezentrum (Historische Schriftenreihe des Landeswohlfahrtsverbandes Hessen. Quellen und Studien, Bd. 12), Marburg 2006, 305–326.

und gesellschaftliche[99] Faktoren eine Rolle, die in einer eigenen Arbeit untersucht werden müssen. Was ebenfalls nicht geleistet werden kann, ist eine umfangreiche Geschichte der Medizinalbehörden in der Region Trier.[100]

1.3 Quellen und Methodik

Die Quellenlage für die vorliegende Untersuchung bewegt sich zwischen den Extremen „hervorragend" und „nicht vorhanden".[101] Zu ersterem gehört die Tatsache, dass das Verfahrensregister des Trierer Erbgesundheitsgerichts vollständig überliefert ist.[102] Viele bisherige Untersuchungen zu verschiedenen Erbgesundheitsgerichten wurden auf der Basis der meist nicht vollständig überlieferten Erbgesundheitsgerichtsakten verfasst (beispielsweise zu Köln,[103] Frankfurt[104], Provinz Brandenburg[105]). Brass konnte Teile des Registers des Erbgesundheitsgerichts Saarbrücken nutzen (die Bände der Jahre 1935, 1936 und 1938 sind erhalten geblieben).[106] Für andere Erbgesundheitsgerichte wie Passau,[107] Günzburg und Kempten[108] sind die Register hingegen vollständig überliefert.

Im Register des Trierer Erbgesundheitsgerichts sind für die Jahre 1934 bis 1944 insgesamt 3396 Verfahren eingetragen.[109] Die Registervordrucke, in die die relevanten

99 Siehe als Beispiel *George, Uta*, Bildungsarbeit zu Täterschaft am Beispiel der Beschäftigung mit den nationalsozialistischen „Euthanasie"-Verbrechen, in: Wrochem, Oliver von (Hrsg.), Nationalsozialistische Täterschaften. Neue Forschungen und aktuelle Diskussionen zur familiären, kulturellen und gesellschaftlichen Auseinandersetzung nach 1945 (Reihe Neuengammer Kolloquien, Bd. 6), Berlin 2016, 161–169.

100 Gleichwohl werden die Rahmenbedingungen in Kapitel 2.3 skizziert.

101 Vgl. zur Quellenlage auch den nichtveröffentlichten Bericht des Mainzer Historikers Markus Würz: *Würz, Markus*, Bericht über die Quellenlage zum Thema „Zwangssterilisationen nach dem Gesetz zur Verhütung erbkranken Nachwuchses am Evangelischen Elisabeth-Krankenhaus Trier", [Mainz] [2011].

102 Landeshauptarchiv Koblenz (LHAKo) Best. 602,052, Nrn. 36084–36090.

103 Vgl. *Endres*, Zwangssterilisation, 2009, 24.

104 Vgl. *Daum, Monika/Deppe, Hans-Ulrich*, Zwangssterilisation in Frankfurt am Main, 1933–1945, Frankfurt a. M./New York 1991, 20–21.

105 Vgl. *Hinz-Wessels*, NS-Erbgesundheitsgerichte, 2004, 12–13.

106 Vgl. *Braß*, Zwangssterilisation, 2004, 138.

107 Vgl. *Heitzer, Horst Walter*, Zwangssterilisation in Passau. Die Erbgesundheitspolitik des Nationalsozialismus in Ostbayern 1933–1939 (Passauer historische Forschungen, Bd. 13), Köln 2005, 10.

108 Vgl. *Birk*, Gesetz, 2005, 5.

109 Vgl. LHAKo Best. 602,052, Nrn. 36084–36090. Erbacher/Höroldt gingen auf der Basis einer Anfrage des rheinland-pfälzischen Justizministeriums aus dem Jahr 1960 von 3408 Verfahren vor dem Trierer Erbgesundheitsgericht aus (*Erbacher/Höroldt*, Erbgesund-

Angaben handschriftlich niedergelegt wurden, bieten zunächst Raum für Angaben zu den Antragstellern (Vor- und Zuname, Beruf, Wohn- beziehungsweise Aufenthaltsort) und den „Unfruchtbarzumachenden" (Vor- und Zuname, Wohn- beziehungsweise Aufenthaltsort und Geburtstag). Weitere Spalten sahen Eintragungen für das Datum einer möglichen Antragsrücknahme, das Datum der Entscheidung des Erbgesundheitsgerichts (Beschluss der Unfruchtbarmachung oder Ablehnung des Antrages) sowie die Entscheidung der Revisionsinstanz mit Datum vor. Auch Eintragungen über Aussetzung oder Durchführung der Unfruchtbarmachung fanden Raum. Ab Mitte des Jahres 1936 sah das Formular auch Platz für die Antragsdiagnose vor. Bis dahin wurde sie des Öfteren im Feld für Bemerkungen verzeichnet. Hinzu kommen Spalten für die laufende Nummer und den „Tag des Eingangs der ersten Schrift".[110]

Für die Anzeigetätigkeit im Untersuchungsraum konnten zwei wichtige Quellen ausfindig gemacht werden. Zum einen ist für das Gesundheitsamt Trier-Land das Anzeigenregister der Jahre 1934 bis 1944 erhalten geblieben (für das Jahr 1945 sind keine Eintragungen mehr erfolgt).[111] Darin sind neben Angaben zu den angezeigten Personen (Vor- und Zuname, Geburtsdatum, Wohn- beziehungsweise Aufenthaltsort) die vermeintlichen Erbkrankheiten verzeichnet sowie das Datum der Anzeige, die anzeigende Stelle, das Datum des Antrages, gegebenenfalls die beantragende Stelle beziehungsweise eine kurze Begründung, weshalb kein Antrag gestellt worden ist. Ferner sind verzeichnet – so ein Antrag gestellt worden ist – die Entscheidung des Erbgesundheitsgerichts, eventuelle Beschwerden und damit zusammenhängende Entscheidungen des Erbgesundheitsobergerichts sowie bei Sterilisationsbeschluss das Datum der Unfruchtbarmachung. Zudem gibt es Spalten für die Nutzung polizeilichen Zwangs, eine Meldung an die Wehrmacht, wann die Gerichtsakten im Gesundheitsamt eingegangen sind, sowie für Bemerkungen.[112]

Zum anderen sind neben dem Sterilisationsanzeigenregister von Trier-Land für die Zeit von 1934 bis 1941 Jahresberichte des Amtsarztes von Daun über die Umsetzung des *Gesetzes zur Verhütung erbkranken Nachwuchses* überliefert.[113] In diesen Berichten wurden die Anzeigen aufgeschlüsselt nach Meldungen von beamteten

heitsgerichtsbarkeit, 1995, 1236). Der Antwort lag seinerzeit offensichtlich das Register des Gerichts zugrunde. Die von ERBACHER/HÖROLDT angegebene höhere Zahl entstand dadurch, dass die Nummern 31/37 bis 40/37, 35/40 sowie 9/44 nicht belegt sind. Die Nummern entsprechen den Aktenzeichen der Fälle, welche nach dem Schema *laufende Nummer/Jahr* gebildet worden sind.

110 Vgl. LHAKo Best. 602,052, Nrn. 36084–36090.

111 LHAKo Best. 512,017, Nr. 817.

112 Vgl. LHAKo Best. 512,017, Nr. 817.

113 Vgl. LHAKo Best. 512,022, Nr. 018.

Ärzten, nichtbeamteten Ärzten, Anstaltsärzten sowie „sonstigen mit der Heilbehandlung sich befassenden Personen“[114].

Die Überlieferung der zuständigen Gesundheitsämter im Landeshauptarchiv Koblenz bietet ein uneinheitliches Bild: Die Bestände der Ämter Saarburg und Trier-Stadt enthalten lediglich einzelne Sterilisationsakten. Für das Gesundheitsamt Bitburg sind keine Unterlagen überliefert. Aus den Ämtern Bernkastel und Daun haben sich sowohl Fallakten der Gesundheitsämter als auch der Erbgesundheitsgerichte[115] erhalten. In den Beständen der Ämter Prüm, Trier-Land und Wittlich sind überwiegend Akten der Erbgesundheitsgerichtsverfahren überliefert.[116] Daneben sind für das Dauner Gesundheitsamt mehrere Verwaltungssachakten erhalten, die auch Informationen zur Umsetzung des Sterilisationsgesetzes enthalten.[117] Für die restlichen Ämter konnte teilweise auf die Parallelüberlieferung des Trierer Regierungspräsidiums zurückgegriffen werden.[118]

Die im Trierer Erbgesundheitsgerichtsregister verzeichneten Anträge der Amtsärzte aus der Region wurden mit den in Koblenz überlieferten Unterlagen abgeglichen. Insgesamt initiierten die Amtsärzte des Untersuchungsraumes 2753 Verfahren vor dem Trierer Erbgesundheitsgericht, was 81,1 %[119] der Gesamtverfahrenszahl der Kammer (3396) ausmachte.[120] Zu insgesamt 1264 der von den Amtsärzten ausgegangenen Fälle (45,8 %) sind Akten überliefert, wobei für das Jahr 1943 lediglich 19,5 % der Akten und für 1944 keine mehr vorhanden sind. Die einzelnen Ämter haben zudem eine uneinheitliche Überlieferungsquote. Für die Ämter Bitburg, Saarburg, Trier-Stadt und Wadern sind jeweils weniger als 5 % der Unterlagen vorhanden. Die Akten der Anträge von Bernkastel und Daun hingegen sind nahezu vollständig überliefert. Für Trier-Land sind 65,4 %, Wittlich 74,4 % und Prüm 83,5 %

114 LHAKo Best. 512,022, Nr. 018.

115 Die Verfahrensakten der Erbgesundheitsgerichtsbarkeit wurden nach Abschluss der Prozesse an die für den Wohnort zuständigen Gesundheitsämter abgegeben, vgl. *Walter, Bernd*, Kranken- und Erbgesundheitsgerichtsakten in der NS-Psychiatrieforschung. Bestände, Auswahlverfahren, Auswertungsmöglichkeiten, in: Archivpflege in Westfalen und Lippe, 1998, 14–22.

116 Vgl. *Hocke, Michaela/Pawelletz, Jörg*, Neue Quellen für neue Forschungen: Intensive Erschließung von personenbezogenen Einzelfallakten der Gesundheits- und Sozialverwaltung ermöglicht neue Fragestellungen und Forschungsansätze, in: Unsere Archive. Mitteilungen aus den Rheinland-Pfälzischen und Saarländischen Archiven 59, 2014, 35–39, 37, FN 10.

117 LHAKo Best. 512,022.

118 LHAKo Best. 442.

119 Die berechneten Prozentangaben sind in dieser Arbeit auf eine Nachkommastelle gerundet. Dadurch können sich bei Tabellen in der entsprechenden Summe Zahlen ergeben, die von 100 % abweichen.

120 Eigene Berechnung auf der Basis von LHAKo Best. 602,052, Nrn. 36084–36090.

der Akten vorhanden.[121] Auf Basis der Überlieferung der Ämter Bernkastel, Daun, Prüm, Trier-Land und Wittlich wurde eine Stichprobe von 304 Fällen, geschichtet nach dem Jahr der Antragsstellung und dem antragstellenden Gesundheitsamt, gezogen.[122] Die überlieferten Fälle jedes Gesundheitsamtes wurden dafür nach ihrer Position im Erbgesundheitsgerichtsregister nach Jahren sortiert aufgelistet. Aufgrund der unterschiedlichen Überlieferung der verschiedenen Jahre[123] war es notwendig, für das Jahr 1934 jeden dritten, für 1935, 1936 und 1942 jeden vierten und für die Jahre 1937 bis 1941 jeden fünften Fall auszuwählen. Auf diese Weise entstand ein repräsentativer Ausschnitt von mindestens 10 % der Grundgesamtheit von 2753 durch die Amtsärzte initiierten Fällen. Diese Stichprobe wird in der vorliegenden Arbeit mit „Stichprobe *Gesundheitsämter*" zitiert.[124] Als letztes erhobenes Jahr ist 1942 gewählt worden, da die letzten beiden Jahre kaum bis nicht überliefert sind.[125]

Durch die Stichprobe *Gesundheitsämter* konnten nähere Angaben zu den von den Zwangssterilisationen Betroffenen erhoben werden (beispielsweise Familienstand, Bildungsgrad, beruflicher Status …). Des Weiteren wurde die Verfahrensweise des Erbgesundheitsgerichtes sowie der Gesundheitsämter näher untersucht.

---

121 Vgl. die Aufstellung in Tabelle 34 auf S. 355 im Anhang. Die Überlieferung des Gesundheitsamtes Merzig-Wadern liegt heute teilweise im Landesarchiv des Saarlandes in Saarbrücken. Dort ist lediglich eine „Stichprobe von 10 %" der Erbgesundheitsakten vorhanden. Bei 93 Anträgen, die laut Trierer Erbgesundheitsgerichtsregister durch den Amtsarzt von Wadern gestellt worden sind, würden dies neun Akten sein (eigene Berechnung auf der Basis von LHAKo Best. 602,052, Nrn. 36084–36090). Aufgrund der geringen Überlieferung wurde der Bestand nicht berücksichtigt; vgl. den entsprechenden Eintrag im Archivportal für den Südwesten [abrufbar unter http://www.archivdatenbank.lha-rlp.de/saarbr/b/xv/gesa.wad/; zuletzt besucht am 03. 04. 2019].

122 Zur Methode der Geschichteten Zufallsauswahl vgl. *Sensch, Jürgen*, Statistische Modelle in der Historischen Sozialforschung I: Allgemeine Grundlagen – Deskriptivstatistik – Auswahlbibliographie (Historical Social Research/Historische Sozialforschung. Supplement/Beiheft, Bd. 7), Köln 1995, 71–74.

123 Vgl. die Aufstellung in Tabelle 34 auf S. 355 im Anhang.

124 Eine Auflistung der Fälle findet sich in Tabelle 35 auf S. 356 im Anhang.

125 Neben der Antragstätigkeit der Amtsärzte wurden auch die Verfahren untersucht, die von der Heil- und Pflegeanstalt der Barmherzigen Brüder, von Haftanstalten der Region sowie von den Betroffenen selbst ausgegangen sind. Für die Psychiatriepatienten sind die Akten in 38 Fällen im Landeshauptarchiv Koblenz überliefert. Sie wurden alle für die vorliegende Untersuchung herangezogen. Für Haftanstaltsinsassen sind die Akten der Gesundheitsämter beziehungsweis der Erbgesundheitsgerichte für 33 Verfahren im Landeshauptarchiv erhalten geblieben. Auch diese wurden vollständig untersucht. Von den vermeintlich freiwilligen Selbstanträgen sind in 29 Fällen die Unterlagen in Koblenz erhalten geblieben. Da sich bereits bei der ersten Durchsicht der Unterlagen herausstellte, dass sich diese Verfahren nicht von denen unterscheiden, die durch die Amtsärzte initiiert worden waren, wurden nur elf der Fälle erhoben.

Ferner konnten Angaben darüber gewonnen werden, welche Personen oder Institutionen sich in welchem Umfang an der Umsetzung des Sterilisationsgesetzes beteiligten. Dank der in den Erbgesundheitsgerichts- und Gesundheitsamtsakten überlieferten Dokumente lassen sich auch die Reaktionen der Betroffenen teilweise rekonstruieren. Hierzu dienen zum einen die in den Gerichtsakten überlieferten Briefe der Betroffenen oder ihrer Angehörigen (beispielsweise Beschwerden gegen ergangene Sterilisationsbeschlüsse), in denen die Personen selbst zu Wort kommen. Zum anderen wurden von Medizinern oder Protokollanten bei Gericht Äußerungen der Betroffenen beziehungsweise der bei den Sitzungen Anwesenden niedergeschrieben. Hierbei kann oft nicht festgestellt werden, ob das Gesagte wörtlich wiedergegeben wurde, oder ob die schreibende Person es in ihren eigenen Worten entsprechend den Erfordernissen des Verfahrens wiedergegeben hat. Trotz dieser Unsicherheit lässt sich aus dem Niedergeschriebenen die Haltung der Betroffenen erkennen.[126]

Neben den in der Stichprobe *Gesundheitsämter* zusammengetragenen Akten wurde die im Landeshauptarchiv lagernde Überlieferung der Medizinalabteilung des Trierer Regierungspräsidiums ausgewertet.[127] Ergänzende Unterlagen für die Umsetzung des Sterilisationsgesetzes befinden sich im Landeshauptarchiv Koblenz in den Beständen der Kreisverwaltungen oder in den entsprechenden Kommunalarchiven wie dem Stadtarchiv Trier oder dem Kreisarchiv Trier-Saarburg. Im Archiv des Landschaftsverbandes Rheinland konnten diesbezüglich Unterlagen der ehemaligen Provinzialverwaltung der Rheinprovinz eingesehen werden. Im Bistumsarchiv Trier hingegen befinden sich nur wenige Dokumente, die Auskunft über die Haltung der regionalen kirchlichen Amtsträger auf die Sterilisationen erteilen können.[128] Es gibt dort keinen geschlossenen Nachlass von Bischof Bornewasser, der immerhin fast 30 Jahre der Trierer Diözese vorstand.[129] Auch die einschlägige Überlieferung des Trierer Generalvikariates zum Thema ist als spärlich zu bezeichnen.[130] ENDRES ging für die erzbischöfliche Behörde in Köln davon aus, dass schriftliche Äußerungen zum Thema Sterilisationen vermieden wurden,

126 Vgl. *Stahlschmidt, Rainer*, Massenhaft gleichförmige Quellen, in: Rusinek, Bernd-A./Ackermann, Volker/Engelbrecht, Jörg (Hrsg.), Die Interpretation historischer Quellen. Schwerpunkt: Neuzeit (Einführung in die Interpretation historischer Quellen, Bd. 3), Paderborn 1992, 215–231, 224–225.

127 LHAKo Best. 442.

128 Interessanterweise befinden sich die monatlichen Lageberichte des Landrats Prüm (also einer kommunalen bzw. staatlichen Einrichtung) an die Gestapo Trier aus den Jahren 1933–1936 im Bistumsarchiv Trier, vgl. Bistumsarchiv Trier (BATr) Abt. 134, Nr. 190.

129 Zum Pontifikat Bornewassers vgl. *Persch*, Bornewasser, 2004.

130 Vgl. BATr Abt. 134, Nrn. 15, 16.

um nicht den Unmut des Regimes auf sich zu ziehen.[131] Dasselbe kann auch für Trier angenommen werden.

Die Quellenlage zur Erforschung der Heil- und Pflegeanstalten in der Region und der Patiententötungen ist ebenfalls unterschiedlich. Es konnten Unterlagen der Bezirksregierung Trier, welche die Aufsicht über nichtstaatliche Heil- und Pflegeanstalten im damaligen Regierungsbezirk innehatte, herangezogen werden.[132] Ergänzend dazu konnten Unterlagen der Provinzialverwaltung genutzt werden, die im Archiv des Landschaftsverbandes Rheinland aufbewahrt werden.

Für die Geschichte der Heil- und Pflegeanstalt der Barmherzigen Brüder in Trier konnte auf diverse Unterlagen des Generalarchivs der Barmherzigen Brüder von Maria Hilf in Trier zurückgegriffen werden, wie beispielsweise das Protokollbuch der *Gemeinnützigen Kranken- und Pflegeanstalten in Trier, eGmbH*, welche die Ordensgemeinschaft in wirtschaftlichen Fragen nach außen hin vertrat.[133] Des Weiteren konnten im Jahr 2014 auf einem Dachboden der Barmherzigen Brüder verschiedene Dokumente der Anstaltsleitung gefunden werden. Diese Unterlagen waren in offensichtlich wiederverwendeten Ordnern eingeheftet, deren Beschriftung dem neuen Inhalt nicht angepasst worden war, sondern noch die früher enthaltenen Unterlagen auswies. So enthält der Ordner „Mitteilungen und Anträge an das Ernährungsamt und Wirtschaftsamt der Stadt Trier“ unter anderem die Korrespondenz zum Abtransport der Patienten in den Jahren 1939 und 1941.[134] Auf Grundlage der darin enthaltenen Transportlisten, die außer Vor- und Zunamen der Patienten nur eine interne Registernummer enthielten, konnten mithilfe der Patientenbücher der Aufnahmeanstalten die Angaben zu den Personen vervollständigt werden.[135] Die entsprechenden Unterlagen für die Provinzial-Heil und Pflegeanstalt Andernach liegen im Landeshauptarchiv Koblenz.[136] Die Aufnahmebücher der Provinzial-Heil und Pflegeanstalten Bedburg-Hau[137] und Galkhausen[138] befinden sich im Archiv des Landschaftsverbandes Rheinland. Das Aufnahmebuch der Anstalt Ebernach in der Trägerschaft der Franziskanerbrüder von Waldbreitbach wird im Kloster Ebernach in Cochem-Sehl aufbewahrt.[139] Für die Provinzial-Heil-

131 Vgl. *Endres*, Zwangssterilisation, 2009, 186.

132 Vgl. LHAKo Best. 442.

133 Zur *Gemeinnützigen Kranken- und Pflegeanstalten in Trier, eGmbH* beziehungsweise deren Vorgänger siehe unten Kapitel 2.4 und 4.1.

134 Vgl. Archiv der Barmherzigen Brüder in Trier (ABBT), Ordner „Mitteilungen und Anträge an das Ernährungsamt und Wirtschaftsamt der Stadt Trier“.

135 Zu den Transporten vgl. unten Kapitel 4.2.

136 LHAKo Best. 426,006, Nrn. 132–139.

137 Archiv des Landschaftsverbandes Rheinland (ALVR) Nrn. 42988, 42989, 44911.

138 ALVR Nrn. 71187, 71269.

139 Kloster Ebernach, Alphabetikum.

und Pflegeanstalt in Süchteln sind keine Unterlagen überliefert. Mithilfe der auf diese Weise gewonnenen Daten konnten die Schicksale der ehemals Trierer Patienten teilweise rekonstruiert werden.

Die Patientenakten wurden bei Verlegungen immer mitverlegt, weshalb einige Unterlagen der im Rahmen der Aktion T4 getöteten Patienten aus Trier im Bestand R 179 im Bundesarchiv Berlin überliefert sind.[140] Des Weiteren konnten Akten über Patienten gefunden werden, die nicht der Aktion T4 zum Opfer gefallen sind. Eine größere Anzahl von Unterlagen ehemals Trierer Patienten, deren letzter Aufenthalt Andernach gewesen ist, befindet sich im Landeshauptarchiv Koblenz. Einzelne Patientenakten konnten in weiteren Archiven ausfindig gemacht werden, so im Archiv des Landeswohlfahrtsverbandes Hessen, im Hessischen Hauptstaatsarchiv Wiesbaden, im Landesarchiv Sachsen-Anhalt in Magdeburg, im Sächsischen Hauptstaatsarchiv Dresden oder im Thüringischen Staatsarchiv Gotha.

Zum St. Vinzenzhaus in Schönecken konnten so gut wie keine Dokumente gefunden werden.[141] Die vorliegende Untersuchung stützt sich bei den entsprechenden Ausführungen daher auf Streufunde aus dem Landeshauptarchiv Koblenz, dem Archiv des Landschaftsverbandes Rheinland sowie dem Bundesarchiv in Berlin.

1.4 Überblick über die Arbeit

Die vorliegende Arbeit gliedert sich in drei inhaltliche Abschnitte. Der erste Teil (Kapitel 2) dient dazu, die Rahmenbedingungen zur Umsetzung der Zwangssterilisationen in der Region und der Patiententötungen aufzuzeigen. Die Entwicklung der Eugenik beziehungsweise Rassenhygiene und der Idee von der „Vernichtung lebensunwerten Lebens“ werden kurz vorgestellt.[142] Dem folgt ein Überblick über das *Gesetz zur Verhütung erbkranken Nachwuchses* sowie zu den Anfängen der Patiententötungen im Deutschen Reich zu Beginn des Zweiten Weltkriegs. Ein weiterer Schwerpunkt dieses Kapitels liegt darin, den öffentlichen Gesundheitsdienst im Untersuchungsraum zu skizzieren: Das *Gesetz über die Vereinheitlichung*

140 Vgl. *Sandner*, Euthanasie, 1999, 387–388.

141 Laut Auskunft der Kölner Vinzentinerinnen sind in den Archiven des Ordens keine Unterlagen über die Niederlassung in Schönecken vorhanden.

142 Zu beiden Themen sind mittlerweile umfangreiche Werke erschienen. Einen umfassenden Überblick zur Geschichte der Eugenik in Deutschland bieten *Weingart, Peter/Kroll, Jürgen/Bayertz, Kurt*, Rasse, Blut und Gene. Geschichte der Eugenik und Rassenhygiene in Deutschland (Suhrkamp Taschenbuch Wissenschaft, Bd. 1022), 5. Auflage, Frankfurt a. M. 2017 [Erstmals veröffentlicht 1988]. Als Einstieg zur Idee der „Vernichtung lebensunwerten Lebens“ sei empfohlen *Benzenhöfer, Udo*, Der gute Tod? Geschichte der Euthanasie und Sterbehilfe, Göttingen 2009.

des Gesundheitswesens sollte eine effektive Umsetzung der „Erb- und Rassenpflege" im Reich ermöglichen.[143] Daher werden die Auswirkungen dieses Gesetzes auf den Untersuchungsraum dargestellt.[144] In einem vierten Unterkapitel wird die Entwicklung der Heil- und Pflegeanstalt der Barmherzigen Brüder in Trier von ihren Anfängen bis zum Jahr 1933 wiedergegeben.[145] Auf diese Weise werden die weitere Entwicklung der Anstalt während der NS-Zeit und die Geschehnisse zu Kriegsbeginn verständlich. Abschließend wird in einem biographischen Exkurs der Direktor der Heil- und Pflegeanstalt der Barmherzigen Brüder, Dr. Jakob Faas, vorgestellt. Dieser spielte für die Leitung der Trierer Anstalt sowie für die Umsetzung des Sterilisationsgesetzes eine bedeutende Rolle. Es empfahl sich daher, die für die Untersuchung relevanten Daten seines Lebens an dieser Stelle zusammenzufassen, ohne dabei wesentliche Ergebnisse der Arbeit vorwegzunehmen.

Der zweite Teil (Kapitel 3) befasst sich mit den *Zwangssterilisationen im Regierungsbezirk Trier*. Er orientiert sich, wie bereits angedeutet, hauptsächlich an dem im *Gesetz zur Verhütung erbkranken Nachwuchses* vorgegebenen Verfahrensgang. Es wird untersucht, welche Gruppierungen an der Umsetzung der einzelnen Schritte (Anzeige, Antrag, Entscheidung der Erbgesundheitsgerichtsbarkeit, Operation zur Sterilisation) beteiligt gewesen sind und wie sie die ihnen belassenen Freiheiten ausgestalteten. Damit einher geht auch die Frage, wo von den Akteuren eventuelle Probleme gesehen wurden. Anschließend wird die Gruppe der Betroffenen und wie diese auf das Verfahren reagierten skizziert. Zuletzt wird das Verhalten einiger kirchlicher Institutionen und Personen nachgezeichnet, um die Reaktionen der regionalen Kirchenvertreter zu klären.

Im dritten Teil (Kapitel 4) wird untersucht, wie der Regierungsbezirk Trier von den Patiententötungen betroffen gewesen ist. Der Fokus liegt dabei auf der Heil- und Pflegeanstalt der Barmherzigen Brüder in Trier. Dazu wird in einem ersten Schritt die Geschichte der Anstalt zwischen 1933 und 1939 vorgestellt, um die Geschehnisse zu Kriegsbeginn einordnen zu können. In einem zweiten Unterkapitel werden die Abtransporte der Patienten, die Gründe der Transporte, die weitere Nutzung der Anstalt sowie das weitere Schicksal der nun ehemals Trierer Patienten untersucht. Zudem wird geklärt, inwiefern die Anstalt der Barmherzigen

143 Vgl. *Vossen*, Gesundheitsämter im Nationalsozialismus, 2001, 15–16.

144 Zur staatlichen Gesundheitsverwaltung in der Region Trier gibt es kaum wissenschaftliche Literatur. Da die vorliegende Untersuchung keine Behördengeschichte der Gesundheitsämter im Regierungsbezirk Trier sein soll, wird die Situation dieser Ämter in der gebotenen Kürze dargestellt. Vgl. auch die Aufstellung der Amtsärzte im Untersuchungsraum in Tabelle 36 auf S. 362 im Anhang.

145 Für die Heil- und Pflegeanstalt der Barmherzigen Brüder gibt es abgesehen von einigen Passagen in Veröffentlichungen zur Ordensgeschichte der Barmherzigen Brüder kaum Untersuchungen.

Brüder an der Umsetzung der Aktion T4 beteiligt gewesen ist. Dem folgt eine nähere Betrachtung der Reaktion des Trierer Bischofs Bornewasser auf die Patiententötungen. Damit soll seine Rolle bei den Protesten katholischer Bischöfe gegen die Aktion T4 geklärt werden. Das vierte Kapitel schließt mit einem Blick auf das St. Vinzenzhaus in Schönecken in der Eifel.

Den Abschluss der vorliegenden Studie bilden die Schlussbetrachtungen. In ihnen werden die Ergebnisse der Arbeit zusammengefasst sowie auf offengebliebene Fragen hingewiesen.

Zum Abschluss der Einleitung eine kurze Vorbemerkung zur Namensnennung: Für die vorliegende Untersuchung wurde darauf verzichtet, die vollen Namen der von Zwangssterilisationen und Patiententötungen Betroffenen zu nennen. Neben rechtlichen Gründen stehen dabei besonders die Wünsche der Opfer und deren Angehörigen im Vordergrund. Margret HAMM von der *Arbeitsgemeinschaft Bund der „Euthanasie"-Geschädigten und Zwangssterilisierten* hat sich wiederholt gegen eine öffentliche Namensnennung ausgesprochen. Diese würde vonseiten der Opfer und deren Angehörigen auch heute noch aus verschiedenen Gründen größtenteils abgelehnt. „Das müssen wir akzeptieren."[146]

146 Vgl. *Hamm, Margret*, Zwangssterilisierte und „Euthanasie"-Geschädigte und ihre (Nicht-) Würdigung als Opfer und Verfolgte, in: Nachama, Andreas/Neumärker, Uwe (Hrsg.), Gedenken und Datenschutz. Die öffentliche Nennung der Namen von NS-Opfern in Ausstellungen, Gedenkbüchern und Datenbanken (Topographie des Terrors. Notizen, Bd. 12), Berlin 2017, 83–91, 89–91, Zitat 90.

2. Ideen – Taten – Institutionen. Grundlagen zu Eugenik/ Rassenhygiene, öffentlicher Gesundheitsverwaltung und Anstaltswesen

Die den Zwangssterilisationen zugrunde liegenden Ideen entwickelten sich seit dem späten 19. Jahrhundert unter den Bezeichnungen „Eugenik" beziehungsweise „Rassenhygiene" und sind somit keine Erfindung der Nationalsozialisten. Ähnliches gilt für die Patiententötungen. Daher wird in den folgenden Unterkapiteln zunächst die Entstehung und Verbreitung dieser Ideen skizziert.[1]

Das *Gesetz zur Verhütung erbkranken Nachwuchses* bildete die Grundlage der rassenhygienischen Gesetzgebung in der Zeit des Nationalsozialismus, weshalb dessen Inhalte und die Grundzüge seiner Umsetzung dargestellt werden. Damit die Geschehnisse um die Heil- und Pflegeanstalt der Barmherzigen Brüder in Trier im August und September 1939 in den historischen Kontext eingeordnet werden können, wird zunächst die Umsetzung der Idee der „Vernichtung lebensunwerten Lebens" in der NS-Zeit, soweit notwendig, dargestellt. Dabei liegt der Fokus besonders auf dem Beginn der Aktion T4.

Die Umsetzung des Sterilisationsgesetzes lag im Verantwortungsbereich des öffentlichen Gesundheitswesens. Wie überall im Reich wurde es 1935 auch in der Region Trier durch das *Gesetz über die Vereinheitlichung des Gesundheitswesens* umstrukturiert. Die Auswirkung dieser Reform auf die Gesundheitsverwaltung im Untersuchungsraum wird in einem eigenen Unterkapitel skizziert.

Der vierte Abschnitt des vorliegenden Kapitels dient der Darstellung der Geschichte der Heil- und Pflegeanstalt der Barmherzigen Brüder in Trier von ihrer Gründung bis zum Beginn der NS-Zeit. Im Fokus steht dabei die Einbindung der kirchlichen Einrichtung in das System der Gesundheitsversorgung der Rheinprovinz. Ohne diese Grundlage wäre die Rolle der Anstalt bei der Umsetzung der Zwangssterilisationen sowie der Patiententötungen nicht zu verstehen. Daran anschließend folgt ein biographischer Exkurs zum Leiter der Trierer Anstalt.

---

1 Eine umfangreiche Einordnung der Eugenik in den ideen- und gesellschaftsgeschichtlichen Kontext kann in dieser Arbeit nicht erfolgen. Vgl. hierzu beispielsweise *Weingart/Kroll/Bayertz*, Rasse, 2017, 15–137.

2.1 Eugenik/Rassenhygiene und die Idee der „Vernichtung lebensunwerten Lebens“ bis 1933

Die Eugenik beziehungswiese Rassenhygiene[2] wurde von ihren Vertretern als angewandte „Gesellschaftswissenschaft auf naturwissenschaftlicher Grundlage [...] im Grenzbereich von Biologie, Genetik, Medizin, Hygiene, Anthropologie, Demographie und Soziologie“[3] verstanden. Kenntnisse aus allen diesen Wissenschaften vereinend, gehen die Ideen der Eugenik bis ins 19. Jahrhundert zurück.[4] Die Theorie Charles Darwins bezüglich der natürlichen Selektion der Arten aufnehmend, entwickelte sich die Vorstellung, dass auch das menschliche Leben inklusive seiner sozialen Aspekte einer Zuchtwahl unterworfen sei (Sozialdarwinismus).[5] Der geistige Vater der Eugenik, der Engländer Francis Galton, verfolgte das Ziel, mit ihr „die Fortpflanzung der Bevölkerung im Sinne einer Verbesserung der *Qualität* der Geburten zu beeinflussen“[6], damit die Menschheit ihre weitere Evolution selbst steuern könne.[7] Grundlegend für Galton war auch die Vorstellung, dass die Träger wertvollen Erbgutes – die er in den höheren sozialen Schichten identifizierte – weniger Kinder bekämen als diejenigen, die schlechte Gene besäßen – die er in den unteren Gesellschaftsschichten ausmachte. Um dieser „differenzierten Geburtenrate“ entgegenzuwirken, propagierten die Eugeniker zwei Maßnahmenkataloge: Zum einen Mittel der positiven Eugenik, um Nachwuchs mit guten Genen zu fördern.[8] Dazu gehörte beispielsweise die Forderung nach einem Verbot sowohl von Abtreibungen als auch von Unfruchtbarmachungen bei den Trägern guter Gene.[9] Zum anderen die Mittel der negativen Eugenik, mit denen Träger schlechter Gene von der Fortpflanzung abgehalten werden sollten. Darunter zählten beispielweise Heiratsverbote, Anstaltsunterbringung oder Unfruchtbarmachungen.[10]

---

2 Der Begriff *Rassenhygiene* wurde im deutschsprachigen Raum genutzt und wird in dieser Arbeit äquivalent zum Begriff *Eugenik* verwendet; vgl. *Weingart/Kroll/Bayertz*, Rasse, 2017, 15–16.

3 *Schmuhl, Hans-Walter*, Hermann Muckermann. Ein Akteur im Spannungsfeld von Wissenschaft, Öffentlichkeit und Politik, in: Römische Quartalschrift 109, 2014, 241–255, 241.

4 Vgl. *Bock*, Zwangssterilisation, 2010, 30–32; vgl. *Schmuhl*, Rassenhygiene, 1987, 29–30.

5 Vgl. *Labisch/Tennstedt*, Weg, 1985, 147–149.

6 *Vossen*, Gesundheitsämter im Nationalsozialismus, 2001, 37, Hervorhebung wie im Original.

7 Vgl. *Weingart/Kroll/Bayertz*, Rasse, 2017, 36.

8 Vgl. *Vossen*, Gesundheitsämter im Nationalsozialismus, 2001, 37–38.

9 Vgl. *Bock*, Zwangssterilisation, 2010, 55.

10 Vgl. *Vossen*, Gesundheitsämter im Nationalsozialismus, 2001, 38.

Die Institutionalisierung der Eugenik als Wissenschaft fand in Deutschland bis zur Mitte der 1910er-Jahre statt.[11] In Berlin wurde beispielsweise 1905 die *Gesellschaft für Rassenhygiene* gegründet, die in den Folgejahren Dependancen in München, Freiburg und Stuttgart errichtete. Die einzelnen Gruppen schlossen sich 1910 zur *Deutschen Gesellschaft für Rassenhygiene* zusammen.[12] Zu den Mitgliedern gehörten unter anderem Biologen, Ärzte, Psychologen, aber auch Statistiker, Soziologen und Historiker. Als Fachzeitschrift wurde 1904 das *Archiv für Rassen- und Gesellschaftsbiologie* gegründet. Spätestens 1912 sind an den Universitäten München und Berlin Lehrveranstaltungen mit rassenhygienischer Thematik nachweisbar.[13] Bis zum Ersten Weltkrieg war die Umsetzung der Eugenik in der deutschen Politik nicht mehrheitsfähig.[14] Dies lag auch daran, dass die *Gesellschaft für Rassenhygiene* zunächst nicht nach einer Verbreitung ihrer Ideen strebte, sondern sich die Erarbeitung der wissenschaftlichen Grundlagen zum Ziel gesetzt hatte.[15]

Der Erste Weltkrieg mit seinen Millionen gefallener Soldaten weckte in den Kreisen der Politik die Ansicht, dass bevölkerungspolitische Maßnahmen zur Erhaltung des Volkes unabdingbar seien. Bereits während des Krieges wurden in einem Reichstagsausschuss Mittel der positiven Eugenik zur Steigerung der Geburtenrate diskutiert. Die Mittel und Ziele der negativen Eugenik fanden dagegen keine Zustimmung unter den Parlamentariern.[16] Insgesamt war die Eugenik als angewandte Wissenschaft an alle gesellschaftspolitischen Richtungen anschlussfähig.[17] Breitere Teile des politischen Spektrums erkannten sie zunehmend als bevölkerungspolitisches Mittel an.[18]

Zu den wichtigen Figuren im katholischen Eugenikdiskurs zählte Hermann Muckermann. Er war von 1896 bis 1926 Jesuit, wurde 1909 zum Priester geweiht und hatte neben Theologie und Philosophie auch Zoologie studiert. Im Jahr 1922 wurde er Mitglied der *Deutschen Gesellschaft für Rassenhygiene*. Dem 1927 gegründeten *Kaiser-Wilhelm-Institut für Anthropologie, menschliche Erblehre und Eugenik* gehörte er als Leiter der Abteilung für Eugenik an.[19] Muckermann „wurde gerade durch seine populären Broschüren und Vortragsreisen zum zentralen Mediator

11 Vgl. *Vossen*, Gesundheitsämter im Nationalsozialismus, 2001, 47.

12 Vgl. *Schmuhl*, Rassenhygiene, 1987, 91–92.

13 Vgl. *Vossen*, Gesundheitsämter im Nationalsozialismus, 2001, 47–48.

14 Vgl. *Braß*, Zwangssterilisation, 2004, 37.

15 Vgl. *Schmuhl*, Rassenhygiene, 1987, 92.

16 Vgl. *Weingart/Kroll/Bayertz*, Rasse, 2017, 220–222.

17 Vgl. *Schwartz, Michael*, Konfessionelle Milieus und Weimarer Eugenik, in: Historische Zeitschrift 261, 1995, 403–448, 407–408.

18 Vgl. *Braß*, Zwangssterilisation, 2004, 43–46.

19 Vgl. *Schmuhl*, Hermann Muckermann, 2014, 242.

zwischen Eugenik und katholischem Milieu, wobei er insbesondere auf dessen Funktionseliten in Wohlfahrts-, Sozialarbeits- und Lehrerverbänden zielte."[20]

Im Zuge seiner Vortragstätigkeit ist Muckermann mehrmals in Trier gewesen.[21] Er hielt im Oktober 1920 unter der Überschrift „Biologische Woche" fünf Vorträge im damaligen Treverissaal. Vom Inhalt her ging es um den Bevölkerungsrückgang in Deutschland, der nach Ansicht des Redners mit einer Reform der Haltung zu Ehe und Familie aufgehalten werden könne. Des Weiteren sprach er über Erziehung und Reifung der Kinder. Die negative Eugenik hingegen wurde nur wenig thematisiert.[22] Dies entsprach der damals gängigen Form der katholischen Bevölkerungspolitik, die sich hauptsächlich auf „Sozialreform, ethische Erziehung und Maßnahmen gegen Geburtenverhütung, Abtreibung und öffentliche Unsittlichkeit" stützte.[23] Eine zweite Vortragsreihe hielt Muckermann auf Einladung des Trierer *Vereins katholischer Akademiker* (Vorsitzender war der Trierer Regierungspräsident Dr. Konrad Saassen) Anfang Februar 1933 in der Aula des damaligen Hindenburg-gymnasiums. Er sprach über die Entstehung der Eugenik als Wissenschaft und ihre Bedeutung für die Zukunft des deutschen Volkes. Sowohl die positive als auch die negative Eugenik wurden thematisiert. Der Schwerpunkt eines der drei Abende lag auf der eugenischen Erziehung der Jugend.[24] An dieser Veranstaltung nahm auch der Trierer Bischof Bornewasser teil. Beide Vortragsreihen waren gut besucht und stießen auf ein großes mediales Echo. Sowohl die *Trierer Landeszeitung* als auch der *Trierische Volksfreund* berichteten in mehreren Ausgaben.[25] Daraus lässt sich schließen, dass zumindest im Umkreis der akademisch gebildeten Elite Triers eugenisches Gedankengut nicht fremd gewesen ist, sondern auf großes Interesse stieß.

Die Sterilisation als Mittel der negativen Eugenik wurde von Rassenhygienikern zu Beginn des 20. Jahrhunderts nur am Rande diskutiert. Dem Zwickauer Arzt Gustav Boeters gelang es Mitte der 1920er-Jahre, mit mehreren Denkschriften und Gesetzesentwürfen die eugenisch begründete Sterilisation sowohl unter Eugenikern als auch unter Politikern und Juristen zur Debatte zu stellen. Dabei wurden vor dem Hintergrund der Wirtschaftslage verstärkt ökonomische Argumente für die Unfruchtbarmachung geltend gemacht: Anstatt die Fortpflanzung „Geisteskran-

20 *Schwartz*, Rassenhygiene, 1996, 422.

21 Einschlägige Zeitungsausschnitte sind im Nachlass Laven im Stadtarchiv Trier zusammengetragen, vgl. Stadtarchiv Trier (StArchTrier), NL Laven Nr. 2161.

22 Vgl. StArchTrier, NL Laven Nr. 2161.

23 Vgl. *Richter*, Katholizismus, 2001, 511, von dort auch das Zitat.

24 Dies war auch der Fokus einer Denkschrift Muckermanns aus dem Jahr 1931, welche an die Regierungen von Reich und Ländern versandt worden war, vgl. *Richter*, Katholizismus, 2001, 67–68.

25 Vgl. StArchTrier, NL Laven Nr. 2161.

ker" durch deren Asylierung zu verhindern, könne dieses Ziel auch durch deren Unfruchtbarmachung erreicht werden. Dies sei von beiden die günstigere Variante.[26]

Die Vorstöße Boeters' führten dazu, dass sich auch katholische Moraltheologen wie Joseph Mayer des Themas annahmen.[27] Mayer veröffentlichte im Jahr 1927 seine Dissertation unter dem Titel *Gesetzliche Unfruchtbarmachung Geisteskranker*, die die moraltheologische Debatte um eugenische Sterilisation vorantrieb.[28] Mayer vertrat darin die Ansicht, dass die Unfruchtbarmachung aus eugenischen Gründen unter bestimmten Bedingungen sittlich erlaubt sei. Diese Voraussetzungen bestanden für ihn in der sicheren Kenntnis der Vererbungsregeln, einem „*Notstand* des Staates"[29] sowie einem erfolglosen Einsatz weiterer Mittel der negativen Eugenik wie etwa der Asylierung.[30] Ein Notstand bestünde beispielsweise darin, wenn die Anzahl der „Erbkranken" für so hoch erachtet werde, dass sie eine Gefährdung für Staat und Gesellschaft darstellen würden.[31] Mayer bezog sich dabei nicht auf die freiwillige Unfruchtbarmachung, sondern ging bereits von Zwangssterilisationen aus.[32]

Mit der Enzyklika *Casti connubii* von 1930 erklärte Papst Pius XI., dass jede Form der eugenischen Unfruchtbarmachung unsittlich und damit unerlaubt sei.[33] Dies hinderte katholische Eugeniker jedoch nicht daran, dieses Mittel der negativen Eugenik weiterhin zu fordern. Muckermann sprach sich auf einer Sitzung des preußischen Landesgesundheitsrates im Juli 1932 für die freiwillige Sterilisation aus eugenischen Gründen aus.[34] Die bei dieser Sitzung anwesenden Mitglieder der katholischen Zentrumspartei widersprachen Muckermann nicht. Stattdessen wurde unter Federführung des Zentrums ein Gesetzesentwurf über die freiwillige Unfruchtbarmachung von Personen mit bestimmten Erkrankungen ausgearbeitet.[35] Richter hielt fest, dass innerhalb des katholischen Milieus zwei Haltungen zur eugenischen Sterilisation sichtbar wurden: Eine kategorische Ablehnung, die sich auf die Enzyklika *Casti connubii* stützte, sowie eine Unterstützung vonseiten des Zentrums und der ihr nahestehenden Wohlfahrtsbürokratie. Erst unter dem

26 Vgl. *Weingart/Kroll/Bayertz*, Rasse, 2017, 283–294; hier wie der Vorname Boeters' konsequent aber fälschlicherweise mit *Gerhard* wiedergegeben.
27 Vgl. *Richter*, Katholizismus, 2001, 207.
28 Vgl. *Richter*, Katholizismus, 2001, 204.
29 *Richter*, Katholizismus, 2001, 208, Hervorhebung wie im Original.
30 Vgl. *Richter*, Katholizismus, 2001, 208–209.
31 Vgl. *Richter*, Katholizismus, 2001, 213.
32 Vgl. *Nowak*, Euthanasie, 1984, 108.
33 Vgl. *Richter*, Katholizismus, 2001, 286–287.
34 Vgl. *Richter*, Katholizismus, 2001, 297.
35 Vgl. *Richter*, Katholizismus, 2001, 303–304.

Druck der nationalsozialistischen Sterilisationsgesetzgebung habe sich die päpstliche Vorgabe im katholischen Milieu durchgesetzt.[36]

Auch Muckermann sprach sich während seiner Trierer Vortragsreihe im Februar 1933 nicht gegen die eugenische Sterilisation aus. Im Hinblick auf die Enzyklika *Casti connubii* vertrat er vielmehr die Ansicht, dass das letzte Wort in der Sterilisationsfrage noch nicht gesprochen sei.[37] In eine ähnliche Richtung gingen die Äußerungen Joseph Mayers anlässlich einer Tagung katholischer Akademiker in Trier im April 1933. Im Hinblick auf ein kommendes Sterilisationsgesetz äußerte er sich dahingehend, dass die Unfruchtbarmachungen für Katholiken aufgrund der päpstlichen Entscheidung undurchführbar seien, diese sich jedoch im Hinblick auf den evangelischen Bevölkerungsanteil einem entsprechenden Gesetz nicht widersetzen würden.[38]

Aus dem Beschriebenen wird deutlich, dass am Vorabend von Hitlers Regierungsantritt die Ideen der Eugenik sowohl in den akademischen Eliten als auch in der Politik verbreitet gewesen sind. Seit dem Ende des Ersten Weltkrieges wurde zudem das Konzept der Unfruchtbarmachung bestimmter Personen aus eugenischen Gründen auch in katholischen Kreisen mehrheitsfähig. Schmuhl kam in seiner Arbeit zu der Ansicht, dass „[z]u Beginn des Jahres 1933 [...] fest[stand], daß die rassenhygienisch indizierte Sterilisierung legalisiert werden würde."[39]

In der Forschung über die Patiententötungen während der NS-Zeit hat sich bereits seit langem der Begriff „Euthanasie" beziehungsweise „NS-Euthanasie" eingebürgert.[40] Das Wort *Euthanasia* hatte noch in der Antike mehr eine philosophische denn eine medizinische Dimension: Ein Tod wurde als gut bezeichnet, wenn er leicht, schnell, rechtzeitig oder würdevoll geschah.[41] Seit der Frühen Neuzeit wurde Euthanasie über Jahrhunderte hinweg als ärztliche Sterbebegleitung verstanden, bei der es nicht darum ging, das Leben des Sterbenden zu verkürzen, sondern dessen Sterben an sich zu erleichtern. Dies barg jedoch laut Schmuhl bereits den Gedanken in sich, dass das Leiden durch eine Tötung des Leidenden verkürzt werden könne.[42]

---

36 Vgl. *Richter*, Katholizismus, 2001, 310–311.

37 Vgl. StArchTrier, NL Laven Nr. 2161.

38 Vgl. StArchTrier, NL Laven Nr. 3629; vgl. *Richter*, Katholizismus, 2001, 320. Mayer änderte seine Haltung zum Sterilisationsgesetz in der Folgezeit mehrere Male, sodass Richter ihm eine „extrem oszillierende[.] Haltung" attestierte, *Richter*, Katholizismus, 2001, 363.

39 *Schmuhl*, Rassenhygiene, 1987, 104; vgl. auch *Endres*, Zwangssterilisation, 2009, 35–36.

40 Vgl. bspw. die Selbstbezeichnung des *Arbeitskreises zur Erforschung der nationalsozialistischen „Euthanasie" und Zwangssterilisation* oder des *Bundes der „Euthanasie"-Geschädigten und Zwangssterilisierten*.

41 Vgl. *Benzenhöfer*, Der gute Tod?, 2009, 18–19; vgl. *Schmuhl*, Rassenhygiene, 1987, 25.

42 Vgl. *Schmuhl*, Rassenhygiene, 1987, 25–27.

Mit seiner Veröffentlichung *Das Recht auf den Tod* von 1895 stieß Adolf Jost, der zu dieser Zeit in Göttingen Philosophie, Mathematik und Physik studierte, die moderne Debatte über die Sterbehilfe beim Menschen an.[43] Er stellte darin nicht nur die Frage, ob es ein Recht auf den Tod gebe, sondern warf auch den Gedanken auf, dass es eine Pflicht gegenüber den „arme[n] geistig oder körperlich kranke[n] Menschen geben könne“, diese von ihrem Leiden zu erlösen.[44] Josts Richtschnur bei der Beantwortung dieser Fragen war „die natürliche Moral, also die Rücksicht auf die Wohlfahrt der menschlichen Gesellschaft und das Mitleid mit dem Leiden des Einzelnen“[45]. Zentral für die Beantwortung seiner Leitfrage war für Jost der Wert eines Menschenlebens. Dieser richte sich nach zwei Größen:

> Der erste Faktor ist der Wert des Lebens für den betreffenden Menschen selbst, also die Summe von Freude und Schmerz, die er zu erleben hat. Der zweite Faktor ist die Summe von Nutzen oder Schaden, die das Individuum für seine Mitmenschen darstellt.[46]

Wenn beide Faktoren negativ ausfielen, habe der betroffene Mensch ein Recht auf den Tod.[47] Die Gesellschaft hingegen habe die Pflicht, diesen Menschen nicht davon abzuhalten, sein Recht auszuüben:[48] „Ja noch mehr, er entledigt sich nicht nur seiner Qualen, sondern befreit auch die menschliche Gesellschaft von einer nutzlosen Last, er erfüllt mit dem Selbstmorde sogar eine Pflicht.“[49] Bei unheilbar geistig Kranken gehe die Ausübung des Rechts auf den Staat über.[50] Mit seinen Ausführungen rechtfertigte Jost nicht nur die Tötung auf Verlangen, sondern legte die Grundlagen zur „Vernichtung lebensunwerten Lebens“ mit.[51]

Auf diese Grundlagen bauten der Jurist Karl Binding und der Psychiater Alfred Hoche mit ihrer wirkmächtigen Schrift *Die Freigabe der Vernichtung lebensunwerten Lebens. Ihr Maß und ihre Form* aus dem Jahr 1920 auf.[52] Die Autoren plädierten zum einen für die Tötung unheilbar Kranker auf Verlangen, zum anderen für die „fremdbestimmte Lebensvernichtung unheilbar Geisteskranker“[53]. Ihre Schrift

43 Vgl. *Schwartz, Michael*, „Euthanasie“-Debatten in Deutschland (1895–1945), in: Vierteljahrshefte für Zeitgeschichte 46, 1998, 617–665, 622; vgl. *Benzenhöfer*, Der gute Tod?, 2009, 82.

44 Vgl. *Jost, Adolf*, Das Recht auf den Tod. Sociale Studie, Göttingen 1895, 1–2, 6, Zitat 2.

45 *Jost*, Recht, 1895, 12.

46 *Jost*, Recht, 1895, 13.

47 Vgl. *Jost*, Recht, 1895, 13, 18.

48 Vgl. *Jost*, Recht, 1895, 37.

49 *Jost*, Recht, 1895, 37.

50 Vgl. *Jost*, Recht, 1895, 32, 40.

51 Vgl. *Schmuhl*, Rassenhygiene, 1987, 108.

52 Die Autoren beriefen sich bereits zu Beginn ihrer Ausführungen auf Jost, vgl. *Binding/Hoche*, Freigabe, 2006, 5; vgl. auch *Benzenhöfer*, Der gute Tod?, 2009, 89–96.

53 *Schwartz*, Euthanasie, 1998, 626.

ist ein Beispiel dafür, wie die Erfahrungen des Ersten Weltkrieges die „Euthanasie"-Debatte verschärfte. BINDING formulierte die Frage „[g]ibt es Menschenleben, die so stark die Eigenschaft des Rechtsgutes eingebüßt haben, daß ihre Fortdauer für die Lebensträger wie für die Gesellschaft dauernd allen Wert verloren hat?"[54] und stellte danach die in Heil- und Pflegeanstalten untergebrachten Patienten den an der Front gefallenen Soldaten gegenüber: Junge, gesunde und kraftvolle Menschen habe man in den sicheren Tod geschickt, wohingegen man in den Heil- und Pflegeanstalten die arbeitsunfähigen unter großem Aufwand von Ressourcen versorge.[55] „[D]en unheilbar Blödsinnigen" sprach BINDING jede Menschlichkeit ab, sodass es Verschwendung sei, sie am Leben zu halten.[56] Nach HOCHE habe das Weiterleben dieser Menschen „weder für die Gesellschaft noch für die Lebensträger selbst irgendwelchen Wert"[57]. Stattdessen werde „ungeheure[s] Kapital in Form von Nahrungsmitteln, Kleidung und Heizung, dem Nationalvermögen für einen unproduktiven Zweck"[58], nämlich der Unterbringung von Patienten in Heil- und Pflegeanstalten, entzogen.

BINDING und HOCHE verschoben mit ihrer Schrift den Schwerpunkt in der Debatte von der Sterbehilfe beziehungsweise dem assistierten Suizid endgültig zur „Vernichtung lebensunwerten Lebens".[59] Juristen, Mediziner und Theologen, die sich an der Diskussion beteiligten, lehnten die Lebensvernichtung in großer Mehrheit ab.[60] Trotz der mehrheitlichen Stimmen gegen die Idee der „Vernichtung lebensunwerten Lebens" war „das Problem nachdrücklich ins Allgemeinbewußtsein gerückt worden"[61].

2.2 Die Umsetzung der Ideen unter der nationalsozialistischen Regierung

Die Theorien der Eugenik und die Idee von der „Vernichtung lebensunwerten Lebens" waren – wie oben gezeigt – in den 1920er-Jahren Teil wissenschaftlicher und politischer Diskussionen. Die Nationalsozialisten adaptierten diese Ideen und setzten sie nach der Ernennung Hitlers zum Reichskanzler gemäß ihren eigenen Vorstellungen um: An den preußischen Entwurf von 1932 anknüpfend, wurde unter

54 *Binding/Hoche*, Freigabe, 2006, 26.
55 Vgl. *Binding/Hoche*, Freigabe, 2006, 26; dazu *Benzenhöfer*, Der gute Tod?, 2009, 89.
56 *Binding/Hoche*, Freigabe, 2006, 30.
57 *Binding/Hoche*, Freigabe, 2006, 48.
58 *Binding/Hoche*, Freigabe, 2006, 51.
59 Vgl. *Nowak*, Euthanasie, 1984, 44.
60 Vgl. *Nowak*, Euthanasie, 1984, 52–62.
61 *Nowak*, Euthanasie, 1984, 64.

Federführung von Arthur Gütt, Medizinalreferent im Reichsinnenministerium, das *Gesetz zur Verhütung erbkranken Nachwuchses* ausgearbeitet. Die Verabschiedung erfolgte durch das Kabinett Hitler am 14. Juli 1933.[62] Bei der Umsetzung der „Vernichtung lebensunwerten Lebens" hingegen wurde ein anderer Weg beschritten: Anstatt eine gesetzliche Regelung zu erlassen, wurden ab 1940 die „Krankentötungen insgeheim in den rechtsfreien Zonen des nationalsozialistischen Maßnahmenstaates"[63] umgesetzt.

2.2.1 Das Gesetz zur Verhütung erbkranken Nachwuchses von 1933

Mit dem *Gesetz zur Verhütung erbkranken Nachwuchses* vom 14. Juli 1933 wurde die Unfruchtbarmachung von Menschen aus eugenischen Gründen gesetzlich erlaubt.[64] Es wurde ein Verfahrensgang festgelegt, nach dem eigens dafür geschaffene Erbgesundheitsgerichte über Anträge auf Unfruchtbarmachung zu entscheiden hatten. Zuständig war das Gericht, in dessen Zuständigkeitsbereich der Betroffene seinen ständigen Wohnsitz hatte, beziehungsweise bei Anstaltsbewohnern das Gericht, in dessen Bezirk die Einrichtung lag.[65] Die Kammern sollten mit einem Juristen als Vorsitzenden sowie jeweils einem beamteten und einem nichtbeamteten Arzt besetzt sein. Gegen einen Beschluss[66] konnte Beschwerde an einem übergeordneten Erbgesundheitsobergericht eingelegt werden. Dieses bestand wie die erste Instanz aus einem Juristen sowie zwei Ärzten. Die Beschwerdefrist betrug zunächst vier Wochen und wurde im Juni 1935 auf zwei Wochen verringert.[67] Antragsberechtigt waren laut Gesetzestext die „Erbkrankverdächtigen" selbst, weiterhin die Amtsärzte sowie bei „Insassen einer Kranken-, Heil- oder Pflegeanstalt oder einer Strafanstalt der Anstaltsleiter."[68] Vor der Antragstellung musste die betroffene Person durch einen Arzt „über das Wesen und die Folgen der Unfruchtbarmachung aufgeklärt"[69] und

62 Vgl. *Bock*, Zwangssterilisation, 2010, 82–88.

63 *Süss*, Krankenmord, 2000, 48.

64 Vgl. zum Folgenden, sofern nicht anders angegeben, RGBl. I, 1933, 529–531.

65 Vgl. *Gütt/Rüdin/Ruttke*, Verhütung, 1936, 220–221.

66 Der Gesetzgeber wollte vermeiden, dass die Erbgesundheitsgerichtsbarkeit mit der Strafgerichtsbarkeit assoziiert wurde; die Unfruchtbarmachung sollte nicht als Strafe angesehen werden. Daher wurde das Verfahren der Erbgesundheitsgerichte an die Freiwillige Gerichtsbarkeit angelehnt. Dies bedeutete unter anderem, dass keine *Urteile* gefällt, sondern *Beschlüsse* gefasst wurden; vgl. *Einhaus, Carola*, Zwangssterilisation in Bonn (1933–1945). Die medizinischen Sachverständigen vor dem Erbgesundheitsgericht (Rechtsgeschichtliche Schriften, Bd. 20), Köln 2006, 31–32.

67 Vgl. RGBl. I, 1935, 773.

68 RGBl. I, 1933, 529.

69 RGBl. I, 1933, 529.

ihr ein Merkblatt ausgehändigt werden. Mit der ersten Ausführungsverordnung zum Gesetz vom 5. Dezember 1933 wurden die Amtsärzte verpflichtet, einen Antrag auf Unfruchtbarmachung von Personen zu stellen, wenn sie der Ansicht waren, dass bei diesen eine Erbkrankheit vorlag.[70] Damit die Amtsärzte entsprechende Kenntnisse erhielten, wurde für Ärzte und Heilkundige eine Anzeigepflicht eingeführt.[71] Nachdem ein Sterilisationsbeschluss rechtskräftig geworden war, konnte die betroffene Person mithilfe der Polizei dazu gezwungen werden, sich zur Unfruchtbarmachung in einer Klinik einzufinden.[72] Auch an anderen Stellen im Verfahrensgang konnten gegen die Betroffenen polizeiliche Zwangsmittel eingesetzt werden: So bei der Untersuchung durch den Amtsarzt zur Antragstellung, oder bei der zwangsweisen Zuführung in eine Heil- und Pflegeanstalt zur Erstellung eines Zusatzgutachtens beziehungsweise bei vermuteter Fluchtgefahr.[73]

Das Sterilisationsgesetz legte den „an dem Verfahren oder an der Ausführung des chirurgischen Eingriffs beteiligten Personen“ eine Schweigepflicht auf.[74] Daher sei vonseiten der Gerichte „wegen der notwendigen Geheimhaltung darauf zu achten, daß nicht zwei oder mehrere Sachen aus einer kleineren Gemeinde am selben Tage verhandelt werden.“[75]

Neben der Beschwerde gegen einen erstinstanzlichen Beschluss, die vor einem Erbgesundheitsobergericht verhandelt wurde, gab es noch die Möglichkeit, einen Wiederaufnahmeantrag zu stellen. Zuständig für diese Entscheidung war das Erbgesundheitsgericht.[76] Bedingung waren „Umstände, die eine nochmalige Prüfung des Sachverhalts erfordern“[77]. Laut Gütt/Rüdin/Ruttke wurde diese Formulierung absichtlich weit gefasst, damit das „natürliche Rechtsgefühl“[78] den Maßstab für die Entscheidung bildete, ob das Verfahren wieder aufgenommen wurde oder nicht. Gegen die Entscheidung eines Erbgesundheitsgerichts über einen Wiederaufnahmeantrag konnte Beschwerde vor dem zuständigen Revisionsgericht eingelegt werden.[79]

---

70 Vgl. *Gütt/Rüdin/Ruttke*, Verhütung, 1936, 213.

71 Vgl. RGBl. I, 1933, 1021.

72 Vgl. RGBl. I, 1933, 530.

73 Vgl. *Bock, Gisela*, Nationalsozialistische Sterilisationspolitik, in: Henke, Klaus-Dietmar (Hrsg.), Tödliche Medizin im Nationalsozialismus. Von der Rassenhygiene zum Massenmord (Schriften des Deutschen Hygiene-Museums Dresden, Bd. 7), Köln 2008, 85–99, 87–88.

74 Vgl. RGBl. I, 1933, 531, von dort auch das Zitat.

75 Vgl. *Gütt/Rüdin/Ruttke*, Verhütung, 1936, 313, von dort auch das Zitat.

76 Vgl. RGBl. I, 1933, 530.

77 RGBl. I, 1933, 530.

78 *Gütt/Rüdin/Ruttke*, Verhütung, 1936, 273.

79 Vgl. *Gütt/Rüdin/Ruttke*, Verhütung, 1936, 273.

Der Beginn des Zweiten Weltkrieges wirkte sich auch auf die Umsetzung des *Gesetzes zur Verhütung erbkranken Nachwuchses* aus. Mit Verordnung vom 31. August 1939 sollte die Antragstätigkeit auf Fälle von „besonders großer Fortpflanzungsgefahr"[80] reduziert werden. Gleichzeitig wurden alle noch vor den Erbgesundheitsgerichten anhängigen Verfahren eingestellt.[81] Daraufhin wurden in einigen Teilen des Reiches überhaupt keine Anträge auf Unfruchtbarmachung mehr gestellt. Herbert Linden[82] vom Reichsinnenministerium wies daher im Dezember 1939 die Gesundheitsämter und die Erbgesundheitsgerichtsbarkeit an, das Gesetz auch während des Krieges anzuwenden. Im Februar, April und Juli 1940 sowie im Januar 1942 ergingen weitere Erlasse, in denen wiederholt betont wurde, dass die Amtsärzte nur Fälle vor die Erbgesundheitsgerichte bringen sollten, die als dringlich galten. Bis einschließlich Oktober 1944 ergingen aus dem Reichsinnenministerium weitere vier Erlasse, in denen den Amtsärzten dargelegt wurde, in welchen Fällen ein Antrag auf Unfruchtbarmachung zu stellen sei.[83] Schließlich wurde mit der siebten Ausführungsverordnung zum *Gesetz zur Verhütung erbkranken Nachwuchses* vom 14. November 1944 die Tätigkeit der Erbgesundheitsobergerichte zum 1. Dezember 1944 eingestellt. Die Beschlüsse der ersten Instanzen galten ab diesem Zeitpunkt als endgültig.[84] Die Auflösung der Erbgesundheitsgerichte erfolgte faktisch zum Ende des Krieges.[85]

Neben der eugenischen Unfruchtbarmachung wurde im Rahmen des Sterilisationsgesetzes auch die Abtreibung aus eugenischen Gründen gestattet. Dies geschah mit dem ersten Änderungsgesetz zum *Gesetz zur Verhütung erbkranken Nachwuchses* vom 26. Juni 1935. Bedingung war, dass ein rechtskräftiger Beschluss auf Unfruchtbarmachung der betroffenen Frau vorlag und sie dem Abort zustimmte. Dabei durfte der Embryo nicht älter als sechs Monate sein.[86] Unfruchtbarmachung und Schwangerschaftsabbruch sollten „nach Möglichkeit gleichzeitig durchgeführt werden."[87] Diese gesetzliche Regelung war die Folge einer bereits seit 1934 geübten Praxis: Reichsärzteführer Gerhard Wagner hatte im September 1934 den

---

80 RGBl. I, 1939, 1560.

81 Vgl. RGBl. I, 1939, 1560.

82 Zur Biographie Lindens vgl. bspw. *Harms, Ingo*, Die Gutachter der Meldebogen. Kurzbiografien, in: Rotzoll, Maike/Hohendorf, Gerrit/Fuchs, Petra/Richter, Paul/Mundt, Christoph/Eckart, Wolfgang Uwe (Hrsg.), Die nationalsozialistische „Euthanasie"-Aktion „T4" und ihre Opfer. Geschichte und ethische Konsequenzen für die Gegenwart, Paderborn 2010, 405–420, 406.

83 Vgl. *Bock*, Zwangssterilisation, 2010, 233–235.

84 Vgl. RGBl. I, 1944, 330.

85 Vgl. *Bock*, Zwangssterilisation, 2010, 236.

86 Vgl. RGBl. I, 1935, 773.

87 RGBl. I, 1935, 1035.

Gauamtsleitern des Amtes für Volksgesundheit und den Leitern der Kassenärztlichen Vereinigung Deutschlands ein vertrauliches Schreiben zugesandt. Darin erläuterte er, dass Hitler in allen Fällen, in denen Ärzte Schwangerschaften trotz gesetzlichen Verbots aus eugenischen Gründen abbrachen, eine juristische Verfolgung unterbinden würde.[88] Daneben gab es seit 1933 gesetzlich die Möglichkeit, eine Schwangerschaft aus medizinischen Gründen abzubrechen, wenn das Leben der Schwangeren in Gefahr war.[89]

Für einen Antrag auf Unfruchtbarmachung musste mithilfe eines sechsseitigen Formulars ein ärztliches Gutachten erstellt werden.[90] Neben Informationen zur Person wie Vor- und Zuname, Geburtsdatum, Beruf, Anschrift, Familienstand und Anzahl der Kinder wurden in drei Abschnitten Angaben über 1. die weiteren Familienmitglieder, 2. die „[E]igene Vorgeschichte des E[rbkrankverdächtigen]" und 3. den „Befund" verlangt. Letzterer unterteilte sich in Informationen über den „körperliche[n]" sowie den „psychische[n] Befund". Eine ganze Seite war für die Angaben zu den Familienmitgliedern vorgesehen, wobei vor allem bestehende Diagnosen nach dem Sterilisationsgesetz (siehe unten) oder „andere körperliche oder geistige Leiden oder Abnormitäten erblicher oder nichterblicher Natur" nachgefragt wurden. Bei der „Vorgeschichte" gab es Raum für „durchgemachte körperliche Krankheiten", die „geistige Entwicklung", „Sexualleben", „die soziale Entwicklung", etwaige Konflikte mit dem Strafgesetz oder Drogenmissbrauch.[91] Daneben sollten Angaben über weitere Personen gemacht werden, die zur Sache Stellung nehmen könnten.[92]

Neben dem Verfahrensgang wurde mit dem Sterilisationsgesetz ein Katalog von „Erbkrankheiten" definiert, deren Träger unfruchtbar gemacht werden sollten:

> Erbkrank im Sinne dieses Gesetzes ist, wer an einer der folgenden Krankheiten leidet:
> 1. angeborenem Schwachsinn,
> 2. Schizophrenie,
> 3. zirkulärem (manisch-depressivem) Irresein,
> 4. erblicher Fallsucht,
> 5. erblichem Veitstanz (Huntingtonsche Chorea),
> 6. erblicher Blindheit,
> 7. erblicher Taubheit,

---

88 Vgl. *Gruchmann, Lothar*, Euthanasie und Justiz im Dritten Reich, in: Vierteljahrshefte für Zeitgeschichte 20, 1972, 235–279, 239–240.

89 Vgl. *Gütt/Rüdin/Ruttke*, Verhütung, 1936, 258.

90 Das Formular ist abgedruckt im Anhang der ersten Ausführungsverordnung zum GzVeN, vgl. RGBl. I, 1933, 1026–1031; die folgenden Zitate sind dem Gutachtenformular entnommen.

91 Vgl. auch *Endres*, Zwangssterilisation, 2009, 135, 142.

92 Vgl. RGBl. I, 1933, 1028.

8. schwerer erblicher körperlicher Mißbildung.
[...] Ferner kann unfruchtbar gemacht werden, wer an schwerem Alkoholismus leidet.[93]

Da die Eugenik beziehungsweise Rassenhygiene in erster Linie von Mitgliedern der gesellschaftlichen und wissenschaftlichen Eliten entwickelt worden war,[94] ist es nicht verwunderlich, dass aus dieser Perspektive heraus die „Erbkrankheiten" definiert wurden. Bei der Diagnose „angeborener Schwachsinn" wird deutlich, wie sehr nicht biologisch-medizinische, sondern soziale Kriterien für die Definition einer „Erbkrankheit" im Vordergrund standen. Es handelte sich hierbei um eine „umfassende und unscharfe Sammelkategorie[.], die eine Vielzahl von Erscheinungsformen erfaßte[.]."[95] Die Diagnose hing an „Werturteilen [...], deren historische und gesellschaftliche Relativität selbst in der Fachgemeinschaft der Psychiater nicht geleugnet wurde."[96] Diese Unbestimmtheit wird deutlich am zur Antragstellung wegen „angeborenem Schwachsinn" notwenigen Intelligenzprüfbogen. Dieser sollte den Richtern am Erbgesundheitsgericht zur „objektive[n] Bestimmung der Intelligenzentwicklung"[97] dienen. Folgende Kategorien wurden abgefragt:[98]

1. Orientierung
2. Schulwissen
3. Allgemeines Lebenswissen
4. Spezielle Fragen aus dem Beruf
5. Geschichtserzählung und Sprichworterklärung
6. Sittliche Allgemeinvorstellungen
7. Gedächtnis und Merkfähigkeit

Die Kategorie Schulwissen umfasste beispielsweise Fragen nach europäischen Hauptstädten oder historischen Persönlichkeiten. Des Weiteren sollten mathematische Gleichungen gelöst werden. Unter allgemeinem Lebenswissen wurden auch Unterschiedsfragen wie „Irrtum – Lüge" oder „Rechtsanwalt – Staatsanwalt" gestellt. Unter der fünften Kategorie sollten Sprichwörter wie „Der Apfel fällt nicht weit vom Stamm" erläutert werden. Nicht jede Überschrift passte zu den darunter aufgeführten Aufgaben: Hinter den speziellen Fragen aus dem Beruf verbarg sich die Aufforderung, Sätze zu bilden, in denen beispielsweise die Wörter „Jäger – Hase –

---

93 RGBl. I, 1933, 529.
94 Vgl. oben Kapitel 2.1.
95 *Weingart/Kroll/Bayertz*, Rasse, 2017, 469; vgl. auch *Bock*, Zwangssterilisation, 2010, 301–303.
96 *Weingart/Kroll/Bayertz*, Rasse, 2017, 469.
97 *Gütt/Rüdin/Ruttke*, Verhütung, 1936, 123.
98 Die folgenden Zitate sind dem Vordruck des Intelligenzprüfbogens im Anhang der ersten Ausführungsverordnung zum GzVeN entnommen, vgl. RGBl. I, 1933, 1032–1034.

Feld“ vorkamen. Insgesamt befasste sich das Formular nicht mit der Lebenswelt der Betroffenen, sondern fragte einen bildungsbürgerlichen Wissens- und Wertekanon ab, an dem Besucher von Hilfs- oder Volksschulen in der Regel scheiterten.[99]

Wenn die Intelligenzprüfung nicht zu einer eindeutigen Beurteilung führen konnte, waren die Richter dazu angehalten, die „Lebensbewährung“ der Betroffenen zu berücksichtigen. Diese sollte besonders an den beruflichen Leistungen festgestellt werden. Hierbei zählten nur Berufe, die „selbständige, ein gewisses eigenes Urteilsvermögen bedingende Leistungen“[100] abverlangten. „Falls der Betreffende aber nur ständig und gleichmäßig wiederkehrende mechanische Arbeiten ausführen kann, ohne jemals die Neigung zu einer Abwechslung, einer wenn auch noch so geringfügigen Steigerung seiner Leistung aus eigenem Antrieb zu beweisen“ sei die Diagnose „angeborener Schwachsinn“ fast sicher. Ein weiterer Hinweis auf „angeborenen Schwachsinn“ bestehe darin, wenn die betroffene Person von Sozialleistungen abhängig sei und eine „[a]soziale Lebensführung“ aufweise. Auch an diesen Ansprüchen scheiterten oftmals die unteren sozialen Schichten.[101]

Neben der Intelligenzprüfung und der Lebensbewährung bildeten die sogenannten Sippentafeln ein weiteres Instrument zur Diagnose der im Gesetz genannten „Erbkrankheiten“. Diese Dokumente mussten ab 1938 jedem Antrag auf Unfruchtbarmachung beigefügt werden und sollten dem Nachweis der Erblichkeit der Diagnosen dienen.[102] Die Sippentafeln bestanden aus einer Tabelle mit 14 Spalten, in denen Angaben zu jedem Familienmitglied der Betroffenen eingetragen werden konnten. Neben den Personenstandsangaben wie vollständigem Namen, Geburtsdatum und -ort und Wohnort wurden Beruf, Datum, Ort und Ursache des Todes abgefragt. Die breiteste Spalte stand für Eintragungen von „[f]rühere[n] und jetzige[n] Krankheiten“, „soziales Verhalten“ und „Begabung[en]“ zur Verfügung.[103] Auf der Vorderseite war ein Raster zur Einzeichnung eines Stammbaums vorhanden.[104]

Rothmaler konnte in ihrer Studie über Zwangssterilisationen in Hamburg zeigen, dass es besonders Angehörige der unteren Gesellschaftsschichten gewesen sind, die an dem bildungsbürgerlichen Kriterienkatalog scheiterten. „Angeborener Schwachsinn“ war die häufigste Diagnose bei dieser Bevölkerungsgruppe.[105] Verstöße gegen den geltenden bürgerlichen Wertekanon wurden von den durchfüh-

99 Vgl. *Endres*, Zwangssterilisation, 2009, 154; vgl. *Braß*, Zwangssterilisation, 2004, 72.

100 *Gütt/Rüdin/Ruttke*, Verhütung, 1936, 125, von dort auch die folgenden Zitate.

101 Vgl. *Rothmaler*, Sterilisationen, 1991, 140–141.

102 Vgl. *Endres*, Zwangssterilisation, 2009, 146.

103 LHAKo Best. 512,017, Nr. 245.

104 Vgl. bspw. LHAKo Best. 512,017, Nr. 245.

105 Vgl. *Rothmaler*, Sterilisationen, 1991, 51, 133. Bei höheren sozialen Schichten wurden hingegen häufiger Schizophrenie und „manisch-depressives Irresein“ diagnostiziert, vgl. *Rothmaler*, Sterilisationen, 1991, 219.

renden Instanzen des Sterilisationsgesetzes auf biologische Ursachen zurückgeführt und damit als Hinweis auf eine Krankheit aufgefasst.[106]

Wie der „angeborene Schwachsinn" stellte auch die Schizophrenie keine festumrissene Diagnose dar. Sie war vielmehr ein Sammelbegriff für verschiedene psychische Abweichungen, die mit Symptomen wie Wahnideen, Halluzinationen oder stark desorganisierten Gedankengängen in Verbindung gebracht wurden.[107] Dennoch waren ihr, anders als dem „angeborenem Schwachsinn", eher Symptome aus dem Bereich der Medizin zuzuordnen, was die Diagnose als objektiv erscheinen ließ.[108]

In der Praxis der Erbgesundheitsgerichte hatten die Diagnosen „angeborener Schwachsinn" und Schizophrenie gerade wegen ihrer Unschärfe eine große Bedeutung. Brass verglich in seiner Studie die Verteilung der Antragsdiagnosen in sechs Regionen des Reiches. In allen wurden die meisten Anträge (über 60 %) wegen „angeborenem Schwachsinn" und Schizophrenie gestellt.[109]

Die Diagnosen Blindheit, Taubheit und Missbildungen waren in Abgrenzung zu den anderen aufgeführten „Erbkrankheiten" Beschränkungen der körperlichen Leistungsfähigkeit. Hier verlangten die Gesetzgeber eigens den Nachweis über die Erblichkeit der Zustände, was sich in der Praxis als schwierig erwies.[110] Der Anteil dieser Diagnosen an den Entscheidungen der Erbgesundheitsgerichte lag jeweils in einem niedrigen Prozentbereich, ähnliches galt für die „Erbkrankheiten" Chorea Huntington, „manisch-depressives Irresein" und Alkoholismus. Verfahren wegen Epilepsie machten hingegen etwa 12 % bis 14 % aus.[111] Für diese Diagnose stellten Krampfanfälle ein wichtiges Symptom dar. Wenn diese nicht auf eine äußere Ursache wie beispielsweise Unfälle zurückgeführt werden konnten, galt „erbliche Fallsucht" – wie auch „angeborener Schwachsinn" – als sicher vorliegend.[112]

Die Gesamtzahl der Anträge auf Unfruchtbarmachung, die zwischen 1934 und 1939 im Deutschen Reich gestellt worden war, schätzte Bock auf der Basis von Zahlen des Reichsinnenministeriums sowie eigenen Untersuchungen einzelner Erbgesundheitsgerichte auf 430.000.[113] Für die Jahre 1934 bis 1936 liegen nähere Angaben vor:

106 Vgl. *Braß*, Zwangssterilisation, 2004, 107–108.

107 Vgl. *Birk*, Gesetz, 2005, 171–172.

108 Vgl. *Rothmaler*, Sterilisationen, 1991, 61.

109 Vgl. *Braß*, Zwangssterilisation, 2004, 90–93.

110 Vgl. *Walter*, Psychiatrie, 1996, 498.

111 Vgl. *Bock*, Zwangssterilisation, 2010, 301. Die Zahlen von Bock, die sich auf Angaben des Reichsinnenministeriums für die Jahre 1934 und 1935 sowie eigene Untersuchungen beziehen, werden durch Regionalstudien in der Tendenz bestätigt, wobei die regionalen Anteile der einzelnen Diagnosen variieren können, vgl. die Aufstellung bei *Braß*, Zwangssterilisation, 2004, 91.

112 Vgl. *Endres*, Zwangssterilisation, 2009, 49–50.

113 Vgl. *Bock*, Zwangssterilisation, 2010, 231.

Tabelle 1: Anträge vor den Erbgesundheitsgerichten (reichsweit)

Jahr	Anträge
1934	84.330
1935	91.299
1936	86.254
Summe	261.883

Zahlen aus *Bock*, Zwangssterilisation, 2010, 231.

Nach einem Anstieg der Antragszahlen im Jahr 1935 gingen diese wieder zurück. Laut Bock setzte sich dieser Trend im Jahr 1937 fort, für welches sie von 77.000 Anträgen ausging. Von 1938 bis zum Beginn des Krieges ging Bock von weiteren 85.000 Anträgen aus.[114] Für die Kriegsjahre schätzte Bock, dass in den Grenzen des „Altreiches" zwischen 50.000 bis 100.000 Sterilisationsverfahren vor den Erbgesundheitsgerichten anhängig gewesen sind.[115] Die von Bock vorgestellte Entwicklung der Sterilisationsanträge über die Jahre hinweg wird von der Forschung in der Tendenz bestätigt. Regionale Variationen gab es dahingehend, dass einige Erbgesundheitsgerichte den Höhepunkt der Antragszahlen im Jahr 1934, andere 1935 hatten.[116]

Bock begründete den Rückgang der Sterilisationsanträge damit, dass die Heil- und Pflegeanstalten als wichtiges „Reservoir" von Betroffenen bis 1935 „teilweise erschöpft" gewesen seien.[117] Zum anderen habe eine kritische Denkschrift zum Sterilisationsgesetz von Reichsärzteführer Wagner im Jahr 1936 dazu geführt, dass die zuständigen Stellen sich bei der Umsetzung des *Gesetzes zur Verhütung erbkranken Nachwuchses* zurückhaltender zeigten. Wagners Motivation hatte darin bestanden, den staatlichen Medizinalapparat zugunsten der parteiamtlichen Ärzteorganisation zu schwächen, weshalb er die Diagnosetätigkeit der Ärzte und Richter kritisierte. Zu Unrecht würden die Betroffenen als erbkrank bezeichnet, obwohl die vorliegenden Befunde die Diagnosen nicht stützen würden. Um die Kritik Wagners zu entkräften und der von diesem beschriebenen steigenden Unpopularität des Sterilisationsgesetzes innerhalb der Bevölkerung entgegenzuwirken, wurden die Mediziner und Richter vonseiten des Reichsinnenministeriums angewiesen, sich bei ihrer Tätigkeit zurückhaltender zu zeigen.[118]

114 Vgl. *Bock*, Zwangssterilisation, 2010, 231.
115 Vgl. *Bock*, Zwangssterilisation, 2010, 236.
116 Vgl. die zusammengetragenen Zahlen von *Benzenhöfer/Ackermann*, Zahl, 2015, 15–23.
117 *Bock*, Zwangssterilisation, 2010, 240.
118 Vgl. *Bock*, Zwangssterilisation, 2010, 338–343.

2.2.2 Die Tötung von Anstaltspatienten[119]

Die Frage nach dem Beginn der Patiententötungen gehört zu den kontroverseren Debatten innerhalb der Forschung zur NS-Euthanasie. Unter anderem KLEE war der Ansicht, dass die Tötung von Anstaltspatienten bereits 1933 einsetzte. Er bezog sich besonders auf die Aussage des Arztes Hermann Paul Nitsche[120] aus dem Jahr 1948, der andeutete, dass bereits kurz nach der Machtübernahme der Nationalsozialisten das Morden in einzelnen Anstalten begonnen habe.[121] BRASS hielt dem entgegen, dass der medizinische Leiter der T4 „ein Interesse haben musste, seine eigene Schuld zu relativieren"[122] und diese Aussage daher nicht unbedingt belastbar sei.[123] KLEE implizierte weiterhin, dass in der Anstalt Schussenried bereits ab 1933 (widerrechtlich) sterilisiert und getötet worden sei.[124] Auch hierbei verwies er auf ein Nachkriegsdokument, nämlich eine Untersuchung des französischen Militärarztes Robert POITROT.[125] Die entsprechende Stelle bei POITROT ist ein Bericht eines Mediziners aus Schussenried vom 25. September 1945, der sich wiederum auf ein Gespräch mit dem ehemaligen Direktor der Anstalt bezog.[126] Der Wert solcher Aussagen, die eine zentral gesteuerte Aktion zur Patiententötung bereits kurz nach der Ernennung Hitlers zum Reichskanzler implizieren, darf mit BRASS bezweifelt werden, da sie oft der Entlastung der Aussagenden dienten. Zudem sind aus der

119 Die eigenmächtigen Tötungen von Anstaltspatienten zu Beginn des Zweiten Weltkrieges, die auf Initiative der Gauleiter Albert Forster, Arthur Greiser und Franz Schwede-Coburg ihm Rahmen der Kämpfe um Polen stattfanden, werden aufgrund der mangelnden Relevanz für die Fragestellung dieser Arbeit nicht behandelt. Zu diesem Themenkomplex vgl. *Rieß, Volker*, Zentrale und dezentrale Radikalisierung. Die Tötung „unwerten" Lebens in den annektierten west- und nordpolnischen Gebieten 1939–1941, in: Mallmann, Klaus-Michael/Musial, Bogdan (Hrsg.), Genesis des Genozids. Polen 1939–1941, Darmstadt 2004, 127–144.

120 Nitsche war ab Februar 1940 Gutachter für die T4-Meldebogen und wurde im Dezember 1941 medizinischer Leiter der T4-Zentralstelle, vgl. *Harms*, Gutachter, 2010, 406–407.

121 Vgl. *Klee*, Euthanasie, 1983, 46–47.

122 *Braß*, Zwangssterilisation, 2004, 194, FN 26.

123 Vgl. *Braß*, Zwangssterilisation, 2004, 194, FN 26.

124 Vgl. *Klee*, Euthanasie, 1983, 47.

125 Und nicht „Poltrot", wie in der Literatur immer wieder falsch zu lesen ist (für diesen Hinweis sei gedankt Hedi KLEE mit ihrem Vortrag „Robert Poitrot und die öffentliche Wahrnehmung. Rezeptionsspuren in Prozessakten und gesellschaftlicher Debatte" auf der Herbsttagung des *Arbeitskreises zur Erforschung der nationalsozialistischen „Euthanasie" und Zwangssterilisation* vom 11.–13. 11. 2016 in Klingenmünster).

126 Vgl. *[Poitrot], [Robert]*, Die Ermordeten waren schuldig? Amtliche Dokumente der Direction de la Santé Publique der französischen Militärregierung in Deutschland, Baden-Baden [1947], 38.

Nachkriegszeit gegenteilige Aussagen überliefert, nach denen vor dem Krieg Patiententötungen nicht in Frage gekommen seien.[127]

Anstatt von Tötungen direkt zu Beginn der NS-Herrschaft auszugehen, ist es eher wahrscheinlich, dass sich die nationalsozialistische Führung erst im Laufe der Zeit zur Tötung der Anstaltspatienten entschloss. SCHMUHL konnte beispielsweise nachweisen, dass sich in den Jahren 1933 bis 1937 die veröffentlichte Meinung in der nationalsozialistischen Presse zur „Vernichtung lebensunwerten Lebens" zwischen den Polen „unverhohlene Aufforderung zum Mord an Geisteskranken" sowie „Einbeziehung der ‚Minderwertigen' in die ‚Volksgemeinschaft'" bewegte.[128] Zu der Frage, wann auf der Führungsebene des Regimes um Hitler das Thema „Euthanasie" zur Sprache kam, wird in der Forschung auf eine Begegnung zwischen dem Diktator und Reichsärzteführer Wagner auf dem Nürnberger Parteitag von 1935 verwiesen: Dort habe Wagner Hitler mit der Idee konfrontiert, bei der Tötung von Anstaltspatienten den Ärzten auf dieselbe Weise Straffreiheit zuzusichern, wie es bei den Abtreibungen nach eugenischer Indikation vor der Änderung des *Gesetzes zur Verhütung erbkranken Nachwuchses* im Juni 1935 geschehen war.[129] Hitler sei mit dieser Idee jedoch nicht einverstanden gewesen und habe den Ärzteführer bis auf einen kommenden Krieg hin vertröstet.[130] Diese Episode ist jedoch problematisch: Sie basiert auf den Aussagen von Hitlers Begleitarzt Karl Brandt, die dieser im Rahmen des Nürnberger Ärzteprozesses am 4. Februar 1947 abgab. Brandt selbst gab an, dass er das Gespräch zwischen Hitler und Wagner nur vom Hörensagen her kenne.[131] Udo BENZENHÖFER ging im Hinblick auf eine weitere „Hörensagen-Aussage" aus einem Nachkriegsprozess davon aus, „dass sich Hitler aller Wahrscheinlichkeit nach um das Jahr 1935 ‚grundsätzlich' positiv zur ‚Euthanasie' geäußert hatte."[132] Wie bei der oben erwähnten Aussage von Nitsche ist es auch hier fraglich, wie sehr diese Nachkriegsäußerungen aus zweiter oder dritter Hand herangezogen werden können, um die Planungen zu den Patiententötungen bereits auf die Mitte der 1930er-Jahre zu datieren.

---

127 Vgl. *Faulstich*, Hungersterben, 1998, 238.

128 *Schmuhl*, Rassenhygiene, 1987, 179.

129 Zu diesem Sachverhalt vgl. Kapitel 2.2.1.

130 Vgl. *Schmuhl*, Rassenhygiene, 1987, 180–181.

131 Vgl. *Benzenhöfer*, Der gute Tod?, 2009, 99; vgl. auch *Kaminsky, Uwe*, „Gnadentod" und Ökonomismus. Zu ethischen Rechtfertigungsmustern der NS-„Euthanasie", in: Bialas, Wolfgang/Fritze, Lothar (Hrsg.), Ideologie und Moral im Nationalsozialismus (Schriften des Hannah-Arendt-Instituts für Totalitarismusforschung, Bd. 50), Göttingen 2014, 235–265, 251–252. Aufgrund der komplexen und zum Teil widersprüchlichen Quellenlage vertritt BENZENHÖFER den Standpunkt, bei der Genese der NS-„Euthanasie" keine eindeutigen Aussagen treffen zu können, vgl. *Benzenhöfer*, Fall Leipzig, 2008, 113, FN 167.

132 *Benzenhöfer*, Der gute Tod?, 2009, 99–100.

Unterhalb der Führungsebene hingegen lassen sich in den Kreisen der Landeshauptmänner und Anstaltsdezernenten erste Diskussionen zur gezielten, teilweise lebensgefährdenden Vernachlässigung von Anstaltspatienten seit den Jahren 1936 und 1937 nachweisen. Schmuhl nennt Beispiele aus Hessen, Württemberg und Sachsen.[133] Wie sehr diese Ideen auch auf ökonomischer Grundlage fußten, zeigen Diskussionen auf der Konferenz der Anstaltsdezernenten in München 1937. Der nassauische Dezernent Fritz Bernotat stellte in seinem Referat fest, dass das Sparpotential auf der Ebene der Heil- und Pflegeanstalten trotz aller bisherigen Anstrengungen nicht ausgereizt sei. Er sprach sich für eine stärkere Belegung der Anstalten und die Verringerung des Arzt-Patienten- sowie des Pfleger-Patienten-Verhältnisses aus. Auch in den Bereichen Ernährung, Heizkosten, Wasser- sowie Stromversorgung seien Einsparpotentiale vorhanden, die in Nassau bereits genutzt würden. Das Plenum der Dezernenten reagierte gespalten. Einige verwiesen auf eigene Sparmaßnahmen. Der Kieler Dezernent Erich Straub hingegen sprach sich gegen die von Bernotat geforderte Radikalität im Sparen aus, da die Anstaltspatienten als Mitglieder der „Volksgemeinschaft" nicht vernachlässigt werden dürften.[134]

Die angesprochenen Einsparungen waren eine Fortführung von bereits während der Weimarer Republik reichsweit begonnenen Maßnahmen, um in Anbetracht der angespannten Haushaltslage die Kosten für die Anstaltspflege zu senken. Die Intensität der Ausgabenkürzungen unterschied sich in den einzelnen Regionen des Reiches. In der Regel hätten sich die zuständigen Stellen nach Faulstich darum bemüht, die Ernährung der Patienten nicht unter das Lebensnotwendige zu kürzen:[135]

> Es scheint also in der Vorkriegszeit noch nicht intendiert gewesen zu sein – und das deckt sich mit Hitlers bekannter Äußerung zur ‚Euthanasie'-Frage, er wolle diese erst im Krieg aufgreifen – Geisteskranke in größerem Ausmaß zu beseitigen, auch nicht durch die Schaffung extremer Mangelbedingungen.[136]

Faulstich räumte jedoch ein, dass die durch die Sparmaßnahmen hervorgerufenen Lebensbedingungen („dichtere Belegung, mangelnde pflegerische Betreuung und fehlender Aufenthalt in der frischen Luft"[137]) zu einem erhöhten Krankheits- und Infektionsrisiko der Patienten innerhalb von Heil- und Pflegeanstalten geführt hätten. Dies habe seine Opfer gefordert.[138] Sandner sprach im Zusammenhang mit

---

133 Vgl. *Schmuhl*, Rassenhygiene, 1987, 180.
134 Vgl. *Sandner*, Verwaltung, 2003, 283–285.
135 Vgl. *Faulstich*, Hungersterben, 1998, 235–238.
136 *Faulstich*, Hungersterben, 1998, 238.
137 *Faulstich*, Hungersterben, 1998, 238.
138 Vgl. *Faulstich*, Hungersterben, 1998, 238.

Hessen-Nassau von einer „zum Teil bereits lebensbedrohenden Anstaltspolitik“[139]. Zu der Frage, inwiefern in dieser Politik vor dem Krieg bereits das Motiv der „Vernichtung lebensunwerten Lebens“ vorherrschte, oder rein ökonomische Gründe ausschlaggebend gewesen sind, gibt es in der Forschung verschiedene Positionen. SANDNER kam im Vergleich zwischen seinen Ergebnissen über den Bezirksverband Nassau und den Erkenntnissen WALTERS über Westfalen zu dem Schluss, dass die beiden Motivstränge in unterschiedlichen Regionen auf verschiedene Weise verschränkt gewesen sind.[140] Den Sparmaßnahmen des westfälischen Fürsorgeverbandes habe „nicht von vornherein eine Orientierung an ‚euthanasie‘-politischen Zielsetzungen unterstellt werden“[141] können. In Nassau hingegen sah SANDNER ideologische und ökonomische Motive wirksam.[142]

Für die Ernährungslage in den Anstalten der Rheinprovinz gibt es unterschiedliche Positionen in der Forschung. FAULSTICH kam, gestützt auf die Zahlen von sieben Provinzial-Heil- und Pflegeanstalten und einer evangelischen Anstalt in der Rheinprovinz, zu dem Ergebnis, dass die Sterberaten innerhalb der Anstalten von 1935 bis 1939 kontinuierlich anstiegen. Die Zahlen sind, wie FAULSTICH selber zugab, schwer zu interpretieren, da sie sehr lückenhaft sind: Für die Provinzialanstalten Bedburg-Hau, Bonn und Düren liegen beispielsweise nur für 1936 Zahlen vor. Durchgehend für alle fünf Jahre sind lediglich für Düsseldorf-Grafenberg und die evangelische Anstalt Tannenhof Remscheid Angaben über die Sterblichkeit der Patienten vorhanden Dennoch kam er mit Bezug auf Berichte der Provinzialverwaltung zu dem Schluss, dass ab 1934 Sparmaßnahmen ergriffen worden waren, die eine höhere Sterblichkeit der Patienten zur Folge hatten.[143] SÜSS hingegen kam mit Rückgriff auf KAMINSKY und FAULSTICH zu dem Ergebnis, dass die Ernährung der Anstaltspatienten in der Rheinprovinz selbst im Krieg nicht unterhalb des Existenzminimums gefallen sei.[144] Zumindest für die Provinzial-Heil- und Pflegeanstalt Düsseldorf-Grafenberg kam Wolfgang WOELK zu dem Ergebnis, dass die Ernährungslage zwischen 1933 und 1939 in den Revisionsberichten der Anstalt keinen Anlass zur Beanstandung gab.[145]

---

139 *Sandner*, Verwaltung, 2003, 324.

140 Vgl. *Sandner*, Verwaltung, 2003, 314–316.

141 *Walter*, Psychiatrie, 1996, 783.

142 Vgl. *Sandner*, Verwaltung, 2003, 316–317.

143 Vgl. *Faulstich*, Hungersterben, 1998, 156–162.

144 Vgl. *Süss*, Volkskörper, 2003, 348–349.

145 Vgl. *Woelk, Wolfgang*, Aspekte des psychiatrischen Alltags in der Provinzial-Heil- und Pflegeanstalt Grafenberg von 1933 bis 1939, in: Sparing, Frank/Heuser, Marie-Luise (Hrsg.), Erbbiologische Selektion und „Euthanasie“. Psychiatrie in Düsseldorf während des Nationalsozialismus (Düsseldorfer Schriften zur neueren Landesgeschichte und zur Geschichte Nordrhein-Westfalens, Bd. 59), Essen 2001, 99–116, 110.

Zusammenfassend bleibt festzuhalten, dass für die Zeit vor Kriegsbeginn keine für das Reich allgemeingültige Aussage darüber getroffen werden kann, ob innerhalb der Anstaltspsychiatrie eine „Vernichtung lebensunwerten Lebens" direkt angestrebt, oder ob der Tod von Patienten billigend in Kauf genommen wurde. Wie gezeigt, waren die Haltungen der Verantwortlichen in den einzelnen Regionen unterschiedlich. Fest steht jedoch, dass die Geringschätzung der Anstaltspatienten, die in der ökonomischen Beschneidung ihrer Lebensverhältnisse ihren Ausdruck fand, den Boden für deren spätere Tötung bereitete.[146]

Wann genau konkrete Planungen für die systematische, das ganze Reich betreffende Tötung von Anstaltspatienten begannen, lässt sich nicht sicher bestimmen. Benzenhöfer hielt im Hinblick auf die bisherige Forschung fest, dass die Konzeption „spätestens im Sommer 1939 begann."[147] Auch Kaminsky ging davon aus, dass die Patiententötungen ohne umfangreiche Vorplanungen anfingen und bezeichnete sie als „ein ad-hoc-Handeln".[148] Mitarbeiter der *Kanzlei des Führers* stellten vermutlich ab Juli beziehungsweise August 1939 einen Ärztestab zusammen, der das Projekt anleiten sollte.[149] Bis zum Beginn des Jahres 1940 wurde das für die Durchführung benötigte nichtärztliche Personal „durch Notdienstverpflichtungen und Abkommandierungen aus der SS rekrutiert."[150]

Eine gesetzliche Regelung der „Euthanasie" wurde nie getroffen. Im Oktober 1939 unterzeichnete Hitler ein auf den 1. September 1939 – den Tag des Kriegsbeginns – zurückdatiertes Dokument:[151]

> Reichsleiter Bouhler und Dr. med. Brandt sind unter Verantwortung beauftragt, die Befugnisse namentlich zu bestimmender Ärzte so zu erweitern, daß nach menschlichem Ermessen unheilbar Kranken bei kritischster Beurteilung ihres Krankheitszustandes der Gnadentod gewährt werden kann.[152]

Dieser Beauftragung konnte auch nach dem damals geltenden NS-Recht keine Rechtskraft zugesprochen werden.[153] Dennoch wurde mit einer Kopie des Dokuments im August 1940 Reichsjustizminister Franz Gürtner dazu gebracht, jede Strafverfolgung in Bezug auf die Patiententötungen zu unterbinden.[154]

---

146 Vgl. *Walter*, Psychiatrie, 1996, 783.

147 *Benzenhöfer*, Der gute Tod?, 2009, 107.

148 *Kaminsky*, Gnadentod, 2014, 257.

149 Vgl. *Benzenhöfer*, Der gute Tod?, 2009, 107–108.

150 *Schmuhl*, Rassenhygiene, 1987, 192.

151 Vgl. *Schmuhl*, Rassenhygiene, 1987, 190.

152 BArch R 3001, Nr. 24209, zitiert nach: *Schmuhl*, Rassenhygiene, 1987, 190.

153 Vgl. *Gruchmann, Lothar*, Justiz im Dritten Reich 1933–1940. Anpassung und Unterwerfung in der Ära Gürtner (Quellen und Darstellungen zur Zeitgeschichte, Bd. 28), 3. verb. Aufl., München 2001, 502.

154 Vgl. *Gruchmann*, Euthanasie, 1972, 254.

Das gesamte Unternehmen sollte mit möglichst geringer Beteiligung staatlicher Stellen durchgeführt werden. Als notwendig erachtet wurde die Beteiligung des Reichsinnenministeriums: Die dort für das Gesundheitswesen zuständige Stelle unter Herbert Linden sollte die Erfassung der Anstaltspatienten im Reich durchführen.[155] Dies geschah mittels Meldebogen, die mit einem Runderlass vom 9. Oktober 1939 erstmals an einige Heil- und Pflegeanstalten im Reich verschickt worden waren.[156] In der Rheinprovinz gingen diese Formulare im Juni/Juli 1940 in den Anstalten ein.[157] Die Meldebogen sollten von den Anstaltsärzten selbst ausgefüllt werden. Wenn diese der Anordnung nicht nachkamen, konnte eine Ärztekommission im Auftrag von T4 dies vor Ort übernehmen.[158]

Der zu meldende Personenkreis wurde mit einem Merkblatt, welches den Bogen beigelegt war, definiert:

> Zu melden sind sämtliche Patienten, die
> 1. an nachstehenden Krankheiten leiden und in den Anstaltsbetrieben nicht oder nur mit mechanischen Arbeiten (Zupfen u. ä.) zu beschäftigen sind: Schizophrenie, Epilepsie (wenn exogen, Kriegsbeschädigung oder andere Ursachen angeben), senile Erkrankungen, therapierefraktäre Paralyse und andere Lues-Erkrankungen, Schwachsinn jeder Ursache, Encephalitis, Huntington und andere neurologische Endzustände;
> oder
> 2. sich seit mindestens 5 Jahren dauernd in Anstalten befinden;
> oder
> 3. als kriminelle Geisteskranke verwahrt sind;
> oder
> 4. nicht die deutsche Staatsangehörigkeit besitzen oder nicht deutschen oder artverwandten Blutes sind unter Angabe von Rasse und Staatsangehörigkeit.[159]

Als Meldekriterium wurde demnach besonders die Arbeitsfähigkeit eines Patienten festgelegt, beziehungsweise Erkrankungen, die diese Fähigkeit eingrenzten. Ver-

---

155 Vgl. *Gruchmann*, Euthanasie, 1972, 241–242.

156 Vgl. *Rauh, Philipp*, Medizinische Selektionskriterien versus ökonomisch-utilitaristische Verwaltungsinteressen. Ergebnisse der Meldebogenauswertung, in: Rotzoll, Maike/Hohendorf, Gerrit/Fuchs, Petra/Richter, Paul/Mundt, Christoph/Eckart, Wolfgang Uwe (Hrsg.), Die nationalsozialistische „Euthanasie"-Aktion „T4" und ihre Opfer. Geschichte und ethische Konsequenzen für die Gegenwart, Paderborn 2010, 297–309, 299. Die Bogen gingen zunächst in den Ländern Baden, Sachsen und Württemberg ein, vgl. *Kaminsky*, Zwangssterilisation, 1995, 334.

157 Vgl. *Kaminsky, Uwe*, „Euthanasie" im Rheinland – Verlegung und Krankenmord, in: Elsner, Stephan (Hrsg.), „... wir waren samt und sonders gegen die Durchführung der Euthanasie-Aktion." Zur NS-„Euthanasie" im Rheinland. Fachtagung vom 16. bis 18. November 2007 in Andernach (Berichte des Arbeitskreises, Bd. 5), Münster 2009, 37–72, 43.

158 Vgl. *Schmuhl*, Rassenhygiene, 1987, 203.

159 Das Merkblatt ist abgedruckt bei *Klee*, Euthanasie, 1983, 93.

meintliche Therapieresistenz, Kriminalität und die Staats- oder Rassezugehörigkeit spielten ebenfalls eine Rolle. Alle diese Punkte wurden in den Meldebogen abgefragt. Daneben sollten Angaben zur Person, zur Besuchshäufigkeit, zu eventuell bestehenden Vormundschaften und der für den Aufenthalt zahlenden Stelle gemacht werden.[160] Die ausgefüllten Meldebogen dienten als alleinige Grundlage zur Selektion der Patienten durch gutachterlich tätige Ärzte. Ein Bogen wurde dabei von drei Gutachtern und einem Obergutachter bearbeitet.[161] Die Kriterien, anhand derer über Leben oder Tod der erfassten Patienten entschieden wurde, waren Arbeitsfähigkeit und als Teil davon die Aussicht auf Heilung.[162]

Um die Verbindung der für die Patiententötungen geschaffenen Zentraldienststelle zur *Kanzlei des Führers* zu verbergen, wurde ein eigenes Organisationsbüro mit etwa 100 Personen eingerichtet, in welchem die zentralen Planungen durchgeführt wurden. Im Dezember 1939 wurde es am Berliner Potsdamer Platz im Kolumbushaus eingerichtet, ab April 1940 war es in einer Villa in der Tiergartenstraße 4 untergebracht (daher die heutige Bezeichnung „Aktion T4").[163] Diese Zentraldienststelle gliederte sich bis zum Ende der Aktion T4 im August 1941 in insgesamt sechs Abteilungen: In der medizinischen Abteilung war die Begutachtung der Meldebogen angesiedelt. Die Transportabteilung organisierte die Transporte der selektierten Patienten, indem sie auf Basis der Meldebogen Listen zusammenstellte. Eine Büroabteilung befasste sich mit der Verwaltungsarbeit, die nach der Tötung der Patienten anfiel. Sie überwachte auch die Korrespondenz mit den Hinterbliebenen und die Ausstellung der Todesmitteilungen. Die finanziellen Belange der Aktion wurden von der Wirtschaftsabteilung geregelt. Sie kümmerte sich um die Beschaffung des benötigten Materials, die Bezahlung der Mitarbeiter und verwertete die Hinterlassenschaften der Getöteten. Hinzu kamen eine Personalabteilung sowie eine Abteilung zur Inspektion der Tötungsanstalten.[164]

Nach außen hin trat die Zentraldienststelle in Form von vier Tarnorganisationen auf. Diese waren die *Reichsarbeitsgemeinschaft Heil- und Pflegeanstalten*, welche unter Rückgriff auf die vom Reichsinnenministerium verschickten Meldebogen für die Erfassung der Anstaltspatienten verantwortlich zeichnete. Über die *Gemeinnützige Stiftung für Anstaltspflege* liefen die Arbeitsverträge des Personals sowie die Mietverträge für die Immobilien. Für die Verrechnung der Pflegegelder der getöteten Patienten zeichnete ab April 1941 die *Zentralverrechnungsstelle Heil- und Pflegean-*

160 Vgl. *Rauh*, Selektionskriterien, 2010, 299.
161 Vgl. *Schmuhl*, Rassenhygiene, 1987, 201–202.
162 Vgl. *Rauh*, Selektionskriterien, 2010, 305–309.
163 Vgl. *Schmuhl*, Rassenhygiene, 1987, 190–194.
164 Vgl. *Hinz-Wessels*, Tiergartenstraße, 2015, 75–77.

stalten verantwortlich. Die *Gemeinnützige Krankentransportgesellschaft (GEKRAT)* transportierte die selektierten Patienten in die Tötungsanstalten.[165]

Der von der *Kanzlei des Führers* zusammengestellte Ärztestab suchte ab September/Oktober 1939 nach einer Tötungsmethode.[166] Die Entscheidung war spätestens im Januar 1940 auf Kohlenstoffmonoxidgas gefallen.[167] Im gleichen Monat nahmen die ersten drei Tötungsanstalten der Aktion T4 ihren Betrieb auf. Dabei handelte es sich um Grafeneck in Württemberg (bis Dezember 1940), Brandenburg an der Havel in der preußischen Provinz Brandenburg (bis September 1940) sowie Hartheim bei Linz in der sogenannten Ostmark (Österreich, bis Ende 1944). Im April 1940 wurde eine Tötungsanstalt in Pirna (Freistaat Sachsen, bis August 1943) eingerichtet. In Bernburg an der Saale war die Gaskammer von September 1940 bis April 1943 in Betrieb. Als letzte Anstalt wurde im Januar 1941 Hadamar in der preußischen Provinz Hessen-Nassau in Betrieb genommen, in der bis August 1941 Patienten mittels Gas umgebracht wurden.[168]

Neben den Tötungsanstalten wurden im Jahr 1940 sogenannte Zwischenanstalten eingerichtet.[169] In ihnen wurden die Patienten aus den Ursprungsanstalten gesammelt und den Tötungskapazitäten gemäß in die Tötungsanstalten gebracht. Des Weiteren dienten die Zwischenanstalten der Verheimlichung des eigentlichen Transportziels. Die Angehörigen der Patienten wurden nicht von den Ursprungsanstalten über die Verlegungen informiert, sondern über die Zwischenanstalten.[170]

Ende August 1941 wurde die Aktion T4 durch einen mündlichen Befehl Hitlers gestoppt.[171] Über das Motiv für den Stopp wurde in der Forschung lange Zeit diskutiert. Heute besteht Einigkeit darin, dass es nicht ein einzelner Grund gewesen

---

165 Vgl. *Schmuhl*, Rassenhygiene, 1987, 194–195.

166 Vgl. *Ley, Astrid*, Der Beginn des NS-Krankenmords in Brandenburg an der Havel. Zur Bedeutung der „Brandenburger Probetötung" für die „Aktion T4", in: Zeitschrift für Geschichtswissenschaft 58, 2010, 321–331, 323.

167 Vgl. *Ley, Astrid*, Massentötung durch Kohlenmonoxid. Die „Erfindung" einer Mordmethode, die „Probevergasung" und der Krankenmord in Brandenburg/Havel, in: Morsch, Günter (Hrsg.), Neue Studien zu nationalsozialistischen Massentötungen durch Giftgas. Historische Bedeutung, technische Entwicklung, revisionistische Leugnung (Schriftenreihe der Stiftung Brandenburgische Gedenkstätten, Bd. 29), Berlin 2011, 88–99, 97–98. Die bereits im Oktober/November 1939 auf dem Gebiet des besetzten Polen durchgeführten Tötungen von Anstaltspatienten mittels Gas wurden unabhängig von T4 durch die SS vorgenommen, vgl. *Ley*, Beginn, 2010, 326–327.

168 Vgl. *Schmuhl*, Rassenhygiene, 1987, 196.

169 Schmuhl ging von Frühjahr, Friedlander von Herbst 1940 aus, vgl. *Schmuhl*, Rassenhygiene, 1987, 205; vgl. *Friedlander, Henry*, Der Weg zum NS-Genozid. Von der Euthanasie zur Endlösung, Berlin 1997, 187.

170 Vgl. *Friedlander*, Weg, 1997, 186–187.

171 Vgl. *Schmuhl*, Rassenhygiene, 1987, 210.

ist, wie beispielsweise die Predigt des Münsteraner Bischofs von Galen.[172] Eine häufig genannte „Planerfüllungs-Hypothese“[173] wurde von FAULSTICH als unhaltbar zurückgewiesen. Vielmehr konnte er nachweisen, dass es sich um ein ganzes Motivbündel gehandelt haben muss, bei dem die Stimmung innerhalb der Bevölkerung aufgrund des Feldzuges gegen die Sowjetunion eine zentrale Rolle spielte. Ausbleibende Siegesmeldungen und die Aussicht auf einen weiteren Stellungskrieg hätten zu einem „allgemeinen Stimmungstief“[174] geführt. Hinzu seien die sich verschärfende Ernährungslage und die zunehmenden Angriffe englischer Flugzeuge auf deutsche Städte gekommen. Um weitere Beunruhigungen zu vermeiden, hätte die Aktion gestoppt werden müssen.[175] Dabei wurden nach SANDNER lediglich die Tötungen an Patienten von Heil- und Pflegeanstalten in Hadamar eingestellt. In Hartheim seien im Rahmen der Aktion 14f13[176] weiterhin Häftlinge aus Konzentrationslagern getötet worden. Unklar sei, was nach dem Stopp der Aktion in Pirna geschah. Laut SANDNER könnten dort weiterhin Häftlinge getötet worden sein. Dass die Ermordung von Psychiatriepatienten nach Ansicht der beteiligten Planungsstellen lediglich unterbrochen, aber nicht abgebrochen war, zeigt sich auch daran, dass die Erfassung durch Meldebogen nach dem August 1941 weiterlief.[177]

Das Sterben unter den Anstaltspatienten war mit dem Stopp der Aktion T4 nicht beendet. Es gelang den entsprechenden Zentralstellen jedoch nicht mehr, die Tötungen zu rezentralisieren. Die Initiativen gingen nach dem August 1941 verstärkt von regionalen Machthabern wie Gauleitern oder Medizinaldezernenten auf der Ebene der Provinzialverwaltungen und der Regierungsbezirke aus. Diese sahen sich durch die Auswirkungen des (Luft)Krieges auf die medizinische Versorgung der Bevölkerung vor Probleme gestellt, die sie mit dem Rückgriff auf die Ressourcen der Anstaltspsychiatrie zu beheben versuchten. Die Lösungsstrategien unterschieden sich dabei von Region zu Region. SÜSS prägte daher den Begriff „regionalisierte Euthanasie“.[178]

Neben den Tötungsaktionen im Rahmen von T4 beziehungsweise der „regionalisierten Euthanasie“ bedrohte auch die durch den Krieg beeinflusste Nahrungsversorgung der Zivilbevölkerung das Leben der Anstaltspatienten. FAULSTICH sprach von einem „Hungersterben“ innerhalb der Anstalten, das mit der allgemeinen

172 Zu den Predigten Galens vgl. unten Kapitel 4.3.

173 *Faulstich*, Hungersterben, 1998, 272.

174 *Faulstich*, Hungersterben, 1998, 283.

175 Vgl. *Faulstich*, Hungersterben, 1998, 272–288.

176 Vgl. auch FN 95 auf S. 23.

177 Vgl. *Sandner*, Verwaltung, 2003, 504–507.

178 Vgl. *Süss*, Volkskörper, 2003, 366–369; die Auswirkungen dieser „regionalisierten Euthanasie“ wird in Kapitel 4.2.2 anhand des Schicksals der Patienten der Barmherzigen Brüder in Trier deutlich.

Ernährungslage während des Krieges in enger Verbindung stand. Von Beginn an wurden während des Zweiten Weltkrieges die Nahrungsmittel für die Bevölkerung rationiert. Für die Anstaltspatienten machte sich dies besonders in den Regionen bemerkbar, in denen bereits vor Kriegsbeginn niedrige Verköstigungssätze galten (beispielsweise in der preußischen Provinz Hessen-Nassau oder im Freistaat Sachsen). Zudem wies das Reichsfinanzministerium die einzelnen Länder an, während des Krieges Gelder einzusparen. Daher wurden die Aufwendungen für Nahrungsmittel in den Anstalten weiter gekürzt. Nahrungszuschläge erhielten die Anstaltsbewohner nicht. Zudem konnten die Anstaltspatienten, anders als die Zivilbevölkerung außerhalb der Anstalten, ihre Rationen nicht über den freien Markt oder den Schwarzmarkt aufstocken. Im Verlaufe des Jahres 1941 kam es zu einer allgemeinen Ernährungskrise im Reich, welche eine weitere Rationierung von Lebensmitteln für die Bevölkerung und damit auch die Anstaltspatienten zur Folge hatte. Für Faultisch lag hierin der Grund für eine Umverteilung der Nahrungsmittelrationen innerhalb der Anstalten: Die arbeitenden Patienten wurden auf Kosten der Nichtarbeitenden besser versorgt, damit sie unter anderem die schwere Tätigkeit auf den Gutshöfen bewältigen konnten. Die Mangelernährung der nichtarbeitsfähigen Patienten bedingte einen Anstieg der Sterbefälle ab dem Jahr 1942. Durch den Verlauf des Krieges entfielen im Jahr 1944 zunehmend Ressourcen aus den besetzten Gebieten, was weitere Nahrungsmittelrationierungen im Reich zur Folge hatte, die sich auch auf die Anstaltspatienten auswirkte.[179]

Aus dem Beschriebenen wird ersichtlich, wie schwierig es ist, das Sterben innerhalb der Heil- und Pflegeanstalten während des Krieges richtig einzuordnen. Nicht jeder in einer solchen Einrichtung verstorbene Patient fiel den Patiententötungen zum Opfer. Viele starben auch wegen der mangelhaften Ernährungslage oder der dadurch ausgelösten Anfälligkeit für Erkrankungen in den Anstalten. Gleichzeitig darf nicht vergessen werden, dass die Patienten in den Anstalten auch eines natürlichen Todes sterben konnten.

2.3 Der öffentliche Gesundheitsdienst im Regierungsbezirk Trier

Mit dem Sterilisationsgesetz sah sich der öffentliche Gesundheitsdienst vor eine Aufgabe gestellt, auf die er strukturell zunächst nicht vorbereitet gewesen war.[180]

179 Vgl. *Faulstich*, Hungersterben, 1998, 633–644.

180 Ähnlich war die Situation bei der Einführung der Untersuchungen für die Ehestandsdarlehen 1933, vgl. *Nitschke, Asmus*, Die „Erbpolizei“ im Nationalsozialismus. Zur Alltagsgeschichte der Gesundheitsämter im Dritten Reich. Das Beispiel Bremen, Opladen [u. a.] 1999, 99.

Seit der Wende zum 20. Jahrhundert hatten sich in Preußen auf der Ebene der Stadt- und Landkreise mehrere Einrichtungen der Gesundheitsverwaltung herausgebildet. Vossen beschreibt deren Zustand als „zersplittert, die Zuständigkeiten verteilten sich auf verschiedene, teils miteinander konkurrierende Institutionen."[181] Eine dieser Institutionen waren die per Gesetz 1899 geschaffenen Kreisärzte.[182] Die Aufgaben dieser staatlichen Medizinalbeamten bestanden vor allem aus „der Medizinal- und Sanitätsaufsicht, der Seuchenbekämpfung und dem Gutachterwesen für andere Behörden."[183] Sie verfügten dabei in der Regel weder über Personal noch über einen eigenen Apparat und nur geringe finanzielle Mittel.[184]

Die Ausstattungsprobleme der Kreisärzte werden im Untersuchungsraum beispielweise in Auseinandersetzungen mit den Landratsämtern deutlich: Im November 1934 beklagte sich der Wittlicher Landrat beim Trierer Regierungspräsidium darüber, dass Kreisarzt Dr. Müller seine Post zunehmend über das Landratsamt verteilen lasse. Die Regierung deckte das Vorgehen Müllers, da es nach der Dienstanweisung für die Kreisärzte zulässig sei. Hintergrund war die Kosteneinsparung durch den Kreisarzt, da dessen Portomittel begrenzt waren. Der Landrat teilte dem Kreisarzt euphemistisch mit, dass er seine Post zumindest in der Stadt Wittlich selbst austragen könne, da der Weg über das Landratsamt einen Umweg darstelle.[185]

Ohnehin scheint Amtsarzt Müller in bestimmten Kreisen seines Zuständigkeitsbereichs nicht sehr beliebt gewesen zu sein. Der zuständige NSDAP-Kreisleiter leitete im November 1934 die Beschwerde eines SA-Scharführers an den Wittlicher Landrat weiter. Müller war aufgrund seines herrischen Auftretens dem Unteroffizier der SA aufgefallen. Die Kreisleitung beklagte sich weiterhin darüber, dass Müller eine Überprüfung seiner Diagnosen durch andere Ärzte nicht gelten lasse. Zudem würden die Bewohner des Kreises es „begrüßen, wenn er seine Praxis in Zentralafrika ausüben würde."[186] Von Seiten der Bezirksregierung wurde ein Eingreifen nicht für nötig befunden.[187] Die Angriffe gegen Müller gingen im Jahr 1935 weiter: Die Kreisleitung des Amtes für Volksgesundheit forderte den Kreisarzt im April des Jahres dazu auf, sie beim Aufbau einer Erbkrankenkartei zu unterstützten. Müller verweigerte nach Rücksprache mit dem Regierungspräsidium eine Kooperation

181 *Vossen*, Gesundheitsämter im Kreis Herford, Teil 1, 1993, 92–93.

182 Vgl. *Vossen*, Gesundheitsämter im Nationalsozialismus, 2001, 81.

183 *Vossen*, Gesundheitsämter im Kreis Herford, Teil 1, 1993, 92.

184 Vgl. *Labisch, Alfons/Tennstedt, Florian*, Gesundheitsamt oder Amt für Volksgesundheit? Zur Entwicklung des öffentlichen Gesundheitswesens seit 1933, in: Frei, Norbert (Hrsg.), Medizin und Gesundheitspolitik in der NS-Zeit (Schriftenreihe der Vierteljahrshefte für Zeitgeschichte, Sondernummer), München 1991, 35–66, 38–39.

185 Vgl. LHAKo Best. 498, Nr. 189.

186 LHAKo Best. 498, Nr. 189.

187 Vgl. LHAKo Best. 498, Nr. 189.

mit Verweis auf die „Wahrung des Dienst- und Berufsgeheimnisses“[188]. Die Kreisamtsleitung wandte sich daraufhin an die Gauleitung in Koblenz. Im Gegensatz zu Müller würde der Kreisarzt in Cochem die Arbeiten des Amtes für Volksgesundheit unterstützen, was auch zu einer höheren Zahl an Sterilisationsanträgen geführt hätte. Die Weigerung Müllers wurde wie folgt erklärt:

> Dies charakterisiert den Mann zur Genüge und macht sich nun doch wohl genügend reif. Weshalb die Angaben verweigert werden, ist doch ganz offensichtlich. Es sollen die Leute nicht zur Sterilisation kommen. Müller ist ein bekannter Zentrumsmann. Er sabotiert durch sein jetziges Benehmen die Anordnungen und Gesetze der Reichsregierung. Fort mit dem Mann!! und demjenigen, der ihn von Trier aus unterstützt.

Teile der NSDAP nutzten das Sterilisationsgesetz als Argumentationshilfe, um gegen unliebsame Amtsträger vorzugehen. Die staatlichen Stellen hingegen sahen sich zunächst nicht zum Handeln genötigt. Von Seiten des Regierungspräsidiums wurden die Amtsärzte dagegen angewiesen, ihre Unterlagen nur in Einzelfällen und auf Nachfrage dem Amt für Volksgesundheit zur Verfügung zu stellen. Weitergehende Kooperationen zwischen Parteistellen und staatlicher Medizinalverwaltung wurden von der Bezirksregierung nicht befürwortet.[189] Dementsprechend hatte auch Müller keine unmittelbaren Konsequenzen aus seiner Haltung zu befürchten. Er wurde am 1. Oktober 1936 nach Bad Liebenwerda im Regierungsbezirk Merseburg (Provinz Sachsen) versetzt.[190]

Mit einer geringen Ausstattung hatte auch der Kreisarzt der Stadt Trier, Gisbertz, zu kämpfen. Er hatte zunächst im Januar 1934 zur Umsetzung des *Gesetzes zur Verhütung erbkranken Nachwuchses* drei Mitarbeiter der Stadtverwaltung zur Seite gestellt bekommen. Im Juni des Jahres fragte der Oberbürgermeister der Stadt beim Regierungspräsidium an, ob die Kosten für die drei Personen nicht zu wenigstens zwei Dritteln von der Bezirksregierung übernommen werden könnten. Der Stadt selbst sei es aufgrund der Haushaltslage nicht möglich, dem Kreisarzt drei volle Kräfte zu bezahlen. Die Antwort fiel negativ aus, jedoch bat der Sachbearbeiter des Präsidiums, Gisbertz das Personal dennoch weiterhin zur Verfügung zu stellen. Oberbürgermeister Ludwig Christ vermerkte auf das Antwortschreiben: „Dr. Gisbertz kann sich dafür sein Personal selbst einstellen.“[191] Schließlich einigte man sich darauf, dass das Regierungspräsidium den Zuschuss für eine Gesundheitspflegerin von 150,00 RM übernahm.[192]

---

188 LHAKo Best. 662,007, Nr. 56, von dort auch das folgende Zitat.

189 Vgl. LHAKo Best. 662,007, Nr. 56.

190 Vgl. LHAKo Best. 498, Nr. 189.

191 StArchTrier, Tb 12/5444.

192 Vgl. StArchTrier, Tb 12/5444.

Zwischen aufeinanderfolgenden Kreisärzten scheint eine Kontinuität verschriftlichten Wissens nicht gesichert gewesen zu sein. Im März 1938 erhielt das Gesundheitsamt Wittlich von der in Marburg lebenden Tochter des 1933 verstorbenen ehemaligen Kreisarztes Dr. Kaufmann das Angebot, dessen „ärztliche Kartei"[193] zu übernehmen. Der Amtsinhaber Dr. Finkenberg zeigte sich interessiert, da „[d]ie Kartei von 1921–1932 [...] für das Staatliche Gesundheitsamt Wittlich noch gewisse Bedeutung" habe. Unterlagen dieser Art stellten in ländlichen Bezirken nicht die Regel dar.[194]

Neben den Kreisärzten hatten sich auf kommunaler Ebene eigene Fürsorgeinstitutionen herausgebildet. Diese betreuten beispielsweise Alkohol- und Tuberkulosekranke, Mütter und Säuglinge oder körperlich behinderte Menschen. Solche Aufgabenbereiche wurden ab den 1910er-Jahren in kommunalen Fürsorgeämtern zusammengefasst.[195] In den Städten konnten sich eigene kommunale Gesundheitsämter entwickeln, die neben den Aufgaben der Spezialfürsorge auch die Gesundheitsfürsorge übernahmen.[196] In der Stadt Trier lag die Gesundheitsverwaltung vor dem 1. April 1935 beim Wohlfahrtsamt und der Polizeiverwaltung. Der Kreisarzt war gleichzeitig Stadtarzt, zu dessen Aufgaben Gutachtertätigkeiten, Impfungen und die ärztliche Fürsorge gehörten. Personell stand ihm dabei eine Stadtassistenzärztin zur Seite. Zudem konnte er auf Pflegerinnen des Wohlfahrtsamtes zurückgreifen. Diese waren jedoch hauptsächlich mit wirtschafts- und jugendfürsorgerischen Tätigkeiten beschäftigt.[197] Der Kreisarzt der Stadt Trier, Gisbertz, zeigte sich über diese Regelung in einem Schreiben an das Regierungspräsidium vom 10. Juli 1934 äußerst unzufrieden. Er habe keinerlei Einfluss auf seine Aufgabengestaltung als Stadtarzt, sondern müsse alle Anordnungen ausführen, die ihm sein nichtärztlicher Vorgesetzter auftrage. Er habe zudem keine direkte Weisungsbefugnis gegenüber den Fürsorgerinnen und keinen Einfluss auf die Organisation des Fürsorgewesens der Stadt. Gisbertz sprach sich vehement für eine Neugestaltung der Trierer Gesundheitsverwaltung aus.[198]

Die Neuordnung des gesamten Gesundheitswesens kam mit dem *Gesetz über die Vereinheitlichung des Gesundheitswesens* vom 3. Juli 1934, welches am 1. April 1935 in Kraft trat.[199] In allen Kreisen des Reiches sollten staatliche Gesundheitsäm-

193 LHAKo Best. 442, Nr. 14339, von dort auch das folgende Zitat.

194 Vgl. *Czarnowski*, Das kontrollierte Paar, 1991, 117.

195 Vgl. *Vossen*, Gesundheitsämter im Nationalsozialismus, 2001, 83.

196 Vgl. *Vossen*, Gesundheitsämter im Kreis Herford, Teil 1, 1993, 92–93.

197 Vgl. *Engel, Bruno*, Ein Jahr kommunales Gesundheitsamt mit staatlichem Amtsarzt, in: Der öffentliche Gesundheitsdienst 2, 1936, 249–254, 249.

198 Vgl. LHAKo Best. 442, Nr. 18020.

199 Vgl. zum Folgenden RGBl. I, 1934, 531–532.

ter eingerichtet werden. In Ausnahmefällen konnten deren Aufgaben von bereits bestehenden kommunalen Einrichtungen übernommen werden, sofern diese im Sinne des Gesetzes als Gesundheitsamt angesehen werden konnten. Die Zuständigkeit der Ämter wurde wie folgt definiert:

> Den Gesundheitsämtern liegt ob:
> I. Die Durchführung der ärztlichen Aufgaben:
> a) der Gesundheitspolizei,
> b) der Erb- und Rassenpflege einschließlich der Eheberatung,
> c) der gesundheitlichen Volksbelehrung,
> d) der Schulgesundheitspflege,
> e) der Mütter- und Kinderberatung.
> f) der Fürsorge für Tuberkulöse, für Geschlechtskranke, körperlich Behinderte, Sieche und Süchtige;
> II. die ärztliche Mitwirkung bei Maßnahmen zur Förderung der Körperpflege und Leibesübungen;
> III. die amts-, gerichts- und vertrauensärztliche Tätigkeit, soweit sie durch Landesrecht den Amtsärzten übertragen ist.[200]

Die Gesundheitsämter übernahmen demnach die vormals kreisärztlichen Aufgaben sowie Tätigkeiten aus dem Bereich der Fürsorge. Mit der Zeit wurden ihnen weitere Aufgaben übertragen beziehungsweise die einzelnen Punkte umfassender definiert, so beispielsweise im Bereich der „Erb- und Rassenpflege". Labisch/Tennstedt sprachen von einer „nur noch als Sturzflut zu bezeichnenden Masse einschlägiger Gesetze und Verordnungen"[201], mit der sich die Gesundheitsämter auf diesem Feld konfrontiert sahen. Dazu gehörten neben dem *Gesetz zur Verhütung erbkranken Nachwuchses* als weitere „Kerngesetze der NS-Erb- und Rassenpflege" das *Gesetz zum Schutz des deutschen Blutes und der deutschen Ehre* vom 15. September 1935 und das *Gesetz zum Schutz der Erbgesundheit des deutschen Volkes* vom 18. Oktober 1935.[202] Als weitere Beispiele nennen Labisch/Tennstedt das *Reichserbhofgesetz* vom 29. September 1933, das *Gesetz gegen gefährliche Gewohnheitsverbrecher und über Maßregeln der Sicherung und Besserung* vom 24. November 1933, oder die *Verordnung über die Gewährung von Kinderbeihilfen an kinderreiche Familien* vom 15. September 1933. Alle diese Gesetze und Vorschriften – und noch viele weitere – sahen eine Begutachtung durch den zuständigen Amtsarzt vor.[203] Allein im ersten Jahr des Bestehens der 745 Gesundheitsämter im Reich wurden von diesen im Auftrag der „Erb- und Rassenpflege" mehr als 500.000 Personen

---

200 RGBl. I, 1934, 531.
201 *Labisch/Tennstedt*, Weg, 1985, 326, von dort auch das folgende Zitat
202 *Labisch/Tennstedt*, Weg, 1985, 325.
203 Vgl. *Labisch/Tennstedt*, Weg, 1985, 325–326.

untersucht. In diesen Zahlen sind die Untersuchungen für das Sterilisationsgesetz nicht inbegriffen.[204]

Obwohl die „Erb- und Rassenpflege“ erst an zweiter Stelle der ärztlichen Aufgaben genannt ist, war sie als das leitende Prinzip aller Tätigkeiten der Gesundheitsämter gedacht.[205] Bei der offiziellen Amtseinführung der Amtsärzte im Regierungsbezirk Trier durch einen Vertreter des Regierungspräsidiums betonte dieser die Zuständigkeit der neuen Behörden, „die Aufgabe[,] die sich die nationalsozialistische Bewegung auf dem Gebiete der Rassenhygiene, der erbbiologischen Erforschung und Sippenkunde, sowie für die Schaffung eines erbgesunden Nachwuchses gestellt habe, zu fördern und zur Tat werden zu lassen.“[206]

In jedem Amt sollte eine „Beratungsstelle für Erb- und Rassenpflege“ eingerichtet werden.[207] Deren Hauptaufgabe bestand darin, eine „erbbiologische Kartei“ anzulegen, in der die relevanten Ergebnisse aller im Amt durchgeführten Untersuchungen festgehalten werden sollten.[208] „Die Bürokratie des Gesundheitsamtes war von den ärztlichen Untersuchungen nicht zu trennen, ja, die gesamte ärztliche Tätigkeit ohne die Übertragung ihres Resultates in ein übersichtliches System von Karteikarten und Akten galt fast nichts“[209]. Hauptbestandteil der Akten waren die Sippentafeln, in der Angaben über die Familienmitglieder der vom Gesundheitsamt untersuchten Personen gesammelt wurden. Wenn möglich sollten bis zur Generation der Urgroßeltern sämtliche Auffälligkeiten wie psychische Erkrankungen (besonders solche nach dem Sterilisationsgesetz), oder eine kriminelle Vergangenheit eingetragen werden.[210] Obwohl von ministerieller Seite wiederholt die Wichtigkeit von Kartei und Sippentafeln betont worden war, hatten viele Gesundheitsämter diese Arbeit bis 1938 noch nicht begonnen. Daher wurden im März/April 1938 neue Richtlinien für die Registerführung erlassen.[211] Es wurden neue Vordrucke für die Karteikarten und die Sippentafeln eingeführt, was zu einer Umstellung der eventuell bereits erstellten Unterlagen führte.[212] Für die oberste Gesundheitsverwaltung stellten diese Maßnahmen eine Sammlung und Organisation des Wissens

204 Vgl. *Labisch/Tennstedt*, Weg, 1985, 330.

205 Vgl. *Vossen*, Gesundheitsämter im Nationalsozialismus, 2001, 216–217.

206 LHAKo Best. 442, Nr. 14322.

207 *Vossen*, Gesundheitsämter im Nationalsozialismus, 2001, 341.

208 Vgl. *Vossen*, Gesundheitsämter im Nationalsozialismus, 2001, 341–342.

209 *Czarnowski*, Das kontrollierte Paar, 1991, 152.

210 Vgl. *Czarnowski*, Das kontrollierte Paar, 1991, 161.

211 Vgl. *Czarnowski*, Das kontrollierte Paar, 1991, 162–163.

212 Vgl. *Czarnowski*, Das kontrollierte Paar, 1991, 163–165; vgl. *Gotto, Bernhard*, Nationalsozialistische Kommunalpolitik. Administrative Normalität und Systemstabilisierung durch die Augsburger Stadtverwaltung 1933–1945 (Studien zur Zeitgeschichte, Bd. 71), München 2006, 209.

über die Bevölkerung dar, um auf dieser Grundlage die rassenhygienischen Gesetze effektiver umsetzen zu können.[213]

Im Regierungsbezirk Trier wurde für jeden Landkreis ein staatliches Gesundheitsamt eingerichtet.[214] In der Stadt Trier wurde hingegen das kommunale Gesundheitsamt unter einem staatlichem Leiter neu organisiert.[215] Für die acht staatlichen Gesundheitsämter im Untersuchungsraum waren zusammen neun beamtete Ärzte vorgesehen. Das Amt Trier-Land erhielt außer dem Leiter auch einen stellvertretenden Amtsarzt. Neben den ärztlichen Mitarbeitern waren insgesamt 14 Gesundheitspflegerinnen vorgesehen: Trier-Land hatte für diese Berufsgruppe sechs, Bernkastel zwei Stellen. Für die restlichen Ämter war zunächst jeweils eine Pflegerin vorgesehen. Hinzu kamen für jedes Gesundheitsamt jeweils ein Gesundheitsaufseher sowie eine Schreibkraft.[216]

Der Grund für die beschriebene Stellenbesetzung der Gesundheitsämter lag in deren unzureichender finanzieller Ausstattung. Um den laufenden Betrieb aller Ämter im Reich zu sichern, übernahm das Reichsfinanzministerium einen Zuschuss von 7,5 Millionen RM. Das Reichsinnenministerium hatte hingegen 11,9 Millionen RM als Bedarf angemeldet.[217]

Die Gesundheitsämter konnten den Aufgabenkatalog, der ihnen mit dem *Gesetz über die Vereinheitlichung des Gesundheitswesens* übertragen worden war, mit den ihnen zur Verfügung stehenden personellen Mitteln kaum erfüllen.[218] Einige der Behördenleiter im Untersuchungsraum nahmen daher niedergelassene Ärzte aus ihren Amtsbereichen als nichtvollbeschäftigte Hilfsärzte unter Vertrag. Zu deren Aufgabenbereichen zählten laut den Verträgen „die Unterstützung des Amtsarztes in Ausübung der Schulgesundheits-, sowie der Mütter- und Säuglingsfürsorge."[219] Weitere Tätigkeiten konnten bei Bedarf übertragen werden.[220]

Die den Ämtern zustehenden Mittel wurden im Laufe der Jahre erweitert, was am Ausbau der Planstellen ersichtlich ist. In einer Aufstellung aus dem Jahr 1943 sind für die staatlichen Ämter im Untersuchungsraum folgende Stellen aufgelistet:

213 Vgl. *Czarnowski,* Das kontrollierte Paar, 1991, 168–169.
214 Vgl. LHAKo Best. 442, Nr. 18021.
215 Vgl. *Engel,* Kommunales Gesundheitsamt, 1936, 250.
216 Vgl. LHAKo Best. 442, Nr. 18021.
217 Vgl. *Vossen,* Gesundheitsämter im Nationalsozialismus, 2001, 217.
218 Vgl. *Vossen,* Gesundheitsämter im Nationalsozialismus, 2001, 224–225.
219 LHAKo Best. 442, Nr. 18022.
220 Vgl. LHAKo Best. 442, Nrn. 14322, 14329, 14336, 14339.

Tabelle 2: Planstellen der staatlichen Gesundheitsämter im Regierungsbezirk Trier (Stand: 1943)

Gesundheitsamt	Einwohnerzahl	Amtsärzte	Stellvertretende Amtsärzte	Büropersonal	Gesundheitspflegerinnen	Technische Assistentinnen	Gesundheitsaufseher	Aushilfskräfte
Bernkastel	51.353	1	1	3	3	1	1	1
Bitburg	53.281	1	1	3	3	1	1	1
Daun	35.802	1	0	2	2	1	1	1
Prüm	40.598	1	0	2	3	1	1	1
Saarburg	41.900	1	0	2	3	1	1	1
Trier-Land	95.982	1	2	3	6	1	1	2
Wadern	26.254	1	0	2	2	1	1	1
Wittlich	49.400	1	1	3	3	1	1	1
Summe	394.570	8	5	20	25	8	8	9

Zahlen aus: LHAKo Best. 442, Nr. 18094. Da das Gesundheitsamt der Stadt Trier eine kommunale Einrichtung gewesen ist, fehlt es in der Aufstellung des Regierungspräsidiums. Die Summe der Einwohnerzahl ist selbst errechnet.

Die wichtigste Gruppe neben dem medizinischen Personal stellten für die Gesundheitsämter die Gesundheitspflegerinnen dar. Diese hatten zunächst einen „pflegerischen oder pädagogischen Beruf“[221] erlernt und danach eine Ausbildung zur Wohlfahrtspflegerin abgeschlossen.[222] Sie stellten die „Außenorgane der Gesundheits- bzw. Wohlfahrtsverwaltungen“[223] dar. Ihnen oblagen unter anderem die Ermittlungen, die die Gesundheitsämter im Rahmen der „Erb- und Rassenpflege“ durchzuführen hatten.[224]

Neben dem medizinischen Personal und den Gesundheitspflegerinnen stand den Ämtern zudem Büropersonal zur Verfügung. Dies waren zum einen die – zumeist weiblichen – Schreibkräfte sowie Gesundheitsaufseher.[225] Letzterer hatte sich vorwiegend um die Führung von Personenlisten und die Registratur zu kümmern.[226] Weiteres unterstützendes Personal waren die technischen Assistentinnen sowie Aushilfskräfte.[227]

221 *Vossen*, Gesundheitsämter im Nationalsozialismus, 2001, 257.
222 Vgl. *Vossen*, Gesundheitsämter im Nationalsozialismus, 2001, 257–258.
223 *Vossen*, Gesundheitsämter im Nationalsozialismus, 2001, 260.
224 Vgl. *Vossen*, Gesundheitsämter im Nationalsozialismus, 2001, 260–262.
225 Vgl. Tabelle 2 auf S. 65.
226 Vgl. LHAKo Best. 442, Nr. 14328.
227 Vgl. Tabelle 2 auf S. 65.

In Kreisen mit über 50.000 Einwohnern konnten mit der Zeit etatmäßig weitere hauptamtliche Ärzte eingestellt werden.[228] Die Mittel wurden im Jahr 1937 bewilligt. In diesem Zusammenhang wurden die Verträge mit den nichtvollbeschäftigten Hilfsärzten nicht verlängert.[229] Auch in den weiteren Berufsgruppen standen Mittel für weiteres Personal zu Verfügung. Die Personaldecke blieb jedoch angespannt, wie beispielsweise aus einem Bericht des Bernkasteler Amtsarztes Dr. Follmann an das Regierungspräsidium vom Mai 1938 hervorgeht:

> In der Zeit vom 1.–21. März habe ich in 60 Schulen rund 900 Schulkinder untersucht, dabei in 10 Tagen 555 km zurückgelegt. [...] Ich bitte dabei berücksichtigen zu wollen, daß der vollbeschäftigte Hilfsarzt des Amtes seit Mitte Februar beurlaubt ist. Außer den anstrengenden Dienstreisen hatte ich also die gerade um diese Zeit vermehrten Dienstgeschäfte im Amt allein wahrzunehmen.[230]

Follmanns Bericht ist ein Beispiel dafür, dass die Situation der Amtsärzte auch nach dem *Gesetz über die Vereinheitlichung des Gesundheitswesens* gerade auf dem Land prekär blieb. Große Entfernungen und die fehlende Möglichkeit, Arbeiten delegieren zu können, machten es schwierig, auch nur einen der vielen Aufgabenbereiche ohne Probleme zu bearbeiten. Im Jahr 1939 wurden zudem häufiger Amtsärzte zu mehrmonatigen militärischen Übungen eingezogen, was die Personaldecke zusätzlich ausdünnte. Der Bitburger Amtsarzt Dr. Lubenau fragte daher im Mai 1939 beim Regierungspräsidium nach, ob „einer der Herren Hilfsärzte der umliegenden Kreise wöchentlich 1–2 Mal bei Untersuchungen am hiesigen Gesundheitsamt"[231] einspringen könne. Die Antwort fiel negativ aus.[232] Follmann gab in einem Schreiben an das Regierungspräsidium aus dem Jahr 1940 an, dass Überstunden bereits vor Kriegsbeginn die Regel gewesen seien. Die Nichtverlängerung der Hilfsarztverträge bezeichnete er im Nachhinein als personalpolitischen Fehler und beantragte neue Mittel, um niedergelassene Mediziner seines Zuständigkeitsbereichs wieder als nichtvollbeschäftigte Hilfsärzte unter Vertrag zu nehmen.[233]

Selbst wenn die finanziellen Mittel zur Besetzung der medizinischen Stellen zur Verfügung standen, fanden sich in der Regel nicht genügend Bewerber. Viele Ärzte empfanden die Bezahlung als zu gering.[234] Eine Tätigkeit im Staatsdienst galt auch aufgrund der Arbeitsbelastung als wenig attraktiv.[235] Engpässe gab es nicht nur

228 Vgl. *Vossen*, Gesundheitsämter im Nationalsozialismus, 2001, 451.
229 Vgl. LHAKo Best. 442, Nr. 14325.
230 LHAKo Best. 442, Nr. 14324.
231 LHAKo Best. 442, Nr. 14328.
232 Vgl. LHAKo Best. 442, Nr. 14328.
233 Vgl. LHAKo Best. 442, Nr. 14325.
234 Vgl. *Vossen*, Gesundheitsämter im Nationalsozialismus, 2001, 224–225.
235 Vgl. *Labisch/Tennstedt*, Weg, 1985, 322–323.

beim medizinischen Personal der Gesundheitsämter. So musste beispielsweise die technische Assistentin des Gesundheitsamtes Wittlich zur Jahreswende 1938/1939 zusätzlich zu ihrer eigenen Stelle in den Ämtern Trier-Land und Bitburg aushelfen, da die dortigen Posten unbesetzt waren.[236]

Um die Personalnot auf der nichtärztlichen Ebene zu beheben, konnten die Amtsärzte unter Umständen auf das Personal von Kreisfürsorgestellen zurückgreifen. Gütt hatte als Urheber des *Gesetzes über die Vereinheitlichung des Gesundheitswesens* den Amtsärzten empfohlen, zur Erfüllung der Aufgaben unter anderem mit den Kreisbehörden zu kooperieren.[237] Amtsarzt Dr. Spiecker von Trier-Land schloss im November 1938 einen Vertrag mit dem Landkreis Trier ab, in welchem eine Kooperation im Bereich der Familienfürsorge[238] vereinbart wurde: Die Kreisfürsorgerinnen wurden in ihrem Zuständigkeitsbereich mit der Gesundheitsfürsorge betraut, wohingegen die Gesundheitsfürsorgerinnen in ihren Gebieten die Fürsorge im Bereich der Wohlfahrt und der Jugendwohlfahrt miterledigten.[239] Mit der Verpflichtung altgedienter Gesundheitspflegerinnen der Kreise konnten die Gesundheitsämter auf Personen zugreifen, die die Bevölkerung kannten und somit mit Informationen versorgten, die für die erb- und rassenpflegerischen Aufgaben der Ämter von unschätzbarem Wert waren.[240]

Die finanziellen Probleme der Gesundheitsämter schlugen sich nicht nur in den Stellenplänen, sondern auch in deren materieller Ausstattung nieder. Der Bernkasteler Amtsarzt Dr. Cauer meldete im Dezember 1935 an das Regierungspräsidium, dass er mehrere Gegenstände im Wert von insgesamt 500,00 RM aus seinem eigenen Besitz in den Betrieb des Gesundheitsamtes eingebracht habe. Neben Möbeln seien dies unter anderem Bürobedarf wie eine Schreibmaschine, aber auch medizinische Gerätschaften wie Obduktionsbesteck, Blutdruckmessgerät sowie Stirnreflektor und Mikroskop gewesen. Er bat darum, dass das Amt die Utensilien gegen Bezahlung aus seinem Besitz übernehmen dürfe. Cauer wiederholte dieses Anliegen im September 1936 sowie im Dezember 1936.[241] Ähnliches gilt für die Gesundheitsämter

236 Vgl. LHAKo Best. 442, Nr. 14339.

237 Vgl. *Czarnowski*, Das kontrollierte Paar, 1991, 143.

238 Dem zu Beginn des 20. Jahrhunderts entwickelten Konzept der Familienfürsorge lag „ein Ineinandergreifen gesundheitlicher, wirtschaftlicher und erzieherischer Ansätze zugrunde" (*Marx-Jaskulski, Katrin*, Armut und Fürsorge auf dem Land. Vom Ende des 19. Jahrhunderts bis 1933 (Moderne Zeit, Bd. 16), Göttingen 2008, 219.). Dabei stand nicht die Notlage des Einzelnen in Vordergrund, sondern die Hilfsbedürftigkeit der gesamten Familie wurde durch die Wohlfahrtsinstitutionen in den Blick genommen. Entsprechend wurde die Familie in die Problemlösung einbezogen (vgl. *Marx-Jaskulski*, Armut, 2008, 218–220.).

239 LHAKo Best. 442, Nr. 14336.

240 Vgl. *Czarnowski*, Das kontrollierte Paar, 1991, 144.

241 LHAKo Best. 442, Nr. 14323.

Prüm[242] und Wittlich[243], wo die Amtsärzte Möbel und medizinische Instrumente aus dem eigenen Besitz zur Grundausstattung beisteuerten. Das Gesundheitsamt Saarburg gewann sein erstes Mobiliar durch die Übernahme der kreiseigenen Tuberkulosefürsorgestellen.[244] Im Gesundheitsamt Trier-Land war das Amtszimmer des stellvertretenden Amtsarztes noch im Jahr 1940, fünf Jahre nach Inkrafttreten des *Gesetzes über die Vereinheitlichung des Gesundheitswesens*, mit Möbeln aus dem Privatbesitz des Stelleninhabers eingerichtet.[245]

Die unzureichende Ausstattung der Ämter machte auch vor deren beabsichtigtem Herzstück, der Erbkartei, nicht halt. Der Dauner Amtsarzt Dr. Reuland beklagte sich im November 1936 – kurz nach seinem Amtsantritt – darüber, dass seinem Amt keine sachgerechte Aufbewahrungsmöglichkeit für diese Unterlagen zur Verfügung stand. Statt in Aktenschränken müssten die Karteien in Kartons gelagert werden.[246] Diese Situation war im Oktober 1937 noch nicht behoben.[247] Ähnliches meldete im April 1939 Müllers Nachfolger Finkenberg. Die Unterlagen seines Amtes würden provisorisch auf dem Dachboden gelagert. „Die Folge ist, daß die Akten, wenn sie auch jahrgangsweise und registermäßig gesammelt und gebündelt sind, doch unübersichtlich aufgestapelt sind und eine Durchsicht der Akten erheblich erschwert wird."[248]

Mit den Aufgaben der Gesundheitsämter nahm auch die damit anfallende Schreibarbeit zu.[249] Dies betraf nicht nur die Berufsgruppe der Schreibkräfte, sondern auch die Gesundheitspflegerinnen und das ärztliche Personal. Solche Tätigkeiten waren bei den Ärzten wenig beliebt.[250] Beispielsweise versuchte Reuland im Jahr 1936, die bei seinem Außendienst anfallenden Schreibarbeiten zu umgehen, indem er eine Bürokraft mitnahm. Das Regierungspräsidium untersagte dies im Juli 1936 mit der Begründung, dass aufgrund der hohen Schreibbelastung der Ämter die Schreibkräfte nicht vom Amtssitz abgezogen werden dürften. Im Oktober desselben Jahres wurde Reuland verboten, eine Gesundheitspflegerin auf seine Außentermine mitzunehmen, die die anfallenden Schreibarbeiten übernehmen sollte. Der Sachbearbeiter des Regierungspräsidiums stellte diesbezüglich

---

242 Vgl. LHAKo Best. 442, Nr. 14333.
243 Vgl. LHAKo Best. 442, Nr. 14340.
244 Vgl. LHAKo Best. 442, Nr. 14334.
245 Vgl. LHAKo Best. 442, Nr. 14337.
246 Vgl. LHAKo Best. 442, Nr. 14329.
247 Vgl. LHAKo Best. 442, Nr. 14330.
248 LHAKo Best. 442, Nr. 14339.
249 Vgl. *Czarnowski*, Das kontrollierte Paar, 1991, 147–148.
250 Vgl. zum Folgenden LHAKo Best. 442, Nr. 14329.

fest: „Die schriftlichen Arbeiten bei einem zu besuchenden Erbkranken hat der Amtsarzt selbst zu erledigen."[251]

Angesichts der neuaufkommenden Menge von Untersuchungen, die die Kreisärzte ab 1933 durchzuführen hatten, mussten einige der staatlichen Mediziner eigene Strategien entwickeln, um der daraus resultierenden Menge an Informationen, die es zu bewältigen galt, Herr zu werden: Viele entwickelten eigene „Ermittlungs'- und Untersuchungsverfahren"[252] da die vorgesetzten Dienststellen ihnen keine detaillierten Weisungen zukommen ließen.[253] Zu diesen gehörte auch der Amtsarzt von Trier-Land, Dr. Steinebach. Dieser hatte 1935 ein Formular entwickelt, mit dessen Hilfe die „erbbiologische[.] Erhebung" von „Ehestandsdarlehensbewerbern, Siedlungsanwärtern, einzubürgernden Personen" und „kinderreichen Familien, die eine Unterstützung beantragen" erleichtert werden sollte.[254] Das Formular wurde von der Medizinalabteilung des Regierungspräsidiums allen Amtsärzten empfohlen und die Landräte sollten es auf Vorrat halten, um es bei Bedarf an die Bewerber austeilen zu können. In dem Fragebogen wurden Angaben zu den Großeltern väterlicher- und mütterlicherseits verlangt, zu den Eltern sowie deren Geschwistern, den eigenen Geschwistern und den eigenen Nachkommen. Neben den üblichen Personenstandsangaben wurden auch „frühere und jetzige körperliche und seelische Erkrankungen" und die eventuelle „Todesursache" abgefragt sowie „besondere Charaktereigenschaften" und „besondere Begabungen".[255] Des Weiteren wurde explizit nach einem möglichen Hilfsschulbesuch eines der Verwandten sowie nach Aufenthalten in Heil- und Pflegeanstalten gefragt.[256] Neben den genannten Zwecken wurde das Formular oft zur Datenerhebung für die Antragstellung nach dem *Gesetz zur Verhütung erbkranken Nachwuchses* verwendet.[257]

Auch den Gesetzgebern war bewusst, dass die Gesundheitsämter die ihnen übertragenen Aufgaben nur mit Mühe erfüllen konnten. Dies wird an der Umsetzung des *Gesetzes zum Schutz der Erbgesundheit des deutschen Volkes (Ehegesundheitsgesetz)* deutlich. Das Gesetz sah mit § 2 eine obligatorische ärztliche Untersuchung aller Brautleute vor der Eheschließung durch das Gesundheitsamt vor. Das Ergebnis sollte in einem Ehetauglichkeitszeugnis festgehalten werden. Ziel dieser Maßnahme war es unter anderem, Personen an einer Verheiratung zu hindern, die an einer der im Sterilisationsgesetz genannten „Erbkrankheiten" litten. Das Gesetz

251 LHAKo Best. 442, Nr. 14329.
252 *Czarnowski*, Das kontrollierte Paar, 1991, 112.
253 Vgl. *Czarnowski*, Das kontrollierte Paar, 1991, 111–112.
254 LHAKo Best. 512,022, Nr. 012.
255 Die Zitate sind einem Formular entnommen, LHAKo Best. 512,006 Nr. 132.
256 Vgl. als Beispiel LHAKo Best. 512,006, Nr. 132.
257 Vgl. Stichprobe *Gesundheitsämter*.

trat am 19. Oktober 1935, einen Tag nach seiner Verkündigung im Reichsgesetzblatt, in Kraft. Davon ausgenommen war § 2, der erst mit einer Verordnung des Reichsinnenministeriums in Kraft treten sollte. Bis dahin brauchte der Amtsarzt nur dann tätig werden, wenn der zuständige Standesbeamte eine Untersuchung als notwendig erachtete.[258] Das Reichsinnenministerium hat eine entsprechende Verordnung jedoch nie erlassen.[259] Bock sah die Gründe dafür zum einen im „absehbaren Widerstand[.]"[260] der Brautleute, zum anderen in der zusätzlichen Arbeitsbelastung für die Ämter.[261]

Obwohl den beamteten Ärzten mit den Gesundheitsämtern eine Behörde unterstand, die sie zur Erfüllung ihrer Aufgaben nutzen konnten, wusste nicht jeder Amtsarzt dieses Mittel einzusetzen.[262] Im November 1937 beklagte sich eine Gesundheitspflegerin des Bitburger Gesundheitsamtes gegenüber der Medizinalabteilung des Regierungspräsidiums darüber, dass sie hauptsächlich zu Büroarbeiten herangezogen würde. Daraufhin wurde das Amt durch Dr. Engel von der Medizinalabteilung visitiert. Dieser rügte in seinem Besuchsbericht die unzureichende Organisation des Amtsbetriebes durch den neuen Amtsarzt Lubenau. Der Bitburger Mediziner sei hauptsächlich im Kreis unterwegs „zu Schuluntersuchungen, Besichtigung von Wassergewinnungsanlagen, Drogenhandlungen und gewerblichen Betrieben, kleinen und kleinsten Umfangs"[263]. Zudem schließe er die Hilfsärztin Dr. Kruse zunehmend von den ärztlichen Aufgaben aus, da er der Meinung sei, dass er die Hilfe eines anderen Mediziners nicht nötig habe. Die Gesundheitspflegerinnen kämen aufgrund der ihnen zugeteilten Büroarbeiten kaum mehr zu Hausbesuchen. Besonders thematisiert wurde der Umgang Lubenaus mit der „Erb- und Rassenpflege": Die diesbezüglichen Erhebungen übernehme er lieber selbst, da seiner Meinung nach „die Gesundheitspflegerinnen mit den Schwierigkeiten nicht fertig würden, die hierbei seitens der Bevölkerung gemacht werden" würden. In der Umsetzung dieser Aufgabe stellte Lubenau den Besucher aus dem Regierungspräsidium nicht zufrieden:

> Die Einsichtnahme in die erbbiologische Registratur ergab indessen, dass die von dem jetzigen Amtsarzt gestellten Anträge auf Unfruchtbarmachung durchaus ungenügend vorbereitet waren. Erbbiologische Ermittlungen über die Sippe des Erbkranken sind in fast keinem Falle in ausreichendem Maße getätigt worden. Überall fehlt der bei den Schwachsinnsfällen geradezu entscheidende Bericht über Lebensführung und Lebensbewährung des Probanden und seiner Sippenangehörigen.

258 Vgl. RGBl. I, 1935, 1246.
259 Vgl. *Vossen*, Gesundheitsämter im Kreis Herford, Teil 1, 1993, 105.
260 *Bock*, Zwangssterilisation, 2010, 105.
261 Vgl. *Bock*, Zwangssterilisation, 2010, 105., vgl. auch *Nitschke*, Erbpolizei, 1999, 123.
262 Vgl. zum Folgenden LHAKo Best. 442, Nr. 14328.
263 LHAKo Best. 442, Nr. 14328, von dort auch die folgenden Zitate.

Insgesamt war Engel der Ansicht, „dass auf Jahr und Tag hinaus organisatorisch und im Ausbau der Erb- und Rassenpflege, sowie der Verdichtung der Gesundheitsfürsorge gerade im Gesundheitsamt Bitburg noch ungeheuer viel Arbeit zu leisten ist." Lubenau erhielt umfassende Anweisungen zur Umorganisation seines Amtsbetriebes. Darin wurden ihm die Aufgabengebiete der einzelnen Berufsgruppen seiner Behörde erklärt und er wurde angewiesen, die Registraturen des Amtes in Ordnung zu bringen.[264]

Zusammenfassend lässt sich festhalten, dass die Etablierung der Gesundheitsämter im Regierungsbezirk Trier alte Probleme der Kreisärzte, wie den fehlenden Apparat, löste. Gleichzeitig gingen mit den zunehmenden Aufgabenbereichen oder der schlechten finanziellen Ausstattung der Ämter andere Probleme einher, die die Effizienz der neuen Behörden einschränken konnten.

2.4 Die Entwicklung der Anstalt der Barmherzigen Brüder in Trier als Teil des Anstaltssystems der Rheinprovinz bis 1933

Seit der Mitte des 19. Jahrhunderts nahm sich der Preußische Staat des Themas der Behandlung psychisch kranker Menschen an. Zunächst hielt die öffentliche Hand sich mit dem Bau von Anstalten zurück, sodass beispielsweise in der Rheinprovinz private und kirchliche Initiativen unterstützt wurden, um entsprechende Heime zu errichten.[265] Mit den Dotationsgesetzen der Jahre 1873 und 1875 wurden die Provinzialverbände als Einrichtungen der kommunalen Selbstverwaltung in den preußischen Provinzen unter anderem dazu verpflichtet, für den „Straßenbau, das Landarmen- und Korrigendenwesen, die Behindertenfürsorge, sozialpflegerische Tätigkeiten, kulturelle Aufgaben und die Förderung des Meliorationswesens"[266] zu sorgen. Schließlich wurden in den 1870er- und 1880er-Jahren die bereits 1864 vom Provinziallandtag beschlossenen fünf Heil- und Pflegeanstalten Andernach, Bonn, Düren, Düsseldorf und Merzig errichtet, welche in Trägerschaft des Provinzialverbandes der Rheinprovinz lagen. Damit bestand in jedem der fünf Regierungsbezirke der Rheinprovinz eine Provinzial-Heil- und Pflegeanstalt mit einer Gesamtkapazität von 1300 Betten. In ihnen

264 Vgl. LHAKo Best. 442, Nr. 14328.

265 Vgl. *Kaminsky*, Zwangssterilisation, 1995, 36–38.

266 *Teppe, Karl*, Provinz, Partei, Staat. Zur provinziellen Selbstverwaltung im Dritten Reich untersucht am Beispiel Westfalens (Veröffentlichungen der Historischen Kommission für Westfalen, Bd. 38), Münster 1977, 2.

sollten sowohl therapiefähige Patienten behandelt, als auch solche, die als unheilbar galten, gepflegt werden.[267]

Da der auf diese Weise gewonnene Anstaltsraum nicht ausreichte und der Provinzialverband keine weiteren Anstalten errichten wollte, wurden „seit 1886 Verträge mit katholischen Einrichtungen, die schon seit geraumer Zeit die Pflege Geisteskranker betrieben, über eine Versorgung der chronischen Pfleglinge zu festgesetzten Pflegegeldern"[268] abgeschlossen. Die Trierer Barmherzigen Brüder konnten in dieser Zeit bereits eine 1869 eröffnete Anstalt in Saffig vorweisen, in der sie psychisch erkrankte Menschen versorgten.[269] Für den Provinzialverband lag der Vorteil bei der Verpflichtung von konfessionellen Einrichtungen darin, dass keine neuen Anstalten auf eigene Kosten errichtet beziehungsweise unterhalten werden mussten.[270]

Zwischen April 1887 und Oktober 1888 schloss die Provinzialverwaltung insgesamt sechs Verträge mit katholischen Ordensgemeinschaften zwecks Errichtung von Anstalten zur Unterbringung von „Pfleglingen katholischer Konfession"[271] ab. Es handelte sich dabei um die Alexianerbrüder in Aachen, die Franziskanerbrüder in Waldbreitbach, die Schwestern des Heiligen Augustinus in Köln, die Franziskanerinnen in Waldbreitbach und die Barmherzigen Brüder in Trier (Vertragspartner war die *„Erwerbs- und Wirtschaftsvereinigung der barmherzigen Brüder vom hl. Johannes von Gott, eingetragene Genossenschaft*"[272]). Der Vertrag mit den Barmherzigen Brüdern wurde am 1. Februar 1888 für die Aufnahme von männlichen Personen geschlossen. Die Gemeinschaft verpflichtete sich dazu, neun Monate später 200 Pfleglinge von der Provinzialverwaltung zu übernehmen und unterzubringen. Die Provinzialverwaltung hingegen garantierte, mindestens 100 Kranke in der Anstalt der Brüder zu halten und selbst wenn diese Zahl unterschritten werden sollte, für 100 Patienten

267 Vgl. *Wiehl, [Vorname unbekannt]*, Fürsorge für Geisteskranke, Idiote und Epileptiker, in: Horion, [Johannes] (Hrsg.), Die Rheinische Provinzial-Verwaltung. Ihre Entwicklung und ihr heutiger Stand, Düsseldorf 1925, 125–178, 128–130.

268 *Kaminsky*, Zwangssterilisation, 1995, 39.

269 Vgl. *Martini*, Gründer, 1987, 91.

270 Vgl. *Kaminsky*, Zwangssterilisation, 1995, 39.

271 ALVR Nr. 4112.

272 Die *Erwerbs- und Wirtschaftsvereinigung der barmherzigen Brüder vom hl. Johannes von Gott, eingetragene Genossenschaft* wurde am 29. 08. 1887 gegründet. Laut Gründungsstatut konnten nur diejenigen Barmherzigen Brüder Mitglieder werden, die die ewigen Gelübde abgelegt hatten. Ziel der Vereinigung war „der Erwerb und die Bewirtschaftung von Vermögen aller Art", um „die Mittel zur Erfüllung der den Genossenschaftern in ihrer Eigenschaft als barmherzige Brüder obliegenden Pflichten zu erlangen." Vgl. LHAKo Best. 602,052, Nr. 32833. Die *Wirtschaftsvereinigung* vertrat demnach die Kongregation in wirtschaftlichen Belangen nach außen.

jeweils 1,20 RM pro Kopf und Tag zu zahlen.[273] Auf diese Weise sicherten sich die Brüder einen gewissen Grundstock an Patienten und somit an Pflegegeldern, die eine wichtige Einnahmequelle für konfessionelle Anstalten darstellten. Dadurch wurde auch verhindert, dass die Einrichtung in zunehmende Abhängigkeit von den Krediten des Provinzialverbandes geriet. Eine solche führte in den 1930er-Jahren beispielswiese in Hessen dazu, dass die Fürsorgeverbände die Möglichkeit hatten, verschuldete Anstalten zu übernehmen.[274] Die Garantie zur Belegung der Hälfte der Anstalt mit Pfleglingen durch den Provinzialverband sollte auch bei einvernehmlicher Vergrößerung der Anstalt bestehen bleiben.[275]

Auch was die Zusammensetzung der Patienten anging, ließen sich die Brüder Garantien geben. Unruhige Kranke durften nur die Hälfte der Belegung ausmachen, und lediglich „10 % der Gesamtzahl“ sollten „zu den unreinlichen und bettlägerigen Kranken gehören“[276]. Die Brüder sollten sich darum bemühen, „die Beschäftigung der Kranken in irgend einer Hantierung, besonders in der Landwirtschaft, herbeizuführen“.[277]

Die Zusicherung einer Belegungs- beziehungsweise Zahlungsgarantie, wie sie die Barmherzigen Brüder vom Provinzialverband erhielten, gehörte zum Standard der in dieser Zeit abgeschlossenen Verträge. Bis auf den Vertrag mit den Alexianerbrüdern vom April 1887 enthalten alle Schriftstücke eine solche Zusicherung.[278]

Die Anstalt selbst nahm ihren Betrieb im Jahre 1889 auf. In diesem Jahr wurden aus insgesamt drei Provinzial-Heil- und Pflegeanstalten 133 Patienten nach Trier verlegt.[279] Mit dem preußischen Gesetz über die erweiterte Armenpflege, welches am 11. Juli 1891 erlassen wurde und ab 1893 in Kraft trat, wurden die mit den Provinzialverbänden identischen Landarmenverbände in § 31 dazu „verpflichtet, für Bewahrung, Kur und Pflege der hilfsbedürftigen Geisteskranken, Idioten, Epileptiker, Taubstummen und Blinden, soweit dieselben der Anstaltspflege bedürfen, in geeigneten Anstalten Fürsorge zu treffen.“[280] Die Provinzialverbände als Landesfürsorgeverbände trugen die Kosten für den Unterhalt der Anstalten, deren Personal und die Verwaltung. Die Kosten für die einzelnen Patienten wie Nah-

273 Zum Vertrag vgl. ALVR Nr. 4112.

274 Vgl. *Sandner*, Verwaltung, 2003, 68–69; SANDNER führt als Beispiel das St.-Anna-Haus in Hadamar an.

275 Vgl. ALVR Nr. 4112.

276 ALVR Nr. 4112, von dort auch das folgende Zitat.

277 Vgl. ALVR Nr. 4112.

278 Vgl. ALVR Nr. 4112.

279 Vgl. *Kettern, Bernd*, Im Dienst an kranken Menschen, Trier 1994, 41.

280 Vgl. *Kaminsky*, Zwangssterilisation, 1995, 40; Gesetz zitiert nach *Wiehl*, Fürsorge, 1925, 135–136.

rungsmittel oder Bekleidung konnten sie von den Bezirksfürsorgeverbänden (also den Stadt- und Landkreisen) – so ein solcher festgestellt werden konnte – wieder zurückerstattet bekommen. Der Kostenträger – also in der Regel der Provinzialverband – hatte auch zu entscheiden, in welchen Anstalten die einzelnen Pflegebedürftigen untergebracht wurden.[281] Eine Unterbringung von Patienten in einer privaten oder konfessionellen Anstalt, die nicht vom Provinzialverband unterhalten werden musste, war entsprechend günstiger, als die Versorgung in einer möglicherweise neu zu errichtenden provinzialeigenen Einrichtung.

Mit dem genannten Gesetz wuchsen die finanziellen Belastungen für die Provinzialverbände. Um der gesteigerten Anzahl von Aufnahmeanträgen, die auf Basis dieses Gesetzes hervorgerufen wurden, bei gleichzeitiger Begrenzung der Kosten Herr zu werden, griffen die Provinzialverbände verstärkt auf die konfessionellen Anstalten zurück. Diese wurden mithilfe von günstigen Krediten im Ausbau ihrer Kapazitäten unterstützt.[282] Die Anstaltslandschaft differenzierte sich zunehmend aus: Die provinzialeigenen Einrichtungen dienten als „klassische[.] Eintrittspforten in die Psychiatrie."[283] Die kirchlichen und privaten Institutionen wurden zu „Auffangbecken für die unheilbaren Pflegefälle der Provinzialanstalten"[284]. Dies hatte auch Auswirkungen auf die Verwaltung der konfessionellen und privaten Anstalten. Mit einem Ministerialerlass vom 20. September 1895 erhielten sie die Auflage, dass sie unter der Leitung eines Arztes mit Erfahrung in der Psychiatrie stehen mussten und die Patientenaufnahmen nur mit einem Attest eines Kreisarztes erfolgen durften. Ab dem 26. März 1901 wurden zudem staatliche Besuchskommissionen für die konfessionellen und privaten Heil- und Pflegeanstalten eingerichtet.[285]

Trotz der Belegung kirchlicher Anstalten wurde zu Beginn des 20. Jahrhunderts neben Erweiterungen in den bestehenden Einrichtungen der Bau weiterer Provinzial-Heil- und Pflegeanstalten von der Provinzialverwaltung für notwendig erachtet.[286] Im Jahre 1900 wurde die Anstalt Galkhausen gegründet,[287] 1905 Süchteln.[288] Da auch diese Einrichtungen sehr schnell an ihre Kapazitätsgrenzen stießen,

---

281 Vgl. *Sandner, Peter*, Fürsorgebehörden als Kostenträger der Anstaltsunterbringung, in: Hamm, Margret (Hrsg.), Lebensunwert, zerstörte Leben. Zwangssterilisation und „Euthanasie", Frankfurt 2005, 98–110, 99–100.

282 Vgl. für Westfalen: *Walter*, Psychiatrie, 1996, 104–106.

283 *Kaminsky*, Rheinische Psychiatrie, 2013, 61.

284 *Walter*, Psychiatrie, 1996, 107; Dies galt auch für die konfessionellen Einrichtungen in der Rheinprovinz, vgl. *Kaminsky*, Zwangssterilisation, 1995, 43.

285 Vgl. *Kaminsky*, Zwangssterilisation, 1995, 40–41.

286 Vgl. *Wiehl*, Fürsorge, 1925, 144.

287 Vgl. *Laehr*, Anstalten, 1937, 38.

288 Vgl. *Laehr*, Anstalten, 1937, 102–103.

wurde zwischen 1908 und 1912 die Anstalt Bedburg-Hau mit einer Kapazität von 2200 Betten errichtet.[289]

Im Verlauf des Ersten Weltkrieges ging die Zahl der Anstaltspatienten in der Rheinprovinz ab 1916 stetig zurück. Grund hierfür war die schlechte Ernährungslage sowie die damit verbundene Ausbreitung von Krankheiten innerhalb der Anstalten, denen nach Kaminsky deutschlandweit in den Jahren 1914 bis 1919 insgesamt 140.234 Patienten erlagen.[290] Um den dadurch entstandenen Leerstand in den eigenen Anstalten zu beheben, zog die Provinzialverwaltung ab 1920 Patienten aus privaten und kirchlichen Einrichtungen ab.[291] In diesem Zusammenhang wurden kirchliche Anstalten zeitweise geschlossen, wie beispielsweise die evangelische Heil- und Pflegeanstalt Waldbröl zwischen 1920 und 1926.[292]

Für die Psychiatrieversorgung im Regierungsbezirk Trier hatte der Erste Weltkrieg zudem die Folge, dass die Provinzial-Heil- und Pflegeanstalt in Merzig zum 1. November 1921 an das neugebildete Saargebiet fiel. Aufgrund der weiten Entfernung zur nächstgelegenen Provinzialanstalt Andernach wurde die Einrichtung der Barmherzigen Brüder in Trier zur Aufnahmeanstalt des Regierungsbezirks erklärt. Weibliche Patienten mussten in Andernach oder in Ausnahmefällen in Merzig aufgenommen werden.[293]

Es scheint, dass durch den Status als Aufnahmeanstalt der Bestand der Einrichtung auch in der Nachkriegszeit gesichert war. Die Kapazität der Anstalt der Barmherzigen Brüder in Trier wurde über die Jahre hinweg weiter ausgebaut. Bereits 1925 fasste sie 500 Betten. Hinzu kam noch der Schönfelder Hof in der Eifel. Diese landwirtschaftliche Kolonie mit 550 Morgen Land (etwa 137,5 ha) wurde 1920 von den Brüdern erworben.[294]

Die Zahl der Anstaltsfürsorgebedürftigen stieg in der Rheinprovinz ab der Mitte der 1920er-Jahre wieder verstärkt an. Auch die Weltwirtschaftskrise tat dieser Entwicklung – anders als im restlichen Deutschen Reich – keinen Abbruch.[295] Dies hatte letztendlich auch einen Einfluss auf die Anstalt der Barmherzigen Brüder in Trier, deren Kapazität Anfang der 1930er-Jahre 600 Betten betrug.[296]

---

289 Vgl. *Kaminsky*, Zwangssterilisation, 1995, 53; *Wiehl*, Fürsorge, 1925, 146–150.

290 Vgl. *Kaminsky*, Zwangssterilisation, 1995, 53–54; vgl. *Faulstich*, Hungersterben, 1998, 67–68.

291 Vgl. *Wiehl*, Fürsorge, 1925, 152–154.

292 Vgl. *Kaminsky*, Zwangssterilisation, 1995, 96–97.

293 Vgl. *Wiehl*, Fürsorge, 1925, 154–155. Als einzige andere Anstalt in der Rheinprovinz, die sich nicht in Trägerschaft des Provinzialverbandes befand, konnte die evangelische Einrichtung in Waldbröl Patienten in die Anstaltspflege aufnehmen, vgl. *Kaminsky*, Zwangssterilisation, 1995, 262.

294 Vgl. *Wiehl*, Fürsorge, 1925, 150.

295 Vgl. *Kaminsky*, Zwangssterilisation, 1995, 86–89.

296 ABBT, Ordner „Personalien der früher in der Anstalt beschäftigten Brüder".

Abbildung 1: Gelände der Barmherzigen Brüder in Trier (1950er-Jahre). Gebäudenutzung während der 1930er-Jahre: 1) Heil- und Pflegeanstalt; 2) Ordensbereich; 3) Krankenhaus.

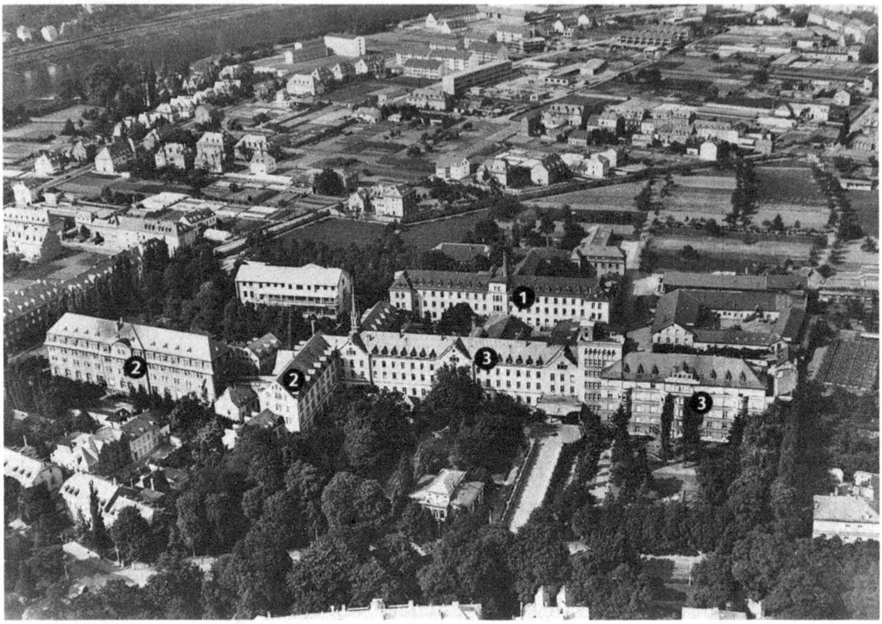

Fotographie aus den 1950er-Jahren aus ABBT, Fotoarchiv.

2.5 Biographischer Exkurs: Dr. Jakob Faas

Dr. Jakob Faas wurde am 7. November 1887 in Prüm geboren.[297] Er studierte an den Universitäten München und Erlangen und erwarb 1913 seinen Doktorgrad in Medizin mit einer Arbeit *Über die Schwangerschaftstetanie.*[298] Laut eigenen Angaben war er seit demselben Jahr zweiter Arzt und stellvertretender Direktor der staatlichen Heilanstalt in Kutzenberg in Oberfranken. Den Titel *Medizinalrat* erhielt er 1929.[299] Unter den bayerischen Anstaltspsychiatern fand, unter anderem ausgelöst durch die steigenden Kosten im psychiatrischen Sektor, in den Jahren vor 1933 eine rege Diskussion über ein Sterilisationsgesetz statt. Vonseiten der Ärzte wurde die Idee im Allgemeinen befürwortet.[300]

297 Vgl. LHAKo Best. 856, Nr. 220256.

298 Vgl. ABBT, Nr. 388.

299 Vgl. ABBT, Ordner C 6 Chefarzt der Psychiatr. Klinik.

300 Vgl. *Birk, Hella*, Gesetz ohne Recht. Das Gesetz zur Verhütung erbkranken Nachwuchses in seiner Umsetzung durch Erbgesundheitsgerichte im bayerischen Schwaben, in: Justizmi-

Im Jahr 1933 bewarb sich Faas auf die Stelle des Direktors der Heil- und Pflegeanstalt der Barmherzigen Brüder in Trier. Er bezeichnete sich selbst der Ordensleitung gegenüber als „fast in allen Sparten der Medizin spezialärztlich ausgebildet" und „speziell in allen Zweigen des Irrenanstaltswesens durchgebildet".[301] In diversen Leumundszeugnissen von katholischen Einrichtungen in Franken, die ihn als medizinischen Berater konsultierten, wird er als wissenschaftlich tätiger Arzt und praktizierender Katholik bezeichnet.[302] Faas erhielt die Stelle in Trier und konnte sie zum 1. April 1934 antreten.[303] Diese Position behielt er bis zum 31. Juli 1941. Ab dieser Zeit ruhte der Vertrag mit den Barmherzigen Brüdern, da die Anstalt seitdem faktisch nicht mehr exisiterte.[304]

Daneben war Faas auch außerhalb der Anstalt ärztlich tätig. Vier Monate nach seiner Arbeitsaufnahme in Trier übernahm er im August 1934 die neueingerichtete *Fürsorgesprechstunde für Geistes-, Nerven- und Gemütskranke* im Regierungsbezirk Trier.[305] Diese Tätigkeit hatte er bis zum 1. April 1937 inne, als die Fürsorgeprechstunde von der Provinzial-Heil und Pflegeanstalt Andernach übernommen wurde. Ab Juli des Jahres arbeitete er als „unbesoldeter Hilfsarzt" für die Stadt Trier.[306] Im Dezember 1939 nahm er eine Tätigkeit als Aushilfsarzt der Stadt auf.[307] Von August 1940 bis Juli 1941 war Faas stellvertretender Amtsarzt am Gesundheitsamt Wadern. Ab dem 1. August 1941 war er Stadtmedizinalrat in Trier.[308] Daneben lässt sich nachweisen, das Faas 1936 als Gerichtsarzt in Trier tätig gewesen ist und Insassen des Trierer Gefängnisses auf ihren Geisteszustand hin untersuchte.[309]

Im März 1939 wurde Faas zum nichtbeamteten Beisitzer am Trierer Erbgesundheitsgericht ernannt. Nach seinem Eintritt in den Staatsdienst wechselte er im Januar 1942 auf die Position eines beamteten Beisitzers.[310]

Laut eigenen Angaben im Entnazifizierungsverfahren von 1946[311] war Faas seit dem 1. Mai 1933 Mitglied der NSDAP sowie vom 1. Juni 1933 bis zum 22. März 1936 SA-Angehöriger. Als Grund für seinen Parteieintritt machte er im Spruchkam-

---

nisterium des Landes Nordrhein-Westfalen (Hrsg.), Justiz und Erbgesundheit (Juristische Zeitgeschichte, Bd. 17), Düsseldorf 2009, 65–81, 65–67.

301 ABBT, Ordner C 6 Chefarzt der Psychiatr. Klinik.

302 Vgl. ABBT, Ordner C 6 Chefarzt der Psychiatr. Klinik.

303 Vgl. ABBT, Nr. 388.

304 Vgl. ABBT, Nr. 388; vgl. auch unten Kapitel 4.2.1.

305 Vgl. ALVR, Nr. 13059; vgl. Kreisarchiv Trier-Saarburg (KrArch Trier-Saarburg), P 639,2.

306 Vgl. ALVR, Nr. 13059, von dort auch das Zitat.

307 Vgl. LHAKo Best. 856, Nr. 220256.

308 Vgl. LHAKo Best. 856, Nr. 220256.

309 Vgl. Landesarchiv Speyer (LA Speyer), Best. H 91 Nr. 2760.

310 Vgl. LHAKo Best. 583,002, Nr. 398; vgl. auch unten Kapitel 3.3.1.

311 Auffällig ist, dass in den Unterlagen zu dem entsprechenden Verfahren 13 Leumundszeug-

merverfahren widersprüchliche Angaben: Zum einen sei er als bayerischer Staatsbeamter am 1. Mai 1933 ohne sein Zutun in die Partei aufgenommen worden. An anderer Stelle behauptete er, dass auf ihn als Leiter der Heil- und Pflegeanstalt der Barmherzigen Brüder ein großer Druck ausgeübt wurde, in die Partei einzutreten.[312] Letzteres kann nicht zutreffen, da Faas erst 1934 nach Trier kam.

Die Charakterisierung Faas' durch parteinahe Stellen fiel unterschiedlich aus: Der Gauobmann des Nationalsozialistischen Deutschen Ärztebundes beurteilte ihn in einer Mitteilung an das Amt für Volksgesundheit der NSDAP Trier vom 5. November 1935 als konfessionell gebunden. Der wiederholten Aufforderung, aus seiner katholischen Studentenverbindung auszutreten, sei er nicht gefolgt. Zudem benehme er „sich bei Spenden, Parteiumlagen usw. keineswegs nationalsozialistisch."[313] Im November 1939 kam das Amt für Volkswohlfahrt Trier in einer Mitteilung an die NSDAP zu einer anderen Einschätzung:

> Dr. Jakob Faas, Chefarzt. Seit 1933 Parteigenosse, setzte er sich in den Jahren 1934, [19]35 stark für das Sterilisationsgesetz ein. Seit 1935 Mitglied des NSD.-Ärztebundes und beim Amt für Volksgesundheit zugelassen. Seit 1936 Leiter der Abteilung Volksgesundheit in der NSV. Dr. Faas wird nach aussen hin als guter Nationalsozialist angesehen. Doch soll er auch über starke kirchliche Bindungen verfügen. Im Krankenhaus soll er öfters in ostentativer Weise mit dem weissen Ärztemantel bekleidet in der Hauskapelle knien.[314]

Demnach hatte sich mit der Zeit die Beurteilung Faas' durch parteinahe Stellen geändert. Dies könnte neben seinem Einsatz für die Umsetzung des Sterilisationsgesetzes[315] auch auf sein Engagement im Rassenpolitischen Amt der NDSAP zurückzuführen sein, welches er beispielsweise 1937 im Rahmen der in Trier gastierenden Wanderausstellung *Volk und Rasse* zeigte. Als Begleitprogramm sollte er entsprechende Vorträge halten, Führungen durch die Ausstellung organisieren und Presseberichte vorbereiten.[316]

Nach dem Zweiten Weltkrieg war Faas am Wiederaufbau der Nervenabteilung des Brüderkrankenhauses beteiligt und leitete diese bis zu seinem Tod am 18. Februar 1959. Des Weiteren arbeitete er für diverse französische Dienststellen und war als Gefängnisarzt sowie Gutachter für verschiedene Gerichte tätig.[317]

---

nisse enthalten sind, jedoch keines seines langjährigen Arbeitgebers, nämlich der Barmherzigen Brüder; vgl. LHAKo Best. 856, Nr. 220256.

312 Vgl. LHAKo Best. 856, Nr. 220256.

313 Vgl. LHAKo Best. 662,3, Nr. 013, von dort auch das Zitat.

314 LHAKo Best. 662,003, Nr. 006.

315 Vgl. unten Kapitel 3.

316 Vgl. LHAKo Best. 663,003, Nr. 189.

317 Vgl. Bezirksärztekammer Trier, Akte Jakob Faas.

3. Zwangssterilisationen im Regierungsbezirk Trier

Das vorliegende Kapitel über die Zwangssterilisationen im Regierungsbezirk Trier orientiert sich zu einem großen Teil am Verfahrensgang, wie er im *Gesetz zur Verhütung erbkranken Nachwuchses* vorgegeben wurde. Ziel ist es, herauszufinden, wie das Gesetz in der Region umgesetzt wurde.

In einem ersten Schritt wird die Anzeigetätigkeit am Beispiel der Gesundheitsämter Trier-Land und Daun untersucht: Von welchen Gruppen erhielten die Amtsärzte erste Kenntnis über „erbkrankverdächtige" Personen? Gab es Unterschiede zwischen der Anzeigetätigkeit der Gruppen? Daneben soll auch danach gefragt werden, wie viele Fälle bereits im Stadium der Anzeige eingestellt wurden und gar nicht erst vor das Trierer Erbgesundheitsgericht kamen.

Nach den Anzeigen erfolgten die Anträge auf Unfruchtbarmachung vor dem Trierer Erbgesundheitsgericht. Der Fokus dieses Kapitels weitetet sich über die Antragstätigkeit der Amtsärzte auf die anderen drei antragsberechtigten Gruppen aus:[1] Exemplarisch für die Anstaltsärzte steht der Direktor der Heil- und Pflegeanstalt der Barmherzigen Brüder in Trier. Die Tätigkeit der Strafanstaltsleitungen wird an den Beispielen der Haftstätten in Wittlich und Trier behandelt. Für diese drei Gruppen wird untersucht, ob Unterschiede in Bezug auf die Antragstellung beobachtet werden können. Dabei sind besonders die Antragsdiagnosen sowie die Informationsbeschaffung als Vergleichskriterien herangezogen worden. Der vierte Kreis antragsberechtigter Personen waren die Betroffenen selbst. Lassen sich, auch im Vergleich mit den anderen Gruppen, Aussagen darüber treffen, wie freiwillig die Selbstanträge wirklich zustande kamen?

Das dritte Unterkapitel beschäftigt sich mit dem Trierer Erbgesundheitsgericht. Wer wirkte dort als Richter und wer versuchte, Einfluss auf deren Rechtsprechung zu nehmen? Mussten die Juristen und Mediziner eigene Ermittlungen anstellen, um die Angaben der Antragsteller zu ergänzen? Wurde es den Betroffenen ermöglicht, ihre Belange selbst zu vertreten, oder wurde versucht, sie zugunsten eines widerspruchsfreien Verfahrensablaufs zu entrechten? Wichtig für die Einordnung des Trierer Erbgesundheitsgerichts ist auch, wie sich das Verhältnis von Beschlüssen auf Unfruchtbarmachung zu abgelehnten Anträgen entwickelte.

Nachdem ein Beschluss auf Unfruchtbarmachung rechtskräftig geworden war, oblag es eigens dazu bestimmten Krankenhäusern, den Eingriff durchzuführen.[2] Welche Operateure und Kliniken in der Region beteiligten sich an dem letzten Schritt des Sterilisationsgesetzes? Wie jede Operation bargen auch die Unfruchtbar-

1 Vgl. RGBl. I, 1933, 529.

2 Vgl. RGBl. I, 1933, 530.

machungen Risiken für die Operierten. Welche Komplikationen und auch Todesfälle lassen sich aus den Akten rekonstruieren? Das *Gesetz zur Verhütung erbkranken Nachwuchses* ermöglichte den Amtsärzten, die „Unfruchtbarzumachenden" von der Polizei in eine Klinik überführen zu lassen.[3] In welchem Umfang wurde dies notwendig beziehungsweise wurde es von den staatlichen Medizinern angeordnet? In welchen Fällen gestatteten sie auf der anderen Seite, dass eine Operation für eine bestimmte Zeit zurückgestellt wurde? Neben den Unfruchtbarmachungen konnten nach dem Änderungsgesetz von 1935 auch Schwangerschaftsabbrüche vorgenommen werden.[4] In welchem Umfang lassen sich diese im Untersuchungsraum beobachten?

Mit der erfolgten Unfruchtbarmachung war das gesetzlich vorgegebene Sterilisationsverfahren beendet. Daher erfolgt im fünften Unterkapitel der Blick auf die Betroffenen: Welche Personengruppen waren in der Region vom *Gesetz zur Verhütung erbkranken Nachwuchses* betroffen? Wie reagierten sie – unabhängig von den ihnen im Gesetz zugestandenen Möglichkeiten – auf das Sterilisationsverfahren? Da sich besonders für diese Frage keine verallgemeinerbaren und quantifizierbaren Angaben erheben lassen, werden verschiedene Reaktionsweisen der Betroffenen vorgestellt.

Die katholische Kirche ist die einzige Institution, die in der Forschung als konsequente Gegnerin des *Gesetzes zur Verhütung erbkranken Nachwuchses* anerkannt ist.[5] Wie entschlossen waren die Vertreter der Kirche in der Region Trier? Zur Beantwortung dieser Frage soll schlaglichtartig das Verhalten des Bischofs Bornewasser und, soweit möglich, dessen Klerus in den Blick genommen werden. Daneben mussten sich auch katholische Ordensangehörige, die im Fürsorgeerziehungswesen sowie in der Krankenpflege aktiv gewesen sind, mit dem Thema auseinandersetzen. Daher wird beispielhaft der Blick auf das katholische Erziehungsheim St. Josef in Föhren sowie die im Kreiskrankenhaus Saarburg tätigen Ordensschwestern geworfen.

Das dritte Kapitel schließt mit einem Zwischenfazit ab. Darin werden die gewonnenen Ergebnisse im Hinblick auf die geschilderten Fragen zusammengefasst.

3.1 Anzeigen

In der ersten Ausführungsverordnung zum *Gesetz zur Verhütung erbkranken Nachwuchses* vom 5. Dezember 1933 wurde der Rahmen der Personen, die vermeintlich erbkranke Menschen bei den Amtsärzten zu melden hatten, sehr weit gefasst. Es handelte sich dabei nicht nur um approbierte Ärzte, sondern auch „sonstige Perso-

3 Vgl. RGBl. I, 1933, 530.
4 Vgl. RGBl. I, 1935, 773.
5 Vgl. bspw. *Bock*, Zwangssterilisation, 2010, 293–296.

nen, die sich mit der Heilbehandlung, Untersuchung oder Beratung von Kranken"[6] befassten. Damit waren unter anderem „Ärzte und Ärztinnen, Anstaltsleiter, Zahnärzte, Dentisten, selbständig tätige Schwestern oder Gemeindeschwestern, Fürsorgerinnen, Masseurinnen und Masseure, Heilpraktiker, auch Hebammen"[7] gemeint. Diese Anzeigepflicht sollte es ermöglichen, „alle erbkranken Personen zu erfassen"[8].

In welchem Umfang die Anzeigepflichtigen der ihnen zugedachten Aufgabe nachkamen, ist aufgrund der Quellensituation schwer zu bestimmen.[9] Die Anzeigeformulare wurden in der Regel nicht in die Akten der Erbgesundheitsgerichte eingelegt. Grund hierfür ist eine Anordnung des Reichsinnenministeriums vom November 1934, wonach in den Erbgesundheitsgerichtsakten keine Angaben zu den Anzeigenden gemacht werden sollten. Damit sollte verhindert werde, dass die vom Sterilisationsgesetz betroffenen Personen erfuhren, wer die Anzeige erstattet hatte. Daher sind solche Formulare in der Regel nur in seltenen Fällen überliefert.[10]

Im Folgenden wird in einem ersten Schritt das Anzeigenregister des Gesundheitsamtes Trier-Land ausgewertet. Dabei werden drei Aspekte näher beachtet: Wie viele Anzeigen führten tatsächlich zu einem Antrag auf Unfruchtbarmachung? Von welchen Stellen wurden die „erbkrankverdächtigen" Personen angezeigt? Zuletzt: Welche Angaben lassen sich über die angezeigten Personen erheben? In einem zweiten Schritt werden die Jahresberichte des Dauner Amtsarztes daraufhin untersucht, ob sich Unterschiede zur Anzeigetätigkeit beim Gesundheitsamt Trier-Land erkennen lassen.

3.1.1 Anzeigen am Gesundheitsamt Trier-Land

Das Sterilisationsanzeigenregister des Gesundheitsamtes Trier-Land führt für die Zeit zwischen 1934 und 1944 insgesamt 1495 Anzeigen an.[11] Da fünf Personen dop-

---

6 RGBl. I, 1933, 1021.

7 *Vossen*, Gesundheitsämter im Nationalsozialismus, 2001, 275.

8 *Gütt/Rüdin/Ruttke*, Verhütung, 1936, 210.

9 Vgl. *Ley, Astrid*, Zwangssterilisation und Ärzteschaft. Hintergründe und Ziele ärztlichen Handelns 1934–1945 (Kultur der Medizin, Bd. 11), Frankfurt a. M./New York 2004, 149; vgl. *Endres*, Zwangssterilisation, 2009, 118.

10 Vgl. *Endres*, Zwangssterilisation, 2009, 116; vgl. *Braß*, Zwangssterilisation, 2004, 66–67.

11 Die Eintragungen erfolgten primär nach einer durchlaufenden Nummerierung von 1 bis 1496 (Nr. 970 ist überklebt und damit nicht belegt). Nachträglich wurde zu einem nicht mehr genau zu bestimmenden Zeitpunkt in roter Farbe eine nach Jahren gegliederte laufende Nummerierung eingetragen (1/1934 bis 29/1944). Obwohl es sich um ein Sterilisationsanzeigenregister handelt, sind die Einträge nicht konsequent nach dem Datum der Anzeige sortiert. So findet sich beispielsweise unter der Nummer 303 beziehungsweise 103/1935 ein Eintrag zu Maria E., wobei das Datum der Anzeige mit dem 16.07.1936

pelt eingetragen sind, wurden insgesamt 1490 Menschen aus dem Kreis Trier-Land angezeigt. Nach der Volkszählung von 1933 lebten 96.545 Menschen im Zuständigkeitsbereich des Amtsarztes von Trier Land.[12] Demnach wurden in zehn Jahren 1,6 % der Einwohner des Kreises angezeigt. Eine Vergleichszahl bietet VOSSEN mit seiner Untersuchung über das Gesundheitsamt Herford-Land. Dort sind im gleichen Zeitraum bei 100.000 Einwohnern 1479 Sterilisationsanzeigen eingegangen.[13] Dies bedeutet, dass dort 1,5 % der Bevölkerung zur Anzeige gebracht wurden.

Von den Meldungen, die bei den Amtsärzten eingegangen sind, führte nicht jede zwangsläufig zu einem Antrag auf Unfruchtbarmachung. In den 1495 Einträgen im Anzeigeregister des Gesundheitsamtes Trier-Land sind in 671 Fällen Anträge vor Erbgesundheitsgerichten verzeichnet, was einem Anteil von 44,9 % entspricht.[14] Von den 671 Anträgen wurden nach Eintragungen im Register lediglich 575 durch den Amtsarzt von Trier-Land gestellt.[15] Die anderen Fälle wurden in der Regel durch Anstalten oder auswärtige Gesundheitsämter beantragt. Die Anzeige diente dann lediglich dazu, den Amtsarzt von Trier-Land über einen erfolgten Antrag in Kenntnis zu setzen. 824 Anzeigen (55,1 %) wurden aus verschiedenen Gründen nicht weiterverfolgt. Der Anteil der Anzeigen, die zu einem Antrag vor einem Erbgesundheitsgericht führten, nahm, wie aus Tabelle 3 hervorgeht, zwischen 1936 und 1939 stetig ab. Der Anstieg in den Jahren 1941 und 1942 kann durch die Anweisung an die Amtsärzte erklärt werden, auch während des Krieges

angegeben ist (E. wurde Ende Mai 1935 im Erziehungsheim Föhren durch den Landespsychiater der Rheinprovinz untersucht [vgl. ALVR 14107]. Es ist nicht auszuschließen, dass das Gesundheitsamt bereits vor der offiziellen Anzeige durch den Anstaltsarzt Kenntnis darüber bekam, dass E. wegen „angeborenem Schwachsinn" angezeigt werden sollte.). Oftmals ist als Datum der Anzeige lediglich das Jahr angegeben. In den 14 Fällen, in denen für die Anzeige kein Datum angegeben ist, wurde das Jahr der Anzeige aus dem Kontext der Eintragungen rekonstruiert. Für die folgenden Ausführungen wurden die Anzeigen nach den eingetragenen beziehungsweise rekonstruierten Datumsangaben den entsprechenden Jahren zugeordnet; vgl. LHAKo Best. 512,017, Nr. 817. ERBACHER/HÖROLD haben sich an den nachträglich eingetragenen, jährlich gegliederten laufenden Nummern orientiert, weshalb sie zu abweichenden Ergebnissen gekommen sind; vgl. *Erbacher/Höroldt*, Erbgesundheitsgerichtsbarkeit, 1995, 1240.

12 Vgl. *Preußisches Staatsministerium*, Staatshandbuch, 1939, 713.

13 Vgl. *Vossen*, Gesundheitsämter im Nationalsozialismus, 2001, 280.

14 ERBACHER/HÖROLDT kommen in ihrer Auswertung zu leicht abweichenden Zahlen, die in der Tendenz übereinstimmen; vgl. *Erbacher/Höroldt*, Erbgesundheitsgerichtsbarkeit, 1995, 1240.

15 Laut dem Register des Trierer Erbgesundheitsgerichts wurden 606 Anträge durch den Amtsarzt von Trier-Land gestellt (vgl. Tabelle 12 auf S. 118). Die Differenz von 31 Anträgen könnte auf eine nachlässige Registerführung zurückzuführen sein.

weiterhin Anträge auf Unfruchtbarmachung zu stellen.[16] Im Jahr 1942 sank die Zahl der Anträge wieder, für die Folgejahre sind keine Anträge durch den Amtsarzt von Trier-Land verzeichnet.[17]

Die Gründe, weshalb keine Anträge gestellt wurden, waren vielfältig. Oftmals konnte durch die Untersuchung keine „Erbkrankheit" festgestellt werden, oder die Angezeigten sind aus dem Zuständigkeitsbereich des Gesundheitsamtes Trier-Land verzogen, sodass die Akten an das zuständige Amt (soweit bekannt) abgegeben wurden. In diesen Fällen ist es möglich, dass der Amtsarzt des Zielortes sich zu einem Antrag entschloss, ohne dass die Gesundheitsverwaltung von Trier-Land davon Kenntnis erhielt. Auch das Alter der „Erbkrankverdächtigen" spielte eine Rolle, wobei auch Männer als zu alt für ein Verfahren erachtet werden konnten. Weitere Gründe für die Entscheidung, keinen Antrag zu stellen, konnten ein dauerhafter Anstaltsaufenthalt sein, oder die staatlichen Mediziner kamen zu der Überzeugung, dass keine „Fortpflanzungsgefahr" bestand. Einige Personen sind auch verstorben, bevor die Anzeige weiterverfolgt wurde. In 120 Fällen ist nicht begründet, weshalb kein Antrag gestellt wurde (davon 29 vor Kriegsbeginn, was darauf hinweist, dass vor allem während des Krieges viele Anzeigen unbearbeitet liegen blieben).[18]

Tabelle 3: Verteilung der Anzeigen am Gesundheitsamt Trier-Land, die zu Anträgen führten

Jahr	Anzeigen	Anträge gesamt	Anteil der Anzeigen, die zu Anträgen führten, in %	Anträge durch Trier-Land*	Anteil der Anzeigen, die durch das Gesundheitsamt Trier-Land zu Anträgen führten, in %	Nicht beantragt	Anteil der Anzeigen, die nicht zu Anträgen führten, in %
1934	208	135	64,9	125	60,1	73	35,1
1935	211	164	77,7	138	65,4	47	22,3
1936	215	135	62,8	109	50,7	80	37,2
1937	191	76	39,8	65	34,0	115	60,2
1938	169	55	32,5	46	27,2	114	67,5
1939	140	30	21,4	26	18,6	110	78,6
1940	138	39	28,3	36	26,1	99	71,7
1941	92	29	31,5	27	29,3	63	68,5
1942	72	7	9,7	3	4,2	65	90,3
1943	30	0	0,0	0	0,0	30	100,0
1944	29	1	3,4	0	0,0	28	96,6
Gesamt	1495	671	44,9	575	39,5	824	55,1

* Vgl. FN 15 auf S. 82.
Eigene Erhebung auf der Basis von LHAKo Best. 512,017, Nr. 817.

16 Vgl. oben Kapitel 2.2.1.
17 Vgl. Tabelle 3 auf S. 83.
18 Vgl. LHAKo Best. 512,017, Nr. 817, vgl. auch Tabelle 3 auf S. 83.

Anzeigende Stellen

Die Anzeigen beim Gesundheitsamt Trier-Land blieben in den Jahren 1934 bis 1936 auf gleich hohem Niveau zwischen 208 und 215 Meldungen und gingen erst ab 1937 merklich zurück. Der Kriegsbeginn bedeutete für die Anzeigenhäufigkeit im Zuständigkeitsbereich des Gesundheitsamtes keine Zäsur, in den Jahren 1939 und 1940 blieben die Zahlen vielmehr konstant.[19] Erst ab 1941 waren die Anzeigen wieder rückläufig.[20] Um diese Entwicklung erklären zu können, wird im Folgenden näher betrachtet, von welchen Stellen die einzelnen Anzeigen stammten und wie sich die Anzeigeverhalten entwickelten. Eine erste Übersicht bietet folgende Tabelle 4:

Tabelle 4: Herkunft der Anzeigen am Gesundheitsamt Trier-Land

	1934	1935	1936	1937	1938	1939	1940	1941	1942	1943	1944	Summe	Anteil in %
Gesundheitsämter	21	98	93	85	75	49	41	26	17	5	10	520	34,8
Heil- und Pflegeanstalten	54	28	19	12	5	10	3	6	6	2	0	145	9,7
Fürsorgeerziehung	113	46	40	45	22	21	12	8	8	5	4	324	21,7
Niedergelassene Ärzte	7	15	30	13	17	18	21	3	2	1	0	127	8,5
Militär	0	0	9	6	39	36	53	41	32	13	12	241	16,1
Justiz	1	3	5	5	0	0	0	0	1	0	0	15	1,0
Sonstige*	4	15	9	19	10	4	8	7	5	4	3	88	5,9
Keine Angabe	7	0	1	2	0	2	0	0	0	0	0	12	0,8
Unklar**	1	6	9	4	1	0	0	1	1	0	0	23	1,5
Summe	208	211	215	191	169	140	138	92	72	30	29	1.495	

* Für eine nähere Aufstellung der sonstigen Anzeigenden vgl. Tabelle 6 auf S. 105.
** Bei den 23 unklaren Fällen handelt es sich um 20 Anzeigen von Dr. Faas, bei denen nicht geklärt werden konnte, in welcher Funktion er die vermutete Erbkrankheit meldete (Fürsorgearzt, Anstaltsleiter, Privatpraxis). Ferner erstatteten im Jahr 1936 ein Dr. Poßmann und 1941 ein Dr. Hanz anzeige. Auch hier konnte nicht festgestellt werden, in welcher Funktion sie tätig wurden. Schließlich ist für das Jahr 1938 eine Anzeige unter dem Kürzel „F. D." verzeichnet.
Eigene Erhebung auf der Basis von LHAKo Best. 512,017, Nr. 817.

---

19 Ein Beispiel dafür, dass der Kriegsbeginn durchaus einen Einbruch der Anzeigetätigkeit mit sich führte, bietet Endres mit Köln, vgl. *Endres*, Zwangssterilisation, 2009, 111.

20 Vgl. Tabelle 4 auf S. 84.

Amtsärzte

Die meisten Anzeigen kamen mit 34,8 % (520 von 1495) von den Gesundheitsämtern selbst (beziehungswiese bis 1935 den Kreisärzten). Aufgrund ihres weiten Aufgabenspektrums spricht Brass davon, dass die Gesundheitsämter „eine regelrechte erbbiologische Schleppnetzfahndung in der Bevölkerung […] betreiben“[21] konnten. Beispielsweise waren die Kreisärzte ab Mitte 1933 für die Durchführung von Ehestandsdarlehensuntersuchungen zuständig.[22] Die hierbei gewonnenen Erkenntnisse wurden von den Medizinern für die Umsetzung des Sterilisationsgesetzes genutzt.[23] Auf diesem Wege gerieten auch in späteren Jahren immer wieder Personen in den Fokus der Gesundheitsämter. Anfang September 1936 wurde beispielsweise im Gesundheitsamt Wittlich ein Brautpaar auf Ehetauglichkeit untersucht, wobei der Arzt den Bräutigam für „schwachsinnig“ hielt. Daraufhin wurde innerhalb eines Monats ein entsprechender Antrag auf Unfruchtbarmachung des Mannes gestellt.[24]

Auch Kinder wurden von den Gesundheitsämtern über deren breites Aufgabenspektrum erfasst, wie das folgende Beispiel zeigt: Die Mutter der 1918 geborenen Barbara H. machte sich in einer Beschwerde gegen den Sterilisationsbeschluss ihrer Tochter aus dem Jahr 1936 heftige Vorwürfe, dass ihre Familie einen Antrag auf Kinderbeihilfe gestellt hatte. Die Tochter kam erst durch diesen abgelehnten Antrag in den Fokus des Gesundheitsamtes. Der Antrag wurde wegen „angeborenen Schwachsinns“ gestellt. Dabei schien die Mutter das Gesetz nicht generell abzulehnen, sondern lediglich in Bezug auf ihre Tochter.[25]

Betroffene konnten auch in den Fokus des Gesundheitsamtes geraten, wenn sie in finanzieller Not Hilfe bei anderen staatlichen oder auch parteiamtlichen Stellen erbaten. Im November 1936 bat das *Amt für Volkswohlfahrt* in Bernkastel, die Familie des Heinrich C. zu begutachten. C. hatte „einen Antrag zur Beseitigung seines Wohnungselendes eingereicht.“[26] Bevor die Hilfe bewilligt werden konnte, wurde das Gesundheitsamt gebeten zu prüfen, ob „die Familie erbgesund“ sei. Ein 1923 geborener Sohn des Heinrich C. hatte eine Hüftgelenksluxation, welche das Gesundheitsamt Bernkastel registrierte und als Antrag auf Unfruchtbarmachung

21 *Braß*, Zwangssterilisation, 2004, 61; zu den Aufgaben der Gesundheitsämter siehe Kapitel 2.3.

22 Vgl. *Czarnowski*, Das kontrollierte Paar, 1991, 101–111.

23 Vgl. *Czarnowski*, Das kontrollierte Paar, 1991, 127.

24 Vgl. LHAKo Best. 512,006, Nr. 257.

25 Vgl. LHAKo Best. 512,024, Nr. 050.

26 LHAKo Best. 512,020, Nr. 229, von dort auch das folgende Zitat.

wegen „schwerer erblicher körperlicher Missbildung“ vor das Trierer Erbgesundheitsgericht brachte.[27]

Nicht nur finanzielle Probleme bewegten Menschen dazu, sich an die Gesundheitsämter zu wenden und damit ein Sterilisationsverfahren auszulösen. Der 1902 geborene Johann L. wandte sich im Jahr 1938 „zum Zwecke der freiwilligen Eheberatung“[28] an das Gesundheitsamt Daun, da er heiraten wollte. Während der Beratung erwuchs bei Amtsarzt Reuland der Verdacht, dass L. an Epilepsie erkrankt sei, was dazu führte, dass er einem Antrag auf Unfruchtbarmachung stellte.[29]

Der Anstieg der Anzeigen aus der staatlichen Gesundheitsverwaltung im Jahr 1935 erklärt sich mit deren Reform durch das *Gesetz über die Vereinheitlichung des Gesundheitswesens*.[30] Den „Ein-Mann-Betriebe[n]“[31] der Kreisärzte standen nur wenige Mittel zu Verfügung, selbst an der Erfassung von vermeintlich Erbkranken mitzuwirken. Die neuen Ämter waren nicht nur personell besser ausgestattet, sondern es wurden ihnen Aufgabenbereiche übertragen, die zuvor in der Zuständigkeit kommunaler Fürsorgebehörden gelegen hatten. So erhielten die Amtsärzte ab 1935 schrittweisen Zugriff auf die Unterlagen der Wohlfahrtsämter.[32] Im Regierungsbezirk Trier sollten diese Ämter laut Anweisung des Regierungspräsidiums vom März 1934 – die in Absprache mit dem Reichsinnenministerium zustande kam – keine Anzeigen nach dem Sterilisationsgesetz erstatten. Es wurde davon ausgegangen, dass die Kreisärzte mit der Umsetzung des Gesetzes ohnehin sehr stark in Anspruch genommen seien.[33] Die in den Unterlagen der Wohlfahrtsämter erfassten Personen gerieten demnach erst nach der Reform des Gesundheitswesens in den Fokus der Amtsärzte. So konnte auch der Dauner Amtsarzt Dr. Conrad im September 1935 an den Regierungspräsidenten melden, dass „Grundlage und Ausgangspunkt für die Durchführung des Gesetzes [...] entsprechende Listen von den Ämtern“[34] seien.

Eine wichtige Rolle bei der Erfassung von Personen, die unter das Sterilisationsgesetz fielen, spielte für die Gesundheitsämter die Berufsgruppe der Gesundheitspflegerinnen.[35] Sie bildeten die „Außenorgane der Gesundheits- bzw. Wohl-

27 Vgl. LHAKo Best. 512,020, Nrn. 229, 496.
28 LHAKo Best. 512,022, Nr. 419.
29 Vgl. LHAKo Best. 512,022, Nr. 419.
30 Vgl. oben Kapitel 2.3.
31 *Labisch/Tennstedt*, Gesundheitsamt, 1991, 38.
32 Vgl. *Czarnowski*, Das kontrollierte Paar, 1991, 142–143.
33 Vgl. LHAKo Best. 655,215, Nr. 500.
34 LHAKo Best. 512,022, Nr. 019.
35 Die Bezeichnung der in dieser Gruppe zusammengefassten Personen wechselt zwischen „Fürsorgerin“ und „Pflegerin“, wobei auch Kombinationen mit dem Präfix „Gesundheits-“ und dem Zusatz „Kreis-“ möglich sind.

fahrtsverwaltung"[36]. Im Register sind 166 Anzeigen verzeichnet, welche von den Pflegerinnen des Gesundheitsamtes Trier-Land stammten, was über ein Viertel der Meldungen ausmacht, die von dieser Einrichtung selbst ausgingen.[37] Wie die Pflegerinnen an ihre Informationen kamen, zeigt beispielhaft der Fall des 1907 geborenen Hubert T. Die Gesundheitspflegerin Kreutz vom Dauner Gesundheitsamt hatte zu Beginn des Jahres 1939 die verheiratete Schwester des T. besucht, da diese einen Antrag auf Kinderbeihilfe gestellt hatte. Dabei habe die Schwester erwähnt, dass ihr Bruder seit dem 24. Lebensjahr an Krampfanfällen leide. Auf der Grundlage dieser Aussage stellte das Gesundheitsamt weitere Ermittlungen an, die schließlich zur Unfruchtbarmachung des T. führten.[38]

Ein weiteres für die Amtsärzte wichtiges Mittel zur Erfassung „erbkrankverdächtiger" Personen war die *Fürsorgestelle für Geistes-, Gemüts- und Nervenkranke.* Diese wurde 1934 nach Absprache mit der Provinzialverwaltung, des Regierungspräsidiums und der zuständigen Kreise eingerichtet und nahm ihre Tätigkeit im August 1934 auf. Sie bot dabei monatlich pro Kreis eine Sprechstunde an (im Landkreis Trier wegen der Größe zwei), die vom Leiter der Heil- und Pflegeanstalt der Barmherzigen Brüder in Trier, Faas, abgehalten wurde. Über die Landräte sollten die Bewohner der Kreise über die Fürsorgestelle aufgeklärt sowie die Sprechzeiten in der Presse veröffentlicht werden.[39] Die Fürsorgestelle diente nicht nur der Unterstützung von „Geistes-, Nerven- und Gemütskranken", sondern primär dem Zweck der Umsetzung eugenischer Ideen. So kam Mitte 1935 die 24-jährige Elisabeth E. aus eigenem Antrieb wegen einer Anfallserkrankung in die Sprechstunde von Faas, „um sich beraten zu lassen."[40] Dieser zeigte sie am 16. September 1935 beim Gesundheitsamt in Daun an. Im Rahmen der Beratung äußerte sich E. auf die Frage nach weiteren Erkrankten in der Familie dahingehend, dass ein Bruder ebenfalls mit Anfällen zu tun habe.[41] Amtsarzt Dr. Lewing stellte am gleichen Tag Anträge auf Unfruchtbarmachung der beiden Geschwister.[42]

Im Jahr 1935 wurde die Anzahl der Sprechzeiten von Faas mit Erlaubnis des Oberpräsidiums der Rheinprovinz als Kostenträger in den Kreisen Trier-Land und Trier-Stadt verdoppelt. Die Erhöhung wurde vom Kreisarzt der Stadt Trier damit begründet, dass die durch „die rassenpflegerische Gesetzgebung"[43] notwendig

36 *Vossen*, Gesundheitsämter im Nationalsozialismus, 2001, 260.; vgl. dazu auch Kapitel 2.3.
37 Eigene Berechnung aufgrund von LHAKo Best. 512,017, Nr. 817.
38 Vgl. LHAKo Best. 512,022, Nrn. 202, 250.
39 Vgl. ALVR 13059, vgl. KrArch Trier-Saarburg, P 639,2.
40 LHAKo Best. 512,024, Nr. 008.
41 Vgl. LHAKo Best. 512,024, Nr. 008.
42 Vgl. LHAKo Best. 602,052, Nr. 36085.
43 ALVR, 13059, von dort auch das folgende Zitat.

gewordenen Untersuchungen sonst nicht in angemessener Zeit hätten durchgeführt werden könnten. Faas entwickelte ein großes Engagement bei der Erfassung von vermeintlich erbkranken Menschen, wie aus einem Schreiben vom 27. März 1935 an das Trierer Regierungspräsidium hervorgeht:

> Die Fürsorge- und Beratungsstunden für Nerven- und Gemütskranke haben einen ungeahnten Umfang angenommen. Besonders das Material in Trier-Stadt läuft ins uferlose. Um die Erbkranken restlos erfassen zu können mußte ich mich natürlich auch mit der Untersuchung der Hilfsschule sowie der Schulentlassenen, die von den Lehrern als geistig minderwertig bezeichnet werden, befassen.

Faas hatte demnach den Anspruch, alle „Erbkrankverdächtigen" in seinem Zuständigkeitsgebiet zu erfassen. Um sein Ziel zu erreichen, leistete er kostenlose Mehrarbeit in Form von Überstunden.[44] Auch hieraus wird deutlich, dass die *Fürsorgesprechstunde* einen wesentlichen Anteil an den Anzeigen nach dem Sterilisationsgesetz hatte.

Für die Kreisärzte bildete die Vernetzung mit anderen Stellen eine weitere mögliche Informationsquelle, um Personen für das *Gesetz zur Verhütung erbkranken Nachwuchses* zu erfassen. Bereits vor dem Inkrafttreten des Sterilisationsgesetzes wandte sich der Kreisarzt des Kreises Wittlich, Müller, am 20. Dezember 1933 an den zuständigen Landrat. Er forderte diesen auf, ihm alle Patienten zu melden, die kurz vor der Entlassung aus Heil- und Pflegeanstalten standen.[45] Was genau der Kreisarzt mit dieser Anweisung bezweckte, ist nicht klar, da die Heil- und Pflegeanstalten Patienten, die unter das *Gesetz zur Verhütung erbkranken Nachwuchses* fielen, nur nach erfolgtem Beschluss des Erbgesundheitsgerichts entlassen durften.[46] Im Oktober 1937 wandte sich der damalige Wittlicher Amtsarzt Finkenberg in einer ähnlichen Angelegenheit an die Amtsbürgermeistereien seines Zuständigkeitsbereichs. Er erbat von diesen eine Aufstellung „der in Ihrem Amtsbezirk wohnenden Personen, die an geistigen oder schweren körperlichen Gebrechen leiden"[47]. Als Antwort erhielt er eine Liste mit den Namen von 38 Personen, von denen mindestens sechs zu diesem Zeitpunkt bereits unfruchtbar gemacht worden waren.[48]

Die Aufmerksamkeit der Gesundheitsämter konnte auch durch ihre Beteiligung an Sonderaktionen des NS-Staates auf bestimmte Personengruppen gelenkt werden. Beispielhaft hierfür steht die Aktion Arbeitsscheu. Deren Ziel war es, sogenannte „Arbeitsscheue" beziehungsweise „Asoziale" in größerem Umfang in Konzentrationslagern zu inhaftieren. Als „Arbeitsscheu" galten nach einem Erlass Heinrich

44 Vgl. ALVR 13059.
45 Vgl. LHAKo Best. 655,163, Nr. 223.
46 Vgl. unten Kapitel 3.2.2.
47 LHAKo Best. 655,163, Nr. 228.
48 Vgl. LHAKo Best. 655,163, Nr. 228 und LHAKo Best. 602,052, Nrn. 36084–36087.

Himmlers vom 26. Januar 1938 jene Personen, die zweimal ihnen vorgeschlagene Arbeitsstellen ohne Begründung abgelehnt hatten, obwohl sie nach amtsärztlicher Untersuchung arbeitsfähig waren. Die Aktion wurde zwischen dem 21. und dem 30. April 1938 durchgeführt.[49] Die durch diese Untersuchungen gewonnenen Ergebnisse konnten für die Amtsärzte auch im Hinblick auf das *Gesetz zur Verhütung erbkranken Nachwuchses* interessant sein. Im Mai 1938 fragte Amtsarzt Follmann vom Gesundheitsamt in Bernkastel bei der Trierer Gestapo nach dem Aufenthaltsort des 1907 geborenen Jakob K. Dieser sei „bei der Sonderaktion am 22.4."[50] – also der Aktion Arbeitsscheu – von ihm untersucht worden. K. befand sich zum Zeitpunkt der Anfrage im Wittlicher Gefängnis, von wo aus er am 12. Mai 1938 in das Konzentrationslager Buchenwald verlegt worden war. Da in dem Schreiben von „einer Erbgesundheitssache" die Rede ist und sich auf dem Blatt der Stempel mit Hinweis auf § 15 des Sterilisationsgesetzes (Schweigepflicht) befindet, ist davon auszugehen, dass der Amtsarzt einen Antrag auf Unfruchtbarmachung geplant hatte.[51] Der Aktion der Gestapo folgte im Juni 1938 die Kriminalpolizei mit der sogenannten *Juniaktion*, die sich ebenfalls gegen sogenannte „Asoziale" richtete.[52] Auch während dieser Aktion untersuchte beispielsweise das Gesundheitsamt Wittlich auf Bitten einiger Amtsbürgermeister mehrere Personen.[53]

Die Anzeigen, die aus dem Gesundheitsamt Trier-Land selbst stammten, befassten sich zu 60,9 % (322 von 529) mit „angeborenem Schwachsinn". An zweiter Stelle stand mit 11,5 % (61 von 529) die Diagnose Epilepsie.[54] Damit machte die unklare Diagnose „angeborener Schwachsinn", die insbesondere nichtmedizinische Kriterien umfasste und Raum für eine soziale Diagnostik bot,[55] den größten Teil der durch das Gesundheitsamt generierten Meldungen aus.[56]

---

49 Vgl. *Ayass, Wolfgang*, „Ein Gebot der nationalen Arbeitsdisziplin". Die Aktion „Arbeitsscheu Reich" 1938, in: Ayass, Wolfgang (Hrsg.), Feinderklärung und Prävention. Kriminalbiologie, Zigeunerforschung und Asozialenpolitik (Beiträge zur nationalsozialistischen Gesundheits- und Sozialpolitik, Bd. 6), Berlin 1988, 43–74, 48–49.

50 LHAKo Best. 512,020, Nr. 100, von dort auch das folgende Zitat.

51 Vgl. LHAKo Best. 512,020, Nr. 100.

52 Vgl. *Ayass*, Aktion „Arbeitsscheu", 1988, 53–56; Aktueller: *Schleupner, Franziska*, „Arbeitsscheu Reich". Die Sonderaktion der Geheimen Staatspolizei im April 1938: Ursachen. Motive. Planung – und deren Umsetzung im Regierungsbezirk Mainfranken, Würzburg 2014.

53 Vgl. LHAKo Best. 442, Nr. 14339.

54 Vgl. Tabelle 37 auf S. 363 im Anhang.

55 Vgl. *Braß*, Zwangssterilisation, 2004, 94, sowie oben Kapitel 2.2.1.

56 Vgl. Tabelle 37 auf S. 363 im Anhang.

Fürsorgeerziehung

Am zweithäufigsten meldeten mit 21,7 % (324 von 1495) die Institutionen der Fürsorgeerziehung[57].[58] Noch bevor das *Gesetz zur Verhütung erbkranken Nachwuchses* in Kraft trat, bereiteten die für die Fürsorgeerziehung zuständigen Stellen in der Provinzialverwaltung ab September 1933 die Erfassung der ihr unterstehenden Zöglinge vor. Landespsychiater Dr. Max Lückerath[59] sollte die von der Provinzialverwaltung belegten Heime aufsuchen und die dort lebenden Kinder und Jugendlichen im Hinblick auf die im Gesetz genannten „Erbkrankheiten" untersuchen.[60] Ein besonderes Augenmerk sollte der Landespsychiater auf Heime mit angeschlossener Hilfsschule legen, wie es im katholischen Erziehungsheim St. Joseph in Föhren der Fall war.[61] Am Beispiel dieser im Zuständigkeitsbereich des Gesundheitsamtes Trier-Land gelegenen Einrichtung für ausschließlich weibliche Zöglinge lässt sich der hohe Anteil der Anzeigen aus dem Fürsorgeerziehungswesen erläutern.[62]

Am 15. und 16. März 1934 besuchte Lückerath St. Joseph in Föhren, wo er 131 Mädchen und junge Frauen untersuchte. Für 123 Personen stellte er fest, dass

---

57 „Fürsorgeerziehung" meint dabei die im Untersuchungszeitraum bestehende Form der Kinder- und Jugendhilfe, wie sie den Provinzialverbänden aufgetragen war. In der vorliegenden Untersuchung steht dabei die Heimerziehung im Fokus. Zur Entwicklung der Fürsorgeerziehung vgl. *Steinacker, Sven*, Der Staat als Erzieher. Jugendpolitik und Jugendfürsorge im Rheinland vom Kaiserreich bis zum Ende des Nazismus, Stuttgart 2007.

58 Vgl. Tabelle 4 auf S. 84.

59 Zu Max Lückerath vgl. u. a. *Steinacker*, Staat, 2007, 107–108.

60 Neben eigenen Einrichtungen wie beispielsweise die Provinzial-Fürsorgeerziehungsanstalt in Euskirchen brachte der Provinzialverband Zöglinge auch in konfessionellen und privaten Einrichtungen unter; vgl. *Vossen, Karl*, Fürsorgeerziehung und Landesjugendamt, in: Horion, [Johannes] (Hrsg.), Die Rheinische Provinzial-Verwaltung. Ihre Entwicklung und ihr heutiger Stand, Düsseldorf 1925, 325–402. Bei der Fürsorgeerziehung zeigte sich in der Rheinprovinz eine ähnliche Zusammenarbeit zwischen Provinzialstellen und privaten bzw. konfessionellen Trägern, wie sie in Kapitel 2.4 für das Anstaltswesen gezeigt worden ist.

61 Vgl. *Steinacker*, Staat, 2007, 110, 784. Zur Geschichte des St. Josephs-Heims der Franziskanerinnen von Nonnenwerth in Föhren vgl. *Lellinger, Felicitas/Ostermann, Ursula*, Arbeit mit und für den behinderten Menschen, in: Ostermann, Ursula (Hrsg.), Gott wird sorgen. Geschichte der Franziskanerinnen von Heythuysen/Niederlande in Deutschland: Nonnenwerth und Lüdinghausen 1900–1995, Aachen 1995, 269–297, 269–283.

62 Neben dem Heim in Föhren gab es nach einer Aufstellung des Regierungspräsidiums vom September 1934 im Kreis Trier-Land als Erziehungsheim noch das Eduardstift auf dem Helenenberg. Zudem exisitierten nach derselben Liste im restlichen Regierungsbezirk nebem dem Wolfer Waisenheim als weitere Einrichtungen der Fürsorgeerziehung noch das Kloster zum Guten Hirten in Trier und die Probstey St. Josef in Taben-Rodt (Kreis Saarburg), vgl. LHAKo Best. 512,022, Nr. 022.

sie unter das *Gesetz zur Verhütung erbkranken Nachwuchses* fielen.[63] Vielfach erfolgte die Bewertung durch den Landespsychiater aufgrund der Erziehungslisten, welche über jeden Zögling geführt wurden, ohne dass er die Personen selbst zu Gesicht bekam.[64] Nach diesen Untersuchungen im März 1934 wurden die Einrichtungen der Fürsorgeerziehung, darunter auch Föhren, weiterhin regelmäßig durch Lückerath besucht. Dabei wurden die neuaufgenommenen Mädchen und jungen Frauen einer Eingangsuntersuchung unterzogen, wobei auch das Sterilisationsgesetz beachtet wurde. Dies führte dazu, dass nach einer großen Anzeigenwelle 1934 die Zahlen aus der Fürsorgeerziehung mit der Zeit zurückgingen, jedoch nie ganz ausfielen.[65] Solche Massenuntersuchungen kamen auch in anderen Teilen des Reiches vor. So untersuchte beispielsweise ein Arzt aus der Heil- und Pflegeanstalt Kaufbeuren zwischen dem 12. und dem 14. Juni 1934 im bayerischen Lautrach 370 Zöglinge einer konfessionellen Fürsorgeerziehungsanstalt, von denen 350 als unter das Sterilisationsgesetz fallend gewertet wurden.[66]

Die Einrichtungen der Fürsorgeerziehung leiteten die Ergebnisse der beschriebenen Untersuchungen an die zuständigen Amtsärzte weiter. Die Anstaltsleiter waren gemäß *Gesetz zur Verhütung erbkranken Nachwuchses* antragsberechtigt, jedoch war die Leitung der Fürsorgeerziehungsbehörde der Ansicht, dass sie nicht als Antragsteller auftreten sollte, um „das ohnehin fragile Vertrauensverhältnis zwischen Anstaltspersonal und den jugendlichen Insassen nicht weiter zu gefährden."[67] Stattdessen wollte man sich darauf beschränken, der Anzeigepflicht nachzukommen.[68] Dies geschah bei den betroffenen Einrichtungen im Landkreis Trier entweder durch den für die Anstalt zuständigen Arzt, oder durch die Provinzialverwaltung.[69] Andere Heime fanden eine eigene Vorgehensweise: So unterzeichnete im evangelischen Waisenheim in Wolf an der Mosel (Kreis Bernkastel) der Leiter die Anzeigen selbst.[70]

Für Kinder und junge Erwachsene, welche im St. Josephsheim in Föhren lebten, kamen auf diese Weise über die Jahre hinweg 277 Anzeigen zustande. Über die

63 Vgl. *Steinacker*, Staat, 2007, 796; vgl. BATr Abt. 134, Nr. 16.

64 Vgl. *Steinacker*, Staat, 2007, 794; vgl. BATr Abt. 134, Nr. 16.

65 Vgl. *Steinacker*, Staat, 2007, 787.; Der kurze Anstieg der Anzeigen im Jahr 1937 (vgl. Tabelle 4 auf S. 84) ist damit zu erklären, dass der Landespsychiater die Anstalt Föhren in der zweiten Jahreshälfte 1936 zwei Mal besuchte (im Juli und im Dezember) sowie im Oktober 1937, sodass 1937 Anzeigen aus drei Besuchen beim Gesundheitsamt eingingen; vgl. ALVR 14108, LHAKo Best. 512,017, Nr. 817.

66 Vgl. *Birk*, Gesetz, 2005, 59.

67 *Steinacker*, Staat, 2007, 802.

68 Vgl. *Steinacker*, Staat, 2007, 801–802.

69 Vgl. LHAKo Best. 512,017, Nr. 817.

70 Vgl. bspw. LHAKo Best. 512,020, Nr. 443.

Zöglinge aus dem Eduardstift auf dem Helenenberg gingen insgesamt 41 Anzeigen ein.[71] Das Heim in Föhren besaß in Jahr 1925 Raum für 190 Kinder und Jugendliche,[72] in der Einrichtung auf dem Helenenberg konnten im selben Jahr 50 schulpflichtige und 200 schulentlassene Zöglinge untergebracht werden.[73] Im Jahr 1934 waren anlässlich der Untersuchungen Lückeraths 148 Zöglinge auf dem Helenenberg[74] und 131 in Föhren[75]. Demnach wurden verhältnismäßig wesentlich mehr Kinder- und junge Erwachsene aus dem Heim St. Joseph gemeldet als aus dem Eduardstift. Dies lässt sich damit erklären, dass an das Heim in Föhren eine Hilfsschule angeschlossen war.[76] Hilfsschüler galten bereits seit der Wende zum 20. Jahrhundert pauschal als „schwachsinnig", sodass viele von ihnen in den Fokus der Sterilisationsmaßnahmen gerieten.[77] Alle im Register des Gesundheitsamtes Trier-Land verzeichneten Anzeigen über Zöglinge aus Föhren wurden mit der Diagnose „angeborener Schwachsinn" begründet.[78] Lückerath griff in seinen Berichten nicht nur auf die schulischen Leistungen der Zöglinge zurück, sondern wandte vor allem eine soziale Diagnostik an:[79] In seinem Bericht über die Untersuchungen in Föhren im März 1934 verzeichnete er in 108 von 123 Fällen, die für ihn unter das Gesetz fielen, wenn sich die Eltern (besonders die Mütter) nicht den bürgerlichen Moralvorstellungen der Zeit entsprechend verhielten. Auch eine vermeintliche Trunksucht bei einem Elternteil wurde vermerkt. In vier Fällen sind außer den Angaben zu den Eltern keine Angaben zu den Kindern verzeichnet. Bei der großen Mehrheit von 109 der 123 Fälle wurden die Kinder pauschal als „debil" bezeichnet.[80] Brass stellte in seiner Untersuchung fest, dass die „Verquickung zwischen medizinischen, sozialen und moralischen Maßstäben [...] geradezu typisch für die Begründung der Diagnose ‚angeborener Schwachsinn'" gewesen ist.[81] Daher ist es nicht verwunderlich, dass von 324 im Anzeigenregister verzeichneten Anzeigediagnosen, die aus der Fürsorgeerziehung stammten, 323 unter „angeborenen Schwachsinn" fielen und nur eine wegen „körperlicher Missbildung" erfolgte.[82]

71 Eigene Erhebung auf der Basis von LHAKo Best. 512,017, Nr. 817.

72 Vgl. *Vossen*, Fürsorgeerziehung, 1925, 328.

73 Vgl. *Vossen*, Fürsorgeerziehung, 1925, 349.

74 Vgl. *Steinacker*, Staat, 2007, 794.

75 Vgl. *Steinacker*, Staat, 2007, 796.

76 Vgl. *Steinacker*, Staat, 2007, 110.

77 Vgl. *Höck, Manfred*, Die Hilfsschule im Dritten Reich, Berlin 1979, 95; *Endres*, Zwangssterilisation, 2009, 114.

78 Vgl. LHAKo Best. 512,017, Nr. 817.

79 Vgl. *Steinacker*, Staat, 2007, 797.

80 Vgl. BATr Abt. 134, Nr. 16.

81 Vgl. *Braß*, Zwangssterilisation, 2004, 94, von dort auch das Zitat.

82 Eigene Erhebung auf der Basis von LHAKo Best. 512,017, Nr. 817.

Die Chancen der Hilfsschüler, der Diagnose „angeborener Schwachsinn" zu entgehen, sanken ab dem Jahr 1934 zusätzlich. Im Herbst hatte der in der Provinzialverwaltung für die Fürsorgeerziehung zuständige Landesrat Hecker verfügt, dass schwach begabte Hilfsschüler in den Heimen nur noch für täglich zwei Stunden beschult werden sollten, um ihnen die nötigsten Grundkenntnisse beizubringen. Den Rest des Tages sollten sie mit Arbeitserziehung verbringen. Auf diese Weise sollten die Unterbringungskosten für den Provinzialverband gesenkt werden. Laut STEINACKER wurde dies auch in Föhren so gehandhabt.[83]

Militär

An dritter Stelle meldeten Einrichtungen des Militärs mit 16,1 % (241 von 1495) der beim Amtsarzt von Trier-Land eingegangenen Anzeigen.[84] VOSSEN zeigte sich überrascht darüber, dass er für das Gesundheitsamt des Kreises Herford-Land mit 12,2 % eine „unerwartet hohe Anzahl von Anzeigen durch das Sanitätswesen der Wehrmacht"[85] feststellte. Die Rolle der Wehrmacht bei der Umsetzung des *Gesetzes zur Verhütung erbkranken Nachwuchses* ist noch ein Desiderat der Forschung. ERBACHER/HÖROLDT vermuteten, dass die Musterungen zur Wehrmacht ab 1936 zu einem größeren Anteil an Männern bei den Unfruchtbarmachungen geführt hätten.[86] Die Anzeigen der Armee beim Amtsarzt von Trier-Land hielten sich in den Jahren 1936 und 1937 noch in Grenzen (neun beziehungsweise sechs Anzeigen). Zu einem erheblichen Anstieg kam es erst 1938 (39 Anzeigen), was nur vom ersten Kriegsjahr 1940 übertroffen wurde (53 Anzeigen).[87] Welchen Anteil verschiedene ärztliche Stellen innerhalb der Wehrmacht (zum Beispiel die Musterungskommissionen oder das Lazarettwesen) an den Anzeigen hatten, ist aus dem Register nicht zuverlässig abzuleiten.[88] Die Wehrmachtsärzte waren dazu angehalten, bei ihrer Tätigkeit auf rassenhygienische Faktoren zu achten.[89] Auf den Formularen, die die Ärzte bei den Musterungen auszufüllen hatten, war ab 1936 die Kategorie „Verdacht auf Erbkrankheit" enthalten.[90]

---

83 Vgl. *Steinacker*, Staat, 2007, 643–644.

84 Vgl. Tabelle 4 auf S. 84.

85 *Vossen*, Gesundheitsämter im Nationalsozialismus, 2001, 276.

86 Vgl. *Erbacher/Höroldt*, Erbgesundheitsgerichtsbarkeit, 1995, 1241.

87 Vgl. Tabelle 4 auf S. 84.

88 Vgl. LHAKo Best. 512,017, Nr. 817.

89 Vgl. *Neumann, Alexander*, „Arzttum ist immer Kämpfertum". Die Heeressanitätsinspektion und das Amt „Chef des Wehrmachtsanitätswesens" im Zweiten Weltkrieg (1939–1945) (Schriften des Bundesarchivs, Bd. 64), Düsseldorf 2005, 171, 175.

90 Vgl. *Neumann*, Arzttum, 2005, 159.

Die nach dem Anzeigenregister nicht vorhandenen Meldungen der Wehrmacht für das Jahr 1935 lassen sich mit dem Status des Rheinlandes als entmilitarisierter Zone erklären, der bis zu dessen Remilitarisierung im März 1936 bestand.[91] Trotzdem hat es 1935 Musterungen gegeben: Im *Wehrgesetz* vom 21. Mai 1935 wurden für die entmilitarisierten Zonen des Reiches „die Behörden der allgemeinen und inneren Verwaltung“[92] dazu bestimmt, die Erfassung der Wehrpflichtigen zu übernehmen. Im Regierungsbezirk Trier waren dies das Regierungspräsidium sowie als dessen Zweigstellen die Landratsämter.[93] Dies erklärt, warum im November 1935 beim Dauner Gesundheitsamt eine Liste des Trierer Regierungspräsidiums einging, auf der 54 Männer aus den Jahrgängen 1914 und 1915 verzeichnet waren. Diese waren von der zuständigen Musterungsstelle entweder ausgemustert oder als „Ersatzreserve II“ gemustert worden. Der Arzt erhielt die Anweisung, diese Liste auf „Erbkranke“ zu untersuchen. Im Februar 1936 war die Überprüfung mit dem Ergebnis abgeschlossen, dass neun Personen als „erbkrank“ galten.[94] Gegen alle diese Männer wurden nach dem Register des Erbgesundheitsgerichtes in den Jahren 1935 und 1936 Anträge auf Unfruchtbarmachung gestellt. Das Gericht stimmte allen Anträgen bis auf einem zu.[95] Aufgrund dieser indirekten Anzeigen kann davon ausgegangen werden, dass die Zahl der Männer, die aufgrund von militärärztlichen Untersuchungen erfasst und an die Gesundheitsämter gemeldet worden war, höher lag, als dies aus dem untersuchten Anzeigenregister hervorgeht.

Ein Teil der Anzeigen der Wehrmacht aus der Zeit nach Kriegsbeginn hatte seine Ursache darin, dass die Betroffenen sich kränker darstellten als sie in Wirklichkeit waren, um dem Militärdienst zu entgehen.[96] Johann B. (* 1902) beispielsweise wurde im Juli 1940 wegen Verdachts auf Epilepsie dem Gesundheitsamt Trier-Land angezeigt. Im Verlauf des Erbgesundheitsgerichtsverfahrens kristallisierte sich aufseiten der Ärzte die Vermutung heraus, dass B. sich „bei 4maliger Musterung bisher seiner Dienstpflicht zu entziehen versucht“[97] habe, indem er lediglich Vorgab, an Epilepsie zu leiden. Jedoch habe sich niemand finden können, der einen Anfall beobachten konnte. Der Antrag auf Unfruchtbarmachung wurde abgelehnt.[98]

91 Vgl. *Grüttner, Michael*, Brandstifter und Biedermänner. Deutschland 1933–1939, Stuttgart 2015, 213.

92 RGBl. I, 1935, 610.

93 Vgl. RGBl. I, 1935, 678.

94 Vgl. LHAKo Best. 512,022, Nr. 20.

95 Vgl. LHAKo Best. 512,022, Nr. 20, Best. 602,052, Nrn. 36085, 36086.

96 Auch Endres konnte nachweisen, dass Menschen deswegen in den Fokus der Erbgesundheitspolitik gerieten, weil sie sich durch das Vortäuschen einer schwachen Gesundheit Vorteile verschaffen wollten; vgl. *Endres,* Zwangssterilisation, 2009, 175–176.

97 LHAKo Best. 512,017, Nr. 756.

98 Vgl. LHAKo Best. 512,017, Nr. 756.

Anders erging es dem 1912 geborenen Nikolaus E. Dessen Vater wandte sich im Januar 1940 schriftlich an das zuständige Wehrmeldeamt mit der Bitte, von der Einberufung seines Sohnes abzusehen. Dieser sei wegen Erkrankung seiner Eltern zurzeit der einzige Ernährer der Familie. Außerdem leide er an Epilepsie, was einer Einziehung entgegenspreche. Über den zuständigen Landrat ging das Schreiben an das örtliche Gesundheitsamt, welches im Januar 1941 einen Antrag auf Unfruchtbarmachung vor dem Erbgesundheitsgericht Trier stellte. Die Unfruchtbarmachung wurde beschlossen und durchgeführt.[99]

Von den 241 Anzeigen, die aus der Wehrmacht kamen, befassten sich 174 (71 %) mit „angeborenem Schwachsinn". Epilepsie war mit 15,5 % (38 Anzeigen) die zweithäufigste Diagnose und kam gehäuft während des Krieges vor.[100] Einen hohen Anteil der Diagnose „angeborener Schachsinn" an den Wehrmachtsanzeigen konnte auch HEITZER feststellen: „Besonders die Diagnose ‚erblicher Schwachsinn' war schnell gestellt, wenn die jungen Männer nur eine mangelhafte Schulbildung hatten. So war es nicht verwunderlich, dass manche Anzeige ein Schuss ins Leere war"[101]. Auch der letzte Satz HEITZERS wird von den Zahlen aus dem Anzeigenregister bestätigt: Von den 174 Anzeigen wegen „angeborenen Schwachsinns" führten letztlich „nur" 21 zu einem Sterilisationsbeschluss durch die Erbgesundheitsgerichtsbarkeit.[102]

Heil- und Pflegeanstalten

Heil- und Pflegeanstalten waren für 9,7 % (145 von 1495) der Anzeigen verantwortlich, wobei der Anteil bereits 1934 seinen Höchststand mit 25 % der jährlichen Meldungen erreicht hatte und seitdem stetig sank.[103] Im Reichsdurchschnitt stammten im ersten Jahr des Sterilisationsgesetzes etwa 41,6 % der Anzeigen aus den Heil- und Pflegeanstalten.[104] Der rapide Rückgang lässt sich mit einer der Ursachen erklären, die dem Rückgang von Anträgen aus den Heil- und Pflegeanstalten zugrunde liegen: Die Anstaltspatienten, welche unter das Sterilisationsgesetz fielen, wurden 1934 und 1935 sehr schnell erfasst, sodass dieses „Reservoir" bereits „Ende 1935 teilweise erschöpft" gewesen ist.[105]

99 Vgl. LHAKo Best. 512,024, Nr. 182.
100 Vgl. Tabelle 37 auf S. 363 im Anhang.
101 *Heitzer*, Zwangssterilisation, 2005, 91.
102 Eigene Berechnung auf der Basis von LHAKo Best. 512,017, Nr. 817.
103 Vgl. Tabelle 4 auf S. 84.
104 Die Zahl basiert auf einer Aufstellung des Reichsgesundheitsamtes aus dem Jahr 1936, vgl. *Stürzbecher, Manfred*, Der Vollzug des Gesetzes zur Verhütung erbkranken Nachwuchses vom 14. Juli 1933 in den Jahren 1935 und 1936, in: Das öffentliche Gesundheitswesen 36, 1974, 350–359, 351; *Kaminsky*, Zwangssterilisation, 1995, 258.
105 *Bock*, Zwangssterilisation, 2010, 240.

Der geringe Anteil an Anzeigen aus Heil- und Pflegeanstalten im Landkreis Trier liegt darin begründet, dass es dort keine entsprechenden Institutionen gegeben hat. Die Meldungen kamen sämtlich von außerhalb, nämlich in der Hauptsache von der Provinzial-Heil- und Pflegeanstalt Andernach. Daneben zeigten die Einrichtung der Barmherzigen Brüder in Trier, die Provinzial-Heil- und Pflegeanstalt Bonn, die Heil- und Pflegeanstalt Merzig sowie das katholische St. Antoniushaus in Waldbreitbach Patienten an. Obwohl die Anstaltsleiter selbst antragsberechtigt gewesen sind, fielen sie laut erster Ausführungsverordnung des *Gesetzes zur Verhütung erbkranken Nachwuchses* auch unter die Anzeigepflicht.[106]

Aus dem Umfeld der Anstalten kamen nicht nur Anzeigen für die dort untergebrachten Patienten, sondern auch für solche Personen, die durch die Außendienste der Anstalten erfasst worden waren. In den Jahren 1937 und 1939 lassen sich insgesamt neun Anzeigen nachweisen, die durch die Außenfürsorge der Anstalt Andernach erstattet worden waren.[107]

Niedergelassene Ärzte

Anzeigen aus der Gruppe der niedergelassenen Ärzte machten 8,5 % (127 von 1495) der im Register verzeichneten Meldungen aus.[108] Diese Gruppe von Anzeigepflichtigen stand während des Untersuchungszeitraumes im Fokus derjenigen Instanzen, die für die Umsetzung des Sterilisationsgesetzes zuständig gewesen sind: Amtsärzte wandten sich in diversen Veröffentlichungen an die praktischen Ärzte, um sie dazu zu bewegen, ihrer Anzeigepflicht nachzukommen. Insgesamt meldeten die niedergelassenen Ärzte nicht in dem Umfang, wie es staatlicherseits erhofft worden war.[109]

Auch im Regierungsbezirk Trier wurden Äußerungen laut, die eine mangelnde Kooperation der praktischen Ärzte zum Thema hatten. Teile des katholischen Milieus tauschten sich mit Genugtuung über das Verhalten der niedergelassenen Ärzte aus: Anfang des Jahres 1935 kamen mehrere Ärzte zu Exerzitien zusammen, über die einer der Teilnehmer am 18. April 1935 an den Gauamtsleiter des *Amtes für Volksgesundheit* berichtete: Während der Veranstaltung sei das Gespräch auch auf die Haltung der Mediziner im Regierungsbezirk Trier zum Sterilisationsgesetz gefallen. Ein saarländischer Kreisarzt habe hierzu gesagt: „[D]er katholische Volksteil

106 Vgl. *Gütt/Rüdin/Ruttke*, Verhütung, 1936, 212.

107 Vgl. LHAKo Best. 512,017, Nr. 817. Die Außenfürsorge wurde 1937 durch die Anstalt Andernach übernommen. Zuvor wurden die Aufgaben durch die von Faas geleitete Fürsorgesprechstunde durchgeführt, vgl. oben sowie Kapitel 4.1.

108 Vgl. Tabelle 4 auf S. 84.

109 Vgl. *Ley*, Zwangssterilisation, 2004, 146–148; vgl. *Heitzer*, Zwangssterilisation, 2005, 81–86; vgl. *Endres*, Zwangssterilisation, 2009, 121.

lehnt das Gesetz eisig kalt ab und die praktischen Ärzte versagen vollkommen."[110] Das Oberpräsidium der Rheinprovinz wurde über die Äußerungen in Kenntnis gesetzt und das Trierer Regierungspräsidium unterrichtet.[111] Wohl auch als Reaktion darauf wandte sich letzteres am 28. November 1935 „an die Herren Amtsärzte des Bezirks persönlich"[112]. Es sei offensichtlich, dass viele Personen, die nach dem *Gesetz zur Verhütung erbkranken Nachwuchses* anzeigepflichtig seien, ihrer Pflicht nicht nachkämen. Über solche Fälle sei bei Bekanntwerden sofort zu berichten.[113] In seinem Tätigkeitsbericht für das Jahr 1935 äußerte sich der Dauner Amtsarzt Conrad dahingehend, dass die niedergelassenen Mediziner ihrer Anzeigepflicht nicht nachkämen, er dies aber nicht nachweisen könne. Lediglich ein Arzt habe 1935 drei Anzeigen erstattet.[114] Der Vorsitzende des Trierer Erbgesundheitsgerichtes, Schwarzer, berichtete im Januar 1935 an seinen vorgesetzten Landgerichtspräsidenten, dass die niedergelassenen Ärzte des Regierungsbezirks „wohl ausnahmslos nicht"[115] ihrer Anzeigepflicht nachkommen würden. Im Juni des gleichen Jahres meldete er an dieselbe Stelle, dass ihm „erst ein einziger Fall einer solchen Anzeige [durch einen niedergelassenen Arzt] bekannt" geworden sei. In einem Schreiben aus dem Jahr 1938 meldete Schwarzer, dass die niedergelassenen Ärzte seines Zuständigkeitsbereichs nur in Ausnahmefällen ihrer Anzeigepflicht nachkämen.[116]

Mit diesen Beschwerden kontrastieren mehrere Aussagen aus den Reihen der Trierer Ärzteschaft. Bereits im Jahr 1934 wehrte sich der niedergelassene Arzt Dr. Züscher[117] gegen den Vorwurf eines ärztlichen Kollegen, in der Region Trier würden sich die niedergelassenen Ärzte nicht an der Umsetzung des Sterilisationsgesetzes beteiligen. In einem Brief an einen Herrn Dr. Helle vom 28. Juni 1934 geht er auf die Aussage eines Dr. Zumpe[118] während einer Ärzteversammlung vom 24. Juni 1934 ein, in der dieser behauptete gehört zu haben, dass „im Bezirk Trier [...] erst ein Fall zur Sterilisierung gemeldet worden"[119] sei. Züscher habe daraufhin während der Versammlung bei seinen Tischnachbarn erfahren, dass „insgesamt 11 Anträge

110 LHAKo Best. 403, Nr. 16848.

111 Vgl. LHAKo Best. 403, Nr. 16848.

112 LHAKo Best. 512,022, Nr. 021.

113 Vgl. LHAKo Best. 512,022, Nr. 021.

114 Vgl. LHAKo Best. 512,022, Nr. 018.

115 LHAKo Best. 583,002, Nr. 230, von dort auch das folgende Zitat.

116 Vgl. Landesarchiv Nordrhein-Westfalen, Abteilung Rheinland (LAV NRW R), Rep 0168, Nr. 633, abgedruckt in: *Erbacher/Höroldt*, Erbgesundheitsgerichtsbarkeit, 1995, 1371.

117 Züscher gehörte von Beginn an zu den nichtbeamteten Beisitzern des Trierer Erbgesundheitsgerichts, vgl. unten Kapitel 3.3.

118 Ein Dr. Zumpe war 1934 Vorsitzender der Ärztekammer der Rheinprovinz, vgl. *Preußisches Staatsministerium*, Preußisches Staatshandbuch, Bd. 138, Berlin 1934, 823.

119 StArch Trier, Sam 125/003, von dort auch die folgenden Zitate.

auf Sterilisierung bei den zuständigen Amtsärzten gestellt" worden seien. „Da in der Versammlung ungefähr 100 Ärzte anwesend waren, dürfte sich bei einer Umfrage bestimmt die Zahl der von der Ärzteschaft gestellten Anträge wesentlich erhöht haben."[120] In eine ähnliche Richtung geht die Aussage des Amtsarztes der Stadt Trier, Dr. Brüggendieck, die dieser im Rahmen seines Entnazifizierungsverfahrens im Jahr 1947 abgab: Er verteidigte sich gegen den Vorwurf, bei der Umsetzung des Sterilisationsgesetzes mitgewirkt zu haben, mit dem Hinweis, dass er als Amtsarzt gesetzlich dazu verpflichtet gewesen sei. Genauso habe es eine Anzeigepflicht für alle Ärzte gegeben. Zu der Umsetzung dieser Pflicht meinte er:

> Es mag sein, dass in ganz vereinzelten Fällen Ärzte der freien Praxis aus Gewissensgründen diese Anzeigepflicht versäumt haben. Aus meiner Erfahrung heraus kann ich jedenfalls sagen, dass der größte Teil der Ärzte dieser Meldepflicht nachgekommen ist.[121]

Dass es sich hierbei nicht notwendigerweise um eine Schutzbehauptung während des Entnazifizierungsverfahrens handeln muss, geht aus den Ergebnissen von SIMON hervor. Er konnte regional unterschiedliches Anzeigeverhalten bei den niedergelassenen Ärzten erkennen. In den Städten seien von dieser Gruppe verhältnismäßig mehr Anzeigen erstattet worden als auf dem Land.[122] Die Beschwerden von Conrad und Schwarzer sowie die Aussagen Brüggendiecks und Züschers müssen sich demnach nicht widersprechen. Sie werfen vielmehr die Frage nach der Motivation der niedergelassenen Ärzte auf, der Anzeigepflicht nachzukommen oder sie zu ignorieren.

Über die Gründe, warum sich zumindest ein Teil der niedergelass enen Mediziner nicht mit Anzeigen an der Umsetzung des Sterilisationsgesetzes beteiligte, ist bereits während der NS-Zeit diskutiert worden. Astrid LEY arbeitete zwei Erklärungsmodelle heraus, mit denen zeitgenössische Psychiater und Richter der Erbgesundheitsgerichtsbarkeit das Verhalten dieser Ärztegruppe zu erklären versuchten. Diese seien „sowohl [durch] ein persönliches Vertrauensverhältnis als auch eine wirtschaftliche Beziehung mit ihren einzelnen Patienten"[123] verbunden gewesen.[124] Das Alter der Ärzte sowie das Jahr der jeweiligen Approbation hatten hingegen nach LEY die Anzeigetätigkeit der freien Mediziner nicht beeinflusst. Vielmehr hätte das soziale Umfeld der Ärzte eine Rolle bei ihrer Meldetätigkeit gespielt. Diese niedergelassenen Ärzte seien ihren Patienten als Mitbürger im Alltag begegnet, was sich

120 Züscher unterscheidet in seinem Schreiben nicht hinreichend zwischen „Anzeige" und „Antrag", jedoch lässt sich aus dem Text schließen, dass er die Anzeigetätigkeit der praktischen Ärzte bespricht, vgl. StArchTrier, Sam 125/003.

121 LHAKo Best. 856, Nr. 222146.

122 Vgl. *Simon*, Kriminalbiologie, 2001, 236–237.

123 *Ley*, Zwangssterilisation, 2004, 162.

124 So äußerte auch Schwarzer im Juni 1935 die Vermutung, „dass die Ärzte ihrer Anzeigepflicht nicht nachkommen, weil sie sich ihre Praxis nicht verderben wollen.", LHAKo Best. 583,002, Nr. 230.

aufgrund der damit einhergehenden „sozialen Kontrolle"[125] der Ärzte durch deren Umwelt als hemmend für die Umsetzung der Meldepflicht erwiesen hätte.[126] Damit korrespondiert die These von Simon, nach der die Anzeigebereitschaft städtischer Ärzte auch daran lag, dass diese aufgrund ihres größeren Patientenkreises und der „Anonymität größerer Städte"[127] wirtschaftlich nicht so sehr von einzelnen Patienten abhängig gewesen seien wie ihre Kollegen auf dem Lande.[128]

In einem Bericht über die Umsetzung des *Gesetzes zur Verhütung erbkranken Nachwuchses* vom Februar 1934 gibt der Berliner Medizinaldezernent Franz Redeker[129] einen weiteren Hinweis darauf, warum die niedergelassenen Ärzte sich nicht an der Anzeigepflicht beteiligten. Er stellte dabei die Frage, weshalb ihm aus den Kreisen von „Heilpraktiker[n] oder Kurpfuscher[n]"[130] bisher noch keine Anzeigen über „Erbkrankheiten" bekannt geworden seien. Neben einer möglichen Unzuverlässigkeit der genannten Gruppe hielt er es für möglich, dass diese „sich nicht in der Lage fühlt, auch nur die gröbsten Erbkrankheiten, wie Schwachsinn oder Fallsucht, zu erkennen".[131] Das, was der Mediziner Redeker den nichtärztlichen Heilkundlern vorwarf, kann dahingehend für die Berufsgruppe der auf dem Land lebenden Ärzte gelten, dass sie beispielsweise bei „angeborenem Schwachsinn" einen anderen Maßstab anlegten als die städtischen Medizinaldezernenten oder Richter an Erbgesundheitsgerichten. Ein Hinweis hierauf findet sich auch bei Redeker:

> Kreisärzte, die in ländlichen Gebieten bei den Untersuchungen für Ehestandsdarlehen und für andere Zwecke Gelegenheit haben, den breiten Durchschnitt abgelegen und oft primitiv lebender Menschen zu prüfen, sind zu den Fragen des Prüfungsbogens zurückhaltender geworden. Selbst einfache Fragen, wie der nach Luther oder nach Bismarck, werden auch in evangelischen Gegenden relativ häufig von Erwachsenen nicht beantwortet. Stadt und Land, Zeitungsleser und Nichtzeitungsleser bedingen auch bei nicht erbkranken Menschen größere Differenzen als von großstädtischen Erbrichtern oft angenommen wird.[132]

Aus Redekers Ausführungen lässt sich ableiten, dass die niedergelassenen Ärzte aus dem ländlichen Raum einen anderen Maßstab entwickelten, was die Diagnose „angeborener Schwachsinn" betraf. In eine ähnliche Richtung geht die Aussage

125 *Ley*, Zwangssterilisation, 2004, 158.

126 Vgl. *Ley*, Zwangssterilisation, 2004, 157–158.

127 *Simon*, Kriminalbiologie, 2001, 237.

128 Vgl. *Simon*, Kriminalbiologie, 2001, 236–237. Unabhängig von Simon kommt Ley zu einem ähnlichen Ergebnis, wobei sie zusätzlich davon ausgeht, dass in Städten niedergelassene Fachärzte aufgrund ihrer räumlichen und sozialen Distanz besonders anzeigefreudig gewesen seien; vgl. *Ley*, Zwangssterilisation, 2004, 158.

129 Zu Redeker vgl. *Labisch/Tennstedt*, Weg, 1985, 474–476.

130 BArch R 1501/5581, von dort auch die folgenden Zitate.

131 Vgl. BArch R 1501/5581.

132 BArch R 1501/5581.

eines brandenburgischen Ortsvorstehers aus dem Jahr 1936, der die Intelligenzprüfung im Rahmen der Erbgesundheitsgerichtsbarkeit kritisierte: Städtisch geprägte Ärzte waren es seiner Ansicht nach nicht gewohnt, mit Personen in Kontakt zu treten, die nach ihrer Schulentlassung kaum mehr lesen oder schreiben würden.[133]

Aus den genannten zeitgenössischen Beobachtungen über den unterschiedlichen Maßstab städtischer und ländlicher Ärzte ergibt sich die These, dass die niedergelassenen Ärzte auf dem Land deshalb vergleichsweise wenig anzeigten, da die Diagnose „angeborener Schwachsinn" bei ihnen eine im Verhältnis geringere Rolle spielte. Diese These wird durch die Anzeigediagnosen der niedergelassenen Ärzte gestützt, die im Anzeigenregister des Gesundheitsamtes Trier-Land verzeichnet sind:[134]

Tabelle 5: Anzeigediagnosen der niedergelassenen Ärzte im Zuständigkeitsbereich des Gesundheitsamtes Trier-Land

	1934	1935	1936	1937	1938	1939	1940	1941	1942	1943	1944	Summe	Anteil in %
Angeborener Schwachsinn	1	2	13	4	3	2	7	2	2	1	0	37	27,6
Schizophrenie	2	2	2	3	4	4	1	0	0	0	0	18	13,4
Zirkuläres (manisch-depressives) Irresein	0	0	1	0	0	0	0	0	0	0	0	1	0,7
Erbliche Fallsucht	1	10	10	2	6	5	9	1	0	0	0	44	32,8
Erblicher Veitstanz (Huntingtonsche Chorea)	0	0	1	0	0	0	0	0	0	0	0	1	0,7
Erbliche Blindheit	0	0	0	0	2	0	1	0	0	0	0	3	2,2
Erbliche Taubheit	0	1	1	1	0	0	0	0	0	0	0	3	2,2
Schwere erbliche körperliche Missbildung	2	0	3	1	1	6	1	0	1	0	0	15	11,2
Schwerer Alkoholismus	0	0	0	1	0	0	0	0	0	0	0	1	0,7
Sonstige*	0	0	0	1	1	2	5	0	0	0	0	9	6,7
keine Angabe	1	0	1	0	0	0	0	0	0	0	0	2	1,5
Summe	7	15	32	13	17	19	24	3	3	1	0	134	

* Unter „Sonstige" fallen fünf Anzeigen wegen Depression, drei wegen „Mongolismus" sowie eine wegen „Hysterie".

Eigene Erhebung auf der Basis von LHAKo Best. 512,017, Nr. 817. Es gingen 127 Anzeigen von niedergelassenen Ärzten ein, bei denen in sieben Fällen jeweils zwei Diagnosen genannt worden waren: Drei Mal „angeborener Schwachsinn" und Erbliche Fallsucht, drei Mal „Angeborener Schwachsinn" und schwere erbliche körperliche Missbildung, und ein Mal „angeborener Schwachsinn" und Schizophrenie.

133 Vgl. *Hinz-Wessels*, NS-Erbgesundheitsgerichte, 2004, 182.

134 Vgl. Tabelle 5 auf S. 100.

Von den 134 von den niedergelassenen Ärzten angezeigten Diagnosen fielen 27,6 % unter die Kategorie „angeborener Schwachsinn".[135] Bei anderen im Anzeigenregister erfassten anzeigenden Gruppierungen stellte die erste Diagnose des Sterilisationsgesetzes einen höheren Anteil:[136] Von den 529 von Amtsärzten gestellten Anzeigediagnosen entfielen 60,9 % (322) auf die Kategorie „angeborener Schwachsinn", bei den Heil- und Pflegeanstalten waren es 31,0 % (45 von 145) und den Wehrmachtsärzten 71,0 % (174 von 245). Hingegen wurden 32,8 % der Anzeigediagnosen von den niedergelassenen Ärzten wegen „erblicher Fallsucht" gestellt. Bei den Gesundheitsämtern waren es 11,5 % (61 von 529), bei den Heil- und Pflegeanstalten 3,4 % (5 von 145) und den Militärärzten 15,5 % (38 von 245). Eine weitere Diagnose, die bei den niedergelassenen Ärzten höher lag als bei den Vergleichsgruppen, war die „schwere erbliche körperliche Missbildung". Sie lag bei 11,2 %, wohingegen sie bei den Gesundheitsämtern 4,3 % (23 von 529) und bei der Wehrmacht 2,4 % (6 von 245) ausmachte. Von Anstaltsärzten wurden keine körperlichen Fehlbildungen an das Gesundheitsamt Trier-Land gemeldet. Als Einzelposten stand der „angeborene Schwachsinn" an zweiter Stelle hinter Epilepsie, machte in der Summe jedoch weniger als ein Drittel der von den niedergelassenen Ärzten gemeldeten Diagnosen aus.

Bei dem bisher Beschriebenen fällt auf, dass die niedergelassenen Ärzte in der Mehrzahl Anzeigediagnosen stellten, die sich auf objektivierbare Symptome stützen, wegen derer Menschen zum Arzt gingen. Als Beispiel seien hier Krampfanfälle genannt, die im Gesetzeskommentar von Gütt/Rüdin/Ruttke als Diagnosekriterium für „erbliche Fallsucht" genannt sind.[137] Auch bei körperlichen Fehlbildungen wie Lippen-Kiefer-Gaumenspalten oder Klumpfüßen musste nicht auf strittige Diagnosekriterien wie Schulwissen zurückgegriffen werden, sondern sie waren offensichtlich. Diesbezüglich schrieb Brass, dass die Anzeigen niedergelassener Ärzte aus dem Saarland meist diejenigen betraf, „die an besonders auffälligen gesundheitlichen Störungen litten, die auch dem medizinischen Laien kaum verborgen bleiben konnten."[138] Den bisher genannten Gründen, weshalb die niedergelassene Ärzteschaft in den Augen ihrer Kritiker verhältnismäßig wenige Anzeigen stellten, kann folgender hinzugefügt werden: „Angeborener Schwachsinn" war für sie keine Kategorie, in der sie dachten. Sie gehörte zum einen nicht zu den Beschwerden, weswegen ihre Patienten sie aufsuchten. Zum anderen legten sie wohl einen anderen Maßstab an den Intellekt ihrer Klientel an. Dies ist von Redeker bereits im

---

135 Vgl. Tabelle 5 auf S. 100.

136 Für die folgenden Referenzwerte für die Amtsärzte, die Heil- und Pflegeanstalten und das Militär vgl. Tabelle 37 auf S. 363 im Anhang.

137 Vgl. *Gütt/Rüdin/Ruttke*, Verhütung, 1936, 140–141.

138 *Braß*, Zwangssterilisation, 2004, 68.

Februar 1934 für Kreisärzte auf dem Land festgestellt worden[139] und galt sicherlich analog für die niedergelassenen Ärzte. Schließlich bestand deren Alltag darin, mit entsprechenden Personenkreisen in Berührung zu kommen. Wenn ein Landarzt eine Person wegen „angeborenem Schwachsinn" anzeigte, musste es sich nicht um vermeintliche Intelligenzdefizite handeln, wie das Beispiel des 1912 geborenen Philipp D. zeigt. Dieser wurde dem Amtsarzt von Wittlich als „schwachsinnig" angezeigt. Der praktische Arzt begründete dies damit, dass D. einen anderen Mann auf einem Dorffest mit einem Messer lebensgefährlich verletzt habe.[140] Mit dem „angeborenen Schwachsinn" wurde die Diagnose, mit der prozentual die meisten Anzeigen von Amtsärzten und Wehrmacht begründet wurden, bei den niedergelassenen Medizinern deutlich geringer gestellt, was sich auch auf die absoluten Zahlen der Anzeigen auswirkte.

Ein möglicher Grund dafür, weshalb die niedergelassenen Ärzte die Kategorie „angeborener Schwachsinn" kaum beachteten, kann in den unterschiedlichen Schulungsaktivitäten für die an der Umsetzung des Sterilisationsgesetzes beteiligten Gruppen liegen. Für die Kreisärzte und die an den Erbgesundheitsgerichten tätigen Juristen wurden Kurse an der *Staatsmedizinischen Akademie* in Berlin-Charlottenburg organisiert. Eine Teilnahme war vorgeschrieben. Die niedergelassenen Ärzte sollten hingegen in Kursen geschult werden, die von nichtstaatlicher Seite abgehalten wurden. Dazu wurden „Anstaltsträger, berufsständische Vereinigungen und Vertretungen"[141] aufgefordert, entsprechende Schulungen durchzuführen.[142] Ob und in welchem Umfang solche Veranstaltungen im Untersuchungsraum durchgeführt und auch von den niedergelassenen Ärzten besucht wurden, ist aufgrund der Quellenlage unklar. Die praktischen Mediziner waren nicht auf eine Weise organisiert wie die Kreisärzte oder die Juristen im Staatsdienst. Zudem gab es keine Instanz, die ihnen auf vergleichbare Art weisungsbefugt gewesen wäre.[143] Daher ist nicht auszuschließen, dass die Schulungsabsichten gegenüber den niedergelassenen Ärzten weniger wirkungsvoll gewesen sind als diejenigen gegenüber den staatlichen Medizinern und Juristen.

Es gibt einen weiteren Faktor, der bei der (Nicht-)Umsetzung der Anzeigepflicht durch die niedergelassenen Ärzte bedacht werden muss und augenscheinlich im Widerspruch zur These über den anderen Maßstab der praktischen Ärzte steht: Diese Gruppe von Medizinern hatte nicht zu allen Teilen der Landbevölkerung

139 Vgl. BArch R 1501/5581.

140 Der darauf folgende Antrag wurde durch das Erbgesundheitsgericht abgelehnt; vgl. LHAKo Best. 512,006, Nr. 067.

141 *Walter*, Psychiatrie, 1996, 538.

142 vgl. *Walter*, Psychiatrie, 1996, 537–538.

143 Vgl. *Ley*, Zwangssterilisation, 2004, 131–132.

einen engen Kontakt. Ein im Kreis Wittlich niedergelassener Arzt meldete 1937 an das zuständige *Amt für Volksgesundheit*:

> Leider ist das Institut des Hausarztes hier nur in den seltensten Fällen üblich, wie das fraglos auch Ihnen bekannt ist. Wäre man Hausarzt bei all den Familien, die einen für die Untersuchungen [des *Amtes für Volksgesundheit*] in Anspruch nehmen[,] so könnte man sich tatsächlich in vielen Fällen eine Kenntnis über Erbfaktoren aneignen. Leider wechseln hier die Leute den Arzt oft mehr als ihr Hemd.[144]

In ähnlicher Weise äußerte sich 1936 ein Pfleger in einem Erbgesundheitsverfahren: „Bei den Dorfbewohnern der hiesigen armen Eifelgegend ist es fast allgemein üblich, daß bei Unfällen oder Krankheiten, die nicht sogleich nach außen hin schlimme Folgen zeigen, ein Arzt überhaupt nicht in Anspruch genommen wird."[145] Dies korrespondiert auch mit der Beobachtung von Katrin MARX-JASKULSKI, dass die Bevölkerung in Eifel und Hunsrück zur Wende zum 20. Jahrhundert meist zu arm gewesen ist, um ärztliche Hilfe in Anspruch zu nehmen.[146]

In Einzelfällen ist nachzuweisen, dass niedergelassene Ärzte ihrer Anzeigepflicht zunächst nicht nachkamen, dies jedoch entdeckt und bestraft wurde. In einem Entnazifizierungsverfahren aus dem Jahr 1948 gab ein Internist aus Trier, welcher ab 1936 mit vier Anzeigen im Register des Gesundheitsamtes Trier-Land verzeichnet ist,[147] an, dass er 1935 eine Frau wider besseren Wissens als „nicht erbkrank"[148] bezeichnet habe, um ihr eine Kur zu ermöglichen. Er sei deswegen vom ärztlichen Berufsgericht verwarnt worden.[149] Dies könnte ihn dazu motiviert haben, in der Folge Anzeigen zu erstatten.

Aus dem Zuständigkeitsbereich des Dauner Gesundheitsamtes liegt ein Beispiel vor, wie den Gesundheitsämtern die Nichtbefolgung der Anzeigepflicht auffallen konnte. Im Juni 1938 wurde der 1902 geborene Johann L. zwecks freiwilliger Eheberatung beim Amtsarzt in Daun vorstellig. Dort gab er im Gespräch an, vom Trierer Arzt Dr. Hechler aufgrund seiner Anfälle Medikamente erhalten zu haben. Das Gesundheitsamt wandte sich daraufhin an besagten Arzt mit der Bemerkung, dass die gesetzlich vorgeschriebene Anzeige bisher nicht eingegangen sei. Es wurde „um eingehende Begründung und Stellungnahme zum Krankheitsbild"[150] gebeten. Hechler gab lediglich zur Antwort, dass L. bereits ein Jahr zuvor „wegen Epilepsie oder Epilepsieverdacht gemeldet" worden sei. Laut Aktenvermerk des

---

144 LHAKo Best. 662,007, Nr. 055.
145 LHAKo Best. 512,022, Nr. 157.
146 Vgl. *Marx-Jaskulski*, Armut, 2008, 67–68.
147 Vgl. LHAKo Best. 512,017, Nr. 817.
148 LHAKo Best. 856 Nr. 225508.
149 Vgl. LHAKo Best. 856 Nr. 225508.
150 LHAKo Best. 512,022, Nr. 419, von dort auch das folgende Zitat.

Gesundheitsamtes ist eine solche Meldung nie eingegangen.[151] Im Sterilisationsanzeigenregister des Gesundheitsamtes Trier-Land ist Hechler mit elf Einträgen verzeichnet.[152] Es ist demnach nicht davon auszugehen, dass die Anzeige bewusst unterschlagen worden ist.

Manche niedergelassene Ärzte kamen ihrer Anzeigepflicht nach, relativierten ihre Meldung jedoch in einem Begleitschreiben. Beispielsweise erstattete ein Mediziner aus dem Landesteil Birkenfeld am 18. Mai 1935 eine „pflichtgemäße Meldung"[153] beim Amtsarzt in Bernkastel. Er führte dabei aus, dass das wegen „erblicher Fallsucht" gemeldete „41jährige[.] Fräulein, pensionierte Postbeamtin, ohne ganze Persönlichkeit es höchst unwahrscheinlich erscheinen läßt, daß sie in den nur noch wenigen Jahren ihrer Fortpflanzungsfähigkeit noch Nachkommenschaft bekommen wird."[154]

Derselbe Mediziner hatte sich bereits Anfang 1935 an den Kreisarzt von Bernkastel gewandt. Er habe eine Patientin mit einem epileptischen Krankheitsbild aus dem Zuständigkeitsbereich des Bernkasteler Kreisarztes in Behandlung, wisse aber nicht, ob er diese zu melden habe. Aus dem Gesetzeskommentar sei ihm dies nicht ersichtlich. In einem Antwortschreiben des Kreisarztes wurde der Empfänger darauf hingewiesen, dass bei genuiner Epilepsie Anzeigen durch das vorgegebene Formular vorgeschrieben seien.[155] Offensichtlich bestand bei einigen niedergelassenen Ärzten Unklarheit darüber, ob sie unter die Anzeigepflicht nach dem *Gesetz zur Verhütung erbkranken Nachwuchses* fielen.

Justiz

Die Stellen der Justiz sind mit 1 % der Anzeigen (15 von 1495) im Sterilisationsanzeigenregister vertreten.[156] Anzeigepflichtig in dieser Gruppe waren die Vorsteher von Strafanstalten.[157] Eine solche Einrichtung hat es im Zuständigkeitsbereich des Gesundheitsamtes Trier-Land nicht gegeben. Daneben waren nach dem Gesetzeskommentar von Gütt/Rüdin/Ruttke auch „die Strafbehörden" dazu verpflichtet, „dem Amtsarzt am Verfahren Beteiligte namhaft zu machen, die erbkrank zu sein scheinen."[158] Die Anzeigen kamen von verschiedenen Gerichten (darunter auch

151 Vgl. LHAKo Best. 512,022, Nr. 419.
152 Vgl. LHAKo Best. 512,017, Nr. 817.
153 LHAKo Best. 512,020, Nr. 358, von dort auch die folgenden Zitate.
154 Vgl. LHAKo Best. 512,020, Nr. 358.
155 Vgl. LHAKo Best. 512,020, Nr. 070.
156 Vgl. Tabelle 4 auf S. 84.
157 Vgl. RGBl. I, 1933, 1021.
158 *Gütt/Rüdin/Ruttke*, Verhütung, 1936, 212.

Erbgesundheitsgerichten), Staatsanwaltschaften oder Gefängnissen außerhalb des Kreises wie die Haftanstalten in Trier oder Wittlich.[159]

In den 15 Anzeigen waren insgesamt 15 Diagnosen enthalten, wobei bei einer Meldung keine, bei einer anderen zwei „Erbkrankheiten" genannt sind. In neun Fällen handelte es sich um „angeborenen Schwachsinn", bei dreien um „Schizophrenie", zwei Mal Alkoholismus und ein Mal „manisch-depressives Irresein".[160]

Sonstige

Unter der Gruppe „Sonstige" fielen 5,9 % der Anzeigen (88 von 1495).[161] Darunter waren anzeigepflichtige Personen, die kaum in Erscheinung traten, sowie verschiedene Stellen, die keiner Anzeigepflicht unterlagen:

Tabelle 6: Aufstellung der sonstigen Meldenden im Anzeigenregister Trier-Land

Anzeigende Stelle	Anzahl	Anzeigende Stelle	Anzahl
Amtsbürgermeister	13	Polizei	2
Krankenhäuser/Kliniken	10	Kreisschulräte	2
Schulen	9	Reichsarbeitsdienst	2
Sonstige*	8	Versorgungsamt	2
Landräte	7	Taubstummenlehranstalt Trier	1
Regierungspräsidium	6	Arbeitsamt	1
Landesversicherungsanstalt	5	Arbeitsgauarzt	1
Ortsbürgermeister	4	Jugendamt	1
Partei und Gliederungen	4	Katholischer Fürsorgeverein	1
Vertrauensärztlicher Dienst	3	Selbstmeldung	1
Hebammen	2	(Unleserlich)	1
Lagerärzte	2	Summe	88

* Als solche im Register eingetragen.
Eigene Erhebung auf der Basis von LHAKo Best. 512,017, Nr. 817.

Sehr wenige Anzeigen kam von einer Berufsgruppe, welche sowohl im Kommentar von Gütt/Rüdin/Ruttke, als auch in einem Erlass des Reichsinnenministeriums vom 9. Juli 1934 ausdrücklich auf ihre Anzeigepflicht hingewiesen worden war: den Hebammen.[162] Lediglich zwei Anzeigen (von 1495, 0,1 %) sind aus dieser Gruppe

159 Eigene Erhebung auf der Basis von LHAKo Best. 512,017, Nr. 817.
160 Eigene Erhebung auf der Basis von LHAKo Best. 512,017, Nr. 817.
161 Vgl. Tabelle 4 auf S. 84.
162 Vgl. *Gütt/Rüdin/Ruttke*, Verhütung, 1936, 211–212, dort auch der Hinweis auf den Erlass.

im Register erfasst. Bei den Angezeigten handelte es sich um eine damals 25-jährige Frau und einen 52-jährigen Mann. Beide Male wurden als Krankheit „Schwachsinn“ angegeben.[163] Eine geringe Anzeigentätigkeit der Hebammen konnte auch in anderen Untersuchungen beobachtet werden.[164]

Kaum in Erscheinung traten auch Anzeigen aus Krankenhäusern. Lediglich zehn (von 1495, 0,7 %) sind im Register verzeichnet. Fünf stammten aus Einrichtungen außerhalb des Regierungsbezirks, zwei aus dem Trierer Marienkrankenhaus, eine aus dem Elisabethkrankenhaus in Trier sowie zwei aus dem Krankenhaus der Barmherzigen Brüder in Trier.[165] Wie bei den niedergelassenen Ärzten kamen die Diagnosen hauptsächlich aus dem Bereich der Erkrankungen, die mit objektivierbaren Symptomen zusammenhingen: Sechs Anzeigen erfolgten wegen Epilepsie, jeweils eine wegen körperlicher Fehlbildung, „manisch-depressiven Irresein“, Schizophrenie sowie „angeborenem Schwachsinn“.[166] Ähnlich zu den Strafanstalten gab es im Zuständigkeitsbereich keine größeren Kliniken, aus denen gehäuft Anzeigen hätten erstattet werden können. Bei anderen Kreisen konnte dies anders aussehen: In Köln beispielsweise kamen 14,7 % der von Endres erfassten Meldungen aus Krankenhäusern, davon über die Hälfte aus der Kölner Universitätsnervenklinik.[167]

Einige Meldungen stammten von Ärzten, die entweder beim Regierungspräsidium beschäftigt waren (wie die Regierungsmedizinalräte Dr. Popp und Engel) oder für den Vertrauensärztlichen Dienst arbeiteten. Ebenso wie die Lagerärzte fielen sie als approbierte Ärzte unter die Anzeigepflicht des *Gesetzes zur Verhütung erbkranken Nachwuchses*.[168] Zu den Lagerärzten gehörte auch der Arzt des SS-Sonderlagers in Hinzert.[169] Von dort lässt sich im Register des Gesundheitsamtes Trier-Land nur eine Meldung aus dem Jahr 1940 nachweisen.[170] Da das Lager in Hinzert erst 1938 zur Unterbringung von Westwallarbeitern eingerichtet und nach Kriegsbeginn von der SS übernommen wurde, erklärt dies, warum es nicht mehr Anzeigen von dort gab.[171]

163 Vgl. LHAKo Best. 512,017, Nr. 817.
164 Vgl. *Endres*, Zwangssterilisation, 2009, 54, FN 54.
165 Vgl. LHAKo Best. 512,017, Nrn. 437, 816, 817.
166 Vgl. LHAKo Best. 512,017, Nr. 817.
167 Vgl. *Endres*, Zwangssterilisation, 2009, 120.
168 Vgl. RGBl. I, 1933, 1021.
169 Dies war bis August 1941 Dr. Waldemar Wolter, danach Dr. Theophil Hackethal, vgl. *Bader, Uwe/Welter, Beate*, Das SS-Sonderlager/KZ Hinzert, in: Benz, Wolfgang/Distel, Barbara/Königseder, Angelika (Hrsg.), Der Ort des Terrors. Geschichte der nationalsozialistischen Konzentrationslager (Geschichte der nationalsozialistischen Konzentrationslager, Bd. 5), München 2007, 15–42, 31.
170 Vgl. LHAKo Best. 512,017, Nr. 817.
171 Vgl. *Bader/Welter*, Hinzert, 2007, 17–18.

Auffällig ist die Anzeigetätigkeit der unteren Verwaltungsbehörden wie Amts- und Ortsbürgermeister oder Landratsämter. Brass vermutet in solchen Fällen entweder ideologische oder persönliche Motive als Anlass für die Meldungen.[172] Hella Birk geht zudem davon aus, dass die örtlichen Fürsorgelasten mit der Unfruchtbarmachung bestimmter Personen verringert werden sollten.[173] Solche Gedankengänge kamen auch im Regierungsbezirk Trier vor, wie das folgende Beispiel aus dem Zuständigkeitsbereich des Dauner Gesundheitsamtes zeigt: Der Bürgermeister einer kleinen Eifelgemeinde beantragte 1938 beim Amtsarzt die Wiederaufnahme eines Sterilisationsverfahrens gegen Magdalena P. (* 1898), welches 1934 vom Erbgesundheitsgericht Trier ohne Unfruchtbarmachung abgeschlossen worden war. Der Bürgermeister beschrieb große Teile der Familie als „schwachsinnig", epilepsiekrank oder trunksüchtig. Die Frau sei zudem sexuell freizügig und habe seit der Unfruchtbarmachung ihres Mannes im Jahr 1936 häufig wechselnden Geschlechtsverkehr mit anderen Männern. Da die Familie von der Unterstützung der Gemeinde lebte, forderte der Bürgermeister die Unfruchtbarmachung der Frau, damit zu den vier bereits vorhandenen Kindern nicht noch weitere hinzukämen.[174] Hierbei vermischten sich verschiedene Motivstränge, die zur Anzeigeerstattung führten. Nichtmedizinische Kriterien, die neben der Fürsorgebedürftigkeit auch sexuelle Verhaltensnormen umfassten, konnten eine bedeutende Rolle spielen.[175]

Die Initiative zu solchen Meldungen musste nicht notwendigerweise von den Amtsverwaltungen ausgehen. Die meisten Amtsärzte des Trierer Regierungsbezirks traten nach Angabe des Regierungspräsidiums vom August 1935 von sich aus an die Bürgermeisterämter heran. Sie sollten, „ihnen diejenigen Personen namhaft [...] machen, die nach Ansicht dieser Stellen unter das Gesetz [zur Verhütung erbkranken Nachwuchses] fallen."[176] Auf diese Weise wurde es Nichtmedizinern anheimgestellt, ihre eigenen Kriterien einzubringen.

Einige Behörden auf Gemeindeebene scheinen auch von sich aus initiativ geworden zu sein. Anfang 1935 sandte der Gemeindeschulze eines Eifeldorfes anscheinend unaufgefordert eine Liste von sieben Personen unter dem Betreff „Erfassung der Erbkranken zur Durchführung des Gesetzes vom 14. 7. 1933 zur Verhütung erbranken Nachwuchses"[177] an die zuständige Amtsbürgermeisterei. Von diesen Personen

172 Vgl. *Braß*, Zwangssterilisation, 2004, 69.

173 Vgl. *Birk*, Gesetz, 2005, 81.

174 Vgl. LHAKo Best. 512,022, Nr. 481.

175 Vgl. hierzu die von Brass herausgearbeiteten „Nicht-medizinischen Kriterien in der Antragsdiagnostik", welche auch für die Anzeigeerstattung gelten konnten, in *Braß*, Zwangssterilisation, 2004, 93–117, Zitat 93.

176 LHAKo Best. 512,022, Nr. 019.

177 LHAKo Best. 655,160, Nr. 139.

ist für 1936 eine und für 1944 eine weitere im Sterilisationsanzeigenregister des Gesundheitsamtes Trier-Land erfasst. Als Anzeigende sind Vertreter des Gesundheitsamtes selbst genannt. Anscheinend kam die Liste des Schulzen nicht beim Kreisarzt an oder wurde nicht beachtet, da sie nur Namen und Vornamen nannte.[178]

Auch Lehrer beziehungsweise Schulräte traten, obwohl nicht anzeigepflichtig, in geringem Umfang als Anzeigende in Erscheinung. Im August 1935 wies der Trierer Regierungspräsident die Amtsärzte seines Bezirks an, sich von Bürgermeistereien und Schulen regelmäßig Meldung über Personen machen zu lassen, die nach Ansicht der befragten Stellen unter das Sterilisationsgesetz fielen.[179] Ab Dezember 1935 sollten die Kreisschulräte jährlich Listen der Schulabgänger bei den Amtsärzten vorlegen, damit dadurch „erbkranke" Personen ermittelt werden konnten.[180] Mancherorts durchsuchten die Lehrer bereits im Jahr 1934 die Zeugnisbücher der Schulen, um vermeintlich „schwachsinnige" Schüler an die Kreisärzte melden zu können. In diesem Falle traten als Anzeigende nicht notwendigerweise die Schulbehörden auf, sondern der Fürsorgearzt.[181] Daher ist nicht auszuschließen, dass der Anteil der durch die Schulen erfassten „Erbkrankverdächtigen" höher lag, als dies aus dem Register des Gesundheitsamtes Trier-Land hervorgeht. Den Anweisungen der vorgesetzten Behörden kamen manche Schulleiter noch im Jahr 1939 nach: So wurde beispielsweise Heinrich K. (* 1928) dem Gesundheitsamt Trier-Land „als bildungsunfähig gemeldet"[182]. Zudem wurde er nach § 11 Reichsschulpflichtgesetz aus der Schule entlassen.[183] Der Antrag wurde im Juni 1939 gestellt, das Verfahren jedoch bei Kriegsbeginn eingestellt. Der Amtsarzt beantragte eine Fortführung aufgrund des jugendlichen Alters erst im Jahre 1942. Das Erbgesundheitsgericht setzte das Verfahren nach einer persönlichen Prüfung auf drei Jahre aus. Durch den Kriegsausgang wurde es nicht wieder aufgenommen.[184]

Die Angezeigten

Gütt/Rüdin/Ruttke verlangten in ihrem Kommentar zum *Gesetz zur Verhütung erbkranken Nachwuchses* eine rigorose Umsetzung der Anzeigepflicht „ohne Rücksicht darauf [...], ob es sich um ein Kind unter 10 Jahren oder um eine Person in

---

178 Vgl. LHAKo Best. 655,160, Nr. 139.

179 Vgl. LHAKo Best. 512,022, Nr. 019.

180 Vgl. LHAKo Best. 512,022, Nr. 019.

181 Vgl. bspw. LHAKo Best. 512,024, Nr. 143.

182 LHAKo Best. 512,017, Nr. 111.

183 „Bildungsunfähige Kinder und Jugendliche sind von der Schulpflicht befreit." RGBl. I, 1938, 799–801, 800.

184 Vgl. LHAKo Best. 512,017, Nr. 111.

hohem Alter handelt“[185]. Eine Ausnahme sahen sie bei Frauen nach ihrer Menopause, wobei sie das Alter mit 45 Jahren ansetzten.[186] Entsprechend weit ist die Altersspanne der im Register eingetragenen Personen. Das jüngste Kind war drei Wochen alt, der älteste Mann 75 Jahre. Zudem finden sich 36 Einträge von Frauen, die zum Zeitpunkt der Anzeige über 45 Jahre alt waren. Bei keiner dieser Frauen wurde ein Antrag auf Unfruchtbarmachung vor dem Erbgesundheitsgericht gestellt.[187]

Das Durchschnittsalter der beim Gesundheitsamt Trier-Land angezeigten Personen lag bei 19 Jahren. Der Grund hierfür liegt in den vielen Anzeigen, die aus dem Bereich der Fürsorgeerziehung stammten. Ab 1937 lassen sich Anzeigen nachweisen, die aufgrund des Alters der Angezeigten in späteren Jahren bearbeitet werden sollten, jedoch unbearbeitet liegen geblieben sind. Für einzelne Vorgänge wurde geplant, sie in den 1950er-Jahren weiterzuverfolgen.[188]

Über den Gesamtzeitraum betrachtet wurden von beiden Geschlechtern annähernd gleich viele Personen angezeigt (50,9 % Männer, 49,1 % Frauen).[189] In den Jahren 1934 und 1935 wurden jeweils über 60 % Frauen angezeigt, wohingegen ab 1939 mit über 60 % mehr Männer angezeigt worden sind. Dies lässt sich damit erklären, dass in den frühen Jahren des Sterilisationsgesetzes besonders viele Mädchen und junge Frauen aus der Fürsorgeerziehung angezeigt worden waren, während in der zweiten Hälfte der 1930-Jahre und besonders nach Kriegsbeginn viele Männer von der Wehrmacht gemeldet worden sind.[190]

Zu den 1495 Anzeigen sind insgesamt 1491 Diagnosen notiert.[191] Über 63,8 % der Meldungen ergingen wegen „angeborenem Schwachsinn“.[192] Dies ist nicht nur durch die ungenaue Definition des „Krankheitsbildes“ zu erklären, sondern auch dadurch, dass die Kommentartoren des Gesetzes eindringlich auf die Anzeigepflicht bei „angeborenem Schwachsinn“ hinwiesen.[193] Dieser Pflicht kamen – wie gezeigt – bestimmte Gruppen eifrig nach.

185 *Gütt/Rüdin/Ruttke*, Verhütung, 1936, 210.
186 Vgl. *Gütt/Rüdin/Ruttke*, Verhütung, 1936, 210.
187 Vgl. LHAKo Best. 512,017, Nr. 817.
188 Vgl. LHAKo Best. 512,017, Nr. 817.
189 Bei einer Person konnte kein Geschlecht zugewiesen werden, da weder ein Vorname im Register eingetragen, noch die entsprechende Akte überliefert ist.
190 Vgl. LHAKo Best. 512,017, Nr. 817.
191 Bei 24 Anzeigen wurden zwei Diagnosen genannt, 29 hingegen enthielten keine Diagnose, vgl. auch Tabelle 7 auf S. 110.
192 Vgl. Tabelle 7 auf S. 110.
193 Vgl. *Gütt/Rüdin/Ruttke*, Verhütung, 1936, 128.

Tabelle 7: Verteilung der Diagnosen im Anzeigenregister Trier-Land

Diagnose	Anzahl	Anteil in %
Angeborener Schwachsinn	970	63,8
Erbliche Fallsucht	174	11,4
Schizophrenie	148	9,7
Schwere erbliche körperliche Missbildung	53	3,5
Erbliche Taubheit	51	3,4
Zirkuläres (manisch-depressives) Irresein	26	1,7
Schwerer Alkoholismus	24	1,6
Erbliche Blindheit	14	0,9
Erblicher Veitstanz (Huntingtonsche Chorea)	8	0,5
Sonstige*	23	1,5
Keine Angabe	29	1,9
Summe	1520**	

* Es handelte sich hierbei um Diagnosen wie Depression oder Trisomie 21.
** 24 Anzeigen enthielten zwei Diagnosen.
Eigene Erhebung auf der Basis von LHAKo Best. 512,017, Nr. 817.

3.1.2 Anzeigen am Gesundheitsamt Daun

Für das Gesundheitsamt Daun sind für die Zeit von 1934 bis 1941 Jahresberichte über die Umsetzung des *Gesetzes zur Verhütung erbkranken Nachwuchses* überliefert. In diesen verzeichnete der jeweilige Amtsarzt insgesamt 263 Anzeigen von verschiedenen anzeigepflichtigen Stellen:[194]

Tabelle 8: Anzeigen am Gesundheitsamt Daun

Anzeigen von	1934	1935	1936	1937	1938	1939	1940	1941	Summe
… beamteten Ärzten	1	4	9	14	6	9	11	17	71
… nichtbeamteten Ärzten	6	5	12	2	4	4	2	1	36
… Anstaltsärzten	7	7	11	4	5	5	3	1	43
… sonstigen mit der Heilbehandlung sich befassenden Personen	6	8	50	22	16	0	6	5	113
Summe	20	24	82	42	31	18	22	24	263

Eigene Erhebung auf der Basis von: LHAKo Best. 512,022, Nr. 018; die Kategorien sind den Formularen der Statistiken entnommen.

194 Vgl. Tabelle 8 auf S. 110.

Die im Vergleich zu den Anzeigen am Trierer Gesundheitsamt (1495) geringere Zahl könnte teilweise auf eine andere Zählung der internen Anzeigen zurückzuführen sein: Über die Jahre hinweg wurden nach den Statistiken des Dauner Amtsarztes 71 Anzeigen von beamteten Ärzten gestellt,[195] wohingegen beim Gesundheitsamt Trier-Land im selben Zeitraum 488 Meldungen von beamteten Ärzten eingingen[196]. In Anbetracht des Aufgabenspektrums, welches die Amtsärzte zu bewältigen hatten, erscheint es unwahrscheinlich, dass es in den Jahren 1934 und 1935 nur insgesamt fünf Anzeigen aus dieser Gruppe gab. Die Zahlen aus den Jahresstatistiken weichen auch von den Angaben des Registers des Erbgesundheitsgerichts Trier ab: Laut Statistiken des Gesundheitsamtes Daun gingen 263 Anzeigen ein, von denen 195 nicht vor das Erbgesundheitsgericht gebracht wurden[197]. Folglich hätte es 68 Anträge vor dem zuständigen Erbgesundheitsgericht gegeben, die vom Dauner Amtsarzt ausgingen. Im Register des Trierer Erbgesundheitsgerichts sind jedoch für die Jahre 1934 bis 1941 insgesamt 159 Anträge verzeichnet, die vom Dauner Amtsarzt ausgingen.[198] Demnach geht aus den Jahresstatistiken des Amtsarztes für 91 Anträge nicht hervor, woher der Amtsarzt die Meldung über eine vermeintliche Erbkrankheit hatte.

Unabhängig von der unvollständigen Statistik lässt sich feststellen, dass beim Amtsarzt von Trier-Land mehr als das fünffache an Anzeigen einging als im Zuständigkeitsbereich des Amtes Daun. Mehrere Faktoren spielten eine Rolle: Der Kreis Trier-Land war mit 96.545 Einwohnern (Stand: 1933) etwa drei Mal so groß wie der Kreis Daun (36.149 Einwohner).[199] Es wurden demnach in Daun 0,7 %[200] der Bevölkerung zur Anzeige gebracht, in Trier-Land 1,6 %.[201] Selbst nach Abzug der 324 Anzeigen, die in Trier-Land aufgrund der Fürsorgeerziehungsheime zustande kamen, wurden dort noch 1,2 % der Wohnbevölkerung angezeigt. Über die dem zugrunde liegenden Ursachen kann spekuliert werden. Die Mitarbeiter des Gesundheitsamtes selbst könnten weniger rigoros auf vermeintliche Erbkrankheiten geachtet haben als es in anderen Ämtern der Fall gewesen ist. Gleiches gilt für die anderen anzeigepflichtigen Personenkreise.

Unklar ist die Gruppe, die sich hinter „sonstigen mit der Heilbehandlung sich befassenden Personen" verbirgt. Laut Vossen konnten darunter „Dentisten, selbständig tätige Schwestern oder Gemeindeschwestern, Fürsorgerinnen, Masseurin-

195 Vgl. Tabelle 8 auf S. 110.

196 Vgl. Tabelle 4 auf S. 84.

197 Vgl. Tabelle 9 auf S. 112.

198 Eigene Berechnung auf der Basis von LHAKo Best. 602,052, Nrn. 36084–36090.

199 Vgl. *Preußisches Staatsministerium*, Staatshandbuch, 1939, 713.

200 Diese Zahl steht unter dem Vorbehalt, dass nicht eine größere Anzahl von Personen mehrfach angezeigt wurde. Dies geht aus den Statistiken nicht hervor.

201 Vgl. oben Kapitel 3.1.1.

nen und Masseure, Heilpraktiker, auch Hebammen"[202] zusammengefasst werden. Ob hierunter auch die am Gesundheitsamt Daun beschäftigten Fürsorgerinnen verzeichnet wurden, ist unklar. Auffällig ist zum einen, dass im Jahr 1936 50 Anzeigen aus der Gruppe der „Sonstigen" fielen, zum anderen, dass aus ihr 43,0 % aller Meldungen am Dauner Gesundheitsamt kamen.[203]

In den Jahresberichten des Dauner Amtsarztes ist auch angegeben, wie viele Anzeigen aus welchen Gründen nicht als Anträge an das Erbgesundheitsgericht weitergegeben wurden, wie aus Tabelle 9 hervorgeht:

Tabelle 9: Anzahl der vom Amtsarzt Daun nicht als Anträge an das Erbgesundheitsgericht gebrachten Anzeigen

Nicht beantragt wegen	1934	1935	1936	1937	1938	1939	1940	1941	Summe
… unbegründeter Anzeige	1	0	23	13	3	5	5	4	54
… zu hohen Alters	1	0	1	4	0	0	0	2	8
… Fortpflanzungs-unfähigkeit	3	0	23	0	1	1	0	2	30
… Alters unter 10 Jahren	4	1	17	12	21	3	1	2	61
… sonstiger Gründe	4	9	12	7	2	0	4	4	42
Summe	13	10	76	36	27	9	10	14	195

Eigene Erhebung auf der Basis von: LHAKo Best. 512,022, Nr. 018; die Kategorien sind den Formularen der Statistiken entnommen.

Laut Berichten des Dauner Amtsarztes gab er über die Jahre hinweg 31,3 % der nicht weiterbearbeiteten Anzeigen nicht als Anträge weiter, weil es sich bei den Angezeigten um Kinder unter 10 Jahren handelte.[204] Anstatt zu warten, dass die Kinder zehn Jahre alt wurden und dann direkt den Antrag zu stellen, scheint der Dauner Amtsarzt solche Meldungen auf Dauer nicht weiterverfolgt zu haben. Dies ergibt sich daraus, dass vom Gesundheitsamt Daun für keine Person eine Unfruchtbarmachung beantragt wurde, die jünger als zwölf Jahre gewesen ist.[205] Weswegen eine Anzeige als unbegründet erachtet wurde, oder worin die sonstigen Gründe

202 *Vossen*, Gesundheitsämter im Nationalsozialismus, 2001, 275.

203 Vgl. Tabelle 8 auf S. 110.

204 Vgl. Tabelle 9 auf S. 112.

205 Die jüngste Person, für die vom Dauner Amtsarzt ein Antrag auf Unfruchtbarmachung vor dem Trierer Erbgesundheitsgericht gestellt wurde, war der 12-jährige Theodor C. im Jahr 1936, vgl. LHAKo Best. 602,052, Nr. 36086.

bestanden, einen Antrag nicht zu stellen, geht aus den Statistiken nicht hervor.[206] Es könnte sich dabei um Personen handeln, die aus dem Zuständigkeitsbereich des Amtsarztes verzogen sind, aber auch um Verstorbene, oder solche, die sich in Anstalten befanden. Gerade hinter solch nicht klar definierten Begriffen können sich zudem die von Brass angenommenen großen „Ermessens- und Handlungsspielräume“[207] der Amtsärzte verbergen.

3.2 Anträge

Im Fokus dieses Unterkapitels steht die Tätigkeit der antragsberechtigten Gruppen, die im Untersuchungsraum vorkamen: Die Amtsärzte, die Heil- und Pflegeanstalt der Barmherzigen Brüder, die Strafanstalten Wittlich und Trier sowie schließlich die Betroffenen selbst. Wie gingen die Amtsärzte und Anstaltsleiter bei der Antragstellung vor? Welche Informationsquellen standen ihnen zu Verfügung? Vor welche Probleme sahen sich die Amtsärzte gestellt? Lassen sich anhand der Antragsdiagnosen Unterschiede zwischen den vier Gruppierungen erkennen? Da es sich bei der Anstalt der Barmherzigen Brüder um eine katholische Einrichtung handelt, werden die Besonderheiten dieser Einrichtung für die Umsetzung des Sterilisationsgesetzes näher behandelt. Bei den Selbstanträgen stellt sich die Frage, ob sich Hinweise darauf ergeben, wie freiwillig die Betroffenen wirklich vorgingen, oder ob sie nicht doch zu ihrem Tun überredet wurden.

In den Registern des Erbgesundheitsgerichtes Trier sind insgesamt 3396 Anträge verzeichnet. 2753 Anträge wurden von den Amtsärzten des Untersuchungsgebietes gestellt, was einem Anteil von 81,1 % entspricht. Amtsärzte von außerhalb des Bezirks stellten 71 Anträge (2,1 %). Heil- und Pflegeanstalten stellten zusammen 6,7 % der Anträge (230), wobei 110 Anträge aus der Einrichtung der Barmherzigen Brüder in Trier stammten.[208] Dieses war die einzige Einrichtung dieser Art, die im Regierungsbezirk Anträge stellte. Die neun Anträge aus dem Jahr 1940 stellten Anträge auf Fortführung von Vorkriegsverfahren dar, die im Register der Anstalt der Barmherzigen Brüder zugeschrieben sind. Die betreffenden Patienten befanden sich zu dieser Zeit jedoch in der Anstalt der Franziskanerbrüder Kloster Ebernach. Die Anträge auf Fortführung der Verfahren wurden vom Amtsarzt von Cochem gestellt.[209] Aus Strafanstalten kamen 5,3 % der Anträge (178), wovon wiederum lediglich 25 von Anstalten außerhalb des Regierungsbezirks stammten.

206 Vgl. LHAKo Best. 512,022, Nr. 018.
207 *Braß*, Zwangssterilisation, 2004, 88.
208 Näheres zu den Anträgen aus der Trierer Heil- und Pflegeanstalt in Kapitel 3.2.2.
209 Vgl. bspw. LHAKo Best. 512,001, Nr. 1495, Best. 512,020, Nr. 682.

Betroffene beziehungsweise Vormünder stellten 4,4% der Anträge (149). Militärische Einrichtungen stellten drei Anträge.[210] Zwei Anträge kamen von Stellen, die nicht antragsberechtigt waren, nämlich einem niedergelassenen Arzt und einem Gemeindeschulzen. Davon wurde einer an das Erbgesundheitsgericht Bonn abgegeben, der andere weiterbearbeitet, da der zuständige Kreisarzt sich dem Antrag angeschlossen hatte. Vier Anträge ließen sich nicht zuordnen.[211]

Tabelle 10: Anträge vor dem Erbgesundheitsgericht Trier 1934–1944

	1934	1935	1936	1937	1938	1939	1940	1941	1942	1943	1944	Summe
Gesundheitsämter im Regierungsbezirk Trier	317*	619	605	440	219	105	187	121	91	41	14	2759
Gesundheitsämter außerhalb	5	7	8	10	12	7	13	1	5	3	0	71
Heil- und Pflegeanstalt Trier	20	27**	18	24	9	12	9	0	0	0	0	119
Heil- und Pflegeanstalt außerhalb	31	42	29	3	3	0	2	0	0	1	0	111
Strafanstalt im Regierungsbezirk	37	47	25	20	15	3	4	0	1	1	0	153
Strafanstalt außerhalb (inkl. Jusitz)	2	2	7	2	4	1	3	0	2	2	0	25
Betroffene	35	42	29	16	11	4	5	1	1	2	3	149
Sonstige	1	1	2	1	0	0	0	0	0	0	0	5
Keine Angabe	0	1	0	0	3	0	0	0	0	0	0	4
Summe	448	788	723	516	276	132	223	123	100	50	17	3396

* In dieser Zahl sind die sechs Anträge des Kreisarztes von Baumholder aus dem Jahr 1934 enthalten. Zu dieser Zeit gehörte der Restkreis St. Wendel-Baumholder noch zum Regierungsbezirk; vgl. FN 85 auf S. 21.
** Für dieses Jahr sind zwei Anträge unter dem Antragsteller „Medizinalrat Dr. Faas, Trier" eingetragen. Da Faas als Anstaltsleiter nur für Patienten der eigenen Einrichtung antragsberechtigt war, sind die beiden Fälle der Anstalt der Barmherzigen Brüder zugeordnet, vgl. LHAKo Best. 602,052, Nr. 36085.
Eigene Erhebung auf der Basis von LHAKo Best. 602,052, Nrn. 36084–36090; für diese Aufstellung wurde sich am „Tag des Eingangs der ersten Schrift" orientiert.

210 Sanitätsoffiziere der Wehrmacht waren ebenso wie für das Militär unter Vertrag genommene Zivilärzte antragsberechtigt, vgl. *Gütt/Rüdin/Ruttke*, Verhütung, 1936, 206.

211 Eigene Erhebungen auf der Basis von LHAKo Best. 602,052, Nrn. 36084–36090. Vgl. auch die entsprechenden Passagen in der Einleitung; vgl. Tabelle 10 auf S. 114.

3.2.1 Die Amtsärzte

Laut Kommentar zum *Gesetz zur Verhütung erbkranken Nachwuchses* waren die Amtsärzte dazu verpflichtet, bei Verdacht auf eine der im Gesetz genannten Diagnosen einen Antrag auf Unfruchtbarmachung zu stellen.[212] Die Kreisärzte beziehungsweise Gesundheitsämter – kurz: die staatliche Medizinalverwaltung – des Trierer Regierungsbezirks stellten mit 2759 Anträgen 81,2 % der Anträge auf Unfruchtbarmachung am Trierer Erbgesundheitsgericht. Die Antragstellung erreichte ihren Höhepunkt in den Jahren 1935 und 1936 (619 beziehungsweise 605 Anträge). Bis zum Jahr 1939 gingen die Anträge auf einen vorläufigen Tiefstand von 105 zurück. Im ersten Kriegsjahr (1940) wurden wieder vermehrt Anträge gestellt, die Zahl ging ab 1941 wieder zurück, bis 1944 mit 14 Anträgen die Antragstätigkeit abbrach.[213]

Über die Hälfte dieser Verfahren wurden wegen der Diagnose „angeborener Schwachsinn" begonnen.[214] An zweiter Stelle mit 12 % kamen Personen wegen Epilepsie vor das Erbgesundheitsgericht. Alle anderen Diagnosen sind mit jeweils unter 5 % vertreten. Für fast ein Viertel der durch die Amtsärzte beantragten Verfahren sind keine Diagnosen im Register verzeichnet.[215] Trotz dieses hohen Anteils lässt sich festhalten, dass auch die Amtsärzte der Region Trier die meisten Anträge wegen „angeborenen Schwachsinns" stellten.[216] Dies war beispielsweise auch in Westfalen der Fall. Dort wurden nach Walter 58,2 % aller Anträge gegen Personen, die sich nicht in Anstalten befanden, wegen „angeborenen Schwachsinns" gestellt. Fallsucht machte in dieser Personengruppe 20,4 % aus.[217]

---

212 Vgl. *Gütt/Rüdin/Ruttke*, Verhütung, 1936, 213.

213 Vgl. Tabelle 10 auf S. 114.

214 Vgl. Tabelle 11 auf S. 116.

215 Vgl. Tabelle 11 auf S. 116.

216 Vgl. dazu auch die Gesamtverteilung der Antragsdiagnosen am Erbgesundheitsgericht Trier, dargestellt in Tabelle 38 auf S. 364 im Anhang.

217 Vgl. *Walter*, Psychiatrie, 1996, 550–551.

Tabelle 11: Antragsdiagnosen der Amtsärzte im Bezirk Trier

Diagnose	Anzahl	Anteil in %
Angeborener Schwachsinn	1453	52,5
Schizophrenie	126	4,6
Zirkuläres (manisch-depressives) Irresein	22	0,8
Erbliche Fallsucht	331	12,0
Erblicher Veitstanz (Huntingtonsche Chorea)	2	0,1
Erbliche Blindheit	37	1,3
Erbliche Taubheit	75	2,7
Schwere erbliche körperliche Missbildung	61	2,2
Schwerer Alkoholismus	17	0,6
Keine Angabe	645	23,3
Summe*	2769	

* Bei den 2753 Verfahren wurden in 16 Fällen zwei Diagnosen angegeben.
Eigene Erhebung auf der Basis von LHAKo Best. 602,052, Nrn. 36084–36090.

Antragsquoten der Gesundheitsämter

Um die Antragszahlen der Gesundheitsämter seines Untersuchungsraumes untereinander vergleichen zu können, setzte Brass die Anträge in Relation zur Einwohnerzahl der Kreise. Seine Werte bewegten sich dabei zwischen 1,3 und 2,3 Anträgen pro 1000 Einwohner.[218] Dabei ist zu beachten, dass brass quellenbedingt lediglich die Antragszahlen von 1936 und 1938 zur Verfügung standen und die Anträge pro 100 Einwohner berechnete.[219] Er erklärte die Schwankungen damit, dass das Sterilisationsgesetz „offenbar sehr uneinheitlich gehandhabt wurde."[220] Brass sah dies als Hinweis auf „sehr große Ermessens- und Handlungsspielräume", die den Amtsärzten zur Verfügung gestanden hätten. Konfessionelle oder milieubedingte Ursachen schloss er als Erklärung aus. Er verwies stattdessen auf unterschiedlich intensive Propaganda in den Zuständigkeitsbereichen und die Person des jeweiligen Amtsarztes.[221]

Auch im Regierungsbezirk Trier unterschieden sich die Amtsärzte in ihrem Engagement bei der Umsetzung des Sterilisationsgesetzes, wie aus Tabelle 12 her-

218 Aufgrund der geringen Werte wurden die im Folgenden behandelten Antragsquoten der Amtsärzte in Promille anstatt Prozent errechnet.

219 Vgl. *Braß*, Zwangssterilisation, 2004, 88–89.

220 *Braß*, Zwangssterilisation, 2004, 88, von dort auch das folgende Zitat.

221 Vgl. *Braß*, Zwangssterilisation, 2004, 88–89.

vorgeht. Relativ zur Einwohnerzahl lag die Antragstellung in den Jahren 1934 bis 1944 in Trier-Stadt (7,9 Anträge pro 1000 Einwohner) am höchsten.[222] Für die Stadt lässt sich diese Zahl mit den bereits vor 1933 bestehenden Fürsorgestellen erklären, auf deren Listen das Gesundheitsamt zurückgreifen konnte.[223] Eine weitere Rolle kam der Provinzial-Taubstummenlehranstalt in Trier zu. Der Amtsarzt der Stadt stellte mindestens 23 Anträge auf Unfruchtbarmachung von Schülern dieser Einrichtung.[224] Auch die Quote für Trier-Land (6,3 Anträge pro 1000 Einwohner) lässt sich zum Teil durch die vorhandenen Fürsorgeerziehungsheime erklären.[225] Schlusslicht der Antragstellung war das Gesundheitsamt des Restkreises Merzig-Wadern mit 93 Anträgen (3,5 Anträge pro 1000 Einwohner).[226] Die geringe Antragstätigkeit kann damit erklärt werden, dass die Amtsarztstelle lange Zeit vakant gewesen ist: Im Jahr 1933 wurde der bisherige Kreisarzt Dr. Hans Cyranka vermutlich aufgrund des Berufsbeamtengesetzes entlassen.[227] In den folgenden Jahren wurde die Stelle durch verschiedene Amtsärzte der Region vertretungsweise mitgeführt. Beispielsweise wurde das Gesundheitsamt im Jahr 1935 durch den Saarburger Amtsarzt,[228] im ersten Halbjahr 1936 durch den Merziger Amtsarzt mitbetreut[229]. In Bitburg (4,7 Anträge auf 1000 Einwohner)[230] befand sich ab 1937 mit Lubenau ein Amtsarzt, der es zunächst nicht vermochte, ein Gesundheitsamt zu leiten.[231] Aus all diesen Beobachtungen lässt sich schließen, dass die unterschiedliche Antragstellung nicht nur von der Person des Amtsarztes abhängig gewesen ist. Auch Besonderheiten des Zuständigkeitsbereichs wie beispielsweise Einrichtungen der Fürsorgeerziehung konnten die Zahlen beeinflussen.

222 Vgl. Tabelle 12 auf S. 118.
223 Vgl. *Engel*, Kommunales Gesundheitsamt, 1936, 250.
224 Eigene Erhebung auf der Basis von LHAKo Best. 602,052, Nrn. 36084–36090.
225 Vgl. oben Kapitel 3.1.
226 Vgl. Tabelle 12 auf S. 118.
227 Vgl. *Labisch/Tennstedt*, Weg, 1985, 550.
228 Vgl. *Preußisches Staatsministerium*, Preußisches Staatshandbuch, Bd. 139, Berlin 1935, 825.
229 Vgl. LHAKo Best. 442, Nr. 18021.
230 Vgl. Tabelle 12 auf S. 118.
231 Vgl. oben Kapitel 2.3.

Tabelle 12: Antragszahlen der Amtsärzte im Untersuchungsraum relativ zur Einwohnerzahl der Amtsbereiche

Amtsarzt	Anträge zwischen 1934 und 1944	Bevölkerung (Stand: 1933)	Anträge pro 1000 Einwohner
Bernkastel	268	52.062	5,1
Bitburg	232	49.873	4,7
Daun	165	36.149	4,6
Prüm	212	38.318	5,5
Saarburg	262	38.880	6,7
Trier-Land	606	96.545	6,3
Trier-Stadt	607	76.692	7,9
Wadern	93	26.353	3,5
Wittlich	308	48.245	6,4
Gesamt	2753	463.117	5,9

Eigene Erhebung auf der Basis von LHAKo Best. 602,052, Nrn. 36084–36090; Die Einwohnerzahlen sind den Angaben der Volkszählung von 1933 entnommen, Vgl. *Preußisches Staatsministerium*, Staatshandbuch, 1939, 690.

Informationsgewinnung zur Antragstellung

Den Kern der Antragsgutachten bildete die Untersuchung der Betroffenen.[232] Für die Untersuchung wurden die Betroffenen zu einem Termin im zuständigen Gesundheitsamt berufen. Die Terminmitteilungen erfolgten mithilfe eines Vordrucks, mit dem die Betroffenen „[a]uf Grund gesetzlicher Vorschriften"[233] zur Untersuchung auf das Gesundheitsamt geladen wurden. Eine nähere Begründung wurde nicht angegeben.[234] Dies entsprach einem Hinweis Gütts aus dem Jahr 1936, dass die Betroffenen erst im Laufe der Untersuchung über deren Zweck aufgeklärt werden sollten.[235] Bei den Trierer Gesundheitsämtern wurde diese Praxis bereits vorher geübt.[236]

Mit der zweiten Ausführungsverordnung zum Sterilisationsgesetz vom 8. Juni 1934 erhielten die Kreisärzte das Recht, Personen zur Untersuchung durch die Poli-

232 Zu den Formularen für die Antragsgutachten vgl. Kapitel 2.2.1.

233 LHAKo Best. 512,006, Nr. 065.

234 Vgl. bspw. LHAKo Best. 512,006, Nr. 065.

235 Vgl. *Endres*, Zwangssterilisation, 2009, 128.

236 Vgl. bspw. LHAKo Best. 512,006, Nr. 007.

zei vorführen zu lassen.[237] Zuvor waren sie darauf angewiesen, dass diejenigen, die sie untersuchen wollten, freiwillig der Aufforderung Folge leisteten.[238] Aus einer Akte der Trierer Gesundheitspolizei geht hervor, dass der Amtsarzt der Stadt Trier von dieser Möglichkeit zwischen 1935 und 1938 in mindestens 12 Fällen Gebrauch machte.[239] Im Allgemeinen war der Einsatz von Polizeigewalt in diesem Stadium des Sterilisationsverfahrens eher unüblich, wie auch Endres in ihrer Untersuchung herausfand. Sie führt dies auf eine Aussage Gütts aus dem Jahr 1936 zurück, nach der ein übermäßiger Einsatz der Polizei das Gesetz diskreditieren könne.[240]

Der Fall des 1905 geborenen Heinrich S. zeigt, wie sehr mancher Amtsarzt davor zurückschreckte, eine polizeiliche Vorführung zur Untersuchung im Rahmen der Antragstellung anzuordnen. Am 3. Februar 1935 wandte der Dauner Amtsarzt Conrad sich in einem Bericht an das Regierungspräsidium in Trier. Darin erklärte er, dass Heinrich S. Anfang November 1934 nicht zur Untersuchung in der Fürsorgesprechstunde erschienen sei. Stattdessen habe dessen Mutter vorgesprochen und erläutert, dass eine Unfruchtbarmachung nicht notwendig sei. Conrad habe sich daraufhin zwei Wochen später zur Mutter S. begeben, „um sie über Wesen und Grund der geforderten Untersuchung und des Sterilisierungsgesetzes aufzuklären"[241]. Die Mutter habe sich einsichtig gezeigt. S. sei ein weiteres Mal vorgeladen worden, doch anstatt diesem sei dessen Bruder erschienen, „welcher versprach, seinen Bruder Heinrich zur nächsten Untersuchung zu bringen (1. 3. 1935)."[242] Heinrich S. scheint jedoch auch diesen Termin nicht wahrgenommen zu haben. Conrad wandte sich nach weiteren Vorladungen schließlich am 14. September 1935 an die zuständige Polizeiverwaltung, damit diese S. zur Untersuchung in die Fürsorgesprechstunde vorführte.[243] Für Conrad scheint der Einsatz der Polizei erst das letzte Mittel gewesen zu sein, um einen renitenten „Erbkrankverdächtigen" zur Untersuchung zu bewegen. Er hatte zuerst fast zehn Monate lang versucht, die Mutter als Bezugsperson des jungen Mannes von der Notwendigkeit einer Unfruchtbarmachung zu überzeugen.

Ein ähnliches Verhalten ist mehrfach für den Dauner Amtsarzt Reuland zu beobachten. Obwohl die Angehörigen eines „alten, hilflosen, taubstummen Mann[es]"[244]

237 Vgl. RGBl. I, 1934, 475; ein entsprechender Hinweis findet sich auf den Vorladungen der Gesundheitsämter, vgl. bspw. LHAKo Best. 512,006, Nr. 007.

238 Vgl. LHAKo Best. 512,022, Nr. 023.

239 Vgl. StArchTrier, Tb15/946, 1 und 946,2.

240 Vgl. *Endres*, Zwangssterilisation, 2009, 128.

241 LHAKo Best. 512,022, Nr. 018, von dort auch das folgende Zitat.

242 Vgl. LHAKo Best. 512,022, Nr. 018.

243 Vgl. LHAKo Best. 512,022, Nr. 304.

244 LHAKo Best. 442, Nr. 14329, von dort auch das folgende Zitat.

diesen trotz wiederholter Vorladung nicht zum Gesundheitsamt brachten, ließ Reuland ihn nicht polizeilich vorführen, sondern untersuchte ihn im September 1936 zu Hause. Ebenso handelte er bei einer Frau „mit dauernden schweren epileptischen Anfällen" sowie einem körperlich und geistig behinderten jungen Mann, der nur mit einem Auto zum Amt hätte transportiert werden können.[245]

Die Antragstellung nahm für die Amtsärzte sehr viel Zeit in Anspruch. Der Dauner Kreisarzt Conrad gab in einem Tätigkeitsbericht vom Januar 1935 an, dass er für die wissenschaftliche Bearbeitung eines Antrages zwei Stunden bräuchte.[246] Gerade für die Kreisärzte vor der Reform der Gesundheitsverwaltung 1935, die ohne eigenes Personal auskommen mussten und noch andere Pflichten zu erfüllen hatten,[247] war dies eine enorme Belastung. So ist die Beobachtung von Labisch/Tennstedt, dass die Umsetzung der *Erb- und Rassenpflege* bei den beamteten Ärzten unbeliebt gewesen sei, nachvollziehbar.[248] Conrad zeigte sich daher in seinem Jahresbericht dankbar darüber, dass die *Fürsorgestelle für Geistes-, Gemüts- und Nervenkranke*, also Faas, ihn bei der Umsetzung des Sterilisationsgesetzes unterstütze. Faas nehme ihm die Gutachtenerstellung ab, sodass er die Anträge nur noch kontrollieren müsse.[249] Steinebach ging sogar noch weiter und erklärte dem Regierungspräsidium im April 1935, dass ohne die Unterstützung durch Faas keine Sterilisationsanträge gestellt werden könnten.[250] Kreisarzt Gisbertz von Trier-Stadt äußerte sich in einem Schreiben vom 8. März 1935 an den Provinzialverband ebenfalls darüber, wie wichtig die Arbeit Faas' für die Umsetzung der rassenhygienischen Gesetzgebung gewesen war: Aus „den bisher durchgeführten erbbiologischen Erhebungen durch das Kreisarztbüro" lägen „schon jetzt 400 Fälle vor [...], die aus erblich belasteter Familie stammen und deren Intelligenzgrund wie Leistungen eine fachärztliche Untersuchung zur Feststellung eines evtl. vorliegenden geistigen Erbleidens benötigen"[251]. Für diese Untersuchungen sei Faas unverzichtbar.[252]

Dass der Leiter der Trierer Heil- und Pflegeanstalt bei der Antragstellung nicht nur den Ärzten von Daun, Trier-Land und Trier-Stadt eine große Hilfe gewesen ist, geht aus der Stichprobe *Gesundheitsämter* hervor. Von den 174 Verfahren, die für die Jahre 1934 bis 1936 erfasst wurden, hat Faas in 74 Fällen (42,5 %) als Fürsorgearzt das Antragsgutachten erstellt sowie bei der Diagnose „angeborener Schwachsinn"

245 Vgl. LHAKo Best. 442, Nr. 14329.
246 Vgl. LHAKo Best. 512,022, Nr. 018.
247 Vgl. oben Kapitel 2.3.
248 Vgl. *Labisch/Tennstedt*, Weg, 1985, 322–323.
249 Vgl. LHAKo Best. 512,022, Nr. 018.
250 Vgl. LHAKo Best. 442, Nr. 18021.
251 ALVR Nr. 13059.
252 Vgl. ALVR Nr. 13059.

die Intelligenzprüfung mit dem vorgegebenen Intelligenzprüfbogen durchgeführt.[253] Dabei war er in allen fünf erfassten Amtsarztbezirken tätig. Ansonsten wurden die amtsärztlichen Gutachten in der Regel durch die Amtsärzte selbst oder, falls wie in den Ämtern Bernkastel, Bitburg, Trier-Land und Wittlich vorhanden[254], einen stellvertretenden Amtsarzt unterzeichnet.[255]

Im Rahmen der Untersuchungen auf dem Gesundheitsamt wurden auch die Intelligenzprüfbogen für die Antragstellung bei „angeborenem Schwachsinn" ausgefüllt. Die Intelligenzprüfung brachte ihre eigenen Probleme mit sich. Der Prüfbogen sollte, wie die anderen Antragsformulare, „Gleichmäßigkeit und [...] Erleichterung der Auswertung"[256] gewährleisten. Die Fragen wurden hingegen rasch publik und von den Betroffenen zur Vorbereitung auf die Untersuchungen genutzt.[257] Daher wurden die Ärzte angewiesen, sich nicht strikt an die Vorlage zu halten, sondern eigene Fragen zu entwickeln.[258] Die Amtsärzte versuchten teilweise, sich an der Lebenswelt der Betroffenen zu orientieren. Dabei ist bereits von zeitgenössischen Rassenhygienikern kritisiert worden, dass die Amtsärzte selten einen Bezug zur Lebenswirklichkeit der Bevölkerung ihres Zuständigkeitsbereichs hatten.[259] Demnach kann nicht ausgeschlossen werden, dass die Mediziner sich eher an dem orientierten, was sie für die Lebenswelt der Betroffenen hielten. So stellte Amtsarzt Follmann von Bernkastel im Jahr 1938 dem 14-jährigen Oswald G. verschiedene Fragen zu seiner evangelischen Konfession. Die Antworten über Martin Luther, den Konfirmationsspruch des jungen Mannes oder der ersten Strophe des Kirchenliedes *Ein feste Burg ist unser Gott* stellten ihn dabei nicht zufrieden. Da die Familie ein wenig Landwirtschaft besaß, fragte der Arzt auch nach der Anzahl der Eier, die ein Huhn pro Tag legen kann, oder verschiedenen Kunstdüngern.[260] Der Dauner Amtsarzt Mosebach fragte die 1910 geborene Barbara L., die in der elterlichen Landwirtschaft half, 1938 nach verschiedenen Obstsorten, worauf er „Äpfel, Birnen, Pflaumen, Kirschen"[261] zur Antwort erhielt. Auf die Fragen „Wozu gehören Äpfel und Birnen? Wozu gehören Pflaumen und Kirschen?" antwortete L. „Kirschen sind vor den Äpfeln reif." Mosebach präzisierte seine Frage daraufhin: „Wie

253 Eigene Erhebung auf Basis der Stichprobe *Gesundheitsämter*. Ab 1937 trat Faas nicht mehr als Fürsorgearzt in Erscheinung. Daher sind hier nur die aktiven Jahre seiner Tätigkeit berücksichtigt.

254 Vgl. Tabelle 2 auf S. 65.

255 Eigene Erhebung auf Basis der Stichprobe *Gesundheitsämter*.

256 *Gütt/Rüdin/Ruttke*, Verhütung, 1936, 215.

257 Vgl. *Bock*, Zwangssterilisation, 2010, 316.

258 Vgl. *Gütt/Rüdin/Ruttke*, Verhütung, 1936, 215.

259 Vgl. *Bock*, Zwangssterilisation, 2010, 315.

260 Vgl. LHAKo Best. 512,020, Nr. 662.

261 LHAKo Best. 512,024, Nr. 113, von dort auch die folgenden Zitate.

nennt man Stachelbeeren, Johannisbeeren und Brombeeren? Welche Obstsorte?". L. meinte darauf: „Für Gelee zu machen." Für L. war die Möglichkeit, die Früchte einkochen zu können, offensichtlich wichtiger, als die Benennung als Beerenobst.[262]

Reuland griff, einem Hinweis aus dem Kommentar von GÜTT/RÜDIN/RUTTKE folgend,[263] auf Bildbeschreibungen aus dem *Binetarium* zurück.[264] Dabei handelt es sich um eine durch die französischen Psychologen Binet und Simon zu Beginn des 20. Jahrhunderts entwickelte Methode zur altersabhängigen Intelligenzprüfung bei Kindern zwischen 3 und 15 Jahren.[265] Reuland setzte die Methodik auch bei älteren Personen ein, so beispielsweise 1937 bei dem 19-jährigen Wilhelm L.[266]

Andererseits gab es auch in der Region durchaus Amtsärzte, die sich, zumindest was die Fragen aus dem Beruf anging, eine Vorstellung von der Lebenswirklichkeit der Betroffenen machen konnten. Der in Bernkastel tätige Amtsarzt Follmann unterhielt sich mit Ruth F. (* 1924) über den Haushaltungsunterricht, den diese im Waisenheim Wolf an der Mosel erhielt. Das Gespräch ist mit dem Satz zusammengefasst: „[D]ie Herstellung von Kartoffelplätzchen wird richtig beschrieben."[267] Den 1896 geborenen Johann A. ließ er über dessen Tätigkeit als Besenbinder erzählen.[268] Mit anderen Personen, die er im Rahmen des Sterilisationsgesetzes untersuchte, unterhielt er sich in der regionalen Mundart.[269] Dennoch blieben auch bei Follmann die im Intelligenzprüfbogen genannten Kategorien wie „Schulwissen" oder „Sprichworterklärung" für seine abschließende Beurteilung ausschlaggebend.[270]

Die Informationen für die Antragsgutachten wurden nicht nur in den persönlichen Untersuchungen der Betroffenen gewonnen. Vor Inkrafttreten des *Gesetzes über die Vereinheitlichung des Gesundheitswesens* im Jahr 1935 waren die Kreisärzte in besonderem Maße auf die Mitarbeit örtlicher Stellen angewiesen. Dies wurde vonseiten des Kreisarztes der Stadt Trier, Gisbertz, gegenüber dem Berliner Stadtmedizinalrat Klein im Jahr 1934 kritisiert:

> Einen kranken Stammbaum nachzuweisen, ist sehr schwer: Bürgermeister, Lehrer, Pfarrer!!, alle für Auskünfte in Frage kommenden Stellen über das soziale Gefüge, über den Leumund dörflicher Familien halten fest und treu zusammen und aus dem dörflichen Teil des Regie-

262 Vgl. LHAKo Best. 512,024, Nr. 113.

263 Vgl. *Gütt/Rüdin/Ruttke*, Verhütung, 1936, 123.

264 LHAKo Best. 512,022, Nr. 168.

265 Vgl. *Hiltmann, Hildegard*, Kompendium der psychodiagnostischen Tests, 2., neubearbeitete und ergänzte Aufl., Bern/Stuttgart 1969, 76–79, 87–88.

266 Vgl. LHAKo Best. 512,022, Nr. 168.

267 LHAKo Best. 512,020, Nr. 489.

268 Vgl. LHAKo Best. 512,020, Nr. 475.

269 Vgl. bspw. LHAKo Best. 512,020, Nrn. 499, 704.

270 Vgl. bspw. LHAKo Best. 512,020, Nr. 475.

> rungsbezirks müssen hier viele der charakterisierenden Angaben betr. Familienstammbaum gewonnen werden.[271]

Gisbertz sah demnach die Schwierigkeiten bei der Informationsbeschaffung in ländlich geprägten Regionen darin, dass die alteingesessenen Honoratioren die Mitarbeit verweigerten.[272] Daher forderte er, dass die örtlichen Parteidienststellen viel stärker in die erbbiologischen Ermittlungen einbezogen werden sollten. Ohne die Partei sei das Sterilisationsgesetz im Rheinland schwer umzusetzen.[273]

Die Befürchtungen Gisbertz' scheinen sich letztendlich als unbegründet herausgestellt zu haben. Dies geht aus einer Anweisung der Medizinalabteilung des Trierer Regierungspräsidiums an den Amtsarzt von Bitburg, Lubenau, vom 26. November 1937 hervor. Dort haben örtliche Instanzen eine wichtige Rolle im Arbeitsgang zur Erstellung eines Sterilisationsantrages:

> Die Untersuchung Erbkranker hat künftig erst nach vollständiger Beschaffung der erforderlichen Unterlagen zu erfolgen. Dazu gehört die Aufstellung einer Sippentafel, Ermittlungen bei sonstigen Behörden, gegebenenfalls anderen Gesundheitsämtern und vor allem ein Bericht der Gesundheitspflegerin über Lebensführung und Lebensbewährung des vermutlich Erbkranken zu seiner Sippe auf Grund persönlicher Inaugenscheinnahme der Lebensverhältnisse und auf Grund persönlicher Ermittlungen bei vertrauenswürdigen Personen aus der Umgebung, sowie auf Grund der Feststellung, ob und welche Vorgänge insbesondere bei Jugend- und Wohlfahrtsamt über den Kranken und seine Sippe vorhanden sind.[274]

Aus dieser Anweisung wird eine Dreiteilung des Arbeitsganges deutlich: Zunächst sollten andere Behörden bei der Informationsbeschaffung eingeschaltet werden. Des Weiteren wurde Wert darauf gelegt, dass das Umfeld der Betroffenen durch eine Mitarbeiterin des Gesundheitsamtes begutachtet wurde. Als letzter Schritt vor dem Antrag stand die ärztliche Untersuchung des Betroffenen durch das Gesundheitsamt. Von einer expliziten Einbeziehung von Parteigliederungen war vonseiten des Regierungspräsidiums keine Rede.

Zumindest im Gesundheitsamt Trier-Land scheint diese Vorgehensweise in den Geschäftsgang zur Stellung eines Sterilisationsantrages eingeflossen zu sein. In dessen Akten sind ab 1939 Verlaufsblätter zu finden, auf denen die Ermittlungen des Amtes aufgelistet sind. Neben einem Bericht der Gesundheitspflegerin wurde ein Report des zuständigen Schullehrers „über den geistigen Zustand des Prüflings bezw. seiner Familie“[275] eingefordert. Dem zuständigen Amtsbürgermeister wurde

---

271 BArch R 1501/126251, Hervorhebung im Original.

272 Vgl. auch *Bock*, Zwangssterilisation, 2010, 288.

273 Vgl. BArch R 1501/126251.

274 LHAKo Best. 442, Nr. 14328.

275 LHAKo Best. 512,017, Nr. 651.

die Erstellung der Sippentafel überlassen. Gegebenenfalls wurden Krankenhäuser oder Erziehungsheime um Übersendung einschlägiger Unterlagen gebeten.[276]

Die Lehrer sträubten sich, anders als von Gisbertz befürchtet,[277] nicht dagegen, Informationen an die Gesundheitsämter weiterzureichen. Vielmehr waren besonders Schulzeugnisse und Beobachtungen der Lehrer wichtige Quellen für die Antragstellung bei der Diagnose „angeborener Schwachsinn".[278] Die Angaben der Lehrkräfte beschränkten sich dabei nicht nur auf die schulischen Leistungen, sondern konnten auch Einblicke in das Sozialverhalten der Betroffenen gewähren, wie es sich aus der Sicht der Berichterstatter darstellte. Im Verfahren gegen Peter W. (* 1918) wird deutlich, wie sehr diese Sicht vom Zeitgeist bestimmt sein konnte: Der ehemalige Lehrer des W. erteilte auf Anfrage des Gesundheitsamtes im Jahr 1942 die Auskunft, dass W. nur unregelmäßig arbeite, um Geld für ein müßiges Leben zu haben. In diesem würden Zigaretten und junge Frauen eine große Rolle spielen. Der Bericht enthielt den Appell: „Meines Erachtens nach wäre es an der höchsten Zeit, eine Fortpflanzung durch ihn unmöglich zu machen und ihn dann in eine Arbeitsanstalt zu bringen."[279] Bereits 1930 äußerte sich derselbe Lehrer im Rahmen einer Begutachtung des W. für das zuständige Kreiswohlfahrtsamt. Damals hatte er sich noch für den jungen Mann eingesetzt: W. müsse der nach Ansicht des Lehrers unzureichenden Erziehung durch die Mutter entzogen und einem „auswärtigen strengen Meister" zugeführt werden, bei dem er in die Lehre gehen könne. Durch diese neue Bezugsperson solle er gefördert werden und ein Handwerk lernen. Es fällt auf, dass der Lehrer in seinem Schreiben von 1930 den Zustand des W. allein auf die unzureichende Erziehung durch die Mutter zurückführte, im Schreiben an das Gesundheitsamt von 1942 daneben die Wirkung von Erbanlagen sah.[280]

Einige Lehrkräfte vermochten es auch in den 1930er-Jahren, ihre Berichte ohne erbbiologische Argumentationsmuster abzufassen. Der vom Wittlicher Gesundheitsamt 1936 zu einer Stellungnahme über sechs Geschwister aufgeforderte Lehrer führte deren schulische Leistungen allein auf die sozialökonomischen Umstände der Familie zurück: Der Vater sei Notstandsarbeiter und betreibe nebenher ein wenig Landwirtschaft. Er sei in schlechten Erntejahren auf Unterstützung des Winterhilfswerkes angewiesen. Auch sei er tagsüber mit der Arbeit beschäftigt, sodass seine Frau mit den sechs Kindern allein zu Hause sei. Sie sei nicht in der Lage, die

276 Vgl. bspw. LHAKo Best. 512,017, Nrn. 521, 651.

277 Vgl. BArch R 1501/126251.

278 Vgl. *Endres*, Zwangssterilisation, 2009, 173; vgl. *Braß*, Zwangssterilisation, 2004, 69.

279 LHAKo Best. 512,022, Nr. 543, von dort auch das folgende Zitat.

280 Vgl. LHAKo Best. 512,022, Nr. 543.

Kinder zu Schul- oder Hausarbeiten anzuleiten. Wäre diese Situation gebessert, würden sich nach Meinung des Lehrers auch die Kinder in der Schule verbessern.[281]

Trotz ihrer Wichtigkeit, beispielsweise für die Diagnose „angeborener Schwachsinn", gehörten Schulzeugnisse und Stellungnahmen von Lehrpersonen nicht zu den Unterlagen, die alle Gesundheitsämter im Regierungsbezirk Trier standardmäßig einholten und den Antragsgutachten beigaben. Vielfach mussten sie durch das Erbgesundheitsgericht bei den Schulen angefordert werden.[282] Mit Beginn des Weltkrieges wurde die Beschaffung solcher Unterlagen dadurch erschwert, dass die Lehrer oft zum Wehrdienst eingezogen worden waren und deren Vertretungen die Zeugnisrollen nicht immer finden konnten.[283]

Die pauschale Kritik Gisbertz' an den Bürgermeistern, beziehungsweise – weiter gefasst – an den kommunalen Verwaltungsstellen, war ebenfalls nicht gerechtfertigt.[284] Diese waren vielmehr neben den Schulen bevorzugte Kooperationspartner der Gesundheitsämter bei der Umsetzung rassenhygienischer Vorhaben.[285] Wie diese Vernetzung bei der Informationsgewinnung für die Anträge auf Unfruchtbarmachung genutzt werden konnte, wird an der Vorgehensweise des Bernkasteler Amtsarztes Cauer deutlich. In einer Dienstversammlung des zuständigen Landrates im Januar 1936 hatte Cauer „in einem kurzem Vortrag auf die grosse Bedeutung der sorgfältigen Mitarbeit der Gemeinde- und Amtsbürgermeister bei der Durchführung erbbiologischer Untersuchungen hingewiesen."[286] Die Bürgermeister sollten „der Durchführung der Ermittlungen noch mehr als bisher [i]hre persönliche Aufmerksamkeit" widmen. Aus einem Schreiben desselben Landrates an die Bürgermeister seines Kreises vom 16. Januar 1936 geht zudem hervor, wie viel der Ermittlungsarbeit die Amtsärzte an andere Verwaltungsbehörden abgeben konnten: „Soweit die Ermittlungen des Gemeindebürgermeisters nicht ausreichend erscheinen, müssen ihrerseits andere geeignete Persönlichkeiten zur Nachforschung herangezogen werden. Geeignet sind hierfür in erster Linie die Lehrer oder Leiter von Parteidienststellen." Auf diese Weise konnten die Gesundheitsämter sich teils langwierige Korrespondenzen mit anderen Stellen ersparen. In anderen Gegenden des Reiches scheinen die Amtsärzte hingegen das komplette Ermittlungsverfahren inklusive Korrespondenzen in ihrer Hand behalten zu haben, wie zum Beispiel im

281 Vgl. LHAKo Best. 512,006, Nr. 171.

282 Vgl. bspw. LHAKo Best. 512,017, Nr. 065, Best. 512,020, Nrn. 662, 906.

283 Vgl. bspw. LHAKo Best. 512,017, Nr. 056.

284 Vgl. BArch R 1501/126251.

285 Vgl. z. B. für den Aufbau der „Erbkarteien" *Vossen*, Gesundheitsämter im Kreis Herford, Teil 1, 1993, 110–112.

286 LHAKo Best. 655,215, Nr. 500, von dort auch die folgenden Zitate.

Saarland.[287] Was sich Cauer weiterhin vorbehielt, war die Informationsweitergabe an auswärtige Gesundheitsämter oder an Erbgesundheitsgerichte. Der Landrat von Bernkastel teilte den Bürgermeistern seines Kreises am 22. Februar 1937 mit, dass Anfragen solcher Stellen nur durch das Gesundheitsamt Bernkastel beantwortet werden sollten. Damit sollte gewährleistet werden, dass „eine zentrale Stelle“[288] die Erbgesundheitssachen bearbeitete. Der Landrat betonte jedoch ausdrücklich, dass die Mitarbeit der „Organe der Polizeibehörden und anderer örtlicher Stellen“ weiterhin erwünscht und notwendig sei.[289]

Die Auslagerung der Ermittlungstätigkeiten an die Amtsbürgermeistereien konnte das Personal der Gesundheitsämter entlasten, die Informationsgewinnung jedoch auch verzögern. Die Bürgermeisterei des Amtes Palzem äußerte sich im November 1938 gegenüber dem zuständigen Landrat über Beschwerden des Saarburger Gesundheitsamtes. Dieses hatte die seiner Ansicht nach unzureichende Kooperation der Bürgermeisterei bei der Erstellung von Sippentafeln kritisiert. Der Amtsbürgermeister verteidigte sich damit, dass er im Sommer 1938 aufgrund von Einberufungen zum Militär nicht genügend Personal zur Verfügung hatte. Die wenigen Personen, die ihm zur Verfügung standen, seien durch die Auswirkungen von militärischen Übungen gebunden gewesen. Zudem seien sie durch ehrenamtliche Tätigkeiten in verschiedenen Verbänden wie *Hitlerjugend* oder *Nationalsozialistischer Volkswohlfahrt* (NSV) zusätzlich belastet.[290] Der Ausfall solcher Zuträgerbehörden konnte die Tätigkeit der Gesundheitsämter stark behindern.

Obwohl für die Gesundheitsämter die Zusammenarbeit mit anderen Behörden ihres Zuständigkeitsbereichs mit den Jahren immer wichtiger geworden war, gelang es nicht allen Amtsärzten im Untersuchungsraum, eine im Sinne der *Erb- und Rassenpflege* gute Kooperation zu erreichen. Dem Bitburger Amtsarzt Lubenau attestierte Engel 1937, dieser würde „den Standesbeamten [...] nicht mit dem erforderlichen Nachdruck und Geschick“ entgegentreten, um eine „fruchtbare, rege Zusammenarbeit“ zu erwirken, wie sie „in anderen Kreisen sich fast reibungslos hat erreichen lassen“.[291] Die Standesämter hätten ihre Kooperation mit dem Gesundheitsamt Bitburg mit der Begründung verweigert, dass sie überlastet seien. Dadurch könnten die in den Gesundheitsamtsakten eingetragenen „genealogischen Angaben“ nicht überprüft werden. Engel kritisierte zudem, dass Lubenau nicht den zuständigen Landrat eingeschaltet habe, um die Standesbeamten zur

287 Vgl. *Braß*, Zwangssterilisation, 2004, 69.

288 LHAKo Best. 655,215, Nr. 500, von dort auch das folgende Zitat.

289 Vgl. LHAKo Best. 655,215, Nr. 500.

290 Vgl. KrArch Trier-Saarburg, P 639,2.

291 LHAKo Best. 442, Nr. 14328, von dort auch das folgende Zitat.

Zusammenarbeit anweisen zu lassen.[292] Es kam demnach auch auf die Person und Durchsetzungsfähigkeit des Amtsarztes an, ob eine Zusammenarbeit mit anderen Behörden zustande kam oder nicht.

Gütt, der Vater des *Gesetzes über die Vereinheitlichung des Gesundheitswesens*, hatte für jedes Gesundheitsamt eine erbbiologische Kartei vorgesehen, in denen alle für die Rassenhygiene relevanten Angaben gesammelt werden sollten.[293] Diese Kartei bedeutete für die Gesundheitsämter zunächst mehr Arbeit, als dass sie für die Umsetzung nach dem Sterilisationsgesetz hilfreich gewesen wäre. Engel vom Gesundheitsamt Trier-Stadt verdeutlicht dies in einem Aufsatz aus dem Jahr 1936:

> Jedoch wird das Ziel, die Kartei rasch zu einem bei allen Familienermittlungen, bei jeder erbbiologischen Begutachtung wertvollen Instrument zu machen, allein durch die laufende Verkartung aller neu anfallenden Untersuchungen und aller sippenmäßig aufgearbeiteten älteren Vorgänge einschließlich der von anderen Behörden übersandten Akten erst in Jahren erreicht werden.[294]

Neben der Externalisierung von Ermittlungsarbeiten besaßen die Amtsärzte auch eine eigene, ihnen untergebene Berufsgruppe, die diese Arbeit für sie erledigte: Die Gesundheitspflegerinnen oder Fürsorgerinnen.[295] Sie hatten durch ihre zum Teil langjährigen beruflichen Kontakte zur Bevölkerung deren Vertrauen gewonnen und verfügten über das nötige Wissen, um nähere Angaben für die Anträge sammeln zu können.[296] Dabei stützten sie sich teilweise auf Angaben von Personen, die sie gegenüber ihren Vorgesetzten als „[z]uverlässige Leute“[297] bezeichneten. In der Regel wurden die Gewährspersonen nicht näher identifiziert.[298] Um Angaben über jugendliche Betroffene zu erhalten, wandten sich die Fürsorgerinnen auch an deren Altersgenossen, um Näheres zu erfahren.[299] Bei dieser Art der Informationsgewinnung bestand die Gefahr, dass „Gerede, Hörensagen, nachbarlicher Tratsch […] zu ‚Wissenschaft‘ umfunktioniert“[300] wurden und über die Anträge in die Beschlussbegründungen der Erbgesundheitsgerichte einflossen.

292 Vgl. LHAKo Best. 442, Nr. 14328.

293 Vgl. *Vossen*, Gesundheitsämter im Nationalsozialismus, 2001, 341–342.; vgl. oben Kapitel 3.2.

294 Vgl. *Engel*, Kommunales Gesundheitsamt, 1936, 252.

295 Vgl. *Vossen*, Gesundheitsämter im Nationalsozialismus, 2001, 281.

296 Vgl. *Czarnowski*, Das kontrollierte Paar, 1991, 144; *Vossen*, Gesundheitsämter im Nationalsozialismus, 2001, 281.

297 LHAKo Best. 512,017, Nr. 769.

298 Vgl. bspw. LHAKo Best. 512,017, Nr. 769.

299 Vgl. bspw. LHAKo Best. 512,017, Nr. 001.

300 *Rothmaler*, Sterilisationen, 1991, 89.

Die Arbeit der Fürsorgerinnen beschränkte sich nicht nur auf Gespräche mit der Umgebung der Betroffenen. Sie unternahmen auch Hausbesuche, um mithilfe von Untersuchungsbogen weitere Informationen zu gewinnen.[301] Die wichtige Rolle, die die Gesundheitspflegerinnen bei der Informationsbeschaffung übernahmen, spiegelt sich in den seltensten Fällen in den Akten der Erbgesundheitsgerichte wieder. Nur der Amtsarzt von Trier-Land, Spiecker, legte ab Mitte 1938 seinen Antragsgutachten regelmäßig Abschriften von Berichten der Gesundheitspflegerinnen bei.[302] Bei den Zöglingen der Erziehungsheime Föhren und Helenenberg, die häufig ursprünglich nicht aus seinem Zuständigkeitsbereich stammten, legte Spiecker stattdessen regelmäßig einen Bericht der Kreisfürsorgerin der Heimatgemeinde[303] oder eine Abschrift der Erziehungsliste[304] bei. Die anderen Amtsärzte verzichteten häufig auf solches Material.[305]

Zum Aufgabengebiet der Gesundheitsfürsorgerinnen gehörte auch die Aufstellung der Sippentafeln, die in der Regel von ihnen ausgefüllt wurden.[306] Es kam aber auch vor, dass die Gesundheitsämter sie an die betroffenen Familien sandten, um sie von diesen ausfüllen zu lassen. Wenn die eingetragenen Informationen nicht zufriedenstellend erschienen, wurden örtliche Behörden wie die Polizei mit einbezogen.[307] Teilweise wurden die zuständigen Bürgermeistereien auch direkt mit der Aufstellung der Sippentafel beauftragt.[308] Im Gesundheitsamt von Trier-Land wurden mehrere Sippentafeln auch von den Röntgenassistentinnen erstellt, die sich dabei auf Angaben der zuständigen Amtsbürgermeister stützten.[309]

Neben den örtlichen Stellen wie den Bürgermeistereien stand den Gesundheitsämtern auch das *Provinzialinstitut für psychiatrisch-neurologische Erbforschung* in Bonn als Kooperationspartner zur Verfügung. Dieses wurde am 11. Mai 1936 durch den Direktor der Psychiatrischen und Nervenklinik der Bonner Universität Professor Dr. Kurt Pohlisch – der auch erster Leiter war – eröffnet. Hauptaufgabe der Einrichtung war „die systematische erbbiologische Erfassung der rheinischen Bevölkerung."[310] Bis Mitte 1938 waren in der Zentralkartei bereits etwa

301 Vgl. bspw. LHAKo Best. 512,020, Nr. 225.

302 Vgl. bspw. LHAKo Best. 512,017, Nr. 153.

303 Vgl. bspw. LHAKo Best. 512,017, Nr. 176.

304 Vgl. bspw. LHAKo Best. 512,017, Nr. 083.

305 Eigene Erhebung auf Basis der Stichprobe *Gesundheitsämter*.

306 Vgl. LHAKo Best. 512,020, Nr. 225; vgl. *Endres*, Zwangssterilisation, 2009, 147.

307 Vgl. bspw. LHAKo Best. 655,215, Nr. 500.

308 Vgl. bspw. LHAKo Best. 512,006, Nr. 003.

309 Vgl. bspw. LHAKo Best. 512,017, Nr. 234.

310 Vgl. *Schaffer, Wolfgang*, Erbbiologische Bestandsaufnahme im Rheinland – das Institut für Psychiatrisch-Neurologische Erbforschung in Bonn, in: Gieseking, Erik/Hömig, Herbert (Hrsg.), Zum Ideologieproblem in der Geschichte. [Herbert Hömig zum 65. Geburtstag]

750.000 Personen aufgeführt. Die Leitung des Instituts bot den Gesundheitsämtern in der Rheinprovinz an, die von ihnen erstellten Sippentafeln mit der Zentralkartei abgleichen und vervollständigen zu lassen.[311] Auch Ämter der Region Trier sandten ihre Sippentafeln zur Vervollständigung an das Bonner Institut.[312]

Als weiterer überregionaler Kooperationspartner konnte für die Gesundheitsämter Bernkastel, Daun und Wittlich ab dem Jahr 1937 der psychiatrische Außendienst der Provinzial-Heil- und Pflegeanstalt Andernach nachgewiesen werden.[313] Die Amtsärzte wiesen dem psychiatrischen Außendienst überwiegend Verdachtsfälle von Epilepsie zu. In der Stichprobe sind acht Personen erfasst, die in Vorbereitung des Sterilisationsantrages vom Außendienst untersucht wurden. Davon wurden sechs Verfahren wegen Epilepsie und zwei wegen „angeborenem Schwachsinn" eingeleitet.[314]

Die Tätigkeit der Andernacher Mediziner lief darauf hinaus, die Amtsärzte bei der Vorbereitung von Sterilisationsanträgen zu unterstützen, wie das folgende Beispiel zeigt: Im Fall des 1907 geborenen Anton K. meldete der zuständige Kreisausschuss des Bezirksfürsorgeverbandes am 7. Dezember 1937, dass K. „geistesbeschränkt sei."[315] Amtsarzt Reuland ließ K. daraufhin am 13. Januar 1938 vom Fürsorgearzt des Außendienstes untersuchen, der einen „angeborenen Schwachsinn" diagnostizierte und mit dem vorgeschriebenen Anzeigenformular meldete. Eine nochmalige Untersuchung fand im Mai 1938 statt, bei der Reuland das Gutachten zum Sterilisationsantrag erstellte.[316]

Die Untersuchungen des Außendienstes dienten nicht nur der Vorbereitung der eigentlichen Untersuchung durch den Amtsarzt, sondern waren auch Grundlage für das amtsärztliche Gutachten. Beispielsweise meldete ein niedergelassener Arzt am 5. August 1938 den 1906 geborenen Jakob B. dem zuständigen Amtsarzt mit dem Hinweis, dass B. vermutlich an Epilepsie leide. B. wurde daraufhin am 19. Januar 1939 von Fürsorgearzt Cohnen vom psychiatrischen Außendienst untersucht. Der Bericht Cohnens ist schließlich von Spiecker in das Antragsgutachten übernommen worden.[317] Anders als Faas in den Jahren 1934 bis 1936 erstellten die Fürsorgeärzte aus Andernach jedoch keine Antragsgutachten für die Gesundheitsämter.

(Subsidia academica/A, Bd. 8), Lauf an der Pegnitz 2006, 419–444, 424; von dort auch das Zitat.

311 Vgl. *Schaffer*, Bestandsaufnahme, 2006, 428–429.

312 Vgl. bspw. LHAKo Best. 512,022, Nr. 250.

313 Dieser Außendienst hatte 1937 die offene Fürsorge im Regierungsbezirk Trier übernommen, vgl. dazu unten Kapitel 4.1.

314 Eigene Erhebung auf Basis der Stichprobe *Gesundheitsämter*.

315 LHAKo Best. 512,022, Nr. 386.

316 Vgl. LHAKo Best. 512,022, Nr. 386.

317 Vgl. LHAKo Best. 512,006, Nr. 094.

In den meisten Fällen finden sich in den Unterlagen der Gesundheitsämter keine Hinweise darauf, dass sich der Außendienst auch nach der Untersuchung zur Vorbereitung des Sterilisationsantrages mit den Betroffenen befasst hätte. Dies ist ein Hinweis darauf, dass der Außendienst bei der Kooperation mit den Gesundheitsämtern hauptsächlich erbpflegerische Aufgaben wahrnahm. Eine Ausnahme bildet der Fall von Johann L. (* 1902). Er wurde am 13. Juli 1938 auf Anweisung des Dauner Amtsarztes wegen Verdachts auf Epilepsie durch den Außendienst untersucht. Der Andernacher Mediziner erstattete Anzeige, jedoch wurde kein Antrag auf Unfruchtbarmachung gestellt. Dieser erfolgte erst, als L. sich am 4. Dezember 1940 ein weiteres Mal an den Außendienst wandte, als nach längerer Pause wieder Anfälle auftraten. Der Antrag auf Unfruchtbarmachung wurde vom Erbgesundheitsgericht im Februar 1941 abgelehnt. Für das Jahr 1957 ist ein weiterer Eintrag des Psychiatrischen Außendienstes in der betreffenden Akte des Gesundheitsamtes vorhanden. Demnach seien nach Aussage eines Straßenwärters bei L. weiterhin Krampfanfälle zu beobachten.[318]

Für die Gesundheitsämter im Saarland konnte Brass noch weitere Ermittlungsschritte feststellen. Dort wurden gegebenenfalls zusätzlich die Arbeitgeber, die Wehrmacht oder behandelnde Ärzte von den Gesundheitsämtern angeschrieben, um weitere Informationen für die Antragstellung zu erhalten.[319] Im Regierungsbezirk Trier wurden solche weiterführenden Ermittlungen in der Regel dem Erbgesundheitsgericht überlassen. Beispielsweise im Verfahren gegen Peter V. (* 1922), für den Amtsarzt Spiecker im Juni 1937 einen Antrag auf Unfruchtbarmachung wegen Epilepsie stellte. Spiecker legte neben dem Antragsgutachten lediglich eine Abschrift des Schulentlassungszeugnisses V.s und eine kurze Erklärung des Lehrers vor. Weitere Ermittlungen wurden dem Gericht überlassen. Dieses wandte sich im vorliegenden Fall an Faas, der Peter V. einmal behandelt hatte, sowie eine Heil- und Pflegeanstalt, in der ein Familienmitglied des V. untergebracht war.[320]

Ein Grund, warum die Amtsärzte des Regierungsbezirks Trier auf umfassendere Vorermittlungen verzichteten, scheint die Kostenfrage gewesen zu sein. Dies wird an einem Fall aus dem Jahr 1936 deutlich. Amtsarzt Lewing aus Prüm wandte sich im Januar 1936 an das zuständige Erbgesundheitsgericht mit der Bitte, die Kosten für eine fachärztliche Untersuchung, die für einen Sterilisationsantrag notwendig sei, zu übernehmen. Entsprechende Mittel seien im Budget des Gesundheitsamtes nicht vorhanden. Schwarzer lehnte dies ab, da „Kosten zur Vorbereitung des Erbgesundheitsverfahrens“[321] nicht von der Justizverwaltung

318 Vgl. LHAKo Best. 512,022, Nr. 419.

319 Vgl. *Braß*, Zwangssterilisation, 2004, 70–71.

320 Vgl. LHAKo Best. 512,017, Nr. 209.

321 LHAKo Best. 512,024, Nr. 029, Hervorhebung wie im Original.

übernommen werden könnten. Der Antrag wurde schließlich ohne fachärztliche Untersuchung gestellt.[322]

3.2.2 Die Anstalt der Barmherzigen Brüder in Trier

Die Leiter katholischer Heil- und Pflegeanstalten hatten sich bei der Umsetzung des *Gesetzes zur Verhütung erbkranken Nachwuchses* zwischen gesetzlichen Vorgaben und kirchlichen Weisungen zu bewegen. Zum einen gehörten sie laut Sterilisationsgesetz zum Kreis der antragsberechtigten Personen.[323] Zum anderen fielen auch sie unter die Anzeigepflicht der ersten Ausführungsverordnung zum Sterilisationsgesetz vom 5. Dezember 1933.[324] Hinzu kam mit der ersten Ausführungsverordnung die Bestimmung, dass „[e]in fortpflanzungsfähiger Erbkranker, der in einer geschlossenen Anstalt verwahrt" wurde, „nicht entlassen oder beurlaubt werden" durfte, „bevor der Antrag [auf Unfruchtbarmachung] gestellt oder über ihn entschieden" war. Nach dem Kommentar von GÜTT/RÜDIN/RUTTKE galt diese Passage nicht nur für Personen, die sich freiwillig in Anstaltspflege begaben, um einer Unfruchtbarmachung zu entgehen, sondern für alle Anstaltspatienten.[325] Die Bestimmung wurde mit der dritten Ausführungsverordnung vom 25. Februar 1935 in folgender Fassung präzisiert:

> Ein fortpflanzungsfähiger Erbkranker, der in einer geschlossenen Anstalt verwahrt wird, darf nicht entlassen oder beurlaubt werden, bevor die Unfruchtbarmachung durchgeführt oder der Antrag endgültig abgelehnt worden ist; dies gilt nicht, wenn der für die Anstalt zuständige Amtsarzt aus besonderen Gründen der Entlassung oder Beurlaubung ausnahmsweise zustimmt.[326]

Von kirchlicher Seite hatten die Leiter katholischer Anstalten die Weisung erhalten, sich nicht an der Umsetzung des Sterilisationsgesetzes zu beteiligen. Diesbezüglich gab das Bischöfliche Generalvikariat in Trier im September 1933 ein Rundschreiben an die katholischen Krankenhäuser, Heil- und Pflegeanstalten und Erziehungsheime innerhalb des Bistums heraus. Darin wurden diese Institutionen aufgefordert, auf die Bitte des Landeshauptmanns der Rheinprovinz um Mithilfe bei der Durchführung des Sterilisationsgesetzes mit einem standardisierten Schreiben zu antworten: Den Anstalten sei es demnach „aus Gewissensgründen unmöglich"[327],

---

322 Vgl. LHAKo Best. 512,024, Nr. 029.
323 Vgl. RGBl. I, 1933, 529.
324 Vgl. RGBl. I, 1933, 1021, von dort auch die folgenden Zitate.
325 *Gütt/Rüdin/Ruttke*, Verhütung, 1936, 184.
326 RGBl. I, 1935, 289.
327 BATr Abt. 134, Nr. 16.

bei der Umsetzung des Sterilisationsgesetzes mitzuarbeiten. Auch an die Anstalt der Barmherzigen Brüder in Trier war eine Abschrift dieser Anweisung adressiert.[328]

Die deutschen Bischöfe hatten in ihren Verhandlungen mit den staatlichen Stellen im November 1933 erreicht, dass „die Leiter katholischer Anstalten von der Antragspflicht zur Sterilisation entbunden wurden."[329] Dies galt jedoch nicht für die Anzeigepflicht, was im Gesetzeskommentar von 1936 nochmals betont wurde mit der Begründung, dass „von keiner Konfession die Anzeige für unzulässig erklärt worden ist"[330]. Für den Untersuchungsraum wichtig ist zudem eine Entscheidung, welche von den Bischöfen der Kölner Kirchenprovinz im Februar 1934 getroffen wurde. Als vorläufiges Ergebnis wurde festgehalten, dass eine Anzeige im Sinne des Sterilisationsgesetzes eine erlaubte Mitwirkung sei, ein Antrag auf Sterilisierung jedoch nicht gestellt werden dürfte. Eine endgültige Entscheidung wurde der Kurie in Rom überlassen, da ein entsprechender Beschluss schließlich zur Folge gehabt haben könnte, dass katholische Beamte ihren Beruf verlieren würden, wenn sie dem *Gesetz zur Verhütung erbkranken Nachwuchses* nicht Folge leisten würden.[331]

Dies war der Rahmen, in dem sich der Leiter der Heil- und Pflegeanstalt der Barmherzigen Brüder in Trier zu bewegen hatte. Durch die gesetzlich vorgeschriebene Überwachung der konfessionellen und privaten Heil- und Pflegeanstalten durch staatliche Besuchskommissionen[332] konnte die Umsetzung der rechtlichen Verpflichtungen relativ einfach überwacht werden. Dies zeigt beispielsweise der Bericht über einen Besuch in der Anstalt der Barmherzigen Brüder am 23. Oktober 1934 durch den Direktor der Provinzial-Heil- und Pflegeanstalt Andernach, Dr. Johann Recktenwald.[333] Dort heißt es:

> Die Anzeigen der Erbkranken gemäß Artikel 3 der Verordnung zur Ausführung des Gesetzes zur Verhütung erbkranken Nachwuchses sind noch nicht alle erfolgt; die Sterilisierung ist bei 15 Kranken der Anstalt beantragt und bei 12 durchgeführt worden.[334]

328 Vgl. BATr Abt. 134, Nr. 16.

329 *Nowak*, Euthanasie, 1984, 112; zu den Verhandlungen vgl. *Richter*, Katholizismus, 2001, 391–397.

330 *Gütt/Rüdin/Ruttke*, Verhütung, 1936, 212.

331 Vgl. *Richter*, Katholizismus, 2001, 444–445.

332 Vgl. oben Kapitel 2.4.

333 Zu Recktenwald vgl. *Elsner, Stephan*, Dr. Johann Recktenwald, Anstaltsdirektor in Andernach 1934–1945, in: Elsner, Stephan (Hrsg.), „... wir waren samt und sonders gegen die Durchführung der Euthanasie-Aktion." Zur NS-„Euthanasie" im Rheinland. Fachtagung vom 16. bis 18. November 2007 in Andernach (Berichte des Arbeitskreises, Bd. 5), Münster 2009, 131–140, passim.

334 LHAKo Best. 442 Nr. 18254.

Im Register des Trierer Erbgesundheitsgerichts waren bis zu diesem Zeitpunkt bereits 18 Verfahren gegen Patienten der Brüder verzeichnet.[335] In den Jahren 1934 und 1935 verlangte die Verwaltung des Provinzialverbandes zudem Berichte über die Umsetzung des *Gesetzes zur Verhütung erbkranken Nachwuchses* in der Anstalt.[336] Auch bei einer überraschenden Visitation der Einrichtung am 18. Juni 1936 achtete Recktenwald darauf, dass den Bestimmungen des Sterilisationsgesetztes Folge geleistet wurde. Im Bericht wurde betont, dass die Anstalt gemäß ihren Verpflichtungen beteiligt gewesen sei. Alle erbkrankverdächtigen Personen seien als solche angezeigt.[337]

Neben der Anzeigepflicht und den staatlichen Kommissionen bestimmte das Reichsinnenministerium in einem Erlass vom 19. Mai 1934, dass

> die beamteten Ärzte die in ihrem Bezirk vorhandenen nichtstaatlichen Anstalten (kommunale, konfessionelle und private Anstalten) aufsuchen und im Benehmen mit dem Anstaltsleiter feststellen [sollten], welche Insassen erbkrank sind oder an schwerem Alkoholismus leiden.[338]

Offensichtlich war man im Ministerium der Ansicht, dass die Anstaltsleiter ihrer Anzeigepflicht nach Artikel 3 der ersten Ausführungsverordnung zum *Gesetz zur Verhütung erbkranken Nachwuchses* vom 5. Dezember 1933 nicht uneingeschränkt nachkommen würden. Bock ging davon aus, dass in einigen Fällen „Amtsärzte gnadenlos" in katholischen Anstalten „selektierten"[339].

Aus dem Register des Trierer Erbgesundheitsgerichts geht hervor, dass Faas als Anstaltsleiter nicht nur den gesetzlichen Verpflichtungen nachkam, sondern gegen die kirchlichen Weisungen verstieß. Für die Zeit zwischen 1934 und 1939 sind insgesamt 110 Anträge belegt, die sicher der Anstaltsleitung beziehungsweise Ärzten der Anstalt zugewiesen werden können.[340]

Die ersten Anträge wurden im April 1934 gestellt. Zu dieser Zeit übernahm Faas die Stelle des Chefarztes der Anstalt.[341] Auch im Hinblick auf das Engagement Faas' bei der Umsetzung des Sterilisationsgesetzes außerhalb der Anstalt[342] liegt der

335 Vgl. LHAKo Best. 602,052, Nr. 36084.

336 Vgl. ABBT, Ordner „Personalien der früher in der Anstalt beschäftigten Brüder".

337 Vgl. ALVR, Nr. 13059.

338 Erlass der Reichsministers des Inneren zum Gesetz zur Verhütung erbkranken Nachwuchses vom 19. Mai 1934, in: Klinische Wochenschrift 13 (1934), 1007; vgl. auch: *Daum/Deppe*, Zwangssterilisation, 1991, 61.

339 *Bock*, Zwangssterilisation, 2010, 294.

340 Für das Jahr 1940 sind weitere neun Anträge verzeichnet. Diese sind Fortsetzungen von Verfahren, welche aufgrund des Kriegsbeginns eingestellt wurden. Sämtliche davon betroffenen Patienten befanden sich zu dieser Zeit in anderen Anstalten, weshalb die Verfahren alle an andere Erbgesundheitsgerichte abgegeben worden waren. Vgl. LHAKo Best. 602,052, Nrn. 36084–36090; vgl. auch Tabelle 10 auf S. 114, sowie die Einleitung zu Kapitel 3.2.

341 Zum Werdegang Faas' vgl. oben Kapitel 2.5.

342 Vgl. oben Kapitel 3.1 und Kapitel 3.2.1.

Schluss nahe, dass er auch in der Einrichtung darauf achtete, dass die eugenischen Maßnahmen durchgeführt wurden. Gegenüber den Angehörigen der Patienten, bei denen er einen Antrag auf Unfruchtbarmachung stellte, verwies er auf seine gesetzliche Verpflichtung.[343] Für die Zeit vor Faas als Anstaltsleiter ist im Register des Trierer Erbgesundheitsgerichts lediglich ein einziger Antrag auf Unfruchtbarmachung eines Patienten der Brüder verzeichnet. Dieser wurde im März 1934 durch den Arzt des Stadtkreises Trier gestellt.[344]

Walter konnte in seiner Untersuchung westfälischer Anstalten feststellen, dass die Persönlichkeit des Anstaltsdirektors einen wesentlichen Einfluss auf die Häufigkeit von Sterilisationsanträgen für Anstaltspatienten hatte. Diese Schlussfolgerung zog er aufgrund seiner Analyse von sieben Provinzial-Heil- und Pflegeanstalten des Provinzialverbandes Westfalen. Konfessionelle Anstalten wurden dabei nicht untersucht.[345] Dennoch lässt sich, auch in Hinblick auf den vorliegenden Trierer Befund, eine gewisse Plausibilität nicht von der Hand weisen. Faas setzte sich offensichtlich über die Weisungen des Bischöflichen Generalvikariates hinweg und erfüllte mehr als nur die – auch vom Gesetzgeber als Maximalforderung gegenüber konfessionellen Anstalten aufgestellte – Anzeigepflicht. Wie die Gemeinschaft der Barmherzigen Brüder als Anstaltsträger zum Verhalten des Chefarztes stand, lässt sich aus den Akten nicht rekonstruieren. Das Amt für Volkswohlfahrt hingegen wusste das Engagement von Faas für das Sterilisationsgesetz in einem Bericht von November 1939 durchaus zu würdigen.[346] Ebenso vermerkte Recktenwald in seinem Visitationsbericht vom 18. Juni 1936, dass durch Faas bereits für 69 Patienten ein Antrag auf Unfruchtbarmachung gestellt worden war.[347]

Es gibt Hinweise darauf, dass Faas als antragstellender Leiter einer katholischen Heil- und Pflegeanstalt kein Einzelfall gewesen ist. Bereits Bock hielt fest, dass aus diesen Kreisen nicht nur Anzeigen, sondern auch Anträge stammten, jedoch ohne näheren Nachweis.[348] Aus dem Register des Trierer Erbgesundheitsgerichts lässt sich ein Antrag finden, welcher im Februar 1934 vom ärztlichen Leiter der Anstalt der Marienschwestern in Waldbreitbach gestellt wurde.[349] Für den Arzt des katholischen Franz-Sales-Hauses in Essen konnte Volker van der Locht zeigen, dass dieser trotz seines Arbeitgebers „teilweise ohne äußeren Zwang ärztliche Gutachten,

343 Vgl. bspw. LHAKo Best. 512,017, Nr. 337.
344 Vgl. LHAKo Best. 602,052, Nr. 36084.
345 Vgl. *Walter*, Psychiatrie, 1996, 547–548.
346 Vgl. LHAKo Best. 662,003, Nr. 006.
347 Vgl. ALVR, Nr. 13059.
348 Vgl. *Bock*, Zwangssterilisation, 2010, 295.
349 Vgl. LHAKo Best. 602,052, Nr. 36084.

die einem Sterilisationsurteil das Wort redeten"[350] verfasste. VAN DER LOCHT ging davon aus, dass die berufliche Prägung und „die Nähe zu den Menschen, die zum Ziel nationalsozialistischer Selektionspolitik wurden" stärker wogen als private religiöse Überzeugungen.[351] Auch WOLLASCH ist ein Beispiel bekannt, in dem der Prior der Barmherzigen Brüder in Namslau in Schlesien (die nicht zur Gemeinschaft der Trierer Barmherzigen Brüder gehörten) Sterilisationsanträge unterschrieben hatte.[352]

Obwohl Faas laut Sterilisationsgesetz bestimmte Patienten nicht entlassen durfte, ohne dass ein Verfahren vor dem Erbgesundheitsgericht durchgeführt worden war, lassen sich anhand der untersuchten Akten Beispiele finden, in denen er es dennoch tat. So stellte beispielsweise der Kreisarzt von Trier-Land Ende 1934 einen Antrag auf Unfruchtbarmachung des Wilhelm W. (* 1907) wegen Schizophrenie, welcher sich kurz zuvor noch als Patient in der Anstalt der Barmherzigen Brüder befunden hatte.[353] Auch der 1913 geborene Matthias K. wurde am 23. Dezember 1935 aus der Trierer Anstalt entlassen, ohne dass ein Antrag auf Unfruchtbarmachung gestellt wurde. Dieser erfolgte erst 1937 durch den zuständigen Amtsarzt wegen Schizophrenie (und wurde abgelehnt).[354] Im September 1937 stellte Faas einen Antrag auf Unfruchtbarmachung des Christoph H. (* 1908). Dieser lebte bereits wieder bei seinen Angehörigen, noch bevor das Erbgesundheitsobergericht einen Termin bezüglich der Beschwerde festgesetzt hatte.[355] Das Verfahren war damit noch nicht endgültig entschieden. Auch im Fall des 1895 geborenen Matthias G. erfolgte eine Entlassung im Jahr 1934 noch bevor ein Beschluss des Trierer Erbgesundheitsgerichts vorlag.[356] Der Bäcker Andreas R. (* 1900) wurde am 24. April 1934 nach 14-tägigem Aufenthalt auf eigenen Wunsch aus der Anstalt entlassen. Am 21. August 1934 wurde er wieder von seiner Schwester eingeliefert, da er „zu Hause nicht mehr zu halten"[357] gewesen sei. Als Diagnose wurde im Krankenblatt Schizophrenie angegeben.[358] Auch für R. wurde kein Antrag auf Unfruchtbarma-

---

350 *Van der Locht, Volker*, Von der karitativen Fürsorge zum ärztlichen Selektionsblick. Zur Sozialgeschichte der Motivstruktur der Behindertenfürsorge am Beispiel des Essener Franz-Sales-Hauses, Opladen 1997, 394, von dort auch das folgende Zitat.

351 Vgl. *van der Locht*, Fürsorge, 1997, 394.

352 Vgl. *Wollasch, Hans-Josef*, Kirchliche Reaktionen auf das „Gesetz zur Verhütung Erbkranken Nachwuchses" vom Jahre 1933, in: Wollasch, Hans-Josef (Hrsg.), Beiträge zur Geschichte der Deutschen Caritas in der Zeit der Weltkriege. Zum 100. Geburtstag von Benedict Kreutz (1879–1949), Freiburg i. Br. 1978, 195–207, 200, FN 880.

353 Vgl. LHAKo Best. 512,017, Nr. 247.

354 Vgl. LHAKo Best. 655,163, Nr. 227.

355 Vgl. LHAKo Best. 512,017, Nr. 171.

356 Vgl. LHAKo Best. 512,017, Nr. 342.

357 BArch R 179/26001.

358 Vgl. BArch R 179/26001.

chung gestellt.[359] An den Beispielen kann deutlich werden, dass die Anstaltsärzte bei ihrer Pflicht, vermeintlich „Erbkranke" nach dem Sterilisationsgesetz nicht ohne Unfruchtbarmachung zu entlassen, immer noch einen gewissen Ermessensspielraum besaßen. Diesen Befund konnte auch Walter für die von ihm untersuchten Anstalten in Westfalen erheben. Um zu Beginn der Durchführung des *Gesetzes zur Verhütung erbkranken Nachwuchses* eine Überfüllung der Anstalten im Angesicht der zum Teil schleppenden Verfahren vor den Erbgesundheitsgerichten zu verhindern, hätten die Anstaltsleiter mit Bezug auf Rüdin[360] eigenmächtig Patienten entlassen, die zwar „fortpflanzungsfähig", jedoch nicht „fortpflanzungsgefährlich" gewesen seien.[361] Ob in der Trierer Anstalt auch in diesen Kategorien gedacht wurde, lässt sich nicht überprüfen. Eine andere Erklärung für das Vorgehen Faas' bei der Entlassung der Patienten besteht darin, dass er sich nicht in jedem Fall an das Sterilisationsgesetz gehalten hat.

Im Hinblick auf die Patientenzahlen der Heil- und Pflegeanstalt der Barmherzigen Brüder in den Jahren bis 1939 erscheint die Zahl von 110 Sterilisationsanträgen eher gering.[362] Um solche Zahlen vergleichen zu können, errechnete Walter „den Quotienten von Belegungs-/Aufnahmezahlen und Antragszahlen"[363] verschiedener westfälischer Anstalten. Er legte dafür den Bestand zum 1. Januar 1933 zugrunde und addierte hierzu alle bis zum Mai 1945 aufgenommenen Patienten.[364] Nach der Methode lässt sich für die Trierer Einrichtung eine Antragsquote von 7,5 % errechnen.[365] In Westfalen lagen die Antragsquoten bei den untersuchten sieben staatlichen

359 Zumindest nicht vor dem Erbgesundheitsgericht Trier, vgl. LHAKo Best. 602,052, Nrn. 36084–36090.

360 Der an der *Deutschen Forschungsanstalt für Psychiatrie* in München tätige Psychiater Ernst Rüdin war seit 1933 Mitglied des am Reichsinnenministerium angesiedelten *Sachverständigenbeirats für Bevölkerungs- und Rassenpolitik*. Zudem führte er unter anderem den Vorsitz der *Deutschen Gesellschaft für Rassenhygiene*; vgl. *Labisch/Tennstedt*, Weg, 1985, 481–483.

361 Vgl. *Walter*, Psychiatrie, 1996, 607.

362 Zur Entwicklung der Patientenzahlen vgl. unten Kapitel 4.1.

363 *Walter*, Psychiatrie, 1996, 547.

364 Vgl. *Walter*, Psychiatrie, 1996, 547.

365 Zum 01.01.1933 befanden sich in der Trierer Anstalt 571 Patienten. In den Jahren bis 1939 wurden insgesamt 888 Patienten aufgenommen (eigene Berechnung auf der Basis von ABBT, Ordner „Personalien der früher in der Anstalt beschäftigten Brüder"; für die einzelnen Jahre vgl. auch Tabelle 31 auf S. 271). Dem standen 110 Sterilisationsanträge aus der Anstalt gegenüber (eigene Erhebung auf der Basis von LHAKo Best. 602,052, Nrn. 36084–36090). Anders als bei Walter konnte dieser Wert nur auf der Grundlage von Zahlen bis einschließlich 1939 errechnet werden, da die Trierer Anstalt ab Kriegsbeginn keine Patienten mehr aufnahm, vgl. unten Kapitel 4.2. Da aber während des Krieges auch keine Sterilisationsanträge gestellt wurden, bleiben die Antragsquoten vergleichbar.

Anstalten zwischen 10,3 % und 18,2 %.[366] Vergleichbare Zahlen für die Rheinprovinz liegen nicht vor. Die im Vergleich zu den westfälischen Zahlen niedrigere Quote untermauert jedoch die Vermutung des rheinischen Landesmedizinalrates Wiehl aus dem Jahr 1933: Dieser ging davon aus, dass die Zahl der Sterilisationsfälle in den konfessionellen Anstalten geringer sei als in den staatlichen Einrichtungen, da sich in ersteren überwiegend Patienten befanden, die nicht entlassungsfähig seien.[367]

Nicht nur bei den Entlassungen hielt sich die Anstaltsleitung nicht immer an die gesetzlichen Vorgaben, sondern auch bei anderen Punkten des Sterilisationsgesetzes. So teilte Faas dem Erbgesundheitsgericht Trier im November 1935 mit, dass die Merkblätter über die Unfruchtbarmachungen

> in der Anstalt bisher nicht in allen Fällen ausgehändigt worden [sind] aus Zweckmässigkeitsgründen, da z. T. die Kranken überhaupt nicht empfänglich sind hierfür, in manchen Fällen wiederum erhebliche, für das gesundheitliche Befinden unzuträgliche Unruhe ausgelöst werden würde. Die Kranken sind vielmehr in persönlicher Aussprache über Wesen und Sinn der Sterilisierung aufgeklärt worden.[368]

Einen Hinweis darauf, was diese Aufklärung beinhaltete, lässt sich in der Aussage des 1897 geborenen Anton H. finden. Faas stellte am 5. Juni 1939 einen Antrag auf Unfruchtbarmachung wegen Schizophrenie. H. gab in der Verhandlung vor dem Erbgesundheitsgericht zu Protokoll: „Ich stelle mich nicht gegen die Sache, wenn es für mich notwendig ist. Ich wäre froh, wenn ich aus der Anstalt heraus wäre."[369] Eine Woche nach dem Beschluss auf Unfruchtbarmachung verzichtete H. schriftlich auf Beschwerde.[370] Daraus lässt sich folgern, dass er unter anderem darauf hingewiesen worden war, dass er ohne eine erfolgte Unfruchtbarmachung nicht aus der Anstalt entlassen werden könne.

Bock ging davon aus, dass die Leiter von Heil- und Pflegeanstalten mit der Zeit ihre Antragstellung reduzierten und sich damit begnügten, die „Erbkrankverdächtigen" bei den zuständigen Amtsärzten anzuzeigen. Sie erklärte dies mit einem „Vertrauensverlust von Ärzten und Anstalten, der sich in manchen Gegenden zu einem Boykott antragstellender Ärzte und Anstalten auswuchs."[371] Für die Anstalt der Barmherzigen Brüder gibt es keine Hinweise für eine derartige Verweigerung der Antragstellung. Die Anträge aus der Anstalt blieben bis 1937 auf einem ähnlichen Niveau. Der niedrige Wert im Jahr 1938 scheint eine Ausnahme gewesen zu sein, da in den ersten drei Quartalen des Jahres 1939 bereits wieder 12 Anträge

366 Vgl. *Walter*, Psychiatrie, 1996, 547.
367 Vgl. *Kaminsky*, Zwangssterilisation, 1995, 259.
368 LHAKo Best. 512,017, Nr. 288.
369 LHAKo Best. 512,017, Nr. 145.
370 Vgl. LHAKo Best. 512,017, Nr. 145.
371 Vgl. *Bock*, Zwangssterilisation, 2010, 263, von dort auch das Zitat.

gestellt worden waren.[372] Zudem sind im Register des Erbgesundheitsgerichtes lediglich zwei Anträge verzeichnet, die sich gegen Patienten der Brüder richteten und nicht von Medizinern der Anstalt, sondern von Amtsärzten gestellt worden waren: Der bereits erwähnte Antrag des Trierer Kreisarztes von März 1934 sowie ein Antrag des Amtsarztes von Bitburg aus dem Jahr 1937.[373] Auch in den Zuständigkeitsbereichen der Erbgesundheitsgerichte Bremen und Köln ließ sich das von Bock beschriebene Verhalten nicht wiederfinden.[374]

Bezüglich der Verteilung der Antragsdiagnosen unterschieden sich die Heil- und Pflegeanstalten im Reich von den Gesundheitsämtern. Während die Amtsärzte in der Regel Anträge wegen „angeborenem Schwachsinn" stellten, war bei Anstaltspatienten die Diagnose „Schizophrenie" vorherrschend.[375] Dieser Befund trifft auch auf die Anstalt der Barmherzigen Brüder in Trier zu, wie aus folgender Tabelle 13 hervorgeht:

Tabelle 13: Antragsdiagnosen aus der Heil- und Pflegeanstalt der Barmherzigen Brüder in Trier

Antragsdiagnose	Anzahl	Anteil in %
Schizophrenie	48	43,6
Angeborener Schwachsinn	15	13,6
Erbliche Fallsucht	10	9,1
Zirkuläres (manisch-depressives) Irresein	5	4,5
Schwerer Alkoholismus	3	2,7
Erbliche Blindheit	0	0,0
Erbliche Taubheit	0	0,0
Erblicher Veitstanz (Huntingtonsche Chorea)	0	0,0
Schwere erbliche körperliche Missbildung	0	0,0
Keine Angabe	29	26,4
Summe	110	

Eigene Erhebung auf der Basis von LHAKo Best. 602,052, Nrn. 36084–36090; gezählt wurden nur die Anträge vor Kriegsbeginn, vgl. dazu oben FN 340 auf S. 133.

Aus diesen Zahlen ergibt sich, dass die Diagnose „angeborener Schwachsinn" lediglich 13,6 % der Gesamtzahl der Anträge aus der Anstalt der Brüder ausmachten. Mit 43,6 % waren Anträge wegen „Schizophrenie" am häufigsten vertreten.[376] Dies

372 Vgl. Tabelle 10 auf S. 114.
373 Vgl. LHAKo Best. 602,052, Nrn. 36084–36090.
374 Vgl. *Nitschke*, Erbpolizei, 1999, 224; Vgl. *Endres*, Zwangssterilisation, 2009, 131.
375 Vgl. *Walter*, Psychiatrie, 1996, 550–551.
376 Vgl. Tabelle 13 auf S. 138.

korrespondiert auch mit den Diagnosen, wegen derer die Patienten sich in der Anstalt der Barmherzigen Brüder befanden.[377]

Bei der Erstellung des Antragsgutachtens konnten die Ärzte in den Heil- und Pflegeanstalten auf ihre Patientenunterlagen zurückgreifen. Für sie war die Antragstellung daher mit weniger Arbeit verbunden als für die Amtsärzte.[378] Auch die Antragsgutachten der Heil- und Pflegeanstalt der Barmherzigen Brüder in Trier wurden unter Rückgriff auf den Aufnahmebefund und die Eintragungen der Krankenblätter angefertigt. So findet sich beispielsweise bei dem Antragsgutachten für den 1899 geborenen Nikolaus G. unter der Rubrik „Psychischer Befund" eine Zusammenfassung der Angaben aus den Patientenakten, ohne die weitere Untergliederung des Formblattes zu berücksichtigen.[379] Die entsprechenden Antragsgutachten wurden nicht nur von Faas, sondern auch vom Assistenzarzt der Anstalt ausgefüllt.[380]

Faas gewann seine Informationen neben der Anstaltsbehandlung der Patienten auch aus seiner Tätigkeit als Fürsorgearzt. Der Wegfall dieser Tätigkeit im Jahr 1937 führte dazu, dass er Schwierigkeiten bei der Erstellung der für den Sterilisationsantrag benötigten Sippentafeln bekam.[381] In einem Schreiben an das Trierer Erbgesundheitsgericht vom 7. Juni 1938 erklärte Faas, dass er bezüglich der Familiengeschichte der Betroffenen auf die Angaben der Familienmitglieder während der Anstaltsaufnahme angewiesen sei.[382] Diese scheinen jedoch nicht ausgereicht zu haben, um die vom Erbgesundheitsgericht geforderten Sippentafeln zu erstellen. Im Verfahren gegen Nikolaus T. (* 1907), in dessen Rahmen die Erklärung des Anstaltsleiters entstand, habe man eine Sippentafel an die Familie gesandt, um sie von den Angehörigen ausfüllen zu lassen. Eine Antwort habe man nicht erhalten. Ohne die fürsorgeärztliche Tätigkeit seien entsprechende Angaben nicht zuverlässig zu erheben. Die Sippentafel wurde schließlich vom zuständigen Gesundheitsamt erstellt und dem Erbgesundheitsgericht zugesandt.[383] Faas stellte in der Folgezeit weitere Anträge, denen keine Sippentafel beigefügt war.[384] In einigen Fällen beantragte das Erbgesundheitsgericht die Erstellung einer solchen durch das zuständige Gesundheitsamt.[385]

---

377 Vgl. unten Kapitel 4.1.2 und Tabelle 39 auf S. 364 im Anhang.

378 Vgl. *Walter*, Psychiatrie, 1996, 566–567.

379 Vgl. LHAKo Best. 426,006, Nr. 5387, Best. 512,017, Nr. 321.

380 Vgl. bspw. LHAKo Best. 426,006, Nr. 4301.

381 Zur Entwicklung der Fürsorgesprechstunden im Raum Trier vgl. auch unten Kapitel 4.1.3.

382 Vgl. LHAKo Best. 512,024, Nr. 127.

383 Vgl. LHAKo Best. 512,024, Nr. 127.

384 Vgl. bspw. LHAKo Best. 512,017, Nr. 321.

385 Vgl. bspw. LHAKo Best. 512,017, Nr. 349.

3.2.3 Die Strafanstalten Wittlich und Trier

Die Sterilisierung von Strafgefangenen wurde von drei verschiedenen Argumentationssträngen getragen: Aus der Perspektive des Strafrechts war sie eine zusätzliche Sicherung vor weiteren Vergehen der Betroffenen. Aus medizinischer Sicht sollten mit einer Unfruchtbarmachung die Vererbung geistiger Störungen verhindert werden. Die rassenhygienische Argumentation schließlich trug die Ansicht vor, dass Kriminelle von der Fortpflanzung ausgeschlossen werden müssten. Das *Gesetz zur Verhütung erbkranken Nachwuchses* enthielt keinen eigenen Passus darüber, dass Häftlinge aufgrund bestimmter Delikte unfruchtbar gemacht werden sollten. Gerade die Ansicht, dass Kriminalität an sich erblich sein könnte, war in der zeitgenössischen Forschung umstritten. Dennoch wies das Reichsjustizministerium die Generalstaatsanwaltschaften im Jahr 1934 darauf hin, dass diese im Hinblick auf bestimmte Kriminelle nun auch rassenhygienische Aufgaben zu erfüllen hätten. Der Fokus der Anstaltsleiter und -ärzte fiel auf diejenigen Insassen, die unter die Kategorie „angeborener" beziehungsweise „moralischer Schwachsinn" fielen.[386]

Simon geht mit Verweis auf zeitgenössische und aktuelle Forschungen davon aus, dass sich etwa 6 bis 8 % der vor den Erbgesundheitsgerichten verhandelten Anträge auf Unfruchtbarmachung auf Insassen von Strafanstalten bezogen.[387] Das Trierer Gericht befasste sich lediglich in 5,2 % der Verfahren (178 von 3396) mit Strafanstaltsinsassen.[388]

Das Gefängnis Wittlich

Die größte Haftanstalt im Regierungsbezirk Trier befand sich in Wittlich. In dem Ort in der südlichen Eifel wurde 1902 ein Gefängnis errichtet, dessen Frauenabteilung 1912 zu einer Haftanstalt für männliche Jugendliche umgewidmet wurde. Zusammen wurden die beiden Einrichtungen bis 1936 als *Gefangenenanstalten Wittlich* bezeichnet, danach als *Straf- und Jugendgefängnis Wittlich*. Insgesamt waren über 700 Haftplätze vorhanden (Männergefängnis: 544, Jugendgefängnis: 169).[389] In der Leitung des Gefängnisses gab es eine Besonderheit: Seit der Zusammenlegung

386 Vgl. *Simon*, Kriminalbiologie, 2001, 300–302.

387 Vgl. *Simon*, Kriminalbiologie, 2001, 306.

388 Vgl. Tabelle 10 auf S. 114.

389 Vgl. *Maier, Franz*, Strafvollzug im Gebiet des nördlichen Teiles von Rheinland-Pfalz im Dritten Reich, in: Ministerium der Justiz Rheinland-Pfalz (Hrsg.), Justiz im Dritten Reich. Justizverwaltung, Rechtsprechung und Strafvollzug auf dem Gebiet des heutigen Landes Rheinland-Pfalz (Schriftenreihe des Ministeriums der Justiz/Rheinland-Pfalz, Bd. 3), Frankfurt a. M. [u. a.] 1995, 851–1006, 867.

von Erwachsenen- und Jugendgefängnis im Oktober 1928 wurde die Einrichtung durch den vormaligen Leiter der Jugendhaftanstalt Wilhelm Bleidt geführt. Der 1883 geborene Bleidt war katholischer Priester, der trotz verschiedener Angriffe vonseiten der Partei bis zu seiner Versetzung in den vorzeitigen Ruhestand im Oktober 1938 Direktor der Strafanstalt gewesen ist.[390]

Bleidt befand sich damit in einer ähnlichen Situation wie Faas als Leiter der Heil- und Pflegeanstalt der Barmherzigen Brüder: Vonseiten des *Gesetzes zur Verhütung erbkranken Nachwuchses* gehörte er zum Kreis der anzeigepflichtigen und antragsberechtigten Personen.[391] Von kirchlicher Seite her galt für ihn das Verbot der Beteiligung an Sterilisationen, insbesondere das Verbot der Antragstellung. Als Priester war er zudem seinem Bischof zu Gehorsam verpflichtet, sodass eine Übertretung des Verbots bei ihm besonders schwer hätte wiegen können. Bleidt fand einen eigenen Weg, das „Dilemma zwischen staatlicher und kirchlicher Gehorsamspflicht"[392], vor das er durch das Sterilisationsgesetz gestellt worden war, zu lösen. Am 7. April 1934 wandte er sich an das Bischöfliche Generalvikariat in Trier mit der Mitteilung, dass er aus Gewissensgründen keine Anträge auf Unfruchtbarmachung stellen könnte. Einer seiner Inspektionsbeamten, der „evangelischer Religion"[393] sei, habe ihm deshalb angeboten, die Anträge in Vertretung von Bleidt zu stellen. Der Direktor bat die bischöfliche Behörde, ihm „bescheiden zu wollen, ob dortseits Bedenken dagegen bestehen, daß die Anträge auf Sterilisation von Anstaltsinsassen durch den Anstaltsvorsteher in meiner Vertretung gestellt werden." Das Generalvikariat gestattete Bleidt, in der vorgeschlagenen Weise zu handeln.[394] Der Strafanstaltsdirektor scheint dementsprechend vorgegangen zu sein. So wurden die Anträge auf Unfruchtbarmachung in der Regel vom Strafanstaltsvorsteher[395] oder wechselnden Assessoren[396] in Vertretung unterzeichnet.

Da Bleidt selbst kein Mediziner war, konnten die Anträge in seinem Namen nur mit der Zustimmung des Anstaltsarztes vor das Erbgesundheitsgericht gebracht werden. Dies hatte das Reichsinnenministerium in einem Rundschreiben vom 4. Juni 1934 eigens betont.[397]

Die Haftanstalt Wittlich hatte eine weitere Besonderheit: Als einzige Einrichtung ihrer Art in der südlichen Rheinprovinz verfügte sie seit 1929 über einen

---

390 Vgl. *Maier*, Strafvollzug, 1995, 874–875.
391 Vgl. *Gütt/Rüdin/Ruttke*, Verhütung, 1936, 204.
392 *Richter*, Katholizismus, 2001, 432.
393 BATr Abt. 134, Nr. 16, von dort auch das folgende Zitat.
394 Vgl. BATr Abt. 134, Nr. 16.
395 Vgl. bspw. LHAKo Best. 512,001, Nr. 778.
396 Vgl. bspw. LHAKo Best. 512,001, Nrn. 1617, 1621.
397 Vgl. LHAKo Best. 583,002, Nr. 230.

hauptamtlich beschäftigten Anstaltsarzt, den psychiatrisch vorgebildeten Medizinalrat Dr. Hans de Saint Paul.[398] Neben der Leitung des Anstaltslazaretts und der Versorgung der Insassen oblag ihm unter anderem die Eingangsuntersuchung aller neuankommenden Häftlinge.[399] Zudem oblag ihm die kriminalbiologische Forschungsstelle, die 1930 in der Wittlicher Haftstätte eingerichtet worden war.[400] Deren Aufgabe bestand darin, „die ‚psychophysische Beschaffenheit des Gefangenen, die Ursachen für sein strafbares Handeln sowie seine angeborenen und erworbenen Anlagen zu erforschen und damit Anhaltspunkte für seine Behandlung im Strafvollzug zu gewinnen.'"[401] Vonseiten des preußischen Justizministeriums wurde 1930 genau festgelegt, welche Häftlinge im Rahmen der kriminalbiologischen Untersuchungen überprüft werden sollten. Folgende Delikte wurden genannt: „Verbrechen und Vergehen wider das Leben", „Sittlichkeitsverbrechen- und vergehen", „Raub und räuberische Erpressung", „Brandstiftung", „Straftaten berufs- (gewerbs- oder gewohnheitsmäßiger) Verbrecher" und „‚Schwererziehbare' im Sinne der Stufenverordnung".[402] Spätestens mit einer Verordnung des Reichsjustizministeriums vom 20. Januar 1935 wurde bestimmt, dass die kriminalbiologischen Untersuchungen auch unter Beachtung des Sterilisationsgesetzes durchgeführt werden sollten.[403]

Über die Anzahl der aus der Anstalt Wittlich unfruchtbar gemachten Häftlinge liegen verschiedene Angaben vor. Franz Maier geht auf Basis seiner Untersuchung überlieferter Häftlingsakten davon aus, dass 65 Wittlicher Häftlinge während ihrer Haftzeit unfruchtbar gemacht worden sind. Hinzu kämen vier Insassen aus der Jugendabteilung.[404] Petra Götte gibt mit Hinweis auf Strafvollzugsstatistiken für den Oberlandesgerichtsbezirk Köln die Zahl von acht Insassen des Jugendgefängnisses an, die aufgrund des Sterilisationsgesetzes zwischen 1935 und 1940 (ohne 1937) unfruchtbar gemacht worden sind.[405]

In den Registern des Erbgesundheitsgerichtes Trier sind 189 Verfahren verzeichnet, die sich gegen Insassen der Haftanstalt Wittlich richteten. 128 dieser Anträge, die 125 Personen betrafen, wurden zwischen 1934 und 1943 von der Strafanstaltsleitung gestellt. Dabei entfielen nur sechs Anträge auf die Zeit nach Kriegsbeginn (davon

---

398 Vgl. *Maier*, Strafvollzug, 1995, 876.

399 Vgl. *Götte, Petra*, Jugendstrafvollzug im „Dritten Reich". Diskutiert und realisiert – erlebt und erinnert, Bad Heilbrunn 2003, 342.

400 Zur Entwicklung der Kriminalbiologie vgl. u. a. *Götte*, Jugendstrafvollzug, 2003, 348–353.

401 *Simon*, Kriminalbiologie, 2001, 149; Simon zitiert aus dem Landesarchiv Berlin, B, Rep 5, Nr. 158.

402 Allgemeine Verfügung des Justizministerium vom 29. 7. 1930, in: Justizministerialblatt für die preußische Gesetzgebung und Rechtspflege, zitiert nach: *Simon*, Kriminalbiologie, 2001, 150.

403 Vgl. *Götte*, Jugendstrafvollzug, 2003, 353–354.

404 Vgl. *Maier*, Strafvollzug, 1995, 907–908.

405 Vgl. *Götte*, Jugendstrafvollzug, 2003, 369.

wiederum waren drei Verfahren Fortführungen aus der Vorkriegszeit). Insgesamt 30 der Anträge betrafen Häftlinge, die zum Zeitpunkt der Antragstellung jünger als 21 Jahre und damit nicht volljährig gewesen sind. Der jüngste Häftling, dessen Unfruchtbarmachung beantragt wurde, war 16 Jahre alt.[406] Bei dieser Gruppe ist davon auszugehen, dass sie in der Jugendabteilung des Gefängnisses einsaßen.[407] Die restlichen Anträge wurden entweder von den Häftlingen selbst gestellt[408] oder stammten noch aus Haftstätten, in denen die Häftlinge vorher untergebracht waren.[409]

Simon geht mit einem Verweis auf die zeitgenössische Forschung davon aus, dass Insassen von Haftanstalten „überwiegend aufgrund der Diagnose des angeborenen Schwachsinns bzw. des schweren Alkoholismus"[410] sterilisiert wurden. Diese Ansicht lässt sich durch die Zahlen für die Strafanstalt Wittlich, welche sich aus dem Erbgesundheitsregister des Trierer Gerichts ergeben, insgesamt stützen. Der Großteil der Anträge wurde wegen „angeborenem Schwachsinn" gestellt, jedoch spielte „schwerer Alkoholismus" keine Rolle.[411]

Tabelle 14: Antragsdiagnosen aus der Haftanstalt Wittlich

Antragsdiagnose	Anzahl	Anteil in %
Angeborener Schwachsinn	79	61,3
Erbliche Fallsucht	1	0,8
Erbliche Blindheit	1	0,8
Erbliche Taubheit	1	0,8
Schwere erbliche körperliche Missbildung	1	0,8
Schwerer Alkoholismus	0	0,0
Schizophrenie	0	0,0
manisch-depressives Irresein	0	0,0
Erblicher Veitstanz	0	0,0
Keine Angabe	46	35,7
Summe	129*	

* Ein Antrag wurde aufgrund zweier Diagnosen gestellt („Angeborener Schwachsinn" und Epilepsie).
Eigene Erhebung auf der Basis von LHAKo Best. 602,052, Nrn. 36084–36090.

406 Eigene Erhebung auf der Basis von LHAKo Best. 602,052, Nrn. 36084–36090.

407 Maier gibt an, dass sich innerhalb der Jugendabteilung auch Häftlinge befanden, die bereits über 21 Jahre alt gewesen sind; vgl. *Maier*, Strafvollzug, 1995, 885.

408 Vgl. unten Kapitel 3.2.4.

409 Eigene Erhebung auf der Basis von LHAKo Best. 602,052, Nrn. 36084–36090.

410 *Simon*, Kriminalbiologie, 2001, 302; vgl. *Simon*, Kriminalbiologie, 2001, 306.

411 Vgl. Tabelle 14 auf S. 143; dieser Befund steht unter dem Vorbehalt, dass sich unter den 46 Anträgen, für die keine Diagnosen verzeichnet sind, nicht doch ein größerer Anteil von „schwerem Alkoholismus" befindet.

Die zeitgenössische Wissenschaft war laut SIMON der Ansicht, dass „ein Zusammenhang von Schwachsinn und Kriminalität bestand, unter Zugrundelegung einer Definition des Schwachsinns, der nicht allein auf intellektuelle Leistungen abzielte.“[412] Dem folgend betonte auch Saint Paul bei seinen Anträgen, dass sich „angeborener Schwachsinn“ nicht nur auf dem Gebiet des Intellekts zeige. Im Jahr 1934 erstellte er ein Antragsgutachten gegen Joseph Z. (* 1911). Dieser hatte beim Intelligenztest gut abgeschnitten, sodass auch der begutachtende Gefängnisarzt vermerkte, dass in diesem Fall nicht aufgrund der Intelligenzprüfung entschieden werden konnte. Vielmehr sei das ganze Wesen des Betroffenen zu beachten: „Er wirkt sofort lächerlich. Seine Altersgenossen treiben die unpassendsten Scherze mit ihm, sodass ich ihn vom Turnen etr. befreien mußte.“[413] Z. galt demnach im Gefängnis als Außenseiter, der zudem „wegen Vornahme unzüchtiger Handlungen zu 8 Monaten Gefängnis verurteilt“ worden war.[414]

Für die Insassen von Strafanstalten hielt GÖTTE fest, dass sie vollkommen der Willkür der zuständigen Stellen ausgesetzt waren, ob ein Antrag auf Unfruchtbarmachung gegen sie gestellt wurde oder nicht. Sie macht dies am Beispiel eines jungen Häftlings der Jugendabteilung Wittlichs fest, der dem Gefängnisarzt Saint Paul gegenüber geäußert hatte, dass er in der dritten Klasse aus der Schule entlassen worden sei. Daraufhin hätten der Arzt und der für das Gefängnis zuständige Lehrer die Unfruchtbarmachung des jungen Mannes angestrebt. Die Beschreibung GÖTTES fußt dabei auf einem Brief des Betroffenen an dessen Schwester.[415] Im Allgemeinen gibt es jedoch in den Gefangenenakten der sterilisierten Häftlinge nur wenige Anhaltspunkte, aus welchem Grund die Verantwortlichen der Strafanstalt sie unfruchtbar gemacht wissen wollten.

Bei Strafgefangenen liegt der Verdacht nahe, dass die ihnen zur Last gelegten Delikte für die Entscheidung, einen Antrag auf Unfruchtbarmachung zu stellen, maßgebend gewesen sind. Von offizieller Seite wurde versucht, eine solche Nutzung des Sterilisationsgesetzes zu vermeiden: In den Besprechungen zur Vorbereitung des *Gesetzes zur Verhütung erbkranken Nachwuchses* plädierten Vertreter des Reichsjustizministeriums dafür, eine Verbindung von eugenischer Unfruchtbarmachung und der Sterilisation von Personen, die sich Sittlichkeitsdelikten schuldig gemacht hatten, im fertigen Gesetz zu vermeiden. Die „Erbkranken“ sollten nicht auf eine Stufe mit Straftätern gestellt werden.[416] Diese Trennung scheint in Wittlich eingehalten worden zu sein: Von 23 Häftlingen, für die die Wittlicher Haftstättenleitung

412 *Simon*, Kriminalbiologie, 2001, 302–303.

413 LHAKo Best. 512,022, Nr. 117, von dort auch das folgende Zitat.

414 Vgl. LHAKo Best. 512,022, Nr. 117.

415 Vgl. *Götte*, Jugendstrafvollzug, 2003, 369–370.

416 Vgl. *Bock*, Zwangssterilisation, 2010, 88.

nach dem Register des Trierer Erbgesundheitsgerichts in den Jahren 1934 bis 1936 einen Antrag auf Unfruchtbarmachung gestellt hat, sind die Häftlingspersonalakten im Landeshauptarchiv Koblenz überliefert. Eine nähere Betrachtung dieser Unterlagen ergibt keine Hinweise darauf, dass die Unfruchtbarmachung von der Direktion als zusätzliche Strafe für bestimmte Deliktgruppen eingesetzt wurde, wie aus Tabelle 15 hervorgeht:[417]

Tabelle 15: Delikte der Häftlinge, gegen die die Wittlicher Anstaltsleitung einen Antrag auf Unfruchtbarmachung stellte

Deliktgruppe	Anzahl	Anteil in %
Einbruch, Diebstahl, Raub, Betrug	11	47,8
Steuer- und Zollvergehen/Schmuggel	6	26,1
Sittlichkeitsvergehen/Zuhälterei	5	21,7
Meineid	1	4,3
Summe	23	

Eigene Erhebung auf der Basis von LHAKo Best. 602,002, Nrn. 4327, 4382, 4454, 4507, 4727, 4849, 5172, 5184, 5188, 5205, 5211, 5278, 5372, 5382, 5429, 5550, 5686, 6002, 6140, 6406, 7080,7093, 10780; die zugehörigen Anträge auf Unfruchtbarmachung wurden in den Jahren 1934 bis 1936 gestellt. Die Klassifikation der Deliktgruppen orientiert sich nach Maier, der ich wiederum an das zeitgenössische Strafgesetzbuch hielt; vgl. *Maier*, Strafvollzug, 1995, 888.

Die in Tabelle 15 genannten Delikte und Fallzahlen korrespondieren mit der Zusammensetzung der Straftaten, wegen derer die Häftlinge in Wittlich einsaßen. In der Zeit zwischen 1934 und 1936 befanden sich im Durchschnitt etwa 40,2 % der erwachsenen Insassen (55,1 % der Jugendlichen) wegen Eigentumsdelikten in Wittlich. Sittlichkeitsdelikten hatten sich durchschnittlich 15,6 % der erwachsenen und 15,0 % der jugendlichen Insassen schuldig gemacht.[418] Meineid wurde von Maier zu den Delikten gegen Staat und öffentliche Ordnung gerechnet.[419] Wegen Verstößen in dieser Gruppe saßen in den Jahren 1934 bis 1936 im Durchschnitt 9,3 % der erwachsenen und 14,2 % der jugendlichen Inhaftierten ein. Vergehen gegen die Steuer-, Zoll- oder Devisengesetzgebung hatten im Durchschnitt 18,2 % der erwachsenen und 7,5 % der jugendlichen Straftäter begangen.[420]

417 Die 23 untersuchten Strafakten entsprechen einer Stichprobe von 18 % der 128 Anträge, die die Wittlicher Gefängnisleitung gestellt hatte.
418 Eigene Berechnung auf der Basis von *Maier*, Strafvollzug, 1995, 899, 892.
419 Vgl. *Maier*, Strafvollzug, 1995, 888.
420 Eigene Berechnung auf der Basis von *Maier*, Strafvollzug, 1995, 899, 892.

Letztendlich ist die untersuchte Fallzahl zu gering, um verallgemeinerbare Aussagen darüber treffen zu können, ob die Sterilisationen nach dem *Gesetz zur Verhütung erbkranken Nachwuchses* als ergänzendes Strafmittel verwendet wurden. Für die Wittlicher Haftanstalt lässt sich aufgrund der genannten Zahlen jedoch vermuten, dass dem dort wahrscheinlich nicht so gewesen ist.

Bleidt gehörte 1933 zu den Befürwortern der kriminalbiologischen Untersuchungen. Götte betont jedoch, dass es ihm vorrangig darum ging, mit den Ergebnissen die Behandlung der Insassen im Strafvollzug zu verbessern. Von Maßnahmen der Rassenhygiene sei bei ihm noch nicht die Rede gewesen.[421] Aufgrund der vorgeschriebenen Untersuchungen stand der Anstaltsleitung jedoch Material zur Verfügung, welches sie für die Stellung eines Sterilisationsantrages verwenden konnte. Dies zeigt sich in mehreren Beispielen: Im Verfahren gegen August W. (* 1912) lässt sich aus der Häftlingsakte erkennen, wie Saint Paul 1934 bei der Informationsbeschaffung für die Antragsgutachten vorging. Mithilfe eines kriminalbiologischen Fragebogens ließ er sich zwei Monate nach der Einlieferung W.s im Mai 1934 von der für dessen Wohnort zuständigen Polizeiverwaltung Informationen über dessen Familie mitteilen. In diesem Fragebogen finden sich an vorderer Stelle Fragen zu etwaigen Geisteserkrankungen innerhalb der Familie. Saint Paul wandte sich auch an die von W. besuchte Hilfsschule, um eine Abschrift des Entlassungszeugnisses zu erhalten. Zudem ließ er sich aus der Fürsorgeerziehungsanstalt, die W. besucht hatte, die Akten kommen.[422] Der Antrag auf Unfruchtbarmachung ging im Juli 1934 beim Trierer Erbgesundheitsgericht ein.[423] Auch beim 1915 geborenen Wilhelm T. wandte Saint Paul sich 1935 an die Hilfsschule, die T. früher besucht hatte, um Informationen für seine kriminalbiologischen Untersuchungen zu erhalten. Aus dem in der Strafakte überlieferten Beschluss des Erbgesundheitsgerichts geht hervor, dass die Angaben der Hilfsschule auch dem Gericht vorgelegen haben müssen.[424]

Das Gefängnis Trier

Neben der Haftanstalt in Wittlich bestand im Untersuchungsraum das Gefängnis in Trier. Es verfügte über insgesamt 140 Haftplätze (119 für Männer, 21 für Frauen).[425] Die Einrichtung unterschied sich nicht nur in ihrer Größe von der Wittlicher

421 Vgl. *Götte*, Jugendstrafvollzug, 2003, 353.

422 In der Strafakte sind weder die Antragsdokumente, noch der Beschluss des Erbgesundheitsgerichtes überliefert; vgl. LHAKo Best. 605,002, Nr. 4507.

423 Vgl. LHAKo Best. 602,052, Nr. 36084.

424 Vgl. LHAKo Best. 605,002, Nr. 10780.

425 Vgl. *Maier*, Strafvollzug, 1995, 866.

Anstalt, sondern erfüllte auch einen anderen Zweck. Spätestens ab 1935 fungierte sie als Gerichtsgefängnis für den Amtsgerichtsbezirk Trier.[426] Gerichtsgefängnisse dienten hauptsächlich der Unterbringung von Untersuchungshäftlingen. In solchen Einrichtungen wurden nur in geringerem Maße Verurteilte mit niedrigen Freiheitsstrafen inhaftiert.[427] Dem Charakter entsprechend wurde das Gefängnis am 1. April 1940 dem Trierer Oberstaatsanwalt unterstellt. Zunehmend wurde der Haftraum auch durch die Trierer Gestapo genutzt, sodass die Justizhäftlinge nur noch einen geringeren Teil der Inhaftierten ausmachten.[428]

Kleinere Gefängnisse wurden in der Regel nicht durch einen hauptamtlich beschäftigten Arzt versorgt. Es wurde stattdessen ein ortsansässiger Mediziner unter Vertrag genommen.[429] In Trier war dies der niedergelassene Arzt Dr. Döring. Ab dem 1. Mai 1933 wirkte er als Gefängnisarzt. Spätestens zum 1. Mai 1942 übernahm ein anderer Mediziner diese Position.[430]

Döring konnte sich, anders als Saint Paul, nicht auf die Ergebnisse kriminalbiologischer Untersuchungen stützen, da es in Trier keine entsprechende Einrichtung gab. Er scheint seine Informationen hauptsächlich aus Gesprächen mit den Betroffenen sowie dem Lebenslauf, den die Untersuchungshäftlinge bei Haftantritt auszufüllen hatten, gewonnen zu haben.[431]

Von der Leitung der Trierer Haftanstalt wurden insgesamt 25 Anträge auf Unfruchtbarmachung gestellt, wovon 23 Personen betroffen waren. Alle Verfahren wurden in den Jahren 1936 bis 1939 eingeleitet.[432] Die Zusammensetzung der Diagnosen ist aufgrund der geringen Fallzahl und des hohen Anteils unverzeichneter Diagnosen nicht mit derjenigen von Wittlich zu vergleichen. Im Vergleich zu den Wittlicher Antragsdiagnosen[433] fällt jedoch auf, dass über ein Drittel der Anträge wegen einer anderen Diagnose als „angeborener Schwachsinn“ gestellt wurden.[434]

426 Vgl. *Maier*, Strafvollzug, 1995, 879.

427 Vgl. *Maier*, Strafvollzug, 1995, 857.

428 Vgl. *Maier*, Strafvollzug, 1995, 866–867; vgl. *Haase, Lena*, Verurteilt um zu Verschwinden. „Nacht-und-Nebel“-Häftlinge in der Großregion Trier (1942–1944), in: Kurtrierisches Jahrbuch 56, 2016, 289–320, 303–305.

429 Vgl. *Maier*, Strafvollzug, 1995, 867.

430 Vgl. LHAKo Best. 605,003, Nr. 150.

431 Vgl. bspw. LHAKo Best. 512,020, Nr. 744.

432 Eigene Erhebung auf der Basis von LHAKo Best. 602,052, Nrn. 36084–36090.

433 Vgl. Tabelle 14 auf S. 143.

434 Vgl. Tabelle 16 auf S. 148.

Tabelle 16: Antragsdiagnosen aus der Haftanstalt Trier

Antragsdiagnose	Anzahl	Anteil in %
Angeborener Schwachsinn	9	36,0
Schizophrenie	3	12,0
Erbliche Fallsucht	2	8,0
Erbliche Taubheit	2	8,0
Zirkuläres (manisch-depressives) Irresein	1	4,0
Schwere erbliche körperliche Missbildung	1	4,0
Erbliche Blindheit	0	0,0
Erblicher Veitstanz (Huntingtonsche Chorea)	0	0,0
Schwerer Alkoholismus	0	0,0
Keine Angabe	7	28,0
Summe	25	

Eigene Erhebung auf der Basis von LHAKo Best. 602,052, Nrn. 36084–36090.

Gemäß dem Charakter der Haftanstalt stellte die Leitung Anträge auf Unfruchtbarmachung von Untersuchungshäftlingen, also solchen, deren Strafverfahren noch nicht abgeschlossen waren. Am 15. Juni 1936 unterzeichnete der stellvertretende Strafanstaltsvorsteher einen Antrag auf Unfruchtbarmachung von Simon M. (* 1872) wegen „angeborenen Schwachsinns“. Dieser befand sich in Untersuchungshaft, da ihm „versuchte Notzucht“[435] vorgeworfen wurde. Der Haftgrund wurde nicht in den Antragsunterlagen erwähnt, sondern musste vom Erbgesundheitsgericht nachgefragt werden. Das Gericht entschied am 1. Juni 1936 auf Unfruchtbarmachung. M. wurde am 15. August 1936 aus der Untersuchungshaft entlassen. Die Operation fand am 1. Dezember statt.[436] Auch der 1910 geborene Jakob K. befand sich wegen des Verdachts auf „widernatürliche Unzucht“[437] in Untersuchungshaft im Trierer Gefängnis. Der Anstaltsleiter stellte einen Antrag auf Unfruchtbarmachung wegen „angeborenen Schwachsinns“, dem das Erbgesundheitsgericht Trier in einer Sitzung vom 10. Januar 1938 stattgab. Das Strafverfahren wurde mehr als zwei Wochen später mit einem Urteil auf sechs Monate Gefängnis abgeschlossen.[438]

435 LHAKo Best. 512,020, Nr. 514.
436 Vgl. LHAKo Best. 512,020, Nrn. 295, 514.
437 LHAKo Best. 605,002, Nr. 7456.
438 Vgl. LHAKo Best. 605,002, Nr. 7456.

3.2.4 Die freiwilligen(?) Selbstanträge

In der Begründung zum *Gesetz zur Verhütung erbkranken Nachwuchses* hieß es: „Das Gesetz geht davon aus, daß derjenige, dessen Unfruchtbarmachung zum Nutzen der Volksgesundheit notwendig ist, in vielen Fällen *selbst die benötigte Einsicht* aufbringen wird, um die Sterilisierung zu beantragen."[439] Bereits Bock stellte fest, dass die meisten Anträge, die von den Betroffenen gestellt worden waren, nicht auf Freiwilligkeit beruhten. In der Regel seien die Personen beeinflusst worden, um das entsprechende Antragsformular zu unterzeichnen.[440]

Bereits im Trierer Erbgesundheitsgerichtsregister gibt es Indizien dafür, dass ein Großteil der vermeintlich freiwilligen Anträge manipuliert war. Von den 149 Selbstanträgen wurden nach dem Erbgesundheitsgerichtsregister nur 53 (35,6 %) gestellt, ohne dass die betroffene Person sich in einer ärztlich betreuten Anstalt[441] befand und ohne dass der zuständige Amtsarzt dem Antrag beitrat[442]. Davon waren wiederum sieben Anträge auf Wiederaufnahme des Verfahrens, die während des Krieges gestellt wurden.[443] Bei den Verfahren, die Anstaltsbewohner betrafen, kann mit Bock davon ausgegangen werden, dass der zuständige Arzt die Antragsteller zu ihrem Tun bewegte. Gerade bei Patienten von Heil- und Pflegeanstalten sei die Aussicht auf Entlassung ein überzeugendes Argument gewesen.[444] Dies kam auch im Untersuchungsraum vor: So stellte beispielsweise Albert V. (* 1906) als Patient der Anstalt der Barmherzigen Brüder selbst einen Antrag auf Unfruchtbarmachung, der am 1. Juni 1935 zu dessen Sterilisation führte. Wenige Wochen nach dem Eingriff wurde er für 16 Tage aus der Anstalt beurlaubt. Der Urlaub scheint die Motivation für den Selbstantrag gewesen zu sein.[445] Von den Wittlicher Insassen hatten laut Register 33 Personen ihren Antrag selbst gestellt.[446] Dafür, dass auch diese Anträge nicht unbedingt auf Freiwilligkeit beruhten, gibt es beispielsweise Indizien im Fall von Karl G. (* 1913). Der Antrag auf Unfruchtbarmachung wurde im Jahr 1936 von G. unterzeichnet, die Gefängnisleitung und der Anstaltsarzt

439 *Gütt/Rüdin/Ruttke*, Verhütung, 1936, 78, Hervorhebung wie im Original.

440 Vgl. *Bock*, Zwangssterilisation, 2010, 269–273.

441 Hafteinrichtungen, Heil- und Pflegeanstalten, Einrichtungen der Fürsorgeerziehung.

442 In einem Erlass des Reichsinnenministeriums vom 19.05.1934 wurde den Amtsärzten empfohlen, grundsätzlich jedem Selbstantrag beizutreten. Damit sollte verhindert werden, dass die betroffene Person den Antrag zurückzog; vgl. *Bock*, Zwangssterilisation, 2010, 273.

443 Eigene Erhebung auf der Basis von LHAKo Best. 602,052, Nrn. 36084–36090.

444 Vgl. *Bock*, Zwangssterilisation, 2010, 269–270.

445 Vgl. LHAKo Best. 426,006, Nr. 15183, Best. 602,052, Nr. 36085. Im Übrigen ist im Krankenblatt der Anstalt die Unfruchtbarmachung nicht eigens vermerkt, vgl. LHAKo Best. 426,006, Nr. 15183.

446 Eigene Erhebung auf der Basis von LHAKo Best. 602,052, Nrn. 36084–36090.

schlossen sich mit einem eigenen Formular dem Antrag an. Auf diesem Schreiben wird vermerkt, dass G. den Antrag gestellt habe. Zwei Zeilen später wird er als „Antragsgegner" bezeichnet.[447]

In der ersten Ausführungsverordnung zum Sterilisationsgesetz wurden die Amtsärzte dazu aufgefordert, die Betroffenen zu einem Selbstantrag zu überreden.[448] Brass konnte zeigen, dass die Amtsärzte sich teilweise an diese Anweisung hielten. Betroffene beziehungsweise deren Vormünder seien in vielen Fällen von den beamteten Ärzten zu einer Unterschrift manipuliert worden.[449] Solche Fälle sind auch im Raum Trier vorgekommen. Wie dies genau geschah, ist aus den Akten schwer zu rekonstruieren. Bei dem 20-jährigen Thomas L. stellte beispielsweise die Mutter einen Antrag auf Unfruchtbarmachung. Nachdem der Beschluss rechtskräftig geworden war, schrieb die Mutter an das Gesundheitsamt, dass sie die Operation nicht mehr durchführen lassen wollte. Ihr Sohn solle ihr später „keine Vorwürfe"[450] machen. Zu ihrer ursprünglichen Motivation zur Antragstellung äußerte sie sich nicht. Aus dem Brief geht lediglich hervor, dass der Amtsarzt mit ihr über eine Sterilisation des Sohnes gesprochen habe.[451] In einem anderen Fall ging der Prümer Amtsarzt bei der 1898 geborenen Anna S. sehr direkt vor, um diese zu einem Selbstantrag zu bewegen: In einem Schreiben vom 7. Dezember 1934 empfahl er ihr „dringend, Ihre Sterilisierung durch Ausfüllung beigefügten Formulares selbst zu beantragen. Falls das Formular innerhalb 8 Tagen nicht zurückgesandt wird, bin ich gezwungen, Ihre Sterilisierung von Amtswegen zu betreiben."[452] Frau S. reagierte nicht darauf, sodass Lewing den Antrag schließlich am 27. Dezember selbst stellte.[453]

Anträge, die mit dem Amtsarzt gemeinsam gestellt worden waren, können ein Anzeichen dafür sein, dass die Betroffenen durch diesen zur Antragstellung bewegt worden waren.[454] Ein Hinweis dafür findet sich im Fall des 1899 geborenen Friedrich N. Ein Antragsformular auf Unfruchtbarmachung wegen Epilepsie vom 1. März 1937, dem der zuständige Amtsarzt beitrat, trägt die Unterschrift des N. In der Sitzung vor dem Erbgesundheitsgericht vom 5. Mai 1937 gab er an, keinen Antrag unterschrieben zu haben. Vermutlich auf Vorlage des Dokuments gab

447 Vgl. LHAKo Best. 512,001, Nr. 778, von dort auch das Zitat. Der Begriff „Antragsgegner" ist dabei dem Straf- bzw. Zivilrecht entnommen, vgl. *Bock*, Zwangssterilisation, 2010, 198–199.

448 Vgl. RGBl. I, 1933, S. 1021.

449 Vgl. *Braß*, Zwangssterilisation, 2004, 75–77.

450 LHAKo Best. 512,022, Nr. 327.

451 Vgl. LHAKo Best. 512,022, Nr. 327.

452 LHAKo Best. 512,024, Nr. 187.

453 Vgl. LHAKo Best. 512,024, Nr. 187.

454 Vgl. *Bock*, Zwangssterilisation, 2010, 271–272.

er schließlich zu: „Es ist meine Handschrift".[455] Im Register des Gerichts ist die zusätzliche Antragstellung durch den Amtsarzt nicht verzeichnet.[456]

Es konnten weitere Fälle beobachtet werden, in denen im Erbgesundheitsgerichtsregister ein Antrag als durch den Betroffenen allein gestellt eingetragen ist, obwohl er gemeinsam mit dem zuständigen Amtsarzt gestellt worden war. Ein Beispiel ist der Fall des Peter K. (* 1895). Der zuständige Amtsarzt Cauer unterschrieb ein auf den 18. April 1935 datiertes Antragsformular.[457] Dieses Dokument wurde dem Erbgesundheitsgericht jedoch erst zugeleitet, nachdem ein auf den 29. April 1935 datiertes und durch den Pfleger des K. unterschriebenes Antragsformular beim Gericht eingegangen war.[458] Im Register des Erbgesundheitsgerichts ist als Antragsteller nur der Pfleger des K. verzeichnet, nicht aber der Amtsarzt.[459] Aus dem Schreiben, mit welchem Peter K. seine Beschwerde gegen den Sterilisationsbeschluss begründete, geht hervor, dass er den Antrag nicht aus freien Stücken unterzeichnet hat: „Ich glaubte, daß der Amtsarzt aus Bernkastel mir doch zur Erlangung einer Kriegsrente behilflich wäre. Gegebenenfalls wäre ich nicht zur Untersuchung hingefahren."[460] Bereits am 16. September 1934 hatte K. sich mit der Bitte an das zuständige Gesundheitsamt gewandt, ihn bei der Erlangung einer Kriegsrente zu unterstützen.[461]

Aus dem Beschriebenen lässt sich folgern, dass im Register des Trierer Erbgesundheitsgerichts Anträge als reine Selbstanträge eingetragen sind, obwohl der zuständige Amtsarzt in den jeweiligen Fällen dem Antrag mit einem eigenen Formular beitrat. Die oben genannte Zahl von 53 Selbstanträgen auf Unfruchtbarmachung, die scheinbar freiwillig gestellt wurden, ist wohl in Wirklichkeit nicht erreicht worden.

Ein weiteres Indiz dafür, dass besonders die Amtsärzte die Selbstanträge initiierten, geht aus der Verteilung der Antragsdiagnosen hervor: Fast die Hälfte der Anträge wurde wegen „angeborenem Schwachsinn" gestellt. An zweiter Stelle stand die Diagnose Epilepsie.[462] Damit ähnelt die Verteilung dem oben vorgestellten Schema bei den Amtsärzten.[463]

455 Vgl. LHAKo Best. 512,020, Nr. 528, von dort auch das Zitat.

456 Vgl. LHAKo Best. 602,052, Nr. 36087.

457 In der Akte ist eine „Zweitausfertigung" des Antrages überliefert, welche auf das Jahr 1934 datiert. Aus dem Kontext ist jedoch zu schließen, dass es sich hierbei um einen Tippfehler handelt: Sowohl das Antragsgutachten als auch die ärztliche Bescheinigung über die Belehrung sind auf den 18.04.1935 datiert, vgl. LHAKo Best. 512,020, Nr. 471.

458 Vgl. LHAKo Best. 512,020, Nr. 471.

459 Vgl. LHAKo Best. 602,052, Nr. 36085.

460 LHAKo Best. 512,020, Nr. 471.

461 Vgl. LHAKo Best. 512,020, Nr. 420.

462 Vgl. Tabelle 17 auf S. 152.

463 Vgl. Tabelle 11 auf S. 116.

Tabelle 17: Antragsdiagnosen bei Selbstanträgen

Diagnose	Anzahl	Anteil in %
Angeborener Schwachsinn	71	47,3
Erbliche Fallsucht	18	12,0
Schizophrenie	6	4,0
Erbliche Blindheit	4	2,7
Erbliche Taubheit	2	1,3
Erblicher Veitstanz (Huntingtonsche Chorea)	1	0,7
Schwere erbliche körperliche Missbildung	1	0,7
Schwerer Alkoholismus	0	0,0
Zirkuläres (manisch-depressives) Irresein	0	0,0
Keine Angabe	47	31,3
Summe*	150	

* Ein Antrag wurde wegen zweier Diagnosen gestellt (Blindheit und Fehlbildung).
Eigene Erhebung auf der Basis von LHAKo Best. 602,052, Nrn. 36084–36090.

Gegen freiwillige Selbstanträge in größerem Stil spricht auch eine Beobachtung des Dauner Kreisarztes Conrad aus dem Jahr 1935. Dieser meldete im Februar des Jahres an das Trierer Regierungspräsidium, dass die Bevölkerung kein Verständnis für eugenische Maßnahmen habe:

> Mit Verständnis für die Vorbereitung und Durchführung der diesbezüglichen gesetzlichen Massnahmen [gemeint ist das Sterilisationsgesetz] ist nach der hiesigen Erfahrung auch in weniger schwierig gelagerten Fällen wenig oder gar nicht zu rechnen. Für die Durchführung des Gesetzes zur Bekämpfung unfruchtbaren Nachwuchses heisst es für den beamteten Arzt, ungeachtet aller widrigen Umstände in vorderster Front der Zielsetzung des Staates Geltung zu verschaffen.[464]

Die Beobachtung Conrads, dass die eugenischen Ideen in der Bevölkerung auf keinen Widerhall stießen, korrespondiert mit den Ergebnissen Marx-Jaskulskis bezüglich der Diskussion über Armut im ländlichen Raum in den 1920er-Jahren: Der rassenhygienische Diskurs wurde auf lokalen Verwaltungsebenen nicht aufgenommen.[465] Für die Mitte der 1930er scheint dies zumindest für die Bevölkerung noch zuzutreffen. Die theoretischen Voraussetzungen für freiwillige Selbstanträge waren demnach nicht vorhanden.

Obwohl sich die Freiwilligkeitsrhetorik beim Sterilisationsgesetz als Propaganda des Regimes herausstellte,[466] scheint es Personen gegeben zu haben, die eine Steri-

464 LHAKo Best. 512,022, Nr. 018.
465 Vgl. *Marx-Jaskulski*, Armut, 2008, 29.
466 Vgl. *Bock*, Zwangssterilisation, 2010, 269.

lisation von sich aus anstrebten. Einige Betroffene sahen in einer Unfruchtbarmachung die Möglichkeit, (weitere) Kinder endgültig auszuschließen.[467] Zudem gab es Eltern, die in einer Sterilisation die Möglichkeit sahen, zu verhindern, dass ihre Töchter schwanger beziehungsweise ihre Söhne Väter wurden.[468] Ein Beispiel hierzu findet sich auch im Untersuchungsraum: Der Vater des 18-jährigen Nikolaus C. wandte sich im Juli 1935 an den zuständigen Amtsarzt mit der Bitte, den Sohn unfruchtbar machen zu lassen. Der Vater wollte damit verhindern, dass sein geistig behinderter Sohn mit jungen Frauen aus dem Ort Kinder zeugte. Dieses Ansinnen ließ er zusätzlich von einem Notar dem Amtsarzt mitteilen.[469]

3.3 Das Trierer Erbgesundheitsgericht

Mit der Antragstellung begann der nächste Schritt im Verfahrensablauf des Sterilisationsgesetzes. Den Erbgesundheitsgerichten oblag nun die Entscheidung darüber, ob eine beantragte Unfruchtbarmachung durchgeführt werden sollte oder nicht.[470] Dabei verfügten sie in ihrer Entscheidungsfindung über große Freiheiten: Es stand in ihrem Ermessen, eigene Ermittlungen durchzuführen und zu entscheiden, welche Beweismittel sie zuließen. Es bestanden gemäß der Ordnung über die freiwillige Gerichtsbarkeit, an die das Verfahren vor den Erbgesundheitsgerichten angelehnt war, auch keine Bestimmungen darüber, ob die Betroffenen in dem Verfahren persönlich angehört werden sollten.[471] Aufgrund dieser Freiheiten ist zunächst die Frage zu klären, wer in diesem Rahmen die Erbgesundheitsgerichtsbarkeit in Trier gestaltete: Wie wurde das Gericht besetzt? Gab es Versuche, über die Besetzung Einfluss auf die Rechtsprechung zu nehmen? Des Weiteren ist zu klären, wie die Richter des Trierer Gerichts mit den ihnen zugestandenen Freiheiten umgingen: Verließen sie sich ganz auf die Antragsgutachten der Ärzte, oder stellten sie eigene Ermittlungen an und luden auch die „Erbkrankverdächtigen" zu den Sitzungen vor? In welchem Umfang wurde den Betroffenen ermöglicht, sich im Verfahren selbst zu vertreten, oder Hilfe von dritter Seite (beispielsweise durch Anwälte) zu beziehen?

Über eine quantitative Betrachtung der Beschlüsse lässt sich feststellen, wie streng die Erbjustiz im Untersuchungsraum im Vergleich zu anderen Gerichten gewesen ist. Zuletzt werden die Beschwerden gegen Beschlüsse der Trierer Kammer vor

467 Vgl. *Braß*, Zwangssterilisation, 2004, 77–78; *Endres*, Zwangssterilisation, 2009, 111.
468 Vgl. *Braß*, Zwangssterilisation, 2004, 78–79.
469 Vgl. LHAKo Best. 512,024, Nr. 079.
470 Vgl. oben Kapitel 2.2.1.
471 Vgl. *Endres*, Zwangssterilisation, 2009, 158.

dem Kölner Erbgesundheitsobergericht daraufhin untersucht, ob in Trier auf diese Weise besonders auffälliger Widerstand gegen das Sterilisationsgesetz geübt wurde.

3.3.1 Besetzung

Laut Anordnungen des Preußischen Justizministeriums[472] aus den Monaten November und Dezember 1933 sollte am Trierer Amtsgericht ein Erbgesundheitsgericht eingesetzt werden, welches für den Bezirk des Landgerichts zuständig sein sollte. Das Recht, den Vorsitzenden zu benennen, wurde im Dezember 1933 vom Preußischen Justizministerium den Landgerichtspräsidenten zugesprochen.[473] Der Trierer Landgerichtspräsident ernannte am 21. Dezember 1933 Amtsgerichtsrat Oeffner zum Vorsitzenden des Erbgesundheitsgerichts, Amtsgerichtsrat Schwarzer zu dessen Stellvertreter.[474] Oeffner wechselte am 1. November 1934 auf eigenen Wunsch zum Amtsgericht Waldbröl. Schwarzer rückte zum Vorsitzenden auf, zum neuen Stellvertreter wurde Amtsgerichtsrat Meynen ernannt.[475]

Die Ernennung der ärztlichen Beisitzer wurde im Januar 1934 an die Landgerichtspräsidenten übertragen. Zunächst sollten als beamtete und als nichtbeamtete Beisitzer jeweils drei Personen ernannt werden.[476] Neben den vom Gesetz geforderten Kenntnissen in der „Erbgesundheitslehre“ verlangte das Justizministerium, dass die nichtbeamteten ärztlichen Mitglieder „innerlich auf dem Boden des Gesetzes stehen“[477] sollten. Daher wurden die Landgerichtspräsidenten ange-

472 Ab dem Jahr 1934 wurden die preußischen Ministerien (mit Ausnahme des preußischen Finanzministeriums) mit den entsprechenden Reichsministerien zusammengelegt. Anstatt der zeitweise geführten Bezeichnung *Reichs- und Preußisches Ministerium für …* werden die Ressorts in dieser Arbeit für die Zeit ab 1934 der Einfachheit halber als Reichsministerien bezeichnet; vgl. *Broszat, Martin*, Der Staat Hitlers. Grundlegung und Entwicklung seiner inneren Verfassung, Wiesbaden 2007 [Erstmals veröffentlicht 1969], 154–156.

473 Vgl. *Erbacher/Höroldt*, Erbgesundheitsgerichtsbarkeit, 1995, 1214. Die Amtszeit der Mitglieder des Erbgesundheitsgerichtes war nach der 3. Ausführungsverordnung von 1935 beschränkt: Die Juristen wurden für die Dauer eines Geschäftsjahres, die Mediziner für zwei Geschäftsjahre ernannt; vgl. RGBl. I, 1935, 291–292. Im Zweiten Weltkrieg wurden die Amtszeiten der ärztlichen Beisitzer jährlich vom RMJ verlängert; vgl. LHAKo Best. 583,002, Nr. 398. Mit einer Verordnung vom 04.12.1942 wurde die Amtszeit der ärztlichen Mitglieder entfristet; vgl. RGBl. I, 1942, 675.

474 Vgl. LHAKo Best. 583,002, Nr. 230, vgl. *Erbacher/Höroldt*, Erbgesundheitsgerichtsbarkeit, 1995, 1216.

475 Vgl. LHAKo Best. 583,002, Nr. 230, vgl. *Erbacher/Höroldt*, Erbgesundheitsgerichtsbarkeit, 1995, 1217, FN 368.

476 Vgl. LHAKo Best. 583,002, Nr. 230.

477 LHAKo Best. 583,002, Nr. 230, vgl. *Erbacher/Höroldt*, Erbgesundheitsgerichtsbarkeit, 1995, 1217.

ordnet, für die Benennung Vorschläge der zuständigen Regierungspräsidenten einzuholen. Den Regierungspräsidien wurde wiederum vom Innenministerium vorgeschrieben, bei der Erstellung der Vorschlagsliste mit den Vorsitzen der örtlichen Ärzteverbände einschließlich des *Nationalsozialistischen Deutschen Ärztebundes* (NSDÄB) zusammenzuarbeiten.[478] Erbacher/Höroldt zeigen, wie sich an der Frage der Ernennung der nichtbeamteten Beisitzer ein Machtkampf zwischen einerseits dem NSDÄB des Kreises Trier und dem Ärzteverband des Regierungsbezirks und andererseits dem ärztlichen Beauftragten der Gauverwaltung in Koblenz entwickelte. NSDÄB und Ärzteschaft schlugen übereinstimmend die drei in Trier niedergelassenen Ärzte Züscher, Dr. Reis und Dr. Hisgen vor. Dr. Kreglinger von der Gauverwaltung sandte dem Regierungspräsidium „[u]naufgefordert"[479] eine eigene Liste zu. Darauf standen Dr. Obladen aus Bendorf-Sayn, Dr. Reichertz aus Speicher und Dr. Krein aus Oberweis. Der Regierungspräsident konnte die drei Stellen nicht dazu bewegen, eine einheitliche Liste vorzulegen. Er empfahl dem Landgerichtspräsidenten aus Kostengründen, die in und um Trier ansässigen Ärzte zu ernennen. Dieser wählte aus den Vorschlägen schließlich die Ärzte Züscher, Reis und Krein als nichtbeamtete Beisitzer aus. Die Ernennung erfolgte am 14. Februar 1934. Kreglinger versuchte noch bis Ende März, seine Kandidaten gegenüber dem Landgerichtspräsidenten durchzusetzen. Der Landgerichtspräsident berief sich wiederholt auf die vorgeschriebene Verfahrensweise, die eine Beteiligung der Partei nicht vorsah und änderte die Besetzung der nichtbeamteten Ärzte nicht mehr. Am 17. März 1934 schaltete sich schließlich Gauleiter Gustav Simon ein und bat „um Mitteilung, welche Vorschläge zu machen sind, damit mit meinem Einvernehmen eine Besetzung der betr. Stellen erfolgen kann."[480] Zu diesem Zeitpunkt war die Besetzung abgeschlossen.[481] Zudem hatte das Erbgesundheitsgericht bereits am 26. Februar 1934 seine erste Sitzung gehalten.[482] Andere Erbgesundheitsgerichte benötigten mehr Zeit, sich zu konstituieren. So nahm das Kölner Erbgesundheitsgericht erst im April 1934 seine Tätigkeit auf.[483]

Die Benennung der beamteten Beisitzer erfolgte dagegen ohne Zwischenfälle. Das Regierungspräsidium schlug die Kreisärzte Gisbertz (Trier-Stadt), Steinebach

478 Vgl. *Erbacher/Höroldt*, Erbgesundheitsgerichtsbarkeit, 1995, 1217–1218; vgl. LHAKo Best. 583,002, Nr. 230.

479 LHAKo Best. 583,002, Nr. 230.

480 LHAKo Best. 583,002, Nr. 230.

481 Vgl. *Erbacher/Höroldt*, Erbgesundheitsgerichtsbarkeit, 1995, 1218–1219, vgl. LHAKo Best. 583,002, Nr. 230.

482 Vgl. LHAKo Best. 602,052, Nr. 36084.

483 Vgl. *Endres*, Zwangssterilisation, 2009, 157.

(Trier-Land) und Dr. Graff (Saarburg) vor. Auch diese wurden am 14. Februar 1934 vom Landgerichtspräsidenten zu beamteten Beisitzern ernannt.[484]

Die Besetzung mit insgesamt sechs Ärzten reichte im Jahr 1935 nicht mehr aus: Im Juni des Jahres meldete Schwarzer dem Trierer Landgerichtspräsidenten, dass es zunehmend Schwierigkeiten gebe, Sitzungstermine anzuberaumen. Unter den beamteten Ärzten sei Gisbertz versetzt worden, ohne dass ein Nachfolger ernannt worden sei. Steinebach gehe demnächst in Urlaub und Graff könne diesen nicht in vollem Maße ersetzen. Der nichtbeamtete Arzt Züscher stehe „fast nie für eine Erbgesundheitsgerichtssitzung“[485] zur Verfügung. Die für eine schnelle Bearbeitung der angelaufenen Fälle nötige wöchentliche Sitzung könne daher nicht gewährleistet werden. Schwarzer bat darum, weitere Mitglieder zu ernennen.[486] Der Regierungspräsident konnte am 25. Juni 1935 lediglich zwei weitere beamtete Ärzte als Beisitzer vorschlagen. Dies waren Cauer aus Bernkastel und Dr. Güth aus Bitburg. Weitere Vorschläge für diese Gruppe seien nicht möglich, „da die übrigen Amtsärzte zum Teil Beisitzer des Erbgesundheitsobergerichtes Köln sind oder wegen Vertretung von vakanten Amtsarztstellen unabkömmlich sind.“[487] Aus dem Kreis der niedergelassenen Ärzte schlug das Regierungspräsidium Reichertz aus Speicher, Reis aus Trier und Krein aus Oberweis vor. Reis und Krein waren zu diesem Zeitpunkt bereits Beisitzer am Erbgesundheitsgericht. Der Landgerichtspräsident forderte weitere Vorschläge ein. Im September nannte das Regierungspräsidium die Ärzte Dr. Katthagen und Dr. Treplin aus Trier sowie Dr. Loenhard aus Bitburg.[488]

Im November 1935 wurden für die kommende Amtsperiode schließlich jeweils fünf beamtete und nichtbeamtete Ärzte durch den Landgerichtspräsidenten ernannt. Dies waren als beamtete Ärzte Engel (Trier-Stadt), Steinebach (Trier-Land), Graff (Saarburg), Cauer (Bernkastel) und Güth (Bitburg). Von den niedergelassenen Ärzten wurden Züscher (Trier), Reis (Trier), Krein (Oberweis), Reichertz (Speicher) und Treplin (Trier) ernannt.[489]

Aus den in der Stichprobe *Gesundheitsämter* untersuchten Fällen geht hervor, dass bereits vor deren Ernennung durch den Landgerichtspräsidenten die Amtsärzte Engel, Cauer und Güth als Richter am Erbgesundheitsgericht tätig gewesen sind. Alle drei wurden im November 1935 für die Amtsperiode ab 1936 ernannt.

484 Vgl. LHAKo Best. 583,002, Nr. 230.

485 LHAKo Best. 583,002, Nr. 230.

486 Vgl. LHAKo Best. 583,002, Nr. 230.

487 LHAKo Best. 583,002, Nr. 230, vgl. *Erbacher/Höroldt*, Erbgesundheitsgerichtsbarkeit, 1995, 1224.

488 Vgl. LHAKo Best. 583,002, Nr. 230.

489 Vgl. LHAKo Best. 583,002, Nr. 230.

Engel wirkte bereits am 17. Juli 1935,[490] Cauer am 20. September 1935[491] und Güth am 17. Oktober 1935[492] als beamtete Beisitzer an Sitzungen des Erbgesundheitsgerichts mit. Unter den nichtbeamteten Beisitzern konnte nur für Reichertz festgestellt werden, dass er am 20. September 1935,[493] also vor seiner Ernennung im November des Jahres, am Erbgesundheitsgericht aktiv geworden ist. Daraus lässt sich schließen, dass es den für die personelle Besetzung des Gerichts zuständigen Justizbehörden wichtig war, die Kammer handlungsfähig zu halten, sodass sie auch (noch) nicht benannte Ärzte als Beisitzer heranzogen.

Wie bereits gezeigt, wurden 1934 und 1935 nur Beisitzer ernannt, die aus der Stadt oder deren näherer Umgebung kamen.[494] Diese Politik wurde auch in den folgenden Jahren beibehalten: Steinebach wurde Anfang 1936 versetzt, weshalb Dr. Schapals vom Gesundheitsamt Trier-Land seine Nachfolge als Beisitzer antrat. Engel war zugleich Beisitzer am Erbgesundheitsobergericht in Köln, weshalb das Reichsjustizministerium im April 1936 anordnete, ihn von seiner Tätigkeit am Trierer Erbgesundheitsgericht zu entbinden. Im Juni 1936 wurde er durch den beim Gesundheitsamt Trier-Land beschäftigten Spiecker ersetzt. Im April 1937 wechselte der Bitburger Amtsarzt Güth nach Fürstenwalde. Dessen Amtsnachfolger Lubenau wurde auch zum beamteten Beisitzer ernannt.[495] Im August 1937 wurde Cauer aus Bernkastel nach Rothenburg versetzt. Für die damit freigewordene Beisitzerstelle bemerkte Schwarzer, dass es „von grösstem Nutzen [wäre], wenn das neue Mitglied eine gute psychiatrische Vorbildung hätte."[496] Bereits im Jahr 1935 hatte Schwarzer bemängelt, dass keiner der ärztlichen Beisitzer eine psychiatrische Ausbildung absolviert hatte.[497] Das Regierungspräsidium schlug Cauers Nachfolger als Amtsarzt von Bernkastel, Follmann, mit dem Hinweis vor, dass dieser „über eine ausreichende psychiatrische Vorbildung"[498] verfügen würde.

Das Thema der Facharztausbildung von Beisitzern des Trierer Erbgesundheitsgerichtes blieb in den folgenden Jahren bestehen. Im September 1938 wandte sich Schwarzer an den Landgerichtspräsidenten. Er habe „festgestellt, dass das Erbgesundheitsgericht in Trier das einzige ist, welches nicht mit Fachärzten besetzt"[499] sei. Er bat darum, dass bei den weiteren Ernennungen von Beisitzern darauf geachtet

490 Vgl. LHAKo Best. 512,022, Nr. 062.
491 Vgl. LHAKo Best. 512,017, Nr. 078.
492 Vgl. LHAKo Best. 512,017, Nr. 162.
493 Vgl. LHAKo Best. 512,017, Nr. 078.
494 Vgl. *Erbacher/Höroldt*, Erbgesundheitsgerichtsbarkeit, 1995, 1224.
495 Vgl. LHAKo Best. 583,002, Nr. 398.
496 LHAKo Best. 583,002, Nr. 398.
497 Vgl. LHAKo Best. 583,002, Nr. 230.
498 LHAKo Best. 583,002, Nr. 398.
499 LHAKo Best. 583,002, Nr. 398, von dort auch die folgenden Zitate.

werde, dass „Psychiater, Neurologen und Biologen in erster Linie zu berücksichtigen" seien. Zudem forderte Schwarzer, schnellstmöglich weitere Beisitzer zu benennen. Die am Erbgesundheitsgericht tätigen Mediziner seien „durch die Bauvorhaben im hiesigen Bezirke so sehr in Anspruch genommen, dass mir viele Mitglieder überhaupt nicht und die restlichen nur selten zur Teilnahme an einer Sitzung zur Verfügung stehen."[500] Das Regierungspräsidium wurde um Vorschläge gebeten und reichte im Januar 1939 eine Liste mit elf Namen ein. Darunter waren die sieben Amtsärzte Schapals, Spiecker (beide Trier-Land), Brüggendieck, Dr. Ersfeld (beide Trier-Stadt), Graff (Saarburg), Follmann (Bernkastel) und Finkenberg (Wittlich). An nichtbeamteten Ärzten wurden die in Trier tätigen Ärzte Dr. Robert (Internist), Dr. Bellmann (Chirurg) und Dr. Frings (Allgemeinmediziner) vorgeschlagen. Da keiner der genannten über eine fachpsychiatrische Ausbildung verfüge, brachte Schwarzer die Ernennung von Faas in Vorschlag. Über das Regierungspräsidium wurde eine Einschätzung des Amtes für Volksgesundheit eingeholt, welches keine Bedenken gegen die Ernennung von Faas hatte.[501]

Mit Datum vom 27. Februar 1939 legte der Landgerichtspräsident die Besetzung des Trierer Erbgesundheitsgerichtes für das Geschäftsjahr 1939 beziehungsweise die Jahre 1939 und 1940 fest. Als Jurist blieb Schwarzer auf seiner Position als Vorsitzender. Dessen Stellvertreter wurde Amtsgerichtsrat Cloeren. Fünf beamtete Beisitzer wurden ernannt, nämlich Schapals, Spiecker (beide Trier-Land), Graff (Saarburg), Follmann (Bernkastel) und Lubenau (Bitburg). Hinzu kamen fünf nichtbeamtete Beisitzer: Züscher, Reis (beide Trier), Krein (Oberweis), Reichertz (Speicher) und Treplin (Trier).[502]

Um der Bitte Schwarzers nach Erhöhung der Beisitzerzahl vom September 1938 nachzukommen, beantragte der Trierer Landgerichtspräsident im Februar 1939 beim Oberlandesgerichtspräsidenten in Köln, die Zahl der ärztlichen Beisitzer auf 14 erhöhen zu dürfen. Dies wurde gestattet, sodass im März 1939 zusätzliche Ärzte ernannt wurden. Als beamtete Beisitzer waren dies Brüggendieck und Ersfeld (beide Trier-Stadt). Von den nichtbeamteten Beisitzern wurden die in Trier tätigen Ärzte Faas und Frings ernannt.[503] Damit wurde auch das Ansinnen von Schwarzer erfüllt, das Erbgesundheitsgericht mit fachpsychiatrisch ausgebildeten Ärzten zu besetzen. Neben Faas galt dies auch für Ersfeld. Letzterer war vor seinem Wechsel

500 Gemeint sind beispielweise die 1938 verstärkt eintreten Arbeiten am Westwall, vgl. *Dreßen, Willi*, Westwall, in: Benz, Wolfgang/Weiß, Hermann/Graml, Hermann (Hrsg.), Enzyklopädie des Nationalsozialismus, 3. Aufl., München 1998, 806, 806.

501 Vgl. LHAKo Best. 583,002, Nr. 398.

502 Vgl. LHAKo Best. 583,002, Nr. 398.

503 Vgl. LHAKo Best. 583,002, Nr. 398.

in den Staatsdienst Oberarzt einer Landesheil- und Pflegeanstalt gewesen.[504] Davor hatte er die Assistenzarztstelle in der Heil- und Pflegeanstalt der Barmherzigen Brüder in Trier inne.[505]

Der Zweite Weltkrieg hatte Auswirkungen auf die Besetzung des Erbgesundheitsgerichtes. Der Posten des stellvertretenden Vorsitzenden wurde mindestens dreimal neu besetzt. Im Dezember 1939 wurde statt Cloeren Amtsgerichtsrat Bauknecht ernannt, dieser wurde im Dezember 1940 durch Amtsgerichtsrat Piller ersetzt. Im November 1942 wurde anstatt Piller Amtsgerichtsrat Klein zum Stellvertreter Schwarzers.[506]

Im September 1941 meldete Schwarzer an den Landgerichtspräsidenten, dass sich wieder Schwierigkeiten bei der Terminfindung für Erbgesundheitsgerichtssitzungen entwickelt hätten. Die beamteten Beisitzer Lubenau und Ersfeld seien versetzt und die nichtbeamteten Beisitzer Reis, Frings und Züscher seien zum Militär verpflichtet worden. Faas habe zudem eine Stelle als beamteter Arzt angetreten. Schwarzer bat, Faas zum beamteten Beisitzer zu ernennen. Zudem müssten noch ein weiterer beamteter Arzt sowie mindestens zwei niedergelassene Ärzte zu Beisitzern berufen werden. Der Landgerichtspräsident ernannte schließlich im Januar 1942 die Ärzte Faas (Trier) und Backmann (Bitburg) zu beamteten Beisitzern. Für die Gruppe der nichtbeamteten Beisitzer konnte auf Vorschlag des Regierungspräsidiums nur ein niedergelassener Arzt, Dr. Bauknecht aus Osburg, ernannt werden.[507]

Die Richter kamen ein letztes Mal am 26. April 1944 zu einer Sitzung zusammen.[508] Im Fall des Johann B. (* 1902), der seit 1941 beim Gericht anhängig war, kamen an diesem Tag Schwarzer, Graff und Reis zu dem Beschluss, dass bei B. keine Erbkrankheit festzustellen sei.[509]

Gerade bei den frei praktizierenden Ärzten stellt sich die Frage, ob diese eine Berufung zum Richter an einem Erbgesundheitsgericht ohne Konsequenzen zurückweisen konnten. Für die Besetzung des Passauer Erbgesundheitsgerichts konnte Heitzer feststellen, dass verschiedene niedergelassene Ärzte es ablehnten, an der Erbjustiz mitzuwirken. Er vermutete, dass sie überwiegend aus finanziellen Gründen darauf verzichteten, da die zugesagte Aufwandsentschädigung in keiner Weise den Verlust wettgemacht habe, den die Abwesenheit von der eigenen Praxis bedeutet hätte. Zwei Mediziner seien aus diesem Grund nach Abschluss der ersten Amtszeit ausgeschieden. Ein weiterer habe eine Beteiligung von vornherein abgelehnt. Nega-

504 Vgl. *Vossen*, Gesundheitsämter im Nationalsozialismus, 2001, 252.
505 Vgl. unten Kapitel 4.1.1.
506 Vgl. LHAKo Best. 583,002, Nr. 398.
507 Vgl. LHAKo Best. 583,002, Nr. 398.
508 Vgl. LHAKo Best. 602,052, Nr. 36090.
509 Vgl. LHAKo Best. 512,017, Nr. 056.

tive Folgen hatten die drei Ärzte für ihr Verhalten nicht zu befürchten.[510] Demnach bestand für die freien Ärzte die Möglichkeit, einen Beisitzerposten abzulehnen. Für die nichtbeamteten Beisitzer am Trierer Gericht ließen sich keine Hinweise darauf finden, dass Mediziner einen solchen Posten abgelehnt hätten.[511] Selbst Züscher, der nach Aussage Schwarzers „fast nie für eine Erbgesundheitsgerichtssitzung"[512] zur Verfügung stand, was ein Hinweis darauf sein könnte, dass seine Praxis bei ihm eine höhere Priorität genoss, blieb Beisitzer.

Aus dem Beschriebenen geht zusammenfassend hervor, dass in den Jahren 1934 bis 1944 am Trierer Erbgesundheitsgericht insgesamt 21 Ärzte als Beisitzer tätig waren. In der Gruppe der beamteten Beisitzer (zusammen 14 Personen) herrschte eine große Fluktuation: Sechs Amtsärzte wurden versetzt, was die Neubesetzung der Positionen notwendig machte.[513] Engel war gleichzeitig am Kölner Erbgesundheitsobergericht tätig, weshalb er seine Position am Trierer Gericht abgeben musste. Nur der beamtete Arzt von Saarburg, Graff, blieb die gesamte Zeit des Erbgesundheitsgerichts auf seinem Posten. Die Amtsärzte aus den Gesundheitsämtern Trier-Stadt, Trier-Land, Saarburg, Bitburg und Bernkastel wurden zum Dienst als Beisitzer herangezogen. Aus Daun, Prüm oder den Restkreisen wurde kein Amtsarzt hierzu ernannt. Der Leiter des Gesundheitsamtes von Wittlich wurde zwar durch den Regierungspräsidenten vorgeschlagen, jedoch nie ernannt.[514]

Innerhalb der Gruppe der nichtbeamteten Beisitzer (acht Personen) herrschte eine größere Kontinuität. Bis zum Beginn des Krieges schied keiner der Ärzte aus. Drei wurden schließlich zum Militärdienst eingezogen, darunter die seit Beginn der Erbgesundheitsgerichtsbarkeit tätigen Ärzte Züscher (trotz der Beschwerden Schwarzers aus dem Jahr 1935) und Reis. Faas wurde verbeamtet, weshalb er in die Gruppe der beamteten Beisitzer wechselte. Fünf der nichtbeamteten Ärzte praktizierten in Trier, die restlichen drei kamen aus den Kreisen Bitburg und Trier-Land.[515]

Für das Saarland konnte Brass insgesamt 13 nichtbeamtete Ärzte erfassen, die am dortigen Erbgesundheitsgericht als Richter wirkten, die er als „relativ kleine Gruppe"[516] bezeichnete. Daraus leitete er, neben der geringen Beteiligung niederge-

510 Vgl. *Heitzer*, Zwangssterilisation, 2005, 175–176.

511 Dies könnte daran liegen, dass das Regierungspräsidium vielleicht nur Ärzte vorschlug, deren Bereitschaft es vorher eingeholt hatte. Eine Überlieferung über die Vorschlagstätigkeit des Regierungspräsidiums konnte in den einschlägigen Beständen bisher nicht ausfindig gemacht werden.

512 LHAKo Best. 583,002, Nr. 230.

513 Vgl. *Erbacher/Höroldt*, Erbgesundheitsgerichtsbarkeit, 1995, 1223.

514 Vgl. LHAKo Best. 583,002, Nrn. 230, 398.

515 Vgl. LHAKo Best. 583,002, Nrn. 230, 398.

516 *Braß*, Zwangssterilisation, 2004, 130, von dort auch das folgende Zitat.

lassener Ärzte bei der Anzeigenerstattung, eine „Zurückhaltung' weiter Kreise der saarländischen Ärzteschaft bei der Umsetzung des GzVeN"[517] ab. Dem ist aus den für den Regierungsbezirk Trier gewonnenen Erkenntnissen entgegenzuhalten, dass eine große Kontinuität bei den nichtbeamteten Beisitzern eine größere Beteiligung niedergelassener Ärzte an den Gerichtsverhandlungen unnötig machte. Demzufolge ist die Anzahl der Ärzte, die als Richter wirkten, kein Indikator für die Bereitschaft der Ärzteschaft, an der Umsetzung des Sterilisationsgesetzes mitzuwirken.

Es fällt auf, dass Faas erst relativ spät zum Beisitzer für das Erbgesundheitsgericht ernannt worden ist. Als Fachpsychiater und Direktor einer Heil- und Pflegeanstalt wäre er dafür eigentlich prädestiniert gewesen. So wurden beispielsweise im westfälischen Erbgesundheitsgericht Bielefeld Ärzte aus Pflegeanstalten des Zuständigkeitsbereichs zu nichtbeamteten Beisitzern ernannt.[518] In Koblenz schlug der Regierungspräsident 1936 gleich zwei Ärzte der Provinzial-Heil- und Pflegeanstalt Andernach als Beisitzer vor.[519] Der Ernennung Faas' könnte in den ersten Jahren noch entgegengestanden haben, dass er erst im April 1934 in den Regierungsbezirk Trier kam.[520] Aus welchen Gründen er nicht vor 1939 auf der Vorschlagsliste des Regierungspräsidiums genannt wurde, ist unklar.

Von den 21 Ärzten konnte für 16 eine Mitgliedschaft in der NSDAP nachgewiesen werden.[521] Eine Parteimitgliedschaft an sich kann jedoch kein Indikator dafür sein, wie stark die Ärzte die nationalsozialistischen Überzeugungen teilten.[522] *Alte Parteigenossen*, also solche, die bereits vor dem Beginn der Kanzlerschaft Hitlers am 30. Januar 1933 Mitglieder waren,[523] fanden sich mindestens vier: Ersfeld (Eintritt 1930)[524] aus dem Kreis der verbeamteten Beisitzer sowie von den niedergelas-

517 Vgl. *Braß*, Zwangssterilisation, 2004, 130.

518 Vgl. *Walter*, Psychiatrie, 1996, 514–515.

519 Vgl. *Erbacher/Höroldt*, Erbgesundheitsgerichtsbarkeit, 1995, 1220.

520 Zum Dienstantritt Faas' vgl. unten Kapitel 4.1.1, bzw. den Biographischen Exkurs (oben Kapitel 2.5).

521 Eigene Erhebung auf der Basis von LHAKo Best. 583,002, Nr. 230, Best. 662,003, Nrn. 6, 13, Best. 856, Nrn. 040325, 070254, 070588, 116012, 180352, 220256, 221578-B, 222146, 225128, 240188, Best. 860P, Nr. 1470, *Vossen*, Gesundheitsämter im Nationalsozialismus, 2001, 240–243, 251–253.

522 Vgl. *Falter, Jürgen W./Khachatryan, Kristine*, Wie viele NSDAP-Mitglieder gab es überhaupt und wie viele davon waren überzeugte Nationalsozialisten?, in: Falter, Jürgen W. (Hrsg.), Junge Kämpfer, alte Opportunisten. Die Mitglieder der NSDAP 1919–1945, 1. Aufl., neue Ausgabe, Frankfurt 2016, 177–196, 189–195.

523 Vgl. *Weiß, Hermann*, Alte Kämpfer, in: Benz, Wolfgang/Weiß, Hermann/Graml, Hermann (Hrsg.), Enzyklopädie des Nationalsozialismus, 3. Aufl., München 1998, 358, 358.

524 Vgl. *Vossen*, Gesundheitsämter im Nationalsozialismus, 2001, 251–253.

senen Ärzten Reis (1929)[525], Krein (1932)[526] und Reichertz (1931)[527]. Auffallend ist die Situation bei Güth: Dieser hätte im Jahr 1935 Amtsarzt im Kreis Wiedenbrück in Westfalen werden können, wenn vonseiten der Partei nicht dem Reichsinnenministerium mitgeteilt worden wäre, dass Güth vormaliger Freimaurer gewesen sei. Der Mediziner wurde daraufhin aus der NSDAP ausgeschlossen und „nach Bitburg abgeschoben".[528] Der niedergelassene Arzt Treplin war 1935, als er Beisitzer am Erbgesundheitsgericht wurde, noch kein Parteimitglied. Er trat erst 1937 bei, war aber bereits seit 1933 in der SA gewesen.[529] Ähnlich war es beim in Trier niedergelassenen Arzt Frings. Dieser gehörte ab 1934 zur Reiter-SA, war nach eigenen Angaben aus der Nachkriegszeit jedoch nie Parteimitglied.[530]

Von den am Erbgesundheitsgericht tätigen Juristen lassen sich für Oeffner[531] und Schwarzer[532] Parteimitgliedschaften ab 1933 feststellen. Meynen hingegen trat erst 1940[533], Cloeren 1941 der NSDAP bei.[534]

3.3.2 Auseinandersetzung um die Rechtsprechung

Kurz nachdem das Trierer Erbgesundheitsgericht seine Tätigkeit aufgenommen hatte, entwickelte sich unter den Beisitzern eine Auseinandersetzung um die Diagnose „angeborener Schwachsinn". Gisbertz äußerte sich am 9. März 1934 in einem Brief an seinen Berliner Kollegen Klein dahingehend, dass er „unter ‚angeborenem Schwachsinn' nicht allein Defekte auf dem Gebiete des Intellektes, sondern auch auf dem Gebiete des Gefühls- und Willenslebens als angeborenen moralischen Schwachsinn"[535] verstand. Oeffner und Steinebach würden diese Ansicht nicht teilen, was ihn dazu zwinge, „Serien von Einsprüchen gegen Beschlüsse des Erbgesundheitsgerichtes einlegen zu müssen". Gisbertz äußerte sich besorgt darüber, dass bei „moralischem Schwachsinn" die Erbgesundheitsgerichte nicht einheitlich entscheiden würden.[536]

---

525 Vgl. LHAKo Best. 856, Nr. 240188.
526 Vgl. LHAKo Best. 856, Nr. 116012.
527 Vgl. LHAKo Best. 856, Nr. 070588.
528 Vgl. *Vossen*, Gesundheitsämter im Nationalsozialismus, 2001, 240–242, Zitat 242.
529 Vgl. LHAKo Best. 856, Nr. 040325.
530 Vgl. LHAKo Best. 856, Nr. 225545.
531 Vgl. LHAKo Best. 856A, Nr. 391, Best. 860P, Nr. 1290.
532 Vgl. BArch R 3001/76006.
533 Vgl. LHAKo Best. 856, Nr. 221678-B.
534 Vgl. LHAKo Best. 856, Nr. 221711-C.
535 BArch R 1501/126251, von dort auch das folgende Zitat.
536 Vgl. BArch R 1501/126251.

Die Situation eskalierte im April 1934, als eine „auf dem Büro des Herrn Kreisarztes Trier-Stadt beschäftigte[.] Person“ Steinebach „Sabotage“ am Sterilisationsgesetz vorwarf.[537] Dies hatte für den Mediziner auf verschiedenen Ebenen Folgen: Ihm wurde von der Ortsgruppe der NSDAP die Aushändigung seiner Mitgliedskarte verweigert.[538] Gleichzeitig wurde ihm vom Regierungspräsidium mitgeteilt, dass er während der kommenden Sitzungen des Erbgesundheitsgerichts unter Beobachtung stehe. Steinebach führte dem Vorsitzenden Oeffner gegenüber aus, dass er sich aufgrund dieser Situation befangen fühle. Deshalb wollte er seine Tätigkeit beim Gericht ruhen lassen, bis ein Disziplinarverfahren, welches er selbst gegen sich anzustreben gedachte, Klarheit geschaffen habe. Der Vorsitzende konnte ihn von diesem Vorhaben abhalten. Oeffner führte die Angelegenheit gegenüber dem Landgerichtspräsidenten auf zwei Beschlüsse zurück, in denen Anträge des Amtsarztes der Stadt Trier – also Gisbertz – wegen „angeborenem Schwachsinn“ durch das Gericht abgelehnt worden waren. Die Richter seien der Ansicht gewesen, dass sich aufgrund der Intelligenzprüfung kein „angeborener Schwachsinn“ feststellen lasse. Es habe sich dabei um juristisch gestützte Entscheidungen der Kammer gehandelt, nicht um eine Absage an das Konzept des „moralischen Schwachsinns“. Von „Sabotage“ könne nicht die Rede sein, da das Erbgesundheitsgericht lediglich seinen gesetzlich vorgeschriebenen Auftrag erfüllt habe. Im Übrigen stehe außer Frage, dass Steinebach das Sterilisationsgesetz unterstütze.[539]

Die Angelegenheit konnte sehr schnell geklärt werden. Der Landgerichtspräsident nutzte seine Kontakte zur Gauleitung der NSDAP, um die Frage der Mitgliedskarte beizulegen. Ein Disziplinarverfahren wurde anscheinend nicht eingeleitet. Steinebach blieb weiterhin Beisitzer des Erbgesundheitsgerichts.[540] Die Frage, ob „moralischer Schwachsinn“ unter die Diagnose „angeborener Schwachsinn“ fiel, hatte sich nach Ansicht des Reichsinnenministeriums, dem der oben genannte Brief Gisbertz' an Klein vom 9. März 1934 weitergeleitet worden war, im März 1935 durch die Erfahrungen, die die Erbgesundheitsgerichte bisher gewonnen hatten, von selbst geklärt.[541]

---

537 LHAKo Best. 583,002, Nr. 230.

538 Die Mitgliedskarte wurde statt eines Mitgliedsbuches Personen ausgehändigt, die nach dem Machtantritt Hilters in die NSDAP eintraten und sich in der 1933 eingeführten Bewährungsfrist von zwei Jahren befanden; vgl. *Falter/Khachatryan*, NSDAP-Mitglieder, 2016, 191.

539 Vgl. LHAKo Best. 583,002, Nr. 230; vgl. *Erbacher/Höroldt*, Erbgesundheitsgerichtsbarkeit, 1995, 1281–1282.

540 Vgl. LHAKo Best. 583,002, Nr. 230; vgl. *Erbacher/Höroldt*, Erbgesundheitsgerichtsbarkeit, 1995, 1281–1282.

541 Vgl. BArch R 1501/126251.

Die „auf dem Büro des Herrn Kreisarztes Trier-Stadt beschäftigte[.] Person“[542] weist, gerade im Hinblick auf das Schreiben vom 9. März 1934 nach Berlin, darauf hin, dass Gisbertz versuchte, auf diesem Wege Einfluss auf die Rechtsprechung des Erbgesundheitsgerichts auszuüben. Ihm ging es darum, den Kreis der zu Sterilisierenden möglichst weit zu fassen und das Sterilisationsgesetz effektiv durchzusetzen. In Steinebach und Oeffner sah er dabei zwei Personen, die die Umsetzung des Gesetzes verhinderten. Gisbertz hatte daher versucht, Steinebach mithilfe der NSDAP unter Druck zu setzen.[543]

Die Debatte um den „moralischen Schwachsinn“ scheint dazu geführt zu haben, dass das Trierer Erbgesundheitsgericht in der Folgezeit Unfruchtbarmachungen wegen „angeborenem Schwachsinn“ mit Schwächen „ethischer und moralischer Art“[544] begründete.[545] Von dieser Praxis wich die Trierer Kammer im Laufe der 1930er-Jahre teilweise wieder ab, wie das Beispiel eines Falles aus dem Jahr 1938 zeigt: Der Vorstand des Wittlicher Gefängnisses stellte einen Antrag auf Unfruchtbarmachung des 1903 geborenen Matthias W. wegen „angeborenen Schwachsinns“. Das Trierer Gericht lehnte den Antrag ab. Obwohl W. „eine mangelhafte Schulbildung“[546] erhalten habe, verfüge er jedoch über allgemeines Lebenswissen und habe bei der Sprichworterklärung und den Unterscheidungsfragen gut abgeschnitten. Die zehn Vorstrafen und der Lebenswandel des Betroffenen („Er ist als ein arbeitsscheuer Mensch bekannt“) wurden zwar im Beschluss genannt, jedoch war dies alles für die Kammer kein Grund, W. wegen „angeborenen Schwachsinns“ unfruchtbar machen zu lassen. Die Wittlicher Gefängnisleitung legte Beschwerde gegen den Beschluss ein. Die Revisionsinstanz kam zu dem Ergebnis, dass allein schon der Lebenswandel von Matthias W. ausreichen würde, um einen „angeborenen Schwachsinn“ zu belegen.[547]

Ende April 1934 initiierte Gisbertz eine weitere Auseinandersetzung zwischen den Mitgliedern des Erbgesundheitsgerichts. Diesmal ging es um die Bedeutung des Gesetzeskommentars von Gütt/Rüdin/Ruttke. Gisbertz war der Ansicht, dass dem Kommentar in der Entscheidungsfindung des Gerichts unbedingt zu folgen sei, selbst wenn die ärztlichen Beisitzer anderer Meinung seien. Da Oeffner diese Position nicht teilte, bestand der Arzt darauf, die Sache durch den Landgerichtspräsidenten entscheiden zu lassen. Der Landgerichtspräsident führte aus,

542 LHAKo Best. 583,002, Nr. 230.

543 Erbacher/Höroldt hatten die Angelegenheit hingegen als Versuch der Partei gewertet, das Erbgesundheitsgericht dazu zu bringen, „moralischen Schwachsinn“ als Sterilisationsgrund anzuerkennen, vgl. *Erbacher/Höroldt*, Erbgesundheitsgerichtsbarkeit, 1995, 1287.

544 LHAKo Best. 512,022, Nr. 117.

545 Vgl. bspw. LHAKo Best. 512,022, Nr. 117, Best. 512,018, Nr. 449, LHAKo Best. 605,002, Nr. 5205.

546 LHAKo Best. 512,001, Nr. 1621, von dort auch das folgende Zitat.

547 Vgl. LHAKo Best. 512,001, Nr. 1621.

dass die Richter im nationalsozialistischen Staat unabhängig und daher auch nicht an Vorgaben des Gesetzeskommentars gebunden seien.[548]

Das Trierer Erbgesundheitsgericht befasste sich nicht nur mit Versuchen der Beeinflussung aus den eigenen Reihen, sondern widersetzte sich auch der Einflussnahme von außen: Im September 1934 ging es um den Vorstoß des Reichsärzteführers Wagner, Schwangerschaftsabbrüche außerhalb des Gesetzes durchführen zu lassen.[549] Oeffner erhielt in diesem Monat ein Rundschreiben des Vorsitzenden des Kieler Erbgesundheitsgerichtes, in dem dieser nach Erfahrungen mit Abtreibungen aus eugenischen Gründen fragte. Wenig später ging ein Schreiben des zuständigen Gauamtes für Volksgesundheit ein, in welchem die Justiz über das Ergebnis der Vorsprache Wagners bei Hitler in Kenntnis gesetzt wurde. Oeffner widersprach einem solchen Vorgehen: Ein Schwangerschaftsabbruch sei durch das *Gesetz zur Verhütung erbkranken Nachwuchses* nicht gestützt, sodass sich sowohl Richter als auch beisitzende Ärzte eines Verstoßes gegen das Strafgesetzbuch schuldig machen würden, wenn sie die von Wagner vorgegebenen Maßnahmen unterstützen würden. Dies stelle für Beamte zudem einen Bruch ihres Diensteides dar. Das Rundschreiben Wagners, auf welches die Gauamtsleitung sich bezog, wurde von Oeffner als Versuch einer unzulässigen Beeinflussung der Gerichte verstanden. Erbacher/Höroldt gingen davon aus, dass Oeffner auch in diesem Falle in erster Linie die Unabhängigkeit der Gerichte verteidigen wollte.[550] Andererseits kann hieran auch die rechtspositivistische Einstellung Oeffners deutlich werden, der eine ungesetzliche Maßnahme ablehnte, auch wenn sie von einem Mitglied der Führungsriege des Reiches gedeckt war. Durch die Gesetzesänderung vom 26. Juni 1935 stellten Schwangerschaftsabbrüche im Rahmen des Sterilisationsgesetzes juristisch gesehen kein Problem mehr dar.[551]

3.3.3 Pflegerbestallung und Rechtsbeistand

Die Möglichkeit der Betroffenen, ihren Standpunkt vor Gericht wirksam vertreten zu können, war besonders von zwei Faktoren abhängig: Zum einen, ob sie für die Dauer des Verfahrens unter Pflegschaft standen, zum anderen, ob sie sich Hilfe von dritter Seite in Form eines Anwaltes nahmen.

Mit der dritten Ausführungsverordnung zum *Gesetz zur Verhütung erbkranken Nachwuchses* wurde am 25. Februar 1935 das Institut des Erb- oder Verfahrenspflegers

548 Vgl. LHAKo Best. 583,002, Nr. 230; vgl. *Erbacher/Höroldt*, Erbgesundheitsgerichtsbarkeit, 1995, 1252–1253.

549 Vgl. oben Kapitel 2.2.1.

550 Vgl. *Erbacher/Höroldt*, Erbgesundheitsgerichtsbarkeit, 1995, 1255.

551 Vgl. RGBl. I, 1935, 773.

geschaffen. Ein solcher sollte für die Dauer des Erbgesundheitsgerichtsverfahrens ernannt werden, wenn ein Betroffener „wegen krankhaften Geisteszustandes seine Belange nicht selbst wahrnehmen kann."[552] Der Arzt sollte in seinem Antragsgutachten vermerken, ob ein Pfleger zu bestallen sei oder nicht. Eine unter einer solchen Pflegschaft stehende Person galt für die Dauer des Erbgesundheitsgerichtsverfahrens als „wegen Geistesschwäche entmündigt[.]". Durch die Bestallung eines Erbpflegers verloren die betroffenen Personen ihr Beschwerderecht an den Pfleger.[553] Für ROTHMALER bestand der Zweck dieser Pflegschaften in Hamburg darin, „den Widerstand ihrer ‚Pfleglinge' und deren Familienangehörigen zu beseitigen, um sie entsprechend vor dem EGG zu ‚vertreten'."[554]

Die Erbgesundheitsgerichte waren in der Frage, wer zu Pflegern ernannt werden sollte, an keine Vorschriften gebunden.[555] Dies hatte nach Mitteilung der NSDAP-Reichsleitung aus dem Jahr 1938 beispielsweise in Westfalen dazu geführt, dass die Ehepartner von Betroffenen als Pfleger eingesetzt wurden. Diese hätten gegen einen ergangenen Sterilisationsbeschluss teilweise keine Rechtsmittel eingelegt, sondern den rechtskräftigen Beschluss vielmehr als Anlass zu einem Ehenichtigkeitsverfahren genutzt. In Bezug auf diese Mitteilung äußerte sich Schwarzer dahingehend, dass von ihm „niemals Ehegatten oder Verwandte des Erbkrankverdächtigen zu Pflegern bestellt"[556] worden seien und daher Fälle von Ehescheidungen wie von der Reichsleitung beschrieben nicht vorgekommen seien. Gegen die Pflegerbestallung aus der Familie der Betroffenen sprach nach Meinung Schwarzers auch, dass die Verwandten „zum grossen Teil selbst erbkrank oder zum mindesten unbegabt" seien. Er habe es sich daher zur Angewohnheit gemacht, in jedem Sprengel eines Amtsgerichts, für den das Trierer Erbgesundheitsgericht zuständig sei, einen Pfleger für alle in Frage kommenden Fälle zu bestallen.[557]

Von den 304 in der Stichprobe behandelten Verfahren galten die Betroffenen in 76 Fällen (25 %) als uneingeschränkt rechtsfähig und durften ihre Belange selbstständig vertreten.[558] 119 Personen (39,1 %) waren aufgrund ihrer Minderjährigkeit

552 RGBl. I, 1935, 290, von dort auch das folgende Zitat. Im GzVeN von 1933 war dazu noch ein Beschluss des zuständigen Vormundschaftsgerichts notwendig gewesen. Um diesen zusätzlichen Schritt auszuschalten, wurde das Recht der Pflegerbestallung den Erbgesundheitsgerichten zugestanden; vgl. *Heitzer*, Zwangssterilisation, 2005, 249.

553 Vgl. *Gütt/Rüdin/Ruttke*, Verhütung, 1936, 198.

554 Vgl. *Rothmaler*, Sterilisationen, 1991, 121.

555 Vgl. *Erbacher/Höroldt*, Erbgesundheitsgerichtsbarkeit, 1995, 1270.

556 LHAKo Best. 583,002, Nr. 398, von dort auch das folgende Zitat.

557 Vgl. LHAKo Best. 583,002, Nr. 398; vgl. *Erbacher/Höroldt*, Erbgesundheitsgerichtsbarkeit, 1995, 1271–1272.

558 Zum Vergleich: In Passau waren 21,3 % der betroffenen Personen uneingeschränkt rechtsfähig (vgl. *Heitzer*, Zwangssterilisation, 2005, 251), in Frankfurt a. M. 29,8 % (vgl. *Daum/*

eingeschränkt rechtsfähig oder befanden sich in Fürsorgeerziehung. Für sieben Personen (2,3 %) waren bereits Pfleger notwendig geworden, bevor das Verfahren auf Unfruchtbarmachung eröffnet worden war. In vier weiteren Fällen sind keine Angaben in den Akten vorhanden. In 96 Fällen (31,6 %) wurde für das Verfahren vor dem Erbgesundheitsgericht ein Pfleger bestallt.[559] In 69 dieser Verfahren handelte es sich um Pfleger, die wiederholt mit Pflegschaften betraut wurden, wie aus Tabelle 18 hervorgeht:

Tabelle 18: Wiederkehrende Verfahrenspfleger vor dem Trierer Erbgesundheitsgericht

Verfahrenspfleger	Fallzahl	Nachgewiesene Jahre	Zuständig für die Kreise
Nikolaus Mautes, Geschäftsführer, Trier	31*	1935–1936	Bernkastel, Daun, Prüm, Trier-Land, Wittlich
Hans Beutel, Steuerinspektor, Wittlich	8	1936–1937	Wittlich
Alois Stadtmüller, Kreisausschuss-sekretär, Prüm	6	1936–1939	Prüm
Matthias Theis, Referendar a. D., Daun	4	1936–1938	Daun
Peter Trilsbach, Angestellter, Trier, NSV-Kreisamtsleitung	4	1937–1938	Trier-Land
Otto Kehrein, Kaufmann, Thalfang	3	1937–1939	Bernkastel
Wilhelm Schüler, Notariatssekretär, Bernkastel	3	1936–1937	Bernkastel, Wittlich
Albert Gross, Justizsekretär, Hermeskeil	2	1936–1938	Bernkastel, Trier-Land
Gerhard, Amtssekretär, Rhaunen**	2	1936	Bernkastel
Harig, Justizangestellter, Wittlich***	2	1938–1939	Wittlich
Jakob Hardt, Geschäftsführer, Trier	2	1934, 1936	Trier-Land, Wittlich
Michael Jullien, Justizangestellter, Trier	2	1936	Trier-Land

* Im Verfahren gegen den 1885 geborenen Peter N. war Mautes zusätzlich zum zuständigen Jugendamt zum Pfleger bestallt worden, vgl. LHAKo Best. 512,022, Nrn. 070, 247.
** Vorname unbekannt.
*** Vorname unbekannt.
Eigene Erhebung auf Basis der Stichprobe *Gesundheitsämter*.

Deppe, Zwangssterilisation, 1991, 115) und in Köln 37,3 % (vgl. *Endres*, Zwangssterilisation, 2009, 165).

559 Eigene Erhebung auf Basis der Stichprobe *Gesundheitsämter*. Hinzu kommen zwei Verfahren, in denen die Amtsärzte eine Pflegschaft für notwendig befanden, jedoch keine Bestallung durch das Erbgesundheitsgericht nachgewiesen ist, vgl. LHAKo Best. 512,006, Nr. 052, Best. 512,017, Nr. 062.

Die Auswertung der Stichprobe bestätigt insgesamt die Aussage Schwarzers, dass er für verschiedene Bezirke feste Pfleger hatte, denen er die Fälle anvertraute.[560] Es handelte sich dabei vorzugsweise um Männer aus der Wirtschaft (Geschäftsführer, Kaufleute) oder aus Verwaltung und Justiz (Steuerinspektoren, Justizangestellte). Peter Trilsbach hingegen, der in den Akten eigens als Mitarbeiter der NSV-Kreisamtsleitung ausgewiesen wird, war Funktionär der nationalsozialistischen Wohlfahrtsorganisation. In Frankfurt am Main wurden die Pflegschaften in Erbgesundheitsgerichtsfällen meist Rechtsanwälten übertragen.[561] Im Zuständigkeitsbereich des Erbgesundheitsgerichtes Kempten waren es hingegen vorzugsweise Verwandte der Betroffenen.[562] In den restlichen 27 Verfahren aus der Stichprobe, in denen ein Erbpfleger bestallt wurde, handelte es sich in 19 Fällen um Verwandte der betroffenen Person. Davon wurde nur Bernhard B. (* 1906) im Jahr 1942 von seiner Ehefrau vertreten.[563] Bei den restlichen acht zu Pflegern bestallten Personen handelte es sich teilweise um Ortsansässige oder Privatpersonen und zwei Mal um Funktionäre der NSV.[564]

Schwarzer hatte am 7. August 1935 dem Rechnungsamt des Oberlandesgerichtsbezirks Köln mitgeteilt, dass er Nikolaus Mautes in allen Verfahren, in denen es notwendig war, als Erbpfleger einsetzten wolle. Mit Mautes seien daher Pauschalhonorare vereinbart worden. Er bekomme „für die Sachen, in denen er Beschwerde einlegt, 5,– RM und für die anderen Sachen 3,– RM".[565] Diese Vergütung könnte dazu geführt haben, dass Mautes zu einer größeren Anzahl an Beschwerden gegen Beschlüsse auf Unfruchtbarmachung motiviert wurde. Amtsarzt Conrad in Daun meldete im Oktober 1935 an das Regierungspräsidium auf die Anfrage, ob „auffallend zahlreiche und unbegründete Beschwerden" eingelegt worden seien, dass Mautes vier unbegründete Beschwerden eingereicht habe.[566] In den 31 untersuchten Verfahren, in denen Mautes als Pfleger bestallt war, legte er gegen elf Sterilisationbeschlüsse Beschwerde ein (davon war eine erfolgreich).[567] Ein Gegenbeispiel für dieses Verhalten findet sich am Erbgesundheitsgericht in Bonn. Carola Einhaus konnte in keinem der von ihr untersuchten Fälle eine Beschwerde finden, die von einem Verfahrenspfleger eingelegt worden war.[568]

560 Vgl. LHAKo Best. 583,002, Nr. 398.
561 Vgl. *Daum/Deppe*, Zwangssterilisation, 1991, 115.
562 Vgl. *Birk*, Gesetz, 2005, 149.
563 Vgl. LHAKo Best. 512,006, Nr. 010.
564 Eigene Erhebung auf Basis der Stichprobe *Gesundheitsämter*.
565 LHAKo Best. 583,002, Nr. 230.
566 Vgl. LHAKo Best. 512,022, Nr. 018, von dort auch das Zitat.
567 Eigene Erhebung auf Basis der Stichprobe *Gesundheitsämter*.
568 Vgl. *Einhaus*, Zwangssterilisation, 2006, 49.

Es geht aus den Quellen nicht hervor, inwieweit die bei Mautes angewandte Art der Honorarberechnung auch bei den anderen Pflegern umgesetzt wurde. Wenn die Anderen für ihre Dienste genauso entlohnt wurden, wären auch sie dazu motiviert gewesen, mehr Beschwerden gegen Entscheidungen des Erbgesundheitsgerichts einzulegen. Dies könnte beim Pfleger Matthias Theis der Fall gewesen sein. Er ist in der Stichprobe in vier Verfahren vertreten. In drei Fällen legte er Beschwerde gegen Beschlüsse auf Unfruchtbarmachung ein.[569] Im Fall des 1907 geborenen Anton K. wies er in seinem entsprechenden Schreiben vom 6. August 1938 jedoch darauf hin, dass er „auf den ausdrücklichen Wunsch des Vaters des Pflegebefohlenen"[570] handelte.

Die wiederholt eingesetzten Pfleger waren nur in den seltensten Fällen mit ihren Pflegebefohlenen bei den Terminen des Erbgesundheitsgerichts anwesend (fünf von 69): Ausnahmen bildeten Alois Stadtmüller, der in drei von sechs Fällen seine Schützlinge zum ersten Gerichtstermin begleitete, sowie Albert Gross und Matthias Theis, die jeweils einmal dabei waren.[571] Anders verhielten sich beispielsweise die Pfleger in Köln: Endres konnte feststellen, dass diese „[i]n drei Viertel aller Fälle" bei den Verhandlungen anwesend waren.[572]

Das bisher Beschriebene weist darauf hin, dass auch die Pfleger in der Ausübung ihrer Pflicht große Freiheiten genossen. Sie konnten auf der einen Seite passiv bleiben und damit die Zahl der Beschwerden gegen einen Sterilisationsbeschluss senken, wie in Bonn geschehen.[573] Andererseits konnten sie sich auch für ihren Pflegling einsetzen und zumindest versuchen, ihn mittels Beschwerden gegen ergangene Beschlüsse auf Unfruchtbarmachung vor einer Sterilisation zu bewahren.

Die Betroffenen hatten das Recht, im Erbgesundheitsverfahren auf eigene Kosten die Hilfe eines Rechtsanwalts in Anspruch zu nehmen. Anwälte, die sich auf Erbgesundheitssachen spezialisiert hatten, konnten vom Gericht abgelehnt werden.[574] In Trier wurden in 3,0 % der untersuchten Fälle (9 von 304) Anwälte eingeschaltet.[575] In Köln beispielsweise waren es ebenfalls 3,0 % der untersuchten Verfahren,[576] in Passau hingegen etwa 7 %.[577]

569 Vgl. LHAKo Best. 512,022, Nrn. 157, 158, 210, 257, 265, 386. Eigene Erhebung auf Basis der Stichprobe *Gesundheitsämter*.
570 LHAKo Best. 512,022, Nr. 210, Unterstreichung wie im Original.
571 Eigene Erhebung auf Basis der Stichprobe *Gesundheitsämter*.
572 Vgl. *Endres*, Zwangssterilisation, 2009, 165, von dort auch das Zitat.
573 Vgl. *Einhaus*, Zwangssterilisation, 2006, 49.
574 Vgl. *Bock*, Zwangssterilisation, 2010, 197–198.
575 Vgl. Stichprobe *Gesundheitsämter*.
576 Vgl. *Endres*, Zwangssterilisation, 2009, 166.
577 Vgl. *Heitzer*, Zwangssterilisation, 2005, 233.

Die untersuchten Verfahren in Trier wurden von neun verschiedenen Anwälten begleitet, die zu unterschiedlichen Zeitpunkten zum Prozess herangezogen worden waren: Drei wurden noch vor dem Antrag des Amtsarztes eingeschaltet[578] und jeweils einer vor der ersten[579] beziehungsweise zweiten[580] Sitzung des Erbgesundheitsgerichts. Zwei Anwälte wurden zur Einlegung der Beschwerde zugezogen.[581] Die Familie einer Betroffenen versuchte, nach einer erfolglosen Beschwerde mit anwaltlicher Hilfe das Verfahren wiederaufzunehmen.[582] Zuletzt wurde ein Anwalt eingeschaltet, um die Operation wegen Erntearbeiten aufschieben zu lassen.[583] Damit wurden die Anwälte in Trier wesentlich früher aktiv, als dies in anderen Regionen vorkam: Brass hielt beispielsweise für das Saarland fest, dass die Anwälte „häufig erst in zweiter Instanz eingeschaltet" wurden.[584] Fünf Verfahren, in denen in Trier ein Rechtsbeistand herbeigezogen worden war, endeten damit, dass der Antrag auf Unfruchtbarmachung abgelehnt wurde. Ob dies auf die Tätigkeit der Anwälte zurückgeführt werden kann, ist aufgrund der geringen Datenbasis nicht zu belegen. Auch Endres konnte auf Basis der von ihr untersuchten Kölner Fälle nicht feststellen, dass die Chancen auf Ablehnung des Sterilisationsantrages mit Hilfe eines Rechtsanwaltes stiegen. Reichsweit zeigten die Erbgesundheitsgerichte unterschiedliche Bereitschaft, sich auf die Eingaben von Rechtsanwälten einzulassen, wie Endres mit Verweis auf Heitzer betonte.[585] Dieser hatte festgestellt, „dass in schwierigen medizinisch-psychiatrischen Grenzfällen die entschlossene und kundige Hilfe von Bevollmächtigten oder Beiständen kranken Menschen Chancen eröffneten, der Sterilisation zu entgehen."[586]

Bis zu einer Entscheidung des Reichsjustizministeriums vom 4. Dezember 1936 konnten die Rechtsanwälte vom Verfahren ausgeschlossen werden.[587] Laut Heitzer hat jedoch bereits 1935 in der juristischen Literatur ein Konsens unter den Erbgesundheitsgerichten darüber geherrscht, dass Rechtsanwälte in der Regel zugelassen werden sollten.[588] Aus den für Trier untersuchten Dokumenten lässt sich nur ein Hinweis darauf finden, dass eine Person als Rechtsbeistand ausgeschlossen werden sollte: Der Kölner Oberlandesgerichtspräsident gab am 31. Mai 1935

578 Vgl. LHAKo Best. 512,017, Nrn. 056, 119, 756, Best. 512,024, Nr. 043.
579 Vgl. LHAKo Best. 512,017, Nr. 076.
580 Vgl. LHAKo Best. 512,017, Nr. 033.
581 Vgl. LHAKo Best. 512,017, Nrn. 188, 247.
582 Vgl. LHAKo Best. 512,024, Nr. 113.
583 Vgl. LHAKo Best. 512,017, Nr. 769.
584 Vgl. *Braß*, Zwangssterilisation, 2004, 133, von dort auch das Zitat.
585 Vgl. *Endres*, Zwangssterilisation, 2009, 166.
586 *Heitzer*, Zwangssterilisation, 2005, 240.
587 Vgl. *Bock*, Zwangssterilisation, 2010, 198.
588 Vgl. *Heitzer*, Zwangssterilisation, 2005, 235.

eine Verfügung des Reichsjustizministers weiter, laut der „der Arzt Dr. Hammer, ohne festen Wohnsitz“ nicht mehr als Rechtsbeistand in Verfahren vor den Erbgesundheitsgerichten zugelassen werden durfte, „weil er stets die Taktik verfolgt, die Verfahren zu verschleppen.“[589] Es ließ sich nicht feststellen, ob Hammer jemals im Zuständigkeitsbereich des Trierer Erbgesundheitsgerichts aktiv geworden ist.

3.3.4 Vorgehensweise

Den Erbgesundheitsgerichten stand es frei, entweder auf der Grundlage der ihnen durch die Antragsteller zur Verfügung gestellten Informationen zu entscheiden, oder eigene Ermittlungen anzustellen.[590] Das Trierer Gericht führte die Beschaffung weiterer Informationen in unterschiedlichem Umfang durch. Zu Beginn der Erbgesundheitsgerichtsbarkeit wurden manche Fälle allein auf Grundlage der mit dem Antrag eingereichten Unterlagen entschieden.[591] Diese Vorgehensweise änderte sich im Laufe der Zeit, da die Qualität der ärztlichen Antragsgutachten nicht immer den Anforderungen der Erbgesundheitsgerichtsbarkeit genügte. Schwarzer wandte sich deshalb in einem Rundschreiben vom 15. Juni 1935 an die Amtsärzte und Anstaltsleiter seines Zuständigkeitsbereichs. Er forderte die Adressaten auf, die ihnen zur Verfügung stehenden Formulare korrekt auszufüllen. Allgemeine Aussagen, wie beispielsweise die Antwort „Bonner Klinik“[592] auf die Frage nach dem bisher behandelnden Arzt, seien zu vermeiden.[593] Eine nachlässige Handhabung der Vordrucke wurde auch vom Trierer Regierungspräsidenten thematisiert: Dieser richtete sich am 3. Oktober 1935 an die Gesundheitsämter seines Bezirks mit der Aufforderung, die Formulare bei Untersuchungen im Rahmen des Sterilisationsgesetzes gewissenhaft auszufüllen. Er betonte dabei eigens den Intelligenzprüfbogen.[594]

Zeitlich parallel zu den Ermahnungen Schwarzers und des Regierungspräsidiums lag ein Fall, in dem Faas bei einer Begutachtung derart schwere Fehler unterliefen, dass sich seine ärztlichen Standeskollegen zum Handeln gezwungen sahen: Amtsarzt Steinebach von Trier-Land stellte am 25. Mai 1935 einen Antrag auf Unfruchtbarmachung des 1913 geborenen Nikolaus L. wegen „angeborenem Schwachsinn“. Das Antragsgutachten sowie der Intelligenzprüfbogen wurden durch Faas ausgefüllt. Dieser hielt fest, dass L. trotz achtjährigen Schulbesuchs weder

589 Vgl. LHAKo Best. 583,002, Nr. 230, von dort auch das Zitat.
590 Vgl. *Endres*, Zwangssterilisation, 2009, 158.
591 Vgl. bspw. LHAKo Best. 512,017, Nr. 158, Best. 512,022, Nr. 123.
592 LHAKo Best. 512,022, Nr. 017.
593 Vgl. LHAKo Best. 512,022, Nr. 017.
594 Vgl. LHAKo Best. 512,022, Nr. 017.

lesen noch schreiben gelernt habe. L. sei „[v]on Jugend auf beschränkt“[595] gewesen und zudem nicht geschäftsfähig. Das Fazit des Intelligenzprüfbogens lautete: „Blöder, teilnahmsloser Junge, hat den Mund stets halb offen, hört schlecht.“ Das Erbgesundheitsgericht fasste am 14. August 1935 den Beschluss, dass L. unfruchtbar gemacht werden sollte, ohne dass es den Betroffenen persönlich angehört hatte. Gegen den Beschluss wurde Beschwerde eingelegt, sodass das Erbgesundheitsobergericht sich des Falles annahm. Dieses lud den Betroffenen persönlich vor und gewann ein anderes Bild. Der „junge Mann“ könne „ganz gut lesen“ sowie „flott und orthographisch richtig“ schreiben. Auch könne er entgegen den Angaben im Intelligenzprüfbogen rechnen. Richtig an dem Gutachten sei, dass L. ein schlechtes Gehör habe, was ihn auch nach Angabe des Lehrers in der Schule behindert habe. Das Erbgesundheitsobergericht kam zu dem Schluss, dass L. nicht schwachsinnig sei und hob den Sterilisationsbeschluss auf.[596]

Aufgrund dieses Falls beantragte der Oberregierungs- und Medizinalrat des Trierer Regierungspräsidiums, Popp, am 25. Juni 1936 vor dem ärztlichen Bezirksgericht in Düsseldorf die Eröffnung eines berufsgerichtlichen Verfahrens gegen Faas. Die Ärztekammer kam dem Antrag nach und begründete dies mit dem „Verdacht, dass Dr. Faas durch leichtfertige Ausstellung eines Gutachtens seine Berufspflichten verletzt hat.“[597] Faas wurde zunächst freigesprochen, wogegen die Reichsärztekammer Berufung einlegte. Das Verfahren zog sich letztlich bis Mai 1938 hin, als der Deutsche Ärztegerichtshof in München Faas „wegen eines Berufsvergehens zu einer Warnung“ verurteilte.[598] Folgt man Ley, dass die Sanktionsmaßnahmen „von der Verwarnung und dem Verweis über Geldstrafen bis hin zum zeitweiligen oder endgültigen Tätigkeitsverbot reichten“, wurde Faas nicht hart bestraft.[599]

Die von Faas als Fürsorgearzt ausgefüllten Gutachterformulare weisen weitere Spuren von Fahrlässigkeit auf. So trug er beispielsweise häufig anstatt von genauen Größenangaben in Zentimetern ungenaue Angaben wie „klein, im Wachstum bedeutend zurückgeblieben“ ein.[600] In einem Fall wurde dieselbe Person, die Faas als „mittelgroß“ beschrieben hatte, vom Amtsarzt als „im Wachstum zurückgeblieben“ bezeichnet.[601] Im Oktober 1935 ließ das Erbgesundheitsgericht einen Antrag auf Unfruchtbarmachung wegen „erblicher Fallsucht“ an das Gesundheitsamt Bernkastel zurückgehen „mit der Bitte um Ausfüllung des Vordruckes 5 Ziffer I,

595 LHAKo Best. 512,017, Nr. 092, von dort auch die folgenden Zitate.
596 Vgl. LHAKo Best. 512,017, Nr. 092.
597 ALVR Nr. 13059, von dort auch das folgende Zitat.
598 Vgl. ALVR Nr. 13059.
599 Vgl. *Ley*, Zwangssterilisation, 2004, 170, von dort auch das Zitat.
600 Vgl. bspw. LHAKo Best. 512,022, Nr. 123, von dort auch das Zitat.
601 Vgl. bspw. LHAKo Best. 512,022, Nr. 107, 499, von dort auch das Zitat.

II und III."[602] Faas hatte zunächst lediglich die Seiten 1 und 6 ausgefüllt und die Kategorien „Angaben über die näheren Familienangehörigen", „Eigene Vorgeschichte" und „Befund" leer gelassen.[603]

Nicht nur Faas unterliefen bei der Gutachtenerstellung Fehler. So schrieb beispielsweise der Bernkasteler Amtsarzt Cauer einer 1921 geborenen 14-jährigen Jugendlichen drei Kinder zu, obwohl er im gleichen Gutachten anmerkte: „Bisher ist Neigung zum anderen Geschlecht noch nicht bemerkt worden. Hat die Regel noch nicht."[604] Ebenso musste das Erbgesundheitsgericht Anträge anderer Ärzte zurückschicken, um sie vervollständigen zu lassen.[605]

Eine Ursache für die Fehler in den Gutachten könnte in der Arbeitsbelastung der Amtsärzte zu finden sein.[606] Demnach könnten sie als – potentielle folgenschwere – Flüchtigkeitsfehler angesehen werden. Bei Faas könnte zudem ein gewisse Selbstüberhebung gegenüber den Mitgliedern des Erbgesundheitsgerichts eine Rolle gespielt haben, wie ein Schriftwechsel zwischen Faas und dem Vorsitzenden Schwarzer von Oktober und November 1935 vermuten lässt.[607] Schwarzer fragte mit Bezug auf das von Faas erstellte Antragsgutachten nach dem „Krankheitsverlauf" der bei Veronika E. (* 1908) diagnostizierten Schizophrenie. Die Antwort lautete „Was heißt das? Die E[...]. ist nicht mehr in meiner Behandlung."[608] Der Vorsitzende des Gerichts wiederholte seine Frage mit Verweis darauf, dass Faas sich im Gutachten als behandelnder Arzt angegeben hatte. Der Mediziner gab darauf zurück: „Was kann den Erbrichter der Krankheitsverlauf noch interessieren?" Er habe eine „sichere Diagnose" gestellt, die dem Gericht seiner Ansicht nach genügen solle, ohne weitere Fragen zu stellen. Ferner könne er sich nicht zum Verlauf der Erkrankung äußern, da er nicht der behandelnde Arzt sei. Schwarzer fragte daraufhin ein drittes Mal nach dem Krankheitsverlauf. Zudem machte er deutlich, dass für die Entscheidung des Gerichts keine vermeintlich sicheren Diagnosen zählten, „sondern nur seine eigene Meinung". Das Antragsgutachten diene ausschließlich zur Meinungsbildung. Faas gab daraufhin zu, dass Veronika E. lediglich ein einziges Mal in seiner Sprechstunde gewesen sei und er daraufhin seine Anzeige beim Gesundheitsamt erstattet habe. Dies machte ihn seiner Meinung nach zum behandelnden Arzt. Weitere Angaben könne er nicht machen. Zudem fühlte Faas sich

602 LHAKo Best. 512,020, Nr. 708.

603 Vgl. LHAKo Best. 512,020, Nr. 708. In einem anderen Fall ließ das Erbgesundheitsgericht das Gutachten ebenfalls zurückgehen, da Faas eine Seite nicht ausgefüllt hatte, vgl. LHAKo Best. 512,024, Nr. 018.

604 LHAKo Best. 512,020, Nr. 803.

605 Vgl. bspw. LHAKo Best. 512,024, Nr. 040.

606 Vgl. oben Kapitel 2.3.

607 Vgl. zum Folgenden: LHAKo Best. 512,017, Nr. 071.

608 LHAKo Best. 512,017, Nr. 071, von dort auch die folgenden Zitate.

durch die Ausführungen und Nachfragen Schwarzers angegriffen, wie aus dem Schluss seines längeren Schreibens hervorgeht:

> Ich bedauere es aufrichtig, daß das kameradschaftliche Einvernehmen, das ich bisher, besonders mit dem Herrn Amtsgerichtsrat Öffner hatte, und das eine nette, reibungslose Zusammenarbeit zur Zufriedenheit aller Beteiligten gewährleistete, anscheinen in die Brüche gehen soll. An mir soll es nicht liegen; ich bin bereit, jedes Mißverständnis bald beseitigen zu helfen.[609]

Wohl aufgrund der wiederholten Unzulänglichkeiten der Antragsgutachten verstärkte das Trierer Erbgesundheitsgericht mit der Zeit seine eigenen Ermittlungstätigkeiten. Bei früherem Heimaufenthalt der Betroffenen wurden in der Regel die entsprechenden Anstalten angeschrieben, um weitere Informationen über die Entwicklung der Person zu erhalten.[610] Ab dem Jahr 1935 schrieb das Erbgesundheitsgericht bei minderjährigen Betroffenen regelmäßig deren Eltern an. Diesen wurde damit die Gelegenheit gegeben, zur bisherigen Entwicklung ihrer Kinder Stellung zu nehmen.[611] Gleichzeitig wurde „nach Ärzten und andern Beweismitteln angefragt“[612], also Punkten, die bereits im Antragsgutachten genannt wurden. Ab 1937 sind in den Erbgesundheitsgerichtsakten Vordrucke für die weiteren Ermittlungen der Kammer überliefert. Der Vorsitzende des Erbgesundheitsgerichtes konnte damit bestimmen, welche weiteren Schritte zur Informationsgewinnung durchgeführt wurden. Zur Auswahl stand beispielweise, dass die Betroffenen selbst oder deren Eltern beziehungsweise Angehörige zur Antragsdiagnose Stellung nehmen sollten. Bei einer Anfrage an die Schulen konnten zusätzliche Informationen über die „geistige Entwicklung“[613] oder die Leistung von etwaigen Geschwistern verlangt werden. Gegebenenfalls wurden im Antragsgutachten genannte Ärzte um weitere Stellungnahme gebeten.[614] Des Weiteren konnten Krankenblätter von Kliniken oder Heil- und Pflegeanstalten oder Strafakten angefordert werden.[615]

Neben den eigenen Ermittlungen des Erbgesundheitsgerichtes war, gerade nach dem oben beschriebenen Antragsgutachten im Verfahren gegen Nikolaus L., ein persönliches Erscheinen der Betroffenen ein Mittel für die Richter, sich unabhängig vom Antragsgutachten eine eigene Meinung zu bilden. Laut *Gesetz zur Verhütung erbkranken Nachwuchses* war ein persönliches Erscheinen des Betroffenen vor Gericht möglich, aber nicht vorgeschrieben.[616] Erst mit einer Verfügung des

609 LHAKo Best. 512,017, Nr. 071.
610 Vgl. bspw. LHAKo Best. 512,017, Nr. 240.
611 Vgl. bspw. LHAKo Best. 512,017, Nrn. 034, 210, Best. 512,024, Nr. 017.
612 LHAKo Best. 512,017, Nr. 210.
613 LHAKo Best. 512,017, Nr. 108.
614 Vgl. bspw. LHAKo Best. 512,017, Nr. 033.
615 Vgl. bspw. LHAKo Best. 512,017, Nrn. 082, 108.
616 Vgl. RGBl. I, 1933, 530.

Reichsjustizministeriums vom 9. Mai 1935 wurde den Betroffenen ein „Anspruch“ zugestanden, dass sie „rechtliches Gehör“[617] fänden. Ein persönliches Erscheinen war damit immer noch nicht vorgeschrieben. Zumindest sollte den Betroffenen der Termin der Verhandlung mitgeteilt werden, in der ihr Fall besprochen wurde.[618]

Schwarzer äußerte sich im Februar 1937 gegenüber dem Trierer Landgerichtspräsidenten dahingehend, dass er ein persönliches Erscheinen der Betroffenen vor Gericht als unerlässlich für die Beschlussfassung ansah. Daher würden die Betroffenen standardmäßig vor das Erbgesundheitsgericht geladen.[619] Aus der Stichprobe *Gesundheitsämter* geht hervor, dass noch im Jahr 1934 ein persönliches Erscheinen der betroffenen Person nicht üblich gewesen ist. In mindestens neun von 18 der für dieses Jahr untersuchten Fälle (50 %) traf das Erbgesundheitsgericht einen Beschluss, ohne dass der Betroffene anwesend war. Im Jahr 1935 wurden mindestens 26 von 65 Beschlüssen (40 %) in Abwesenheit gefasst. Die folgende Tabelle 19 zeigt, dass der Anteil der Beschlüsse, die in Anwesenheit der Betroffenen gefasst wurden, über die Jahre hinweg weiter zunahm:

Tabelle 19: Anwesenheit der Betroffenen bei den ersten Gerichtsterminen

Jahr der Termine	Untersuchte Verfahren	Beschlüsse in Anwesenheit		Beschlüsse in Abwesenheit		Keine Angabe	
	Anzahl	Anzahl	Anteil in %	Anzahl	Anteil in %	Anzahl	Anteil in %
1934	18	5	27,8	9	50,0	4	22,2
1935	65	36	55,4	26	40,0	3	4,6
1936	78	40	51,3	22	28,2	16	20,5
1937	54	46	85,2	5	9,3	3	5,6
1938	19	16	84,2	1	5,3	2	10,5
1939	16	14	87,5	2	12,5	0	0,0
1940	15	12	80,0	1	6,7	2	13,3
1941	11	11	100,0	0	0,0	0	0,0
1942	13	10	76,9	0	0,0	3	23,1
1943	4	2	50,0	0	0,0	2	50,0

Eigene Erhebung auf Basis der Stichprobe *Gesundheitsämter*. Unter den 304 erfassten Verfahren gab es neun, in denen kein Sitzungsdatum des Trierer Erbgesundheitsgerichts angegeben ist. Zwei Verfahren wurden vor der ersten Sitzung an auswärtige Gerichte abgegeben. Daher wurden lediglich 293 Sitzungen überprüft. Die Angaben für die Zeit ab 1940 sind aufgrund der geringen Fallzahl wenig repräsentativ, lassen jedoch in der Tendenz erkennen, dass eine Beteiligung der Betroffenen auch unter den Bedingungen des Krieges angestrebt wurde.

617 LHAKo Best. 583,002, Nr. 230.

618 Vgl. LHAKo Best. 583,002, Nr. 230.

619 Vgl. LHAKo Best. 583,002, Nr. 398; vgl. *Erbacher/Höroldt*, Erbgesundheitsgerichtsbarkeit, 1995, 1259.

In mehreren Fällen wurde das Verfahren verschoben, sodass die Betroffenen bei den folgenden Sitzungen anwesend sein konnten.[620] Zuweilen wurden die Betroffenen durch die Polizei zum entsprechenden Termin vorgeführt.[621] Auch andere Erbgesundheitsgerichte strebten mit den Jahren eine stärkere Beteiligung der Betroffenen in den Sitzungen an.[622] Der Trierer Kammer war daran gelegen, die Betroffenen durch persönliches Erscheinen in die Verfahren einzubinden. Anders war dies beispielsweise bei den von Birk untersuchten schwäbischen Erbgesundheitsgerichten Kempten und Günzburg. Dort wurde die Beteiligung der Betroffenen an den Hauptverhandlungen als Behinderung eines schnellen Verfahrens betrachtet. Stattdessen fand die Anhörung außerhalb der Sitzungen vor einem Amtsrichter oder dem Vorsitzenden des Erbgesundheitsgerichts statt.[623]

Das Reichsinnenministerium empfahl in einem Rundschreiben vom 4. Juni 1934, dass die Erbgesundheitsgerichte ihre Termine auch außerhalb ihres eigentlichen Sitzes abhalten sollten. So sollten beispielsweise bei Anstaltspatienten die Sitzungen in den Heil- und Pflegeanstalten durchgeführt werden, um den Transportaufwand zu begrenzen. Die Trierer Kammer nutze die Möglichkeit, Fälle außerhalb des Gerichtsgebäudes in Trier zu verhandeln, zur Kostensenkung.[624] Neben der Heil- und Pflegeanstalt der Barmherzigen Brüder, den Erziehungsheimen in Föhren, Wolf an der Mosel oder auf dem Helenenberg, oder der Strafanstalt Wittlich tagten die Richter häufig an den Dienstsitzen von Amtsbürgermeistereien im gesamten Gerichtssprengel.[625] Dieses Vorgehen war im Reich so weit verbreitet, dass es das Reichsinnenministerium in einer Verfügung vom 9. Mai 1935 als Gefahr für die im Sterilisationsgesetz vorgeschriebene Verschwiegenheitspflicht ansah. Daher empfahl es, „in ländlichen Bezirken […] nicht an dem gleichen Tage mehrere Sachen aus derselben Gemeinde zur Verhandlung zu bringen."[626] Schwarzer hielt dem entgegen, dass eine solche Vorgehensweise einerseits zu Mehrkosten führen würde, andererseits „die Verfahren wegen ihrer grossen Zahl um Monate verzögert werden" würden. In dieser Sache ging es Schwarzer demnach eher um effektives (im Sinne einer möglichst hohen Fallzahl) und kostengünstiges Arbeiten des Gerichts als um die Anonymität der betroffenen Personen.

Wie wichtig eine Anhörung der Betroffenen durch das Erbgesundheitsgericht gerade dann sein konnte, wenn das Gericht außer einer Stellungnahme von

620 Vgl. bspw. LHAKo Best. 512,022, Nrn. 126, 321, Best. 512,024, Nr. 018.
621 Vgl. StArchTrier, Tb15/946,1 und 946,2.
622 Vgl. bspw. *Endres*, Zwangssterilisation, 2009, 160–161.
623 Vgl. *Birk*, Gesetz, 2005, 153–155.
624 Vgl. LHAKo Best. 583,002, Nr. 230.
625 Eigene Erhebung auf Basis der Stichprobe *Gesundheitsämter*.
626 LHAKo Best. 583,002, Nr. 230, von dort auch das folgende Zitat.

Angehörigen keine weiteren Ermittlungen anstellte, zeigt neben anderen der Fall von Margaretha S. (* 1919). Der Amtsarzt von Bernkastel stellte am 3. September 1936 einen Antrag auf Unfruchtbarmachung wegen „angeborenen Schwachsinns". Grundlage waren der Intelligenzprüfbogen sowie das Antragsgutachten. In letzterem sind trotz der Antragsdiagnose keine Informationen über die schulischen Leistungen der jungen Frau wiedergegeben. Im Intelligenzprüfbogen sind einige Fragen aus den Kategorien „Geschichterzählung und Sprichworterklärung" sowie „Allgemeines Lebenswissen" falsch beantwortet.[627] Cauer notierte unter dem Punkt „Verhalten bei der Untersuchung": „Reizbar, unzugänglich, gedankenarm, blickt bei allen Fragen hilfesuchend im Zimmer umher und antwortet dann zögernd mit sehr verdrehter, undeutlicher Satzstellung." Die Mutter beschrieb ihre Tochter auf Anfrage des Erbgesundheitsgerichtes als kluge Frau, die noch alle auswendig gelernten Gedichte aus der Schule kenne und im Haushalt fleißig sei. Das Erbgesundheitsgericht lud Margaretha S. zur Verhandlung am 24. September 1936 vor und unterzog sie einer eigenen Intelligenzprüfung. Da alle Fragen richtig beantwortet wurden, wies das Gericht den Antrag ab. Dass das Verfahren ohne eine persönliche Anhörung hätte anders enden können, geht aus der Beschlussbegründung hervor. Dort wird mit Verweis auf das ärztliche Gutachten ausgeführt, dass S. „eine schwachsinnige Schwester" habe sowie aus „einer asozialen Familie" stamme.[628]

Die im Verhandlungsprotokoll niedergeschriebene Intelligenzprüfung der Margaretha S. durch das Gericht weist einige Charakteristika der Vorgehensweise der Trierer Kammer auf. Deshalb ist es im Folgenden in voller Länge zitiert:

> Geboren am 18.12.1919. Wieviel Tage vor Weihnachten ist das? 8 Tage. Ich arbeite im Haushalt. Wer ist das Oberhaupt der kath. Kirche? Der Papst in Rom. In welchem Lande liegt Rom? In Italien. Morgenstund hat Gold im Mund? Wenn man morgens früh aufsteht ist es gesunder, als wenn man spät aufsteht, dann ist es nicht so heiss. Unterschied zwischen Kind und Zwerg? Das Kind wächst, der Zwerg nicht. Unterschied zwischen Auto und Strassenbahn? Die Strassenbahn fährt mit Elektrisch, das Auto nicht. Das Auto kann überall hinfahren, die Strassenbahn muss dem Draht nachfahren und auf Geleisen. Ist das möglich: Ein Anstreicher fiel von der Leiter und brach sich ein Bein, er stand auf und ging zum Krankenhause? Das kann möglich sein, dann war er nicht soviel verletzt. Ist das richtig: Ich habe drei Brüder, Josef, Emil und ich? Es sind nur 2 Brüder.[629]

Am Anfang der Befragung durch das Gericht sollten die Betroffenen oft Angaben zu ihrer eigenen Person machen, sei es der Name[630] oder wie im Zitat das Geburtsdatum. Bei Personen römisch-katholischer Konfession schlossen sich daran Fragen

627 LHAKo Best. 512,020, Nr. 734, von dort auch die folgenden Zitate.

628 Vgl. LHAKo Best. 512,020, Nr. 734.

629 LHAKo Best. 512,020, Nr. 734.

630 Vgl. bspw. LHAKo Best. 512,017, Nr. 067.

zum hierarchischen Aufbau der römisch-katholischen Kirche an. Neben Angaben zum Papst wurde auch nach dem Bischof von Trier gefragt.[631] In einem Fall wurde einem 17-Jährigen die erste Frage aus einer Katechismusausgabe gestellt, wie sie im Religionsunterricht der Volksschule Verwendung fand: „Wozu sind wir auf Erden?“[632] Personen evangelischer Konfession wurden zumeist Fragen zu Luther gestellt.[633] Zudem gab es Fragen nach geographischen Kenntnissen oder Rechenaufgaben. Die Erklärung von Sprichwörtern, Unterscheidungsfragen und Logikrätsel beziehungsweise Fangfragen konnten, wie im Zitat, den Abschluss bilden. Aus dem Beispiel geht hervor, dass in der Intelligenzprüfung eher das Wissen der Betroffenen getestet wurde.[634]

Die Prüfungen durch das Gericht erwecken teilweise den Eindruck, als sei die Anzahl der Fragen willkürlich gewählt. Dem 1922 geborenen Anton M. wurden beispielsweise während der Verhandlung am 9. März 1937 insgesamt 28 Fragen gestellt, von denen er 19 richtig beantwortete. Die falschen Antworten häuften sich gegen Ende der Verhandlung. Die Kammer kam zu dem Schluss, dass „angeborener Schwachsinn“ vorliege und stimmte dem Antrag des Amtsarztes auf Unfruchtbarmachung zu.[635]

Die Vertreter des Trierer Erbgesundheitsgerichtes waren durchaus fähig, die Lebenswirklichkeit der Betroffenen bei der Beantwortung der Fragen zu berücksichtigen. So antwortete die Hausfrau Katharina T. (* 1897) auf die ihr 1938 gestellte Frage, wie lange ein Ei kochen müsse, um hart zu werden, mit „3 Vaterunser lang.“[636] Die Kammer akzeptierte die Antwort als richtig und monierte lediglich, dass Katharina T. die Frage, wie lange drei Eier kochen müssten, um hart zu werden, mit „9 Vaterunser“ beantwortete.[637]

Vielfach waren die Betroffenen nicht nur durch die Fragen, sondern bereits durch die ungewohnte Prüfungssituation eingeschüchtert. Der Vater der 1897 geborenen Agnes H. gab noch während der Gerichtsverhandlung seiner Tochter zu Protokoll: „Wenn man so dasteht, kann man nicht alles so schnell beantworten.“[638] Solcherlei Kritik kam auch von ärztlicher Seite, wie im Fall des Vinzenz W. (* 1915) von der Provinzial-Heil- und Pflegeanstalt Bonn. Der zuständige Arzt, der

631 Vgl. bspw. LHAKo Best. 512,017, Nrn. 050, 176.

632 LHAKo Best. 512,022, Nr. 150, vgl. *Bischöfliches Generalvikariat Trier* (Hrsg.), Kleiner Katholischer Katechismus für das Bistum Trier, Trier 1928, 5.

633 Vgl. bspw. LHAKo Best. 512,020, Nr. 788.

634 Vgl. oben Kapitel 2.2.1.

635 Vgl. LHAKo Best. 512,017, Nr. 119.

636 LHAKo Best. 512,024, Nr. 070, von dort auch das folgende Zitat.

637 Vgl. LHAKo Best. 512,024, Nr. 070.

638 LHAKo Best. 512,022, Nr. 091.

auf Beschluss des Erbgesundheitsobergerichts ein klinisches Gutachten erstellte, führte dessen schlechtes Abschneiden bei der amtsärztlichen Untersuchung auf dessen „scheue[s], ängstliche[s] Wesen“ zurück, „das sicherlich bei der damaligen, amtsärztlichen Untersuchung die Leistungen erheblich beeinträchtigte.“[639] In dem Gutachten wird weiter ausgeführt, dass W. aus seiner bäuerlichen Umgebung auf dem Lande nie herausgekommen sei, was bei der Intelligenzprüfung auch berücksichtigt werden müsse.[640]

Neben den Fragen, die dem Intelligenzprüfbogen des Sterilisationsgesetzes sehr nahekamen, versuchten die Vertreter des Erbgesundheitsgerichtes, alternative Prüfungsmethoden in die Verhandlung einzubauen. So wurden bei mehreren jüngeren Betroffenen Testfragen aus dem Binetarium eingesetzt.[641] Bei Werner R. (* 1923), gegen den 1937 ein Antrag auf Unfruchtbarmachung wegen „angeborenen Schwachsinns“ gestellt worden war, hatte dies einen positiven Einfluss auf die Entscheidung der Kammer. R. hatte bei der Intelligenzprüfung nach dem herkömmlichen Verfahren schlecht abgeschnitten. „Eine von dem Erbgesundheitsgericht vorgenommene Prüfung nach Binet Bobertag hatte ein teils günstiges Ergebnis.“[642] Daher kamen die Richter zu dem Schluss, dass nicht „angeborener Schwachsinn“, sondern „landläufige[.] Dummheit“ vorliege. Das Erbgesundheitsobergericht, welches durch die Beschwerde des Amtsarztes eingeschaltet worden war, gelangte hingegen auf Basis der herkömmlichen Intelligenzprüfung zu der Ansicht, dass „angeborener Schwachsinn“ vorliege und eine Unfruchtbarmachung durchgeführt werden müsse.[643]

Die Anwesenheit der von der Unfruchtbarmachung bedrohten Personen vor Gericht diente nicht nur der zusätzlichen Intelligenzprüfung durch die Kammer, sondern konnte auch weitere körperliche Untersuchungen umfassen. Im November 1941 verhandelten Schwarzer, Graff und Reis den wegen Epilepsie gestellten Antrag auf Unfruchtbarmachung des Johann B. (* 1902). Spiecker hatte laut seinem Antragsgutachten Zungenbissnarben festgestellt, die er als Hinweise auf epileptische Anfälle deutete. Graff begutachtete die Zunge des B. erneut und konnte keine Narben feststellen. Das Gericht kam letztendlich zu dem Schluss, dass der Antrag auf Unfruchtbarmachung abzulehnen sei.[644] Anders endete der Fall der 1914 geborenen Gertrud N. Am 3. Oktober 1940 führte Faas als nichtbeamteter Beisitzer

639 LHAKo Best. 512,022, Nr. 128.
640 Vgl. LHAKo Best. 512,022, Nr. 128.
641 Vgl. bspw. LHAKo Best. 512,017, Nrn. 405, 507; zum Binetarium vgl. *Hiltmann*, Kompendium, 1969, 76–79, 87–88.
642 LHAKo Best. 512,017, Nr. 405, von dort auch das folgende Zitat.
643 Vgl. LHAKo Best. 512,017, Nr. 405.
644 Vgl. LHAKo Best. 512,017, Nrn. 056, 756.

bei der Frau, gegen die ein Antrag wegen „schwerer erblicher körperlicher Missbildung" eingereicht worden war, mehrere zeitgenössische Tests auf neurologische Auffälligkeiten durch. Diese fielen für N. negativ aus, was mit den Ergebnissen anderer Gutachten zu einem Sterilisationsbeschluss führte.[645]

Die Erbgesundheitsgerichte hatten die Möglichkeit, neben den Betroffenen auch Sachverständige oder andere Zeugen vorzuladen und zu Wort kommen zu lassen.[646] Das Kölner Erbgesundheitsgericht vernahm immer den gutachtenden Arzt als Sachverständigen.[647] Die Trierer Kammer verzichtete darauf und lud keine Sachverständigen zu den Sitzungen vor.[648]

Mit der ersten Ausführungsverordnung von 1933 erhielt die Erbgesundheitsgerichtsbarkeit die Möglichkeit, eine betroffene Person für bis zu sechs Wochen in einer Heil- und Pflegeanstalt unterzubringen.[649] GÜTT/RÜDIN/RUTTKE sahen darin zum einen ein Mittel, die Entscheidung des Gerichtes durch ein zusätzliches Gutachten zu ermöglichen. Andererseits konnte damit auch eine potentielle Fluchtgefahr gebannt werden.[650] Das Trierer Erbgesundheitsgericht nutzte laut Stichprobe in 37 Fällen die Möglichkeit, Betroffene in eine Anstalt einzuweisen (12,1 % von 304).[651] Keiner der Fälle diente als eine Art „Beugehaft", wie ROTHMALER dies für die Praxis des Hamburger Erbgesundheitsgerichts feststellen konnte.[652] Es ging der Trierer Kammer um die Klärung der Antragsdiagnose (16-mal bei Epilepsie, 13-mal bei „angeborenem Schwachsinn", jeweils drei Mal bei erblicher Taubheit und Schizophrenie und jeweils einmal bei erblicher Blindheit und der Sammeldiagnose „angeborener Schwachsinn" und Epilepsie). Bei 24 Personen, für die eine klinische Begutachtung angeordnet worden war, wurde der Antrag auf Unfruchtbarmachung abgelehnt.[653] Die Betroffenen wurden aus Trier zumeist nach Bonn geschickt, wo sie entweder durch die Universitätsnervenklinik oder durch das *Provinzialinstitut für psychiatrisch-neurologische Erbforschung* untersucht wurden. In beiden Fällen kamen die zu Untersuchenden für bis zu sechs Wochen in der Provinzial-Heil- und Pflegeanstalt Bonn unter. Seltener wurden die Betroffenen zur Beobachtung in die Provinzial-Heil- und Pflegeanstalt Düsseldorf eingewiesen.

---

645 Vgl. LHAKo Best. 512,022, Nrn. 192, 432.

646 Vgl. RGBl. I, 1933, 530.

647 Vgl. *Endres*, Zwangssterilisation, 2009, 163.

648 Eigene Erhebung auf Basis der Stichprobe *Gesundheitsämter*.

649 Vgl. RGBl. I, 1933, 1021.

650 Vgl. *Gütt/Rüdin/Ruttke*, Verhütung, 1936, 229–230.

651 Eigene Erhebung auf Basis der Stichprobe *Gesundheitsämter*.

652 Vgl. *Rothmaler*, Sterilisationen, 1991, 116.

653 Eigene Erhebung auf Basis der Stichprobe *Gesundheitsämter*. Auch ENDRES kam zu dem Ergebnis, dass ein weiteres Gutachten „die Chancen auf eine Abwendung des Sterilisationsurteils steigen" ließ, vgl. *Endres*, Zwangssterilisation, 2009, 175.

Die Universitätsaugenklinik in Köln und die Universitäts-Hals-Nasen-Ohrenklinik in Frankfurt begutachteten ebenfalls Personen, bei denen sich die Trierer Kammer mit der Diagnose unsicher gewesen ist.[654] Außerhalb der Stichprobe konnte ein Fall gefunden werden, in der das Gericht die Heil- und Pflegeanstalt der Barmherzigen Brüder, namentlich Faas, mit einem Gutachten betraute. Faas selbst hatte im Dezember 1934 als Fürsorgearzt das Antragsgutachten verfasst und darin vorgeschlagen, den Betroffenen für acht Tage in seiner Anstalt beobachten zu lassen.[655]

Wenn den Mitgliedern des Trierer Erbgesundheitsgerichtes ein zusätzliches Gutachten nicht ausreichte, um die Diagnose zu klären, forderten sie weitere an. So wurden im Fall des 1912 geborenen Wilhelm S. in den Jahren 1937 und 1938 zwei Gutachten erstellt, um zu klären, ob er an Epilepsie litt. Die Kammer war der Ansicht, dass das 1937 in der Universitätsklinik Bonn erstellte Gutachten in sich widersprüchlich sei, sodass ein zweites durch die Provinzial-Heil- und Pflegeanstalt Düsseldorf-Grafenberg angefordert wurde. Die Düsseldorfer Ärzte kamen zu dem Schluss, dass die Diagnose nicht als gesichert gelten könne. Daher lehnte das Gericht eine Unfruchtbarmachung ab.[656]

Während des Krieges war es dem Erbgesundheitsgericht nicht immer möglich, eine klinische Untersuchung eines Betroffenen anzuordnen. Daher wurde die wegen Epilepsie beantragte Unfruchtbarmachung des Josef M. (* 1921) am 1. Juli 1942 abgelehnt: Die Diagnose sei aufgrund der vorhandenen Symptome nicht zweifelsfrei nachweisbar. Jedoch könne ein klinisches Gutachten aufgrund des Krieges nicht erstellt werden.[657]

In mindestens zwei Fällen ordnete das Trierer Erbgesundheitsgericht ein Gutachten durch den Frankfurter Professor Dr. Otmar von Verschuer[658] an. Beide Male wurden Verschuer die Unterlagen des Gerichtes zur Verfügung gestellt, sodass er die Fälle beurteilte, ohne die betroffene Person zu Gesicht zu bekommen.[659]

Das Trierer Erbgesundheitsgericht ordnete selten ambulante Untersuchungen durch niedergelassene Spezialisten in Trier an. Dies betraf Fälle, in denen es um die Diagnosen „erbliche Taubheit"[660] oder „erbliche Blindheit"[661] ging. Ebenso

654 Eigene Erhebung auf Basis der Stichprobe *Gesundheitsämter*.
655 Vgl. LHAKo Best. 512,017, Nr. 094.
656 Vgl. LHAKo Best. 512,022, Nr. 183.
657 Vgl. LHAKo Best. 512,006, Nr. 119.
658 Zu Otmar von Verschuer vgl. u. a. *Kröner, Hans-Peter*, Verschuer, Otmar Freiherr von, in: Gerabek, Werner E./Haage, Bernhard D./Keil, Gundolf/Wegner, Wolfgang (Hrsg.), Enzyklopädie Medizingeschichte, Berlin 2005, 1440, 1440.
659 Vgl. LHAKo Best. 512,017, Nr. 104, Best. 512,020, Nrn. 005, 580.
660 Vgl. bspw. LHAKo Best. 512,017, Nr. 082.
661 Vgl. bspw. LHAKo Best. 512,017, Nrn. 098, 632.

konnten weitere Informationen von behandelnden Ärzten eingezogen werden.[662] In einigen Fällen beauftragte das Gericht auch den antragstellenden Amtsarzt, weitere Ermittlungen anzustellen.[663]

Aus den späten dreißiger Jahren gibt es Hinweise darauf, dass die Richter des Erbgesundheitsgerichtes ihre Beschlüsse nicht notwendigerweise während der Sitzungen fällten, in denen über den jeweiligen Sterilisationsantrag verhandelt wurde. Der Antrag auf Unfruchtbarmachung der 1921 geborenen Maria A. wurde während eines Termins am 24. August 1939 thematisiert. Eine Beschlussfassung für diesen Tag ist in der Sitzung nicht überliefert, stattdessen ein Aktenvermerk vom 18. September 1939, nach dem das Verfahren wegen der Verordnung vom 31. August 1939 eingestellt wurde. Am 18. April 1940 beantragte der zuständige Amtsarzt die Fortführung des Verfahrens. Anstatt sich auf das Protokoll der Sitzung vom August 1939 zu beziehen, beriefen die Richter zum 24. Mai 1940 eine weitere Sitzung ein, an der auch Maria A. wieder teilnahm.[664]

Ähnlich gelagert war das Verfahren zu Rosa B. (* 1906). Als Ergebnis der Verhandlung vom 27. Juli 1939 in Trier wurde der Antrag auf Unfruchtbarmachung abgelehnt. In der Unterschrift des Beschlusses wurde der beisitzende niedergelassene Arzt (Züscher) durch den Juristen (Cloeren) vertreten. Als Begründung wurde die Einberufung Züschers zum Wehrdienst angegeben. Eine Zustellung des Beschlusses fand nicht mehr statt, da das Verfahren gemäß der Verordnung vom 31. August 1939 eingestellt wurde. Auf Antrag des zuständigen Amtsarztes vom 8. Februar 1940 wurde das Verfahren fortgeführt: Der Beschluss wurde zugestellt und nach Ablauf der Beschwerdefrist rechtskräftig.[665]

3.3.5 Quantitative Auswertung der Rechtsprechung

Vor dem Erbgesundheitsgericht Trier wurden laut Gerichtsregister in den Jahren 1934 bis 1944 insgesamt 3396 Verfahren geführt. Für 2328 Verfahren wurde ein Beschluss auf Unfruchtbarmachung verzeichnet (68,6 %), in 631 Fällen (18,5 %) eine Ablehnung. Insgesamt 437 Verfahren (12,9 %) wurden nicht durch das Trierer Erbgesundheitsgericht entschieden. Diese wurden teilweise an andere Erbgesundheitsgerichte abgegeben, von den Antragstellern zurückgezogen, oder blieben (hauptsächlich gegen Kriegsende) unerledigt liegen. 106 Verfahren wurden zu

---

662 Vgl. bspw. LHAKo Best. 512,020, Nrn. 421, 708.
663 Vgl. bspw. LHAKo Best. 512,020, Nrn. 147, 742.
664 Vgl. LHAKo Best. 512,024, Nr. 207.
665 Vgl. LHAKo Best. 512,017, Nr. 033.

Beginn des Zweiten Weltkrieges eingestellt. Von diesen wurden 100 auf Bestreben der Amtsärzte während des Krieges fortgeführt.[666]

Das Verhältnis von Beschlüssen auf Unfruchtbarmachung und Ablehnung der Anträge veränderte sich im Laufe der Jahre, wie aus Tabelle 20 hervorgeht:

Tabelle 20: Verhältnis der Sterilisationsbeschlüsse zu Ablehnungen am Erbgesundheitsgericht Trier

Jahr	Verfahren insgesamt	Beschlüsse					
		Insgesamt*	Unfruchtbarmachung		Ablehnung		
			Anzahl	Anteil in %	Anzahl	Anteil in %
1934	448	420	384	91,4	36	8,6
1935	784	765**	699	91,4	66	8,6
1936	727***	696	536	77,0	160	23,0
1937	516	467	347	74,3	120	25,7
1938	276	227	137	60,4	90	39,6
1939	132	51	29	56,9	22	43,1
1940	223	172	94	54,7	78	45,3
1941	123	100	62	62,0	38	38,0
1942	100	53	34	64,2	19	35,8
1943	50	8	6	75,0	2	25,0
1944	17	0	0		0	
Summe	3396	2959	2328	78,7	631	21,3

* Die Summe der Beschlüsse ist geringer als die Anzahl der insgesamt verhandelten Verfahren, da diese auch ohne Beschluss ausgehen konnten. Dies kam bspw. vor, wenn das Verfahren an ein auswärtiges Gericht abgegeben wurde.
** Für ein Verfahren ist sowohl ein Sterilisationsbeschluss als auch eine Ablehnung vermerkt. Vgl. LHAKo Best. 602,052, Nr. 36085.
*** In vier Verfahren ging der Antrag laut Register am 31. 12. 1935 beim Erbgesundheitsgericht ein. Sie wurden jedoch mit laufenden Nummern des Jahres 1936 (1/36 bis 4/36) versehen und damit für 1936 geführt, vgl. LHAKo Best. 602,052, Nr. 36086.
Eigene Berechnungen auf der Basis von LHAKo Best. 602,052, Nrn. 36084–36090.

Der prozentuale Anteil der Entscheidungen auf Unfruchtbarmachung an der Gesamtzahl der Beschlüsse sank von 1935 bis einschließlich 1940 kontinuierlich, wohingegen der Anteil der Ablehnungen im gleichen Zeitraum anstieg. Mit dem Jahr 1941 stieg der prozentuale Anteil der Sterilisationsbeschlüsse wieder an.[667] Dies kann damit erklärt werden, dass die Amtsärzte während des Krieges wiederholt

666 Eigene Berechnungen auf der Basis von LHAKo Best. 602,052, Nrn. 36084–36090.
667 Vgl. Tabelle 20 auf S. 183.

angewiesen worden waren, keine zweifelhaften Fälle vor die Erbgesundheitsgerichte zu bringen.[668]

Für die Jahre 1934 bis 1936 liegen Zahlen über die reichsweite Verteilung zwischen Sterilisationsbeschlüssen und Ablehnungen vor. Demnach sank der Anteil der Sterilisationsbeschlüsse von 93 % im Jahr 1934 über 89 % (1935) auf 85 % (1936). Für das Jahr 1937 schätzt Bock 77.000 Anträge, von denen 70.000 mit einem Sterilisationsbeschluss geendet hätten.[669] Dies würde einem Anteil von 90,9 % entsprechen. Im Hinblick auf den Trend zur Abnahme der Sterilisationsbeschlüsse, den Bock in den ihr vorliegenden Zahlen erkennt und dem die Zahlen des Trierer Erbgesundheitsgerichts folgen,[670] erscheint diese Ziffer als zu hoch gegriffen.

Die in Tabelle 20 vorgelegten Zahlen können aufgrund einer unsauberen Führung des Erbgesundheitsgerichtsregisters von der Realität abweichen. Im Register sind für die Jahre 1936 bis 1944 mindestens 71 Wiederaufnahmeanträge verzeichnet.[671] In 24 dieser Fälle sind Eintragungen in den Spalten für einen Sterilisationsbeschluss („Die Unfruchtbarmachung ist beschlossen", 17) oder für eine Ablehnung („Die Unfruchtbarmachung ist abgelehnt", 7) verzeichnet. Es hat sich während der Untersuchung herausgestellt, dass sich die Eintragungen bei Wideraufnahmeverfahren nicht notwendigerweise auf den Antrag auf Unfruchtbarmachung beziehen müssen. Dies wird am Beispiel des Verfahrens gegen Barbara L. (* 1910) deutlich. L. stellte am 6. März 1938 einen Antrag auf Wiederaufnahme eines vorherigen Verfahrens, in der ihre Unfruchtbarmachung beschlossen worden war. Im Register steht in der Spalte „[d]ie Unfruchtbarmachung ist abgelehnt"[672] das Datum „16. 3. 1938".[673] Dies legt die Lesart nahe, dass das Erbgesundheitsgericht den vormaligen Beschluss aufhob und den Antrag auf Unfruchtbarmachung ablehnte. Aus den Verfahrensakten geht jedoch hervor, dass das Erbgesundheitsgericht an diesem Tag den Antrag auf Wiederaufnahme ablehnte und damit die beschlossene Unfruchtbarmachung bestätigte.[674] Die Eintragungen sind jedoch nicht konsequent in dieser Art verfasst, wie das Verfahren gegen den 1917 geborenen Martin M. zeigt. Im Register des Erbgesundheitsgerichtes ist bei dem Wiederaufnahmeverfahren in der Spalte „[d]ie Unfruchtbarmachung ist beschlossen"[675] das Datum „27.7.39" eingetragen.[676]

---

668 Vgl. *Bock*, Zwangssterilisation, 2010, 233–236.
669 Vgl. *Bock*, Zwangssterilisation, 2010, 231.
670 Vgl. Tabelle 20 auf S. 183.
671 Vgl. Tabelle 21 auf S. 185.
672 LHAKo Best. 602,052, Nr. 36088, von dort auch das folgende Zitat.
673 Vgl. LHAKo Best. 602,052, Nr. 36088.
674 Vgl. LHAKo Best. 512,024, Nr. 113.
675 LHAKo Best. 602,052, Nr. 36087, von dort auch das folgende Zitat.
676 Vgl. LHAKo Best. 602,052, Nr. 36087.

Aus den Verfahrensakten geht hervor, dass das Erbgesundheitsgericht an diesem Tag die Unfruchtbarmachung M.s beschlossen hat, nachdem es am 31. Januar 1938 entschieden hat, das Verfahren wieder aufzunehmen.[677]

Zu den 71 Wiederaufnahmeverfahren gibt es in 33 Fällen handschriftliche Eintragungen, aus denen sicher hervorgeht, wie das Gericht über den Wiederaufnahmeantrag entschied. Eine Übersicht bildet folgende Tabelle 21:

Tabelle 21: Anzahl der Wiederaufnahmeverfahren am Erbgesundheitsgericht Trier

Jahr	Anzahl	Wiederaufnahme beschlossen	Wiederaufnahme abgelehnt	Keine Angabe
1934	0	0	0	0
1935	0	0	0	0
1936	12	1	4	7
1937	18	0	10	8
1938	18	0	10	8
1939	4	0	1	3
1940	6	0	2	4
1941	4	0	1	3
1942	3	0	1	2
1943	3	0	0	3
1944	3	0	3	0
Summe	71	1	32	38

Eigene Erhebung auf der Basis von LHAKo Best. 602,052, Nrn. 36084–36090.

Aufgrund des hohen Anteils an Verfahren, zu denen keine Angaben über deren Ausgang verzeichnet sind, lässt sich wenig darüber aussagen, wie das Trierer Gericht in solchen Fällen entschied. Die Tendenz weist jedoch dahin, dass Wiederaufnahmeanträge in der Regel abgewiesen wurden.[678] Damit handhabte die Trierer Kammer Anträge dieser Art wesentlich rigoroser als beispielsweise das Erbgesundheitsgericht in Frankfurt am Main. Monika Daum und Hans-Ulrich Deppe konnten feststellen, dass dort in 11 von 24 Fällen der Antrag bewilligt wurde.[679] Die Brandenburgischen Erbgesundheitsgerichte hingegen lehnten die (wenigen) gestellten Wiederaufnahmeanträge in der Regel ab.[680]

---

677 Vgl. LHAKo Best. 512,017, Nr. 236.

678 Vgl. Tabelle 21 auf S. 185.

679 Vgl. *Daum/Deppe*, Zwangssterilisation, 1991, 122.

680 Vgl. *Hinz-Wessels*, NS-Erbgesundheitsgerichte, 2004, 146–148.

Auffällig ist die Verteilung der Beschlüsse in Bezug auf die Herkunft des jeweiligen Sterilisationsantrages. Anträge aus der Heil- und Pflegeanstalt der Barmherzigen Brüder in Trier wurden am häufigsten angenommen.[681] Auch WALTER konnte in seinen Untersuchungen feststellen, dass Anträge, die von Heil- und Pflegeanstalten gestellt worden waren, weniger häufig abgelehnt wurden als die von den Amtsärzten gestellten.[682] Überraschend erscheint, dass zwischen dem Anteil der Anträge aus der Heil- und Pflegeanstalt, die angenommen wurden, und denjenigen aus der Haftanstalt Wittlich, die zu einer Unfruchtbarmachung führten, eine Differenz von mehr als 12 Prozentpunkten liegt.[683] Da in beiden Einrichtungen ausgebildete Psychiater für die Anträge zuständig gewesen sind, liegt die Differenz wohl im Wesentlichen in der Zusammensetzung der Antragsdiagnosen begründet: Wie oben gezeigt wurde, wurden aus Wittlich die meisten Anträge wegen „angeborenem Schwachsinn" gestellt,[684] wohingegen Faas die Anträge hauptsächlich wegen diagnostizierter psychischer Diagnosen stellte[685]. Auffällig ist zudem der hohe Anteil von Selbstanträgen, die zu einem Beschluss auf Unfruchtbarmachung führten: Das *Gesetz zur Verhütung erbkranken Nachwuchses* verbot die freiwillige Sterilisation ohne eugenische Indikation.[686] Daher wäre eigentlich davon auszugehen, dass die Erbgesundheitsgerichte bei Selbstanträgen kritischer prüften, um einen (aus Sicht des Gesetzgebers) Missbrauch des Gesetzes zu verhindern. Stattdessen wurden die Selbstanträge noch häufiger angenommen, als diejenigen aus den Gesundheitsämtern oder der Haftanstalt Wittlich.[687] Eine mögliche Erklärung hierfür besteht darin, dass die Selbstanträge gehäuft in den frühen Jahren der Erbgesundheitsgerichtsbarkeit vorkamen,[688] in denen generell mehr Beschlüsse auf Unfruchtbarmachung gefasst worden sind.[689]

681 Vgl. Tabelle 22 auf S. 187.
682 Vgl. *Walter*, Psychiatrie, 1996, 551.
683 Vgl. Tabelle 22 auf S. 187.
684 Vgl. Tabelle 14 auf S. 143.
685 Vgl. Tabelle 13 auf S. 138.
686 Vgl. *Bock*, Zwangssterilisation, 2010, 90.
687 Vgl. Tabelle 22 auf S. 187.
688 Vgl. Tabelle 10 auf S. 114.
689 Vgl. Tabelle 20 auf S. 183.

Tabelle 22: Verteilung der Beschlüsse des Erbgesundheitsgerichts Trier nach Antragstellern

Antragsteller	Gesamtzahl Anträge	Sterilisation		Ablehnung		Keine Angabe	
		Anzahl	Anteil in %	Anzahl	Anteil in %	Anzahl	Anteil in %
Gesundheitsämter des Regierungsbezirks	2759*	1911	69,3	528	19,1	321**	11,6
Anstalt Barmherzige Brüder***	110	91	82,7	8	7,3	11	10,0
Haftanstalt Wittlich	128	90	70,3	27	21,1	11	8,6
Betroffene	149	107****	71,8	22	14,8	20*****	13,4

* Für einen Antrag ist sowohl ein Sterilisationsbeschluss als auch eine Ablehnung verzeichnet. In dieser Zahl sind die sechs Anträge des Kreisarztes von Baumholder aus dem Jahr 1934 enthalten.
** Davon wurden 15 Anträge vor der Entscheidung des Gerichts zurückgezogen.
*** Gezählt wurden nur die vor Kriegsbeginn gestellten Anträge, vgl. dazu auch FN 340 auf S. 133.
**** Davon wurde ein Antrag nach der Entscheidung des Gerichts zurückgezogen.
***** Davon wurden sechs Anträge vor der Entscheidung des Gerichts zurückgezogen.
Eigene Erhebung auf der Basis von LHAKo Best. 602,052, Nrn. 36084–36090.

3.3.6 Beschwerden vor dem Erbgesundheitsobergericht

Die Beschwerdehäufigkeit bei Erbgesundheitsgerichtssachen wurde von Bock im Jahr 1986 vor dem Hintergrund regionaler und konfessioneller Prägungen interpretiert. Sie kam zu dem Schluss, dass „in katholischen und ländlichen Gebieten“[690] der Anteil von Beschwerden gegen Beschlüsse der Erbgesundheitsgerichte besonders hoch gewesen sei. Im Jahr 1934 habe der Anteil angefochtener Beschlüsse im Reichsdurchschnitt bei 15 % gelegen, wobei katholisch geprägte Regionen häufig darüber, protestantische darunter gelegen hätten.[691] Nach Brass ist diese Deutung durch die neuere Forschung überholt. Auch in protestantisch geprägten Gebieten habe es Einspruchsquoten um 20 % gegeben.[692] Für die Situation in Trier sind die Beschwerden gegen Beschlüsse des Erbgesundheitsgerichts in folgender Tabelle 23 dargestellt:

690 *Bock*, Zwangssterilisation, 2010, 279.
691 Vgl. *Bock*, Zwangssterilisation, 2010, 279.
692 Vgl. *Braß*, Zwangssterilisation, 2004, 138–139.

Tabelle 23: Beschwerden gegen Beschlüsse des Trierer Erbgesundheitsgerichts

Jahr	Sterilisationsbeschlüsse EGG Trier	Beschwerde		Entscheidung EGOG: Unfruchtbarmachung			
		gesamt	in %	beschlossen	in %	abgelehnt	in %
1934	384	72	18,8	67	93,1	5	6,9
1935	699	236*	33,8	196	83,1	38	16,1
1936	536	208**	38,8	165	79,3	42	20,2
1937	347	129	37,2	96	74,4	33	25,6
1938	137	46	33,6	35	76,1	11	23,9
1939	29	10	34,5	6	60,0	4	40,0
1940	94	37	39,4	32	86,5	5	13,5
1941	62	16	25,8	11	68,8	5	31,3
1942	34	6	17,6	4	66,7	2	33,3
1943	6	1	16,7	1	100,0	0	0,0
1944	0	0	0,0	0	0,0	0	0,0
Summe	2328	761	32,7	613	80,6	145	19,1
Jahr	Ablehnungen EGG Trier	Beschwerde		Entscheidung EGOG: Unfruchtbarmachung			
		gesamt	in %	beschlossen	in %	abgelehnt	in %
1934	36	11	30,6	5	45,5	6	54,5
1935	66	6	9,1	3	50,0	3	50,0
1936	160	22	13,8	12	54,5	10	45,5
1937	120	21	17,5	9	42,9	12	57,1
1938	90	16	17,8	9	56,3	7	43,8
1939	22	4	18,2	2	50,0	2	50,0
1940	78	11	14,1	4	36,4	7	63,6
1941	38	3	7,9	1	33,3	2	66,7
1942	19	0	0,0	0	0,0	0	0,0
1943	2	0	0,0	0	0,0	0	0,0
1944	0	0	0,0	0	0,0	0	0,0
Summe	631	94	14,9	45	47,9	49	52,1

* Zwei Beschwerdeverfahren wurden eingestellt.
** Eine Beschwerde wurde zurückgezogen.
Eigene Erhebung auf der Basis von LHAKo Best. 602,052, Nrn. 36084–36090. In neun Fällen gilt für die Beschlüsse des Erbgesundheitsobergerichts dasselbe, was zu den Zahlen in Tabelle 20 auf S. 183 geschrieben wurde: Aus den Angaben im Register geht nicht eindeutig hervor, ob sich die Angaben auf den Ausgang eines Wiederaufnahmeantrages oder eines Sterilisationsantrages beziehen.

Aus vorstehender Tabelle 23 geht hervor, dass im Jahr 1934 gegen 384 Sterilisationsbeschlüsse des Trierer Erbgesundheitsgerichtes in 72 Fällen Beschwerde eingelegt worden ist. Dies entspricht einem Anteil von 18,8 % und liegt einerseits über dem von Bock angegebenen Reichsdurchschnitt von 15 %. Andererseits liegt er unter anderen von Bock für dieses Jahr ermittelten Werten wie beispielsweise für „Bamberg und München mit 24 %, Kassel mit 23 %, Karlsruhe und Nürnberg mit 22 %, Darmstadt mit 21 %"[693]. Im Saarland wurden im ersten Jahr des Sterilisationsgesetzes (1935) gegen 17 % der Sterilisationsbeschlüsse Beschwerde eingelegt.[694] Insgesamt ist es schwierig, vergleichbare Werte für andere Regionen zu finden, da entweder keine quantitativen Angaben über die Beschwerdehäufigkeit zu finden sind,[695] oder diese nicht für einzelne Jahre erhoben wurden[696]. Dass gegen Beschlüsse des Trierer Gerichtes auffällig häufig Beschwerden eingelegt wurden, geht aus den Berichten des Erbgesundheitsgerichtsvorsitzenden nicht hervor. Schwarzer meldete vielmehr in seinem Schreiben an den Vorgesetzten Landgerichtspräsidenten vom Januar 1935, dass es im ersten Jahr keine „[b]esondere[n] Schwierigkeiten bei der Durchführung des"[697] Sterilisationsgesetzes gegeben habe.[698]

Zwischen den Jahren 1935 und 1940 blieb der Anteil der Beschwerden gegen Sterilisationsbeschlüsse des Trierer Erbgesundheitsgerichts zwischen 33,8 % und 39,4 %.[699] Brass sieht in der Entwicklung der Beschwerdehäufigkeit, die nach dem ersten Geltungsjahr des Sterilisationsgesetzes anstieg, einen Hinweis darauf, dass die Betroffenen „sich im Lauf der Zeit […] ihrer Rechtsmittel bewußt wurden und diese auch einzusetzen wagten."[700] Ab 1941 ging der Anteil der Beschwerden wieder zurück.[701]

Im Gesamtdurchschnitt wurden gegen 32,7 % aller vom Erbgesundheitsgericht Trier getroffenen Entscheidungen auf Unfruchtbarmachung Beschwerde eingelegt.[702] Daum/Deppe konnten für Frankfurt ebenfalls 32,7 % berechnen.[703] Im Saarland

693 *Bock*, Zwangssterilisation, 2010, 279.

694 Vgl. *Braß*, Zwangssterilisation, 2004, 138.

695 Vgl. bspw. *Endres*, Zwangssterilisation, 2009.

696 Vgl. bspw. *Daum/Deppe*, Zwangssterilisation, 1991.

697 LAV NRW R, Rep. 0168, Nr. 633, abgedruckt in: *Erbacher/Höroldt*, Erbgesundheitsgerichtsbarkeit, 1995, 1371.

698 Vgl. LAV NRW R, Rep. 0168, Nr. 633, abgedruckt in: *Erbacher/Höroldt*, Erbgesundheitsgerichtsbarkeit, 1995, 1371.

699 Vgl. Tabelle 23 auf S. 188.

700 *Braß*, Zwangssterilisation, 2004, 140.

701 Vgl. Tabelle 23 auf S. 188.

702 Vgl. Tabelle 23 auf S. 188.

703 Vgl. *Daum/Deppe*, Zwangssterilisation, 1991, 121.

waren es in den Jahren 1935, 1936 und 1938 insgesamt 17 %.[704] Heitzer konnte für den Zuständigkeitsbereich des Erbgesundheitsgerichts Passau einen Beschwerdeanteil von 38,7 % feststellen.[705] Von allen Beschwerden, die gegen einen Sterilisationsbeschluss des Trierer Erbgesundheitsgerichts eingelegt worden waren, waren 19,1 % erfolgreich.[706]

Gegenteilig zu den Beschwerden gegen Sterilisationsbeschlüsse entwickelten sich die Zahlen der Beschwerden gegen Ablehnungen. Hier war der Höchststand bereits 1934 erreicht, als gegen 30,6 % der Ablehnungen Beschwerden eingelegt worden sind. Nach einem Zwischentief im Jahr 1935 (9,1 %) bewegte sich der Anteil bis 1940 zwischen 13,8 % und 18,2 %. In den Jahren 1934 bis 1941 wurde durchschnittlich gegen 14,9 % der ablehnenden Beschlüsse des Trierer Erbgesundheitsgerichts Beschwerde eingelegt. Insgesamt waren 47,9 % der Beschwerden gegen ablehnende Beschlüsse des Erbgesundheitsgerichts erfolgreich in dem Sinne, dass die Revisionsinstanz diese kassierte und die Unfruchtbarmachung anordnete.[707] Dies bestätigt die Beobachtung Brass', dass Beschwerden gegen einen ablehnenden Beschluss (die in der Regel von den Amtsärzten kamen) größere Aussichten auf Erfolg hatten als Beschwerden gegen Sterilisationsbeschlüsse.[708]

Aus den in Tabelle 23 aufgeführten Zahlen lässt sich annähernd schließen, wie viele Unfruchtbarmachungen insgesamt von der für den Regierungsbezirk Trier zuständigen Erbgesundheitsgerichtsbarkeit angeordnet worden sind. 2328 Sterilisationen wurden vom Trierer Erbgesundheitsgericht beschlossen. Davon wurden 145 in zweiter Instanz aufgehoben. Vom Erbgesundheitsobergericht wurden zudem weitere 45 Unfruchtbarmachungen aufgrund von Beschwerden gegen abgelehnte Sterilisationsanträge angeordnet. In der Summe waren demnach 2228 Unfruchtbarmachungen angeordnet. Unter Berücksichtigung einer bereits beschriebenen unsauberen Registerführung und der Tatsache, dass während des Krieges nicht alle angeordneten Unfruchtbarmachungen durchgeführt wurden, wird die Zahl der wirklich durchgeführten Eingriffe abweichend sein.

Bock hatte während ihrer Untersuchungen beobachtet, dass „katholische Sterilisationskandidaten sich in ihren Beschwerden häufig auf ihr Gewissen und ihre Religion beriefen“[709]. Brass konnte entsprechende Bezüge nur in Ausnahmefällen beobachten. Er hielt „[d]ie Folgerung von Gisela Bock […] vor dem Hintergrund

704 Brass lagen nur für diese Jahre die Register des Erbgesundheitsgerichts Saarbrücken vor, vgl. *Braß*, Zwangssterilisation, 2004, 139.

705 Vgl. *Heitzer*, Zwangssterilisation, 2005, 306.

706 Vgl. Tabelle 23 auf S. 188.

707 Vgl. Tabelle 23 auf S. 188.

708 Vgl. *Braß*, Zwangssterilisation, 2004, 140.

709 *Bock*, Zwangssterilisation, 2010, 278–279.

der konkreten individuellen Bedrohung, mit der sich die einzelnen Opfer konfrontiert sahen, möglicherweise doch [für] etwas theoretisch und lebensfremd"[710] Auch für den Trierer Raum konnten religiöse Bezüge in den Beschwerdeschriften nur in Ausnahmefällen festgestellt werden. So schloss im November 1936 der Vater des 1921 geborenen Gerhard M. (die Familie war katholisch) die Beschwerdeschrift gegen den Unfruchtbarmachungsbeschluss über seinen Sohn mit den Worten: „Ich werde meine Einwilligung niemals geben, denn ich kann es mit meinem Gewissen nicht vereinbaren, auch verbietet es unsere Religion."[711] Vielmehr betonten die Betroffenen in den Beschwerdeschriften in der Regel, dass in ihren Familien niemals Erbkrankheiten vorgekommen seien.[712] Andere versuchten, ihren Zustand mit exogenen Ursachen zu erklären. So führte Katharina S. (* 1906) in ihrem Beschwerdebrief vom 12. April 1937 ihre Zangengeburt als Ursache für ihre Krampfanfälle an.[713] Ähnliches konnte Heitzer für seinen Untersuchungsraum festhalten. In den meisten Fällen wurden die Beschwerden gegen Beschlüsse des Passauer Erbgesundheitsgerichts damit begründet, dass in den Familien der Betroffenen keine „Erbkrankheiten" vorhanden seien. Auch der Verweis auf den befürchteten Ansehensverlust, mit dem eine Unfruchtbarmachung assoziiert wurde, spielte eine Rolle. Religiöse Gründe wurden lediglich in 6,9 % der von Heitzer untersuchten Beschwerden angeführt. Dennoch ging dieser davon aus, dass die katholische Konfession der Betroffenen eine wichtige Motivation für eine Beschwerde gewesen sei. Zur Begründung stütze er sich hauptsächlich auf einen Bericht des Vorsitzenden des Passauer Erbgesundheitsgerichts.[714] Es könnte sich hierbei um regionale Besonderheiten handeln oder aber um eine antikonfessionell gefärbte Sicht des Erbgesundheitsgerichtsvorsitzenden.

Brass konnte in seiner Untersuchung über das Saarland, für das auch das Kölner Erbgesundheitsobergericht zuständig gewesen ist, feststellen, dass die Revisionsinstanz ihre Entscheidung nur auf Grundlage des ihr vorliegenden Materials getroffen hat, ohne weitere Ermittlungen anzustellen.[715] Bei Beschwerdeverfahren, die gegen Beschlüsse des Trierer Erbgesundheitsgerichts liefen, war dies anders: Das Erbgesundheitsobergericht wandte sich teilweise an die zuständigen kommunalen Stellen wie Landräte, um weitere Informationen über die Betroffenen zu erhalten.[716] In einigen Fällen war es erst die Revisionsinstanz, die die Abschlusszeug-

710 Vgl. *Braß*, Zwangssterilisation, 2004, 172, Zitat FN 619.
711 LHAKo Best. 512,020, Nr. 799.
712 Vgl. bspw. LHAKo Best. 512,020, Nr. 702.
713 Vgl. LHAKo Best. 512,017, Nr. 011.
714 Vgl. *Heitzer*, Zwangssterilisation, 2005, 307–314.
715 Vgl. *Braß*, Zwangssterilisation, 2004, 138.
716 Vgl. bspw. KrArch Trier-Saarburg, P 639,2.

nisse von Personen anforderte, welche laut Trierer Erbgesundheitsgericht wegen „angeborenen Schwachsinns" unfruchtbar gemacht werden sollten.[717] In 19,5 % der in der Stichprobe vorhandenen Beschwerdeverfahren (17 von 87) ließ das Erbgesundheitsobergericht ein klinisches Zusatzgutachten erstellen.[718] Anders als bei den Gesundheitsämtern und dem Erbgesundheitsgericht im Saarland waren die Ermittlungen der für den Trierer Raum zuständigen Institutionen für die Richter des Erbgesundheitsobergerichts anscheinend nicht immer ausreichend, sodass eigene Erhebungen für notwendig erachtet wurden.

3.4 Unfruchtbarmachungen gemäß dem *Gesetz zur Verhütung erbkranken Nachwuchses*

War eine Unfruchtbarmachung endgültig durch die Erbgesundheitsgerichtsbarkeit beschlossen, wurde sie nach § 11 des Sterilisationsgesetzes in einem dazu von der „oberste[n] Landesbehörde bestimmt[en]"[719] Krankenhaus durchgeführt.[720] Im Januar 1934 wurden die Bezirksregierungen vom Innenministerium aufgefordert, Krankenhäuser vorzuschlagen, die für den ärztlichen Eingriff in Frage kamen. Dabei sollte darauf geachtet werden, dass in den Kliniken die dafür nötigen Einrichtungen und das erforderliche Know-how der Ärzte zur Verfügung standen.[721]

Laut erster Ausführungsverordnung wurde die betroffene Person durch den Amtsarzt schriftlich dazu aufgefordert, sich für die Operation in einer Klinik zu melden. Dabei sollten Krankenhäuser genannt werden, in denen der Eingriff durchgeführt werden durfte.[722] Den Betroffenen stand es frei, eine der genannten Einrichtungen auszuwählen.[723] Die Amtsärzte des Regierungsbezirks Trier nutzten für die Aufforderung in der Regel einen Vordruck, in dem nur eine Klinik eingetragen wurde.[724] Damit wurde das Krankenhaus faktisch zugewiesen.

717 Vgl. bspw. LHAKo Best. 512,017, Nr. 045, Best. 512,024, Nr. 016.

718 Eigene Erhebung auf Basis der Stichprobe *Gesundheitsämter.*

719 RGBl. I, 1933, 531.

720 Neben dem chirurgischen Eingriff wurde mit der 5. Ausführungsverordnung zum GzVeN vom 25. 02. 1936 bei Frauen die Unfruchtbarmachung mittels Bestrahlung gestattet. Da es im Untersuchungsraum keine Einrichtung gegeben hat, die dazu ermächtigt gewesen ist, wird nicht näher auf diese Art der Sterilisierung eingegangen; vgl. RGBl. I, 1936, 122, sowie eine Aufstellung der zur Strahlensterilisation ermächtigten Einrichtungen und Ärzte bei *Gütt/Rüdin/Ruttke,* Verhütung, 1936, 373–379.

721 Vgl. *Walter,* Psychiatrie, 1996, 523.

722 Vgl. RGBl. I, 1933, 1022.

723 Vgl. *Gütt/Rüdin/Ruttke,* Verhütung, 1936, 277.

724 Vgl. bspw. LHAKo Best. 512,020, Nr. 122.

Im Folgenden wird der Frage nachgegangen, welche Krankenhäuser und Operateure in der Region an der Umsetzung der Sterilisationsbeschlüsse des Trierer Erbgesundheitsgerichtes beteiligt gewesen sind. Im Zusammenhang mit den Operationen sollen auch Komplikationen und Todesfälle betrachtet werden. Ein weiterer Abschnitt beschäftigt sich mit Schwangerschaftsabbrüchen, die im Rahmen des Sterilisationsgesetzes vorgenommen worden sind.

Da ein rechtskräftiger Sterilisationsbeschluss auch gegen den Willen der betroffenen Person mithilfe polizeilichen Zwangs durchgeführt werden konnte,[725] wird weiterhin untersucht, in welchem Umfang die Amtsärzte in der Region dieses Mittel einsetzten. Auf der anderen Seite sind auch die Fälle zu betrachten, in denen die Medizinalverwaltung den Betroffenen entgegenkam und eine Unfruchtbarmachung aus pragmatischen Gründen um eine bestimmte Zeit aufschob.

3.4.1 Die Operateure und Krankenhäuser

Der *Trierische Volksfreund* berichtete in seiner Ausgabe vom 6. November 1934, dass im Regierungsbezirk die Unfruchtbarmachungen im evangelischen Elisabethkrankenhaus in Trier vorgenommen werden würden.[726] Zu Beginn des Jahres hatte es im Regierungsbezirk noch Schwierigkeiten gegeben, Operateure zu finden, die bereit waren, die Unfruchtbarmachungen durchzuführen. Am 23. Februar 1934 wandte sich das Regierungspräsidium an die untergeordneten Medizinalräte mit der Bemerkung, dass der Chirurg des Elisabethkrankenhauses in Trier sich weigerte, gemäß Sterilisationsgesetz zu operieren. Er bat die Adressaten seines Schreibens, ihm Ärzte vorzuschlagen, die den Eingriff bei Männern durchführen konnten.[727] Laut einer Aussage des Arztes Dr. Balkhausen, die dieser im Rahmen eines Spruchkammerverfahrens im Jahr 1948 abgab, sei 1934 keiner der Chirurgen in Trier bereit gewesen, Unfruchtbarmachungen durchzuführen.[728] Diese Angabe wird gestützt durch ein Schreiben von Kreglinger vom *Nationalsozialistischen Deutschen Ärztebund* in Koblenz vom April 1935, nach dem es „nicht geglückt [sei,] szt. [seinerzeit] einen Trierer Chirurgen zum Sterilisierungsverfahren zu finden“[729]. Auf das Rundschreiben des Regierungspräsidiums vom 23. Februar 1934 erklärte sich schließlich im März des Jahres Hisgen bereit, die Operationen an Männern vorzunehmen.[730]

725 Vgl. RGBl. I, 1933, 530.
726 Vgl. StArchTrier, NL Laven 3727.
727 Vgl. LHAKo Best. 512,022, Nr. 017.
728 Vgl. LHAKo Best. 856, Nr. 070374.
729 LHAKo Best. 403, Nr. 16848.
730 Vgl. LHAKo Best. 512,022, Nr. 017.

Trotz seiner Erklärung scheint Hisgen nicht in großem Umfang für die Unfruchtbarmachungen an Männern herangezogen worden zu sein. Dennoch war er an der Durchführung der Sterilisationen beteiligt: Hisgen war Gynäkologe und führte im Elisabethkrankenhaus Sterilisationen an Frauen durch.[731] Im Jahr 1938 veröffentlichte er im *Zentralblatt für Gynäkologie* einen Artikel über Unfruchtbarmachungen, welcher auf seinen dabei gewonnenen Erfahrungen beruhte.[732] Als Operateur von Männern trat er in der Stichprobe nicht in Erscheinung.[733] Diese wurden im Elisabethkrankenhaus in den Jahren 1934 und 1935 von Loenhard durchgeführt.[734] Ab der zweiten Jahreshälfte 1935 ist Dr. Schulzebeer als Operateur von Männern nachzuweisen.[735] Aus der Stichprobe lässt sich schließen, dass in Einzelfällen weitere Operateure im Elisabethkrankenhaus Sterilisationen durchführten. Darunter ein Dr. Römer[736], ein Dr. Bellmann[737] und ein Dr. Rouge oder Rauge[738].

In den ersten Jahren des Sterilisationsgesetzes machte sich im Untersuchungsraum ein Engpass bei den Operationskapazitäten bemerkbar. Das Trierer Regierungspräsidium stellte im Jahr 1935 fest, dass Krankenhäuser im Regierungsbezirk Personen mit rechtskräftigem Sterilisationsbeschluss „wegen angeblichen Platzmangels"[739] abweisen würden. Die Eingriffe dürften nicht verzögert werden, weshalb die Amtsärzte im Juli 1935 angewiesen wurden, solche Vorkommnisse zu melden.[740] Bereits im März 1935 hatte sich Kreisarzt Cauer von Bernkastel in einem Schreiben an einen ärztlichen Kollegen darüber beklagt, dass in der Trierer Sterilisationsklinik „angeblich nie Platz"[741] sei. Er sah darin eine Behinderung der Sterilisationen durch das Elisabethkrankenhaus.[742]

---

731 Vgl. LHAKo Best. 856, Nr. 221687.

732 Vgl. *Hisgen, Hermann*, Sterilitäts- und Sterilisierungsfragen, in: Zentralblatt für Gynäkologie 62, 1938, 1089–1092.

733 Eigene Erhebung auf Basis der Stichprobe *Gesundheitsämter*.

734 Vgl. LHAKo Best. 856, Nr. 070374; diese im Rahmen des Spruchkammerprozesses zur Entnazifizierung entstandenen Angaben wurden durch die Stichprobe *Gesundheitsämter* bestätigt.

735 Eigene Erhebung auf Basis der Stichprobe *Gesundheitsämter*. In einem Fall der Stichprobe unterzeichnete Schulzebeer den ärztlichen Bericht der Unfruchtbarmachung einer Frau; vgl. LHAKo Best. 512,024, Nr. 050.

736 Vgl. LHAKo Best. 512,017, Nr. 001.

737 Vgl. LHAKo Best. 512,017, Nr. 158.

738 Vgl. LHAKo Best. 512,024, Nrn. 016, 174.

739 LHAKo Best. 512,022, Nr. 022.

740 Vgl. LHAKo Best. 512,022, Nr. 022.

741 LHAKo Best. 512,020, Nr. 070.

742 Vgl. LHAKo Best. 512,020, Nr. 070.

Aus diesem Mangel an Krankenhauskapazitäten erklärt sich eine Suche nach weiteren möglichen Sterilisationskliniken, die für die zweite Jahreshälfte 1935 festgestellt werden kann. Die Gauverwaltung der NSDAP in Koblenz hatte sich deswegen im August und September 1935 an das katholische Herz-Jesu Krankenhaus in Trier gewandt, um dieses als Sterilisationsklinik zu gewinnen.[743] Die Leitung des Hauses lehnte mit einem Verweis auf die katholische Glaubenslehre ab.[744] Dass eine Anfrage bei katholischen Häusern durchaus hätte erfolgreich sein können, zeigt WALTER für die Provinz Westfalen. Dort hatten sich 1934 Krankenhäuser in katholischer Trägerschaft an Sterilisationsoperationen beteiligt. Diese Mitarbeit wurde jedoch von den Kliniken bald wieder eingestellt.[745] Konfessionelle Krankenhäuser konnten nach der ersten Ausführungsverordnung des Sterilisationsgesetzes nicht zur Durchführung von Unfruchtbarmachungen gezwungen werden.[746] Daher war die Weigerung des Herz-Jesu-Krankenhauses ohne größere rechtliche Probleme möglich.

Dennoch hatte das Herz-Jesu Krankenhaus aus Sicht von Mitarbeitern des *Sicherheitsdienstes des Reichsführers SS* aus Trier für seine Haltung gegenüber dem *Gesetz zur Verhütung erbkranken Nachwuchses* Konsequenzen zu spüren bekommen. Im September 1936 meldeten sie an ihre Vorgesetzten, die Klinik „soll wirtschaftlich vor dem Ruin stehen, weil ihm die Pflege und Betreuung der Krüppelkinder entzogen worden ist."[747] Die Abteilung für Kinderorthopädie sei geschlossen worden, weil sich die Hausleitung geweigert habe, „Sterilisationen an den erbkranken Kindern vornehmen zu lassen."[748] Ob es sich hierbei um eine Strafe für die oben genannte Weigerung handelte, selbst entsprechende Operationen durchzuführen, oder ob die Weigerung an einer anderen Stelle im Verfahrensgang auftrat, ist aus den gesichteten Quellen nicht zu bestimmen.

Die Kapazitätsprobleme bei den Unfruchtbarmachungen waren demnach nicht gelöst. Das Regierungspräsidium wandte sich im Oktober 1935 an die Landräte der Kreise Saarburg und Wittlich, um weitere Kliniken für die Unfruchtbarmachungen zu gewinnen. Dabei wurden die angeschriebenen Kreisverwaltungen zunächst unter Druck gesetzt: Es sei „untragbar [...], wenn ein einer Kommunalverwaltung gehörendes Krankenhaus sich nicht an der Durchführung des Gesetzes zur Verhütung erbkranken Nachwuchses durch Vornahme der angeordneten Unfruchtbarmachung

743 Die Beteiligung von NSDAP-Stellen bei der Suche nach Sterilisationskliniken kam häufiger vor, vgl. *Walter*, Psychiatrie, 1996, 524.

744 Vgl. Archiv der Franziskanerinnen von Nonnenwerth (AdFvN), Trier – Herz Jesu Krankenhaus, K-M 11.

745 Vgl. *Walter*, Psychiatrie, 1996, 525–526; 529.

746 Vgl. *Walter*, Psychiatrie, 1996, 527; vgl. RGBl. I, 1933, 1022.

747 LHAKo Best. 662,006, Nr. 612, von dort auch das folgende Zitat.

748 Vgl. LHAKo Best. 662,006, Nr. 612.

beteiligt."[749] Daher sei zu prüfen, ob die kreiseigenen Krankenhäuser für die notwendigen Operationen geeignet seien. Ende November 1935 meldete der Saarburger Landrat, dass im Kreiskrankenhaus in Saarburg Unfruchtbarmachungen durchgeführt werden könnten. Das Reichsinnenministerium ermächtigte am 12. Mai 1936 Dr. Pfeiffer vom Kreiskrankenhaus Saarburg zur Durchführung von Unfruchtbarmachungen an Männern. Dessen Vertreter Dr. Jans wurde aufgrund mangelnder Qualifikation die Erlaubnis verweigert.[750] Im selben Monat wurde dem im Wittlicher Kreiskrankenhaus tätigen Dr. Bley vom Reichsinnenministerium ebenfalls die Unfruchtbarmachung von Männern gestattet.[751] So sind in einer Liste der ermächtigten Kliniken, die im Kommentar von GÜTT/RÜDIN/RUTTKE von 1936 abgedruckt ist, für den Untersuchungsraum insgesamt drei Krankenhäuser genannt: Die Kreiskrankenhäuser in Saarburg und Wittlich waren für die Unfruchtbarmachung von Männern zugelassen, das Elisabethkrankenhaus in Trier für Sterilisationen von Personen beiderlei Geschlechts.[752]

Bei der Durchführung der Sterilisationen in den Kliniken der Kreise spielten haushaltspolitische Argumente eine Rolle. Laut *Gesetz zur Verhütung erbkranken Nachwuchses* trug die Kosten für den ärztlichen Eingriff[753] bei Angehörigen einer Krankenkasse die Versicherung, „bei anderen Personen im Falle der Hilfsbedürftigkeit der Fürsorgeverband"[754] In allen anderen Fällen trug die Staatskasse „die Kosten bis zur Höhe der Mindestsätze der ärztlichen Gebührenordnung und der durchschnittlichen Pflegesätze [...], darüber hinaus der Unfruchtbargemachte."[755] Die für die Hilfsbedürftigen zuständigen Fürsorgeverbände waren auf der Ebene

749 LHAKo Best. 484, Nr. 008.

750 Vgl. LHAKo Best. 484, Nr. 008. Nach einer Mitteilung des Trierer Gesundheitsamtes vom 03.07.1946 sowie nach eigener Aussage im Rahmen seines Spruchkammerverfahrens hat Dr. Jans in Saarburg bis zum 31.12.1938 Eingriffe nach dem *Gesetz zur Verhütung erbkranken Nachwuchses* durchgeführt; vgl. LHAKo Best. 856, Nr. 180123; dafür finden sich in der Stichprobe *Gesundheitsämter* keine Hinweise.

751 Vgl. LHAKo Best. 512,022 Nr. 022.

752 Vgl. *Gütt/Rüdin/Ruttke*, Verhütung, 1936, 372. Daneben war noch das Städtische Krankenhaus in Baumholder ermächtigt, Unfruchtbarmachungen an Männern und Frauen vorzunehmen. Dieses gehörte ab dem 01.04.1937 zum Regierungsbezirk Koblenz und wird daher in dieser Untersuchung, wie in der Einleitung erläutert, nicht behandelt. Auch vor diesem Datum sind in der Stichprobe *Gesundheitsämter* keine Fälle erfasst, in denen eine Unfruchtbarmachung in Baumholder durchgeführt worden ist; eigene Erhebung auf Basis der Stichprobe *Gesundheitsämter*.

753 Dazu zählte nicht nur die ärztliche Tätigkeit im Umfeld der Operation, sondern auch die für den Eingriff anfallenden Reisekosten, der Krankenhausaufenthalt und ärztliche Nachbehandlungen innerhalb von sechs Monaten nach dem Eingriff; vgl. RGBl. I, 1935, 290–291.

754 RGBl. I, 1933, 530, von dort auch das folgende Zitat.

755 Vgl. RGBl. I, 1933, 530.

der Landratsämter angesiedelt.[756] Vor diesem Hintergrund tauschten sich die Landräte von Wittlich und Saarburg im April 1936 bezüglich der Kostenfrage für die Unfruchtbarmachungen aus. Der Wittlicher Landrat kam zu dem Schluss, dass es für die Kreise günstiger sei, die Kosten für die Unfruchtbarmachungen in den eigenen Kliniken zum Teil selbst zu übernehmen, anstatt die Eingriffe in kreisfremden Einrichtungen (hier: Elisabethkrankenhaus in Trier) durchführen zu lassen. Neben einem höheren Pflegesatz müssten auch die Kosten für die Überführung der Betroffenen getragen werden. Bei einem Eingriff in den eigenen Häusern hingegen bliebe das Geld im Kreis und durch die höhere Belegung des Krankenhauses könnten sogar noch Gewinne erwirtschaftet werden.[757]

Auch die Kliniken handelten bei der Durchführung von Eingriffen zur Sterilisation nach ökonomischen Interessen. Dies zeigt sich daran, dass nach der Ermächtigung der Kreiskrankenhäuser Saarburg und Wittlich das Elisabethkrankenhaus die Kosten für Unfruchtbarmachungen senkte. Das Trierer Regierungspräsidium teilte diesen Sachverhalt den nachgeordneten Landräten und Amtsärzten in einer Verfügung vom 18. Dezember 1936 mit: Die Klinik würde die Operationsassistenz sowie die Narkose nicht mehr in Rechnung stellen. Zudem würden die in diesem Hause „tätigen Ärzte im Wege der freien Vereinbarung ab 1. Oktober 1936 sämtlichen Bezirksfürsorgeverbänden in Unfruchtbarmachungsangelegenheiten einen Nachlass von 20 % auf die entstehenden ärztlichen Gebühren"[758] bewilligen. Dieser Rabatt würde auch der Staatskasse zugutekommen.[759] Noch im Jahr 1938 machte das Regierungspräsidium die Landräte per Rundschreiben auf diesen Rabatt aufmerksam.[760] Die zeitliche Nähe zwischen der Ermächtigung der Kreiskrankenhäuser und den Kostennachlässen des Elisabethkrankenhauses legt den Schluss nahe, dass letztere bezwecken sollten, möglichst viele Eingriffe zur Unfruchtbarmachung in der Trierer Klinik durchzuführen.

Dass auch die operierenden Ärzte ein finanzielles Interesse daran haben konnten, Unfruchtbarmachungen durchzuführen, wird bei näherer Betrachtung der Operationskosten deutlich. Der Betrag, den die Operateure für ihren Eingriff erhielten, wurde nach der Preußischen Gebührenordnung für approbierte Ärzte und Zahnärzte (Preugo) bestimmt.[761] Für im Elisabethkrankenhaus von Loenhard bei Männern durchgeführte Eingriffe sind in den Akten von Patienten der Heil-

756 Vgl. für den analogen Fall der Kostenübernahme von Anstaltsaufenthalten *Sandner*, Fürsorgebehörden, 2005, 99–100.
757 Vgl. LHAKo Best. 484, Nr. 008.
758 LHAKo Best. 484, Nr. 008.
759 Vgl. LHAKo Best. 484, Nr. 008.
760 Vgl. KrArch Trier-Saarburg, P 639,2.
761 Vgl. *Gütt/Rüdin/Ruttke*, Verhütung, 1936, 291.

und Pflegeanstalt der Barmherzigen Brüder zwei Rechnungen überliefert. Aufgeführt sind die Positionen für Narkose, Durchtrennung der Samenleiter sowie den Wundverband, wobei die letzten beiden Posten aus anatomischen Gründen doppelt berechnet wurden.[762] Beim 1935 unfruchtbar gemachten Albert V. wurden auf diese Weise 23,50 RM in Rechnung gestellt.[763] Im Jahr zuvor berechnete Loenhard für die Unfruchtbarmachung von Nikolaus S. 20,50 RM.[764] Hinzu addierte er Fahrtkosten von 28,00 RM bei S., beziehungsweise 19,60 RM bei V.[765] Diese fielen vermutlich für die Fahrt zwischen seiner Praxis in Bitburg und dem Elisabethkrankenhaus an. Der medizinische Eingriff bei Frauen ist aufgrund der anatomischen Verhältnisse komplizierter als beim Mann. Daher ist es nicht verwunderlich, dass die Kosten dafür höher lagen. Der Gynäkologe Hisgen erhielt beispielsweise für die 1935 durchgeführte Unfruchtbarmachung einer Frau 64,00 RM.[766] Ab dem 1. September 1937 galt für die Operationen ein Pauschalsatz von 50,00 RM für die Unfruchtbarmachung von Frauen und 25,00 RM für die Operation an Männern.[767] Zum Vergleich: Ein Landarbeiter erhielt 1936 monatlich weniger als 50 RM.[768] Der Leiter der Heil- und Pflegeanstalt der Barmherzigen Brüder in Trier erhielt ein Jahresgehalt von 8400 RM.[769]

Neben den operierenden Ärzten stellten auch die Krankenhäuser Rechnungen für den Aufenthalt der Unfruchtbargemachten aus.[770] Das Elisabethkrankenhaus erhob einen täglichen Pflegesatz, der sich zwischen 2,80 RM (1935)[771] und 3,05 RM (1938)[772] bewegte. Hinzu kamen eine Pauschale für ärztliche Versorgung in Höhe von etwa 25,00 RM[773] sowie ein Aufschlag von 1,00 RM pro Tag für „[s]onstige

762 Vgl. bspw. LHAKo Best. 426,006, Nr. 15183; vgl. *[Johannes] Hardt* (Hrsg.), Die Preugo: Preußische Gebührenordnung (Bekanntmachung betreffend den Erlaß einer Gebührenordnung) für approbierte Ärzte und Zahnärzte vom 1. September 1924, 9., ergänzte Aufl., Berlin 1937, 62, 68, 81.

763 Vgl. LHAKo Best. 426,006, Nr. 15183.

764 Vgl. LHAKo Best. 426,006, Nr. 12831.

765 Vgl. LHAKo Best. 426,006, Nrn. 12831, 15183.

766 Vgl. LHAKo Best. 655,163, Nr. 227.

767 Vgl. *Heitzer*, Zwangssterilisation, 2005, 339.

768 Vgl. *Schneider, Michael*, Unterm Hakenkreuz. Arbeiter und Arbeiterbewegung 1933 bis 1939 (Geschichte der Arbeiter und der Arbeiterbewegung in Deutschland seit dem Ende des 18. Jahrhunderts, Bd. 12), Bonn 1999, 539.

769 Vgl. ABBT, Ordner C 6 Chefarzt der Psychiatr. Klinik.

770 In Akten von Patienten der Trierer Heil- und Pflegeanstalt sind vier Rechnungen des Elisabethkrankenhauses überliefert. Auf diese stützen sich die folgenden Ausführungen.

771 Vgl. LHAKo Best. 426,006, Nr. 15183.

772 Vgl. LHAKo Best. 426,006, Nr. 4301.

773 Vgl. bspw. LHAKo Best. 426,006, Nr. 4118.

Aufwendungen"[774]. Männer blieben in der Regel etwa acht bis zehn Tage zur Wundversorgung im Krankenhaus, bevor sie entlassen wurden. Bei den Frauen dauerte der postoperative Aufenthalt circa elf bis 14 Tage.[775] Entsprechend höher waren die Krankenhauskosten. Demnach konnte ein Krankenhaus sich durch den Status als Sterilisationsklinik einen festen Posten an Einnahmen sichern. Auch Walter geht davon aus, dass finanzielle Gründe einige Kliniken und Ärzte dazu veranlassten, sich für die Operationen nach dem Sterilisationsgesetz zur Verfügung zu stellen.[776]

Trotz des Entgegenkommens des Elisabethkrankenhauses bei der Kostenberechnung verliefen die Zahlungen der Pflegegelder durch die Kreise nicht ohne Probleme. Laut Angabe des Bezirksfürsorgeverbandes Bernkastel vom 2. Juli 1937 hatte sich die Klinik wiederholt darüber beklagt, dass es zu Verzögerungen bei der Kostenerstattung gekommen sei. Es wurde daher darum gebeten, „etwaige Rückstände umgehend zu begleichen und in der Folge die vom Bezirksfürsorgeverband zu zahlenden Sterilisationskosten sofort nach Zahlungsanweisung den in Betracht kommenden Stellen zu überweisen."[777]

Eine Gruppe von Betroffenen wurde grundsätzlich außerhalb des Regierungsbezirks unfruchtbar gemacht. Es handelt sich dabei um Häftlinge der Strafanstalt in Wittlich. Bei ihnen wurde der ärztliche Eingriff im Krankenhaus des Gefängnisses Düsseldorf-Derendorf durchgeführt.[778] Die Operation in solchen Einrichtungen hatte für die Justizbehörden den Vorteil, dass keine weiteren Kosten für den Eingriff zu zahlen waren.[779] In Ausnahmefällen wie Umbaumaßnahmen in Derendorf, wurden Häftlinge im Rahmen des *Gesetzes zur Verhütung erbkranken Nachwuchses* im Kreiskrankenhaus Wittlich sterilisiert.[780]

Zu Beginn des Zweiten Weltkrieges griff das Militär auf die Ressourcen der zivilen Gesundheitsversorgung zu, um den eigenen Bedarf zu decken.[781] Dies hatte auch Folgen für die Umsetzung der Sterilisationsbeschlüsse im Raum Trier. Der Operateur Schulzebeer wurde bereits zum 21. August 1939 zum Heeresdienst eingezogen,[782] womit ein operierender Arzt im Elisabethkrankenhaus wegfiel. Ab Juni 1940 wurde diese Klinik zudem von der Wehrmacht als Militärlazarett genutzt. Bis auf kurze Zeiträume wie beispielsweise Januar bis August 1941 war die Einrichtung

774 LHAKo Best. 426,006, Nr. 15183.
775 Eigene Erhebung auf Basis der Stichprobe *Gesundheitsämter*.
776 Vgl. *Walter*, Psychiatrie, 1996, 523–524.
777 LHAKo Best. 655,215, Nr. 500.
778 Vgl. *Maier*, Strafvollzug, 1995, 906; vgl. *Götte*, Jugendstrafvollzug, 2003, 364.
779 Vgl. *Gütt/Rüdin/Ruttke*, Verhütung, 1936, 289.
780 Vgl. *Maier*, Strafvollzug, 1995, 906.
781 Vgl. *Süss*, Volkskörper, 2003, 181–184.
782 Vgl. BArch VBS 286/6400041748.

der zivilen Nutzung entzogen.[783] Damit konnten dort keine Sterilisationen nach dem *Gesetz zur Verhütung erbkranken Nachwuchses* mehr durchgeführt werden. Amtsarzt Dr. Blaufuß aus Prüm bemühte sich im Juni 1940 darum, Krankenhäuser zu finden, in die er die zu sterilisierenden Personen seines Amtsbezirks überweisen konnte. Dem Regierungspräsidium in Trier beschied er, dass er aus Kliniken in Bonn oder Köln keine Antworten auf seine Anfragen erhalten habe, ob Personen seines Zuständigkeitsbereichs dort unfruchtbar gemacht werden könnten. Das Krankenhaus in Wittlich hingegen habe ihm geantwortet, dass dort keine Eingriffe durchgeführt werden könnten. Er bat daher das Regierungspräsidium, ihm mitzuteilen, „in welchem Krankenhause die Unfruchtbarmachungen durchgeführt werden können."[784] Die Bezirksregierung teilte den Gesundheitsämtern mit, dass Eingriffe gegebenenfalls eine Zeit lang zurückgestellt werden müssten.[785] Schließlich wurden Operationen teilweise in Krankenhäusern außerhalb des Regierungsbezirks durchgeführt, wie beispielsweise in der Kölner Chirurgischen Universitätsklinik.[786] Das Gesundheitsamt Bernkastel verwies während des Krieges verstärkt Patienten in das städtische Krankenhaus in Idar-Oberstein.[787] Die Unfruchtbarmachungen von Männern wurden in dieser Zeit hauptsächlich in den Kreiskrankenhäusern Saarburg und Wittlich durchgeführt.[788] Im Saarburger Krankenhaus durften laut Rundschreiben des Regierungspräsidiums vom 23. Januar 1941 für die Dauer des Krieges auch Unfruchtbarmachungen an Frauen durchgeführt werden.[789] Das Personal der Einrichtungen konnte die Durchführung der Operationen jedoch nicht durchgehend garantieren. Dem Operateur Bley stand in Wittlich keine Vertretung zur Verfügung, weshalb bei dessen Erkrankung die Eingriffe verschoben oder in Saarburg durchgeführt werden mussten.[790]

Eine genaue Anzahl der Menschen, die im Rahmen des Sterilisationsgesetzes in den zugelassenen Kliniken unfruchtbar gemacht worden sind, ist wegen der Quellenlage nicht anzugeben. Die in der Stichprobe erfassten 210 durchgeführten Unfruchtbarmachungen wurden in 161 Fällen (76,7 %) im Elisabethkrankenhaus durchgeführt. Im Kreiskrankenhaus Saarburg fanden 5,7 % (12 von 210) und im Kreiskrankenhaus Wittlich 9,0 % (19 von 210) der Eingriffe statt. In 8,1 % der Fälle (17 von 210) wurde außerhalb des Regierungsbezirks operiert. Sechs dieser

783 Vgl. StArchTrier, Tb33/306c.
784 LHAKo Best. 512,024, Nr. 223.
785 Vgl. LHAKo Best. 512,022, Nr. 022.
786 Vgl. bspw. LHAKo Best. 512,024, Nr. 093.
787 Vgl. bspw. LHAKo Best. 512,020, Nr. 666.
788 Eigene Erhebung auf Basis der Stichprobe *Gesundheitsämter*.
789 Vgl. LHAKo Best. 512,022, Nr. 017.
790 Vgl. bspw. LHAKo Best. 512,006, Nrn. 041, 122.

Operationen fanden im Krankenhaus Idar-Oberstein statt. Sie wurden vom Amtsarzt von Bernkastel beantragt. Für die Bewohner des Hunsrücks lag diese Klinik im oldenburgischen Landesteil Birkenfeld wohl verkehrsgünstiger als die anderen Einrichtungen im Regierungsbezirk Trier.[791] Andere Kliniken befanden sich in Birkenfeld, Duisburg, Düsseldorf, Homburg, Koblenz und Köln.[792]

Das Ergebnis der Stichprobe kann im Hinblick auf die Verteilung der Operationen auf die Krankenhäuser im Untersuchungsraum nicht ohne Weiteres verallgemeinert werden: Das Gesundheitsamt Saarburg ist aufgrund der Quellenlage in der Erhebung nicht vertreten. Es ist naheliegend, dass ein nicht unerheblicher Teil der von Saarburg beantragen Sterilisationen ab 1936 im zuständigen Kreiskrankenhaus durchgeführt worden ist. Da das Elisabethkrankenhaus andererseits ein größeres Einzugsgebiet hatte und für die Unfruchtbarmachung von Frauen aus dem gesamten Regierungsbezirk zuständig gewesen ist, kann davon ausgegangen werden, dass von den über 2000 von der Erbgesundheitsgerichtsbarkeit beschlossenen Sterilisationen[793] ein Großteil in Trier durchgeführt worden ist. Dies wird in der Tendenz auch durch andere Zahlen bestätigt: Im Jahr 1946 wurden die Gesundheitsämter durch die Trierer Bezirksregierung angewiesen, Listen über sterilisierte Personen anzufertigen. Nach einer dieser Aufstellungen wurden im Elisabethkrankenhaus 217 Männer und Frauen, im Kreiskrankenhaus Saarburg 38 Personen unfruchtbar gemacht.[794] Hisgen schrieb in seinem Aufsatz von 1938 von über 666 Frauen, die bis dahin im Elisabethkrankenhaus unfruchtbar gemacht worden sind.[795]

Im Regierungsbezirk Trier gab es Ärzte, die außerhalb des *Gesetzes zur Verhütung erbkranken Nachwuchses* eugenisch motivierte Unfruchtbarmachungen durchführten. Das katholische Pfarramt in Saarburg wandte sich am 29. April 1934 an das Trierer Generalvikariat und meldete, dass im dortigen Kreiskrankenhaus „zwei ledige Mütter […], die angeblich etwas geistesschwach sein sollen"[796] im Rahmen von Kaiserschnittoperationen sterilisiert worden waren. Die Ordensschwestern, die bei den Operationen assistierten, hätten unter Protest den Raum verlassen. In der Antwort der bischöflichen Behörde wurde vermerkt, dass für die Eingriffe kein Beschluss eines Erbgesundheitsgerichtes vorgelegen hätte.[797] Zudem

---

791 So begründete zumindest der Vater von Emil W. (* 1908) die Bitte, dass der Sterilisationsbeschluss in Idar-Oberstein durchgeführt werde, vgl. LHAKo Best. 512,020, Nr. 729.

792 Eigene Erhebung auf Basis der Stichprobe *Gesundheitsämter*.

793 Vgl. oben Tabelle 23 auf S. 188 und die entsprechenden Ausführungen.

794 Vgl. LHAKo Best. 512,025, Nr. 013.

795 Vgl. *Hisgen*, Sterilitäts- und Sterilisierungsfragen, 1938, 1090–1091.

796 BATr Abt. 134, Nr. 16.

797 Vgl. BATr Abt. 134, Nr. 16.

wurde das Krankenhaus, wie oben gezeigt, erst 1936 zu Unfruchtbarmachungen ausschließlich an Männern ermächtigt.

Obwohl die Eingriffe an den beiden Frauen offensichtlich nicht durch das Sterilisationsgesetz gedeckt waren, bedeutete dies nicht notwendigerweise, dass die durchführenden Ärzte damit gegen geltendes Recht verstießen. Mit einer Novelle des Strafrechts war am 26. Mai 1933 die eugenisch motivierte Sterilisation legalisiert, sofern die Betroffenen einwilligten. Wie die beiden Frauen zu dem Eingriff standen, ist nicht überliefert, jedoch ging Bock davon aus, dass in vielen Fällen die „Freiwilligkeit" erzwungen wurde.[798] Der geschilderte Fall weist darauf hin, dass es in der Region Trier offensichtlich Ärzte gab, die eugenische Unfruchtbarmachungen begrüßten. Sie warteten nicht einmal darauf, bis der gesetzlich vorgeschriebene Instanzenweg griff, sondern handelten eigenmächtig außerhalb des Sterilisationsgesetzes.

3.4.2 Komplikationen und Todesfälle

Wie viele Unfruchtbarmachungen zum Tode der Operierten führten, ist in der Forschung nicht eindeutig geklärt. Bock hielt den von offizieller Seite genannten Anteil von 0,5 % der operierten Frauen und 0,1 % der operierten Männer für zu niedrig.[799] Sie ging von mindestens 5000 Personen aus, die vor Beginn des Krieges an den Folgen des Eingriffs verstarben. Zuzüglich von Selbstmorden nannte sie eine Mindestziffer von 6000 Todesfällen.[800] Brass hielt diesen Zahlen die Ergebnisse verschiedener Regionalstudien entgegen. Demnach starben von den operierten Frauen in Köln 0,3 %, in Göttingen 0,4 % und in Marburg 0,98 % (Brass hält letzteren Anteil wegen der geringen Quellenbasis für nicht verallgemeinerbar). Diese Zahlen lägen näher an zeitgenössischen Angaben als an denen Bocks.[801] Annette Hinz-Wessels konnte für den Untersuchungsraum Brandenburg fünf Todesfälle unter 594 Operationen nachweisen, was einem Anteil von 0,8 % entspricht.[802] Im Bezirk des Gesundheitsamtes Schwerin machte Jens-Uwe Rost unter 183 unfruchtbar gemachten Frauen vier Todesfälle infolge der Operation aus (2,2 %).[803] Walter kam für den Zuständigkeitsbereich des Erbgesund-

---

798 Vgl. *Bock*, Zwangssterilisation, 2010, 85.

799 Rechnet man mit den Zahlen von Bock, wären dies reichsweit etwa 1000 Frauen sowie etwa 200 Männer, vgl. *Bock*, Zwangssterilisation, 2010, 236, 368.

800 Vgl. *Bock*, Zwangssterilisation, 2010, 372–377.

801 Vgl. *Braß*, Zwangssterilisation, 2004, 144.

802 Vgl. *Hinz-Wessels*, NS-Erbgesundheitsgerichte, 2004, 168.

803 Vgl. *Rost, Jens-Uwe*, Zwangssterilisationen aufgrund des „Erbgesundheitsgesetzes" im Bereich des Schweriner Gesundheitsamtes, Schwerin 2004, 42–43.

heitsobergerichtes Hamm zu einer Todesrate von 0,4 % aller durchgeführten Unfruchtbarmachungen.[804]

Dem Reichsinnenministerium waren Todesfälle, die mit Operationen nach dem *Gesetz zur Verhütung erbkranken Nachwuchses* in Verbindung standen, zu melden. Zudem sollten Obduktionen durchgeführt werden, um die jeweilige Todesursache zu klären.[805] Unter den für den Trierer Regierungsbezirk untersuchten Akten fand sich ein Todesfall, der in zeitlicher Nähe zu einer Unfruchtbarmachung stand.[806] Am 5. November 1938 wurde der 33-jährige Nikolaus M. wegen Epilepsie im Elisabethkrankenhaus unfruchtbar gemacht. Aufgrund einer Wundeiterung blieb M. bis zum 6. Dezember 1938 im Krankenhaus. Am 14. Dezember verstarb er zu Hause. Die Angehörigen des M. machten die Operation im Elisabethkrankenhaus für den Todesfall verantwortlich. Der zuständige Amtsarzt Blaufuß führte eine Obduktion durch. In seinem Gutachten schrieb er, dass „aus dem Befunde allein nicht mit Sicherheit festzustellen"[807] sei, woran M. gestorben sei. „Nach Vorgeschichte, Narbenbefund an Zunge und Gesicht, Gehirnödem und Blutüberfüllung aller Organe ist anzunehmen, dass M. in einem epileptischen Anfall verstorben ist." Aus der Autopsie seien keine Anzeichen hervorgegangen, dass der Eingriff zur Sterilisation mit dem Tod in Verbindung stehe. Der behandelnde Hausarzt des M. teilte diese Ansicht.[808]

Der Operateur Hisgen ging in seinem Aufsatz von 1938 auch auf Komplikationen bei den von ihm durchgeführten Unfruchtbarmachungen ein. Keine der 666 operierten Frauen sei verstorben. Eine Frau bekam aufgrund einer Vorerkrankung im Bein einen durch die Operation ausgelösten Rückfall. Das Bein habe amputiert werden müssen. Eine weitere Frau bekam eine schwere Wundinfektion, die jedoch ausgeheilt sei. „Alle anderen Fälle sind, von gelegentlichen belanglosen Wundstörungen abgesehen, glatt geheilt."[809]

Neben Todesfolgen konnte es häufiger zu Komplikationen während der Operation oder in deren Folge kommen. Diese konnten beispielsweise in der Eiterung der Wunde bestehen[810] oder in Lungenentzündungen[811]. Die epileptischen Anfälle einer Frau wurden durch den Eingriff verstärkt.[812] In wenigen Fällen wurden während

804 Vgl. *Walter*, Psychiatrie, 1996, 615.
805 Vgl. *Hinz-Wessels*, NS-Erbgesundheitsgerichte, 2004, 168.
806 Dieser Fall befand sich nicht in den 304 für die Stichprobe *Gesundheitsämter* gezogenen Akten.
807 LHAKo Best. 512,024, Nr. 202, von dort auch das folgende Zitat.
808 Vgl. LHAKo Best. 512,024, Nr. 202.
809 Vgl. *Hisgen*, Sterilitäts- und Sterilisierungsfragen, 1938, 1091; von dort auch das Zitat.
810 Vgl. bspw. LHAKo Best. 512,020, Nrn. 752, 069.
811 Vgl. bspw. LHAKo Best. 512,024, Nr. 081.
812 Vgl. LHAKo Best. 512,022, Nrn. 135, 294.

der Operation Erkrankungen festgestellt, die im Rahmen des Eingriffs behandelt werden konnten. Bei einem Mann wurde ein Hodenhochstand versorgt.[813] Bei einer Frau wurde ein Tumor an einem Eierstock festgestellt, der während des Eingriffs entfernt wurde.[814] Insgesamt konnten im Rahmen der Stichprobe in 14 Fällen Vermerke von Komplikationen während oder nach dem Eingriff erhoben werden.[815] ROTHMALER stellte fest, dass nicht alle Vorfälle aktenkundig geworden sind. Die Betroffenen hätten ihrer Ansicht nach das Vertrauen in die Ärzte verloren, sodass sie sich mit Spätfolgen nicht mehr an die Mediziner gewandt hätten.[816] Generell wurden keine Statistiken über Spätfolgen der Operationen erstellt.[817] Daher lassen sich auf der Basis der untersuchten Quellen für den Raum Trier keine verallgemeinerbaren Aussagen treffen.

Aus einem zurückgehaltenen Brief eines Wittlicher Häftlings wird deutlich, wie die nach einer Operation auftretenden Komplikationen von den Betroffenen wahrgenommen werden konnten. Der 1915 geborene Franz S. wurde im Dezember 1935 auf Beschluss des Trierer Erbgesundheitsgerichts in Düsseldorf unfruchtbar gemacht. Nachdem er wieder in Wittlich war, musste er im örtlichen Krankenhaus aufgrund einer Geschwulstbildung erneut operiert werden. S. schilderte, dass er in Lebensgefahr geschwebt und stark an Gewicht verloren habe. Die Gefängniszensur hatte die entsprechenden Stellen angestrichen und den Brief zurückgehalten, da die „Angaben über Operation übertrieben u. z. Teil den tatsächlichen Verhältnissen nicht entsprechen"[818] würden. Folge der Unfruchtbarmachung war ein langwieriges Blasenleiden, weswegen S. schließlich Ende Februar 1936 in das Düsseldorfer Krankenhaus verlegt werden musste. Dort befand er sich noch im Juli 1936.[819]

3.4.3 Schwangerschaftsabbrüche

In der Stichprobe konnten insgesamt drei Schwangerschaftsabbrüche festgestellt werden (bei 130 erfassten Frauen beträgt der Anteil 2,3 %, geht man von den Frauen aus, bei denen eine Unfruchtbarmachung durchgeführt wurde sind es drei von 93, also 3,2 %). Zwei Frauen waren verheiratet und hatten bereits ein Kind beziehungsweise sechs Kinder. Die dritte Frau war ledig und bisher kinderlos. Alle Eingriffe wurden im Elisabethkrankenhaus nach der Gesetzesnovelle vom 26. Juni 1935 von

813 Vgl. LHAKo Best. 512,024, Nr. 174.
814 Vgl. LHAKo Best. 512,024, Nr. 217.
815 Eigene Erhebung auf Basis der Stichprobe *Gesundheitsämter*.
816 Vgl. *Rothmaler*, Sterilisationen, 1991, 191.
817 Vgl. *Endres*, Zwangssterilisation, 2009, 206.
818 LHAKo Best. 605,002, Nr. 7093.
819 Vgl. LHAKo Best. 605,002, Nr. 7093.

Hisgen durchgeführt.[820] Für alle drei Aborte ist in den Akten verzeichnet, dass sie mit Zustimmung der Frauen durchgeführt worden seien:

Laut dem Bericht des Trierer Amtsarztes Spiecker habe sich die 21-jährige Anna R. mit einem Schwangerschaftsabbruch im Rahmen des Sterilisationsverfahrens bereit erklärt. Das Kind stamme „von einem ihr unbekannten Manne“[821]. Nach dem Beschluss des Erbgesundheitsgerichtes legten Spiecker und der Vater von Anna R. als Verfahrenspfleger Beschwerdeverzicht ein.[822]

Die 1901 geborene Josephine H. unterzeichnete 1937 eine Erklärung, dass sie einem Schwangerschaftsabbruch zustimme, da sie „an Fallsucht leide.“[823] Zuvor hatte sie ein Antragsformular eines niedergelassenen Arztes unterzeichnet, in dem sie sich mit dem Antrag des Arztes auf Unterbrechung der Schwangerschaft einverstanden erklärte. Auch der niedergelassene Mediziner begründete den Abort mit der Epilepsie der Frau.[824]

Die dritte Frau, Franziska B. (* 1905), wurde am 25. Januar 1936 durch Hisgen unfruchtbar gemacht. Dabei wurde durch den Operateur „eine Schwangerschaft von 6–7 Wochen“[825] entdeckt. Anstatt den Abort während desselben Eingriffs vorzunehmen, wurde dieser am 10. Februar 1936 mit Zustimmung von Franziska B. vorgenommen. Die Umstände, die B. zu ihrer Entscheidung bewogen, sind nicht bekannt. In der Akte ist überliefert, dass sie bereits sechs Kinder hatte.[826]

Es gab auch Fälle, in denen schwangere Frauen, die unfruchtbar gemacht werden sollten, keinen Abort durchführen ließen. Die 22-jährige Susanna S. lehnte 1936 eine Abtreibung ab, was auch dazu führte, dass der Eingriff zur Sterilisation aufgrund der fortgeschrittenen Schwangerschaft verschoben werden musste. Der zuständige Ortsbürgermeister meldete auf Anweisung des Gesundheitsamtes im März 1936 die Geburt des Kindes, damit S. sterilisiert werden konnte.[827]

Neben diesen durch das Sterilisationsgesetz gedeckten Abbrüchen lässt sich eine Abtreibung für die Zeit vor dem ersten Änderungsgesetz vom 26. Juni 1935 nachweisen. Die 20-jährige Frieda F. wurde im Februar 1935 durch einen niedergelassenen Arzt wegen Epilepsie an Kreisarzt Cauer von Bernkastel verwiesen, um über eine Unfruchtbarmachung sowie einen Schwangerschaftsabbruch zu sprechen. Der Kreisarzt verwies zunächst darauf, dass „[d]ie Unterbrechung einer bereits

820 Eigene Erhebung auf Basis der Stichprobe *Gesundheitsämter*.
821 LHAKo Best, 512,017, Nr. 195.
822 Vgl. LHAKo Best, 512,017, Nr. 195.
823 LHAKo Best. 512,024, Nr. 081.
824 Vgl. LHAKo Best. 512,024, Nr. 081.
825 LHAKo Best. 512,017, Nr. 050.
826 Vgl. LHAKo Best. 512,017, Nr. 050.
827 Vgl. LHAKo Best. 655,160, Nr. 139.

eingetretenen Schwangerschaft [...] nach dem Gesetz [zur Verhütung erbkranken Nachwuchses] bisher nicht möglich"[828] sei. Der Antrag auf Unfruchtbarmachung wurde am 18. Februar 1935 von F. und von Cauer unterzeichnet. Verschiedene Ärzte nahmen zu dem Fall Stellung: Der erwähnte niedergelassene Arzt machte medizinische Gründe für einen Abbruch geltend. Eine Abtreibung aus eugenischen Gründen sah der Amtsarzt des Landesteils Birkenfeld als gerechtfertigt, aber nicht dringend notwendig an. Der Chirurg des Städtischen Krankenhauses in Idar-Oberstein, Dr. Fischer, sah einen Abbruch der Schwangerschaft als notwendig an und machte medizinische Gründe (zunehmende Atemnot) geltend. Cauer bat das Erbgesundheitsgericht um Beschleunigung des Verfahrens. Er begründete sein Ansinnen damit, dass „aus medizinischen Gründen"[829] die Schwangerschaft abzubrechen sei, wobei sowohl die Abtreibung als auch der Eingriff zur Unfruchtbarmachung in einer Operation durchgeführt werden könnten. Das Erbgesundheitsgericht fasste einen Beschluss auf Unfruchtbarmachung. Um die Operation schnellstmöglich durchführen zu können, verzichteten sowohl F. als auch Cauer auf eine Beschwerde gegen den Beschluss. Die Unfruchtbarmachung wurde am 17. April 1935 durch Fischer in Idar-Oberstein durchgeführt. Ob die Schwangerschaft gleichzeitig abgebrochen worden war, geht aus den Akten nicht hervor.[830] Es ist auffällig, wie sehr vor der Gesetzesänderung vom Juni 1935 gegenüber dem Erbgesundheitsgericht auf die Begründung des Schwangerschaftsabbruchs geachtet wurde: Eugenische Argumente wurden von einem der Ärzte angeführt, vor den Trierer Richtern wurden jedoch nur medizinische Gründe zur Geltung gebracht. Welche Argumentation letztlich ausschlaggebend war und wie Frieda F. zu dem Verfahren stand, geht aus den Unterlagen nicht hervor.

Bei der 18-jährigen Margarethe R. wurde 1936 eine bereits vor der Unfruchtbarmachung bestehende Schwangerschaft übersehen. Sieben Monate nach der Sterilisation stellte Amtsarzt Müller von Wittlich die fortgeschrittene Schwangerschaft fest. Er meldete dies an das Erbgesundheitsgericht. Schwarzer antwortete darauf, dass er keine Veranlassung sehe, etwas zu unternehmen. R. sei seit mehr als sechs Monaten schwanger, sodass ein Abbruch nicht mehr in Frage käme. „Da auch eine zweimalige Unfruchtbarmachung nicht zulässig ist, weiss ich nicht, was Sie mit Ihrer Mitteilung bezwecken."[831] Der Operateur Hisgen sah in dem Fall ein Argument für „den in letzter Zeit wiederholt gemachten Vorschlag [...], bei jeder Unfruchtbarmachung prinzipiell eine Ausschabung der Gebärmutter anzuschliessen,

828 LHAKo Best. 512,020, Nr. 070.

829 LHAKo Best. 512,020, Nr. 538.

830 Vgl. LHAKo Best. 512,020, Nrn. 070, 538.

831 LHAKo Best. 512,006, Nr. 073 [Hervorhebung im Original]; von dort auch das folgende Zitat.

um derartige nicht erkennbare Frühschwangerschaften zu eliminieren."[832] Müller zeigte sich dieser Anregung gegenüber offen. Ob der Vorschlag umgesetzt wurde, ist nicht bekannt. GÜTT/RÜDIN/RUTTKE hatten sich in ihrem Gesetzeskommentar von 1936 dagegen ausgesprochen, die Gebärmutter bei Eingriffen zur Sterilisation routinemäßig auszuschaben. Dies dürfe, wie der Abort im Rahmen des *Gesetzes zur Verhütung erbkranken Nachwuchses*, nur mit Einwilligung der betroffenen Frau geschehen.[833]

3.4.4 Polizeilicher Zwang

Die Zahl der polizeilichen Vorführungen zur Operation wurde vom Reichsgesundheitsamt für die ersten Jahre des Sterilisationsgesetzes erhoben. Demnach wurden im Reichsdurchschnitt 1934 7,7 %, 1935 8,4 % und 1936 9,4 % der ärztlichen Eingriffe mithilfe der Polizei durchgeführt. BOCK stellte fest, dass in katholischen und ländlichen Gebieten der Einsatz der Polizei wesentlich über dem Durchschnitt lag.[834] Das Reichsinnenministerium befasste sich 1937 auf Anfrage des *Stellvertreters des Führers* mit der Frage, inwiefern die Konfession der Betroffenen mit der Notwendigkeit polizeilichen Zwangs zusammenhing. In dem Bericht wurde festgehalten, dass „die Faktoren, die die Statistik der Zwangsmaßnahmen beeinflussen, sehr verschieden sind."[835] Der Sachbearbeiter des Reichsinnenministeriums erklärt den Anstieg der Polizeieinsätze in den Jahren 1934 bis 1936 damit, dass die zunächst betroffenen Anstaltspatienten aufgrund ihrer Konstitution keinen Widerstand geleistet hätten. Die zunehmend betroffenen Teile der freien Bevölkerung seien sich hingegen der Bedeutung der Unfruchtbarmachung bewusst und würden sich dagegen wehren.[836]

Im Schreiben des Reichsinnenministeriums wird für die Jahre 1934 und 1935 besonders auf den Anteil von Zwangsmaßnahmen in katholischen Gebieten eingegangen. Für den Raum Trier wird angegeben, dass „der Hundertsatz von Zwangsmaßnahmen von 30,4 auf 17,63"[837] zurückgegangen sei.[838] Der hier angegebene hohe Prozentsatz für das Jahr 1934 kann anhand der für den Untersuchungsraum vorliegenden Quellen nicht bestätigt werden, wie im Folgenden dargestellt wird.

---

832 LHAKo Best. 512,006, Nr. 073.

833 Vgl. *Gütt/Rüdin/Ruttke*, Verhütung, 1936, 262.

834 Vgl. *Bock*, Zwangssterilisation, 2010, 279–280.

835 BArch R 43-II/721 a); BOCK stützt sich bei den von ihr angegebenen Zahlen auf dasselbe Dokument, vgl. *Bock*, Zwangssterilisation, 2010, 279–280.

836 Vgl. BArch R 43-II/721 a).

837 BArch R 43-II/721 a); vgl. *Bock*, Zwangssterilisation, 2010, 279–280.

838 Vgl. BArch R 43-II/721 a).

Für den Landkreis Wittlich lassen sich Zahlen über Polizeieinsätze aus der Korrespondenz des Landrates mit der Trierer Gestapo rekonstruieren. Die Landräte sollten ab dem 15. August 1935 alle Personen melden, die sich nur unter Zwang zur Operation einfanden. In einer gesonderten Verfügung vom 18. Oktober 1935 verlangte die Gestapo zudem die Meldung aller Personen, die bis zu diesem Zeitpunkt durch die Polizei zur Sterilisation in ein Krankenhaus überführt worden waren. Die Amtsbürgermeister des Kreises Wittlich meldeten bis Oktober 1935 – dem Monat, ab dem die Gestapo auf weitere entsprechende Berichte verzichtete – insgesamt 13 Personen.[839] Laut Register des Trierer Erbgesundheitsgerichts wurde bis Oktober 1935 bei 90 Personen aus dem Kreis Wittlich eine Unfruchtbarmachung durchgeführt.[840] Nur eine Operation, bei der die Polizei eingreifen musste, fiel in das Jahr 1934.[841]

Anhand des Sterilisationsanzeigenregisters des Gesundheitsamtes Trier-Land lassen sich Zahlen für den polizeilichen Zwang im Landkreis Trier rekonstruieren. In 67 Fällen wurde vermerkt, dass die Polizei während des Verfahrens eingeschaltet worden war. Davon dienten mindestens neun Einsätze dazu, die betroffene Person zur Untersuchung in das Gesundheitsamt zu bringen. Die restlichen 58 Fälle lassen sich nicht eindeutig zuordnen. Dem Anzeigenregister zufolge nahm der Amtsarzt von Trier-Land in 4,48 % der ihm vorliegenden Fälle polizeiliche Hilfe in Anspruch, um das Sterilisationsgesetz durchzuführen. Jedoch erfolgte keiner der Einsätze im Jahr 1934.[842] Die nichtvorhandenen Eintragungen für dieses Jahr weisen entweder darauf hin, dass das Register unzureichend geführt wurde, oder dass die Polizei in diesem Jahr nicht so häufig eingreifen musste, wie es im oben genannten Schreiben des Reichsinnenministeriums von 1937 dargestellt wird.[843]

Für die Stadt Trier ist eine Akte der Polizeiverwaltung überliefert, in der Polizeieinsätze aus den Jahren 1934 bis 1939 aufgeführt sind, die im Zusammenhang mit dem Sterilisationsgesetz stehen. In mindestens 78 Fällen wies die Medizinalverwaltung die zuständigen Polizeibehörden an, die Betroffenen zur Unfruchtbarmachung ins Elisabethkrankenhaus zu bringen. Von diesen Anweisungen mussten 31 nicht durchgeführt werden, da die jeweiligen Personen sich mittlerweile freiwillig in die Klinik begeben hatten. Für das Jahr 1934 sind sechs Fälle überliefert, in denen die Polizei vom Amtsarzt zum Handeln aufgefordert worden war. Aktiv werden musste sie nur bei Franz F. (* 1896).[844] Für dasselbe Jahr fasste das Trierer

839 Vgl. LHAKo Best. 498, Nr. 065.

840 Vgl. LHAKo Best. 602,052, Nrn. 36084–36085.

841 Vgl. LHAKo Best. 498, Nr. 065, Best. 602,052, Nr. 36084.

842 Vgl. LHAKo Best. 512,017, Nr. 817.

843 Vgl. BArch R 43-II/721 a).

844 Vgl. StArch Trier, Tb15/946,1 und 946,2.

Erbgesundheitsgericht 86 Sterilisationsbeschlüsse, die auf den Kreisarzt von Trier-Stadt zurückgingen.[845] Dies würde einem Anteil von 7 % entsprechen, in denen polizeilicher Zwang zur Operation angeordnet worden war.

In der Stichprobe *Gesundheitsämter* lassen sich in 30 Fällen (von 304; 9,9 %) zwischen 1935 und 1943 Hinweise auf den Einsatz der Polizei im Rahmen der Sterilisationsoperation nachweisen:[846]

Tabelle 24: Polizeiliche Vorführung zur Sterilisationsoperation

Jahr	Bernkastel	Daun	Prüm	Trier-Land	Wittlich	Summe
1934	0	0	0	0	0	0
1935	1	2	3	0	0	6
1936	4	1	2	0	1	8
1937	4	0	0	0	4	8
1938	1	1	1	0	1	4
1939	0	1	0	0	0	1
1940	0	0	0	0	0	0
1941	0	0	1	0	0	1
1942	0	0	0	0	0	0
1943*	0	0	0	1	1	2
Summe	10	5	7	1	7	30

* Die entsprechenden Fälle wurden vor 1943 beantragt.
Eigene Erhebung auf Basis der Stichprobe *Gesundheitsämter*.

Die Amtsärzte nutzten das Mittel der polizeilichen Einweisung unterschiedlich häufig, am meisten in den Jahren 1936 und 1937. Keiner der Polizeieinsätze fand im Jahr 1934 statt.

Durch den Vergleich mit anderen Quellen ließ sich feststellen, dass nicht in allen in der Stichprobe erfassten Fällen eine polizeiliche Einweisung zur Unfruchtbarmachung in den Verfahrensakten verzeichnet ist. So meldete der Dauner Amtsarzt Ende 1935/Anfang 1936 in zwei Fällen eine Einweisung in das Elisabethkrankenhaus, von denen sich in den Unterlagen der jeweiligen Verfahren keine Hinweise finden.[847] Für den Wittlicher Amtsarzt sind ebenfalls zwei solcher Fälle für das Jahr 1935 zu finden.[848] Und im Jahr 1938 wies der Amtsarzt von Bernkastel die Einweisung von Mathilde B. (* 1920) an, ohne dass dies in den Gesundheitsamtsakten vermerkt

845 Vgl. LHAKo Best. 602,052, Nr. 36084.
846 Vgl. Tabelle 24 auf S. 209.
847 Vgl. LHAKo Best. 512,022, Nrn. 018, 062, 096, 100, 334, 338.
848 Vgl. LHAKo Best. 498, Nr. 065, Best. 512,005, Nr. 243, Best. 512,006, Nr. 187.

wurde.[849] Der Anteil der polizeilichen Einweisung in die Kliniken lag demnach höher, als dies aus der Stichprobe *Gesundheitsämter* rekonstruiert werden kann.

Für den Zuständigkeitsbereich des Dauner Gesundheitsamtes liegen genauere Zahlen für den Einsatz polizeilichen Zwangs im Rahmen der Unfruchtbarmachung vor. Zwischen Januar 1935 und Juli 1938 wurden mindestens 13 Personen von der Polizei in ein Krankenhaus zur Sterilisation verbracht.[850] Gehäuft wurde dies im vierten Quartal des Jahres 1935 notwendig (insgesamt sechs Mal), im Jahr 1937 überhaupt nicht. In einem Bericht vom 10. Dezember 1935 gab Conrad an, dass in 10 % aller Fälle die Polizei eingesetzt werden musste.[851]

Aus den genannten Beobachtungen wird zweierlei deutlich: Nicht jede Unfruchtbarmachung, die mit Polizeigewalt durchgeführt werden musste, ist auch als solche in den Verfahrensakten verzeichnet worden. Zum anderen sind die für das Jahr 1934 erhobenen Zahlen zu gering, um die Angaben des Reichsinnenministeriums von 1937 zu bestätigen, nach denen 30,4 % der Sterilisationsbeschlüsse im Regierungsbezirk mithilfe der Polizei umgesetzt werden mussten. Sie lassen sich aufgrund der Datenbasis, die zum einen auf Streufunden basiert und zum anderen durch eine Dunkelziffer beeinträchtigt wird, nicht widerlegen, jedoch in Zweifel ziehen.

Das Reichsinnenministerium erklärte die von ihm dem *Stellvertreter des Führers* vorgelegten hohen Werte für polizeiliche Einweisungen zur Sterilisation im Jahr 1934 als „für katholische Gegenden charakteristisch."[852] Der große Widerstand von Katholiken wurde auf eine Broschüre aus der Benediktinerabtei Beuron zurückgeführt.[853] Der Autor, Pater Deininger, hatte darin unter anderem die von der Sterilisation Betroffenen dazu aufgerufen, „sich notfalls nur dem Zwang zu fügen"[854]. Richter ging davon aus, dass die meisten deutschen Bischöfe den Inhalt der Broschüre bejahten.[855]

Endres warnt hingegen davor, die polizeiliche Vorführung zur Operation als sicheres Indiz für eine widerständige Bevölkerung zu werten. Die Rolle des Amtsarztes und seine Bereitwilligkeit, „eine polizeiliche Einweisung anzuordnen und damit unliebsames Aufsehen in der Öffentlichkeit in Kauf zu nehmen"[856], müssten berücksichtigt werden. Solche Eigenheiten der Medizinalverwaltung können auch für den Untersuchungsraum beobachtet werden: Amtsarzt Müller von Witt-

849 Vgl. LHAKo Best. 512,020, Nrn. 215, 730, Best. 655,215, Nr. 500.
850 Vgl. LHAKo Best. 512,022, Nr. 018.
851 Vgl. LHAKo Best. 512,022, Nr. 018.
852 BArch R 43-II/721 a).
853 Vgl. BArch R 43-II/721 a), vgl. *Richter*, Katholizismus, 2001, 429–430.
854 *Richter*, Katholizismus, 2001, 429.
855 Vgl. *Richter*, Katholizismus, 2001, 426–427.
856 *Endres*, Zwangssterilisation, 2009, 187.

lich hatte es sich beispielsweise bis Mitte 1935 zur Angewohnheit gemacht, die zuständigen Polizeidienststellen von jedem Sterilisationsbeschluss in Kenntnis zu setzen, bevor die Beschwerdefrist verstrichen war.[857] Schwarzer wandte sich gegen dieses Vorgehen. Er sah es, anders als anscheinend der Amtsarzt, nicht durch die Annahme gerechtfertigt, dass sich die Betroffenen ohne polizeilichen Zwang nicht zur Unfruchtbarmachung einfinden würden.[858]

Das Bischöfliche Generalvikariat in Trier zeigte im Jahr 1935 wenig Interesse daran, diejenigen Gläubigen, die sich einer Sterilisationsoperation unterziehen mussten, dazu zu ermuntern, einen Polizeieinsatz zu provozieren. Ein Pfarrer hatte im April 1935 angefragt, welchen Rat er Personen geben sollte, die vom Amtsarzt dazu aufgefordert worden waren, sich zur Unfruchtbarmachung in eine Klinik einzufinden. Der Priester äußerte die Vermutung, „dass man es nicht leicht oder wenigstens nicht oft wagen wird und kann, zur Gewalt zu greifen."[859] Ein solches Einschreiten der Behörden würde schließlich zur Verärgerung der Dorfbevölkerung führen. Das Generalvikariat war hingegen der Meinung, dass es nutzlos sei, „es zur polizeilichen Abführung kommen zu lassen." Stattdessen sollten die Betroffenen bei Bedarf auf ihr gesetzliches Beschwerderecht hingewiesen werden.[860] Das Bischöfliche Generalvikariat in Trier hatte sich demnach die Auffassung Deiningers, die von der Sterilisation Betroffenen zum außerrechtlichen Widerstand aufzufordern, nicht zu eigen gemacht.[861]

Auch wenn die Amtsärzte den örtlichen Polizeibehörden gegenüber in Sachen Sterilisationsgesetz weisungsbefugt waren, konnten letztere ihre Anweisungen nicht immer konsequent ausführen. Dies zeigt das Beispiel der 1920 geborenen Mathilde B. Der Amtsbürgermeister von Bernkastel-Land meldete zum 19. Januar 1938 an das Gesundheitsamt, dass „der hs. Polizeibeamte z. Zt. nicht in der Lage ist den Transport auszuführen."[862] Dem Amtsarzt wurden keine näheren Gründe genannt. Der Vater der Betroffenen hatte jedoch durch diese Verzögerung Zeit gewonnen, um eine Beschwerde gegen den Sterilisationsbeschluss einzulegen.[863]

Entgegen der gesetzlichen Regelung, dass die Polizei erst eingeschaltet werden sollte, nachdem die Betroffenen der Aufforderung zur Operation durch den Amtsarzt nicht nachgekommen waren, versuchten verschiedene Stellen in Trier, die

857 Vgl. *Erbacher/Höroldt*, Erbgesundheitsgerichtsbarkeit, 1995, 1298–1299; vgl. LHAKo Best. 583,002, Nr. 230.

858 Vgl. LHAKo Best. 583,002, Nr. 230.

859 BATr Abt. 134, Nr. 16, von dort auch das folgende Zitat.

860 Vgl. BATr Abt. 134, Nr. 16.

861 Vgl. *Richter*, Katholizismus, 2001, 429.

862 LHAKo Best. 655,215, Nr. 500.

863 Vgl. LHAKo Best. 512,020, Nrn. 215, 730, Best. 655,215, Nr. 500.

Polizei bereits früher an dem Verfahren zu beteiligen. Am 10. Oktober 1934 fand eine Besprechung zwischen dem Trierer Kreisarzt Gisbertz, dem Trierer Polizeidirektor sowie einem Vertreter des Regierungspräsidiums statt. Letzterer schlug vor, „aus verwaltungs-technischen Gründen“[864] die Betroffenen nicht durch den Kreisarzt, sondern durch die Polizeiverwaltung zur Operation auffordern zu lassen. Der Kreisarzt sollte die Polizei von der Rechtskraft eines Sterilisationsbeschlusses in Kenntnis setzen. Diese sollte den Betroffenen auffordern, sich zur Operation in ein Krankenhaus einzufinden. Nach zwei Wochen sei in der Klinik zu fragen, ob dies geschehen sei. Hatte sich der Betroffene nicht zum Eingriff eingefunden, sollte er von der Polizei vorgeführt werden. Das angedachte Verfahren befreite den Kreisarzt von einem zusätzlichen Arbeitsschritt. Zudem konnte der ärztliche Eingriff gegebenenfalls schneller durchgeführt werden. Bereits im Dezember 1934 weigerte sich der Polizeidirektor, wie verabredet vorzugehen. Seiner Ansicht nach verstoße die Abmachung gegen das Sterilisationsgesetz und seine Ausführungsverordnungen. Demnach sollten die Betroffenen durch den Kreisarzt zur Operation aufgefordert werden. Die Polizeibehörde sollte nur im Weigerungsfalle eingeschaltet werden. Daher könne er die Benachrichtigungen nicht übernehmen. Er versicherte jedoch, dass die Polizei alle Anfragen des Kreisarztes, die im Sterilisationsgesetz verankert seien, „mit tunlichster Beschleunigung“ erfüllen werde.[865]

Obwohl der Polizeidirektor im beschriebenen Fall seine Gesetzestreue bekundete, lässt sich nachweisen, dass die Trierer Polizeibehörde auch gegen die Vorschriften des Sterilisationsgesetzes handelte. Gisbertz verlangte im Dezember 1934/Januar 1935 wiederholt, dass die Polizei Franz F. (* 1896) zur Unfruchtbarmachung in das Elisabethkrankenhaus bringen sollte. F. befand sich zu dieser Zeit in einem Arbeitsdienstlager. Auf Nachfrage durch die Polizei gab der Kreisarzt am 19. Januar 1935 zu, dass F. bisher keine Aufforderung erhalten habe, sich zur Unfruchtbarmachung einzufinden. Unter diesen Umständen, so der zuständige Polizeibeamte, sei eine polizeiliche Einweisung unzulässig. Gisbertz beharrte auf dem Einschreiten der Polizei und sicherte zu, dass er die volle Verantwortung übernehmen würde. F. wurde daraufhin am selben Tag zwangsweise in das Elisabethkrankenhaus eingewiesen.[866] Der Vorfall zeigt, wie ein Kreisarzt durch sein beharrliches Auftreten die Polizeiverwaltung zu widerrechtlichen Maßnahmen bewegen konnte.

Die Gesundheitsverwaltung übertrat nicht nur mit ihren teilweise rechtswidrigen Anordnungen an die Polizei ihre Befugnisse. Es war den Gesundheitsämtern offensichtlich bewusst, dass einige Betroffene versuchten, vor einer angeordneten Unfrucht-

864 StArchTrier, Tb15/946,2, von dort auch das folgende Zitat.
865 Vgl. StArchTrier, Tb15/946,2.
866 Vgl. StArchTrier, Tb15/946,2.

barmachung ins nahe gelegene Ausland zu flüchten.[867] Die Amtsärzte des Bezirks wandten sich daher direkt an die Grenzkontrollstationen, damit die Fliehenden noch vor dem Grenzübertritt aufgegriffen werden konnten. Das Regierungspräsidium wies die Gesundheitsämter Anfang des Jahres 1936 darauf hin, dass dies nicht gestattet sei. Solche Anweisungen hätten über das Regierungspräsidium zu geschehen. Grenzübertritte außerhalb des Regierungsbezirks könnten zudem nur dann verhindert werden, wenn die betreffenden Personen im Kriminalpolizeiblatt zur Fahndung ausgeschrieben seien. Auf diese Maßnahme sei jedoch im Hinblick auf das „Ehrgefühl" der Betroffenen zu verzichten.[868] Ähnlich gingen auch die Hamburger Gesundheitsbehörden vor, was unter anderem dazu führte, dass das Reichsinnenministerium sich 1938 gegen diese Praxis aussprach. Anstatt der Ausschreibung zur Fahndung im Reichskriminalblatt sollten Aufenthaltsermittlungen durchgeführt werden.[869]

3.4.5 Aufschub von Operationen

In 15 von 304 untersuchten Fällen (4,9 %) wurden die Unfruchtbarmachungen aufgrund von Bitten der Betroffenen durch den zuständigen Amtsarzt verschoben.[870] Grund hierfür waren hauptsächlich anstehende Erntearbeiten.[871] Die wirtschaftlichen Gründe, die hinter dieser Haltung standen, gehen aus einem Schreiben des Trierer Erbgesundheitsgerichts hervor: Die Kammer signalisierte, dass sie einem Aufschub aus landwirtschaftlichen Gründen „unter Berücksichtigung des Vierjahresplanes"[872] generell zustimmte. Die Amtsärzte waren auch geneigt, aus anderen Gründen die Operation zu verschieben. Dem 1908 geborenen Karl H. wurde 1936 gestattet, der Niederkunft seiner Frau beizuwohnen, bevor er am 29. Juli 1936 unfruchtbar gemacht wurde.[873] Die Unfruchtbarmachung von Angelika M. (* 1907) wurde 1942 längere Zeit ausgesetzt, weil ihr Mann Wehrdienst leistete und sie niemanden finden konnte, der sie bei der Versorgung ihrer Kinder und des Haushalts vertreten konnte.[874] Anna P. (* 1918) bat 1936 um Aufschub der Operation mit der Begründung, dass sie gerade ihre Regel habe. Auch in diesem Fall wurde die Bitte gewährt.[875]

---

867 Vgl. dazu auch unten Kapitel 3.5.
868 Vgl. LHAKo Best. 512,022, Nr. 17, von dort auch das Zitat.
869 Vgl. *Rothmaler*, Sterilisationen, 1991, 181.
870 Eigene Erhebung auf Basis der Stichprobe *Gesundheitsämter*.
871 Vgl. bspw. LHAKo Best. 512,006, Nr. 079, Best. 512,024, Nr. 023.
872 LHAKo Best. 512,024, Nr. 139.
873 Vgl. LHAKo Best. 512,020, Nrn. 421, 708.
874 Vgl. LHAKo Best. 512,017, Nrn. 098, 632.
875 Vgl. LHAKo Best. 512,022, Nrn. 139, 264.

Die Amtsärzte waren nicht immer geneigt, die Operationen wegen Erntearbeiten auszusetzen. Im Oktober 1936 antwortete der Prümer Amtsarzt, dass er die angeordnete Unfruchtbarmachung des 1918 geborenen Helmut F. nicht aufschieben könne. Er teilte der zuständigen Kreisbauernschaft, die einen entsprechenden Antrag gestellt hatte, mit, „dass für einen Aufschub des Eingriffs die gesetzlichen Voraussetzungen fehlen."[876] Eine solche Haltung konnte auch in anderen Untersuchungen beobachtet werden: ENDRES stellte für Köln fest, dass das zuständige Gesundheitsamt den Aufschub von Operationen aus wirtschaftlichen Gründen in der Regel ablehnte.[877]

Bei Patienten einer Heil- und Pflegeanstalt konnte deren Verhalten in der Einrichtung dazu führen, dass eine Operation aufgeschoben werden musste. Das Erbgesundheitsgericht Trier beschloss 1936 die Unfruchtbarmachung des 1895 geborenen Peter T. In der Patientenakte ist unter dem 29. Oktober 1936 verzeichnet:

> Lehnt die Aufforderung sich zwecks Unfruchtbarmachung ins evangelische Krankenhaus verlegen zu lassen, ganz entschieden ab, fängt masslos an zu schimpfen, droht mit Gewalttätigkeiten. Bei dem augenblicklichen Zustand ist ein Aufenthalt ausserhalb einer geschlossenen Anstalt unmöglich.[878]

Die Anstalt musste dem zuständigen Amtsarzt von Trier-Stadt mitteilen, dass die Unfruchtbarmachung nicht durchgeführt werden konnte. Für die folgenden Monate ist in der Akte immer wieder vermerkt, dass sich das Verhalten des T. nicht wesentlich gebessert habe. Ob die Unfruchtbarmachung im Elisabethkrankenhaus durchgeführt wurde, geht aus den Unterlagen nicht hervor.[879]

3.5 Ein Blick auf die Betroffenen

Bisher standen diejenigen Personen und Institutionen im Fokus der Untersuchung, die für die Umsetzung des *Gesetzes zur Verhütung erbkranken Nachwuchses* zuständig gewesen sind. Im Folgenden wird der Frage nachgegangen, auf welche Personen die Gesundheitsverwaltung das Sterilisationsgesetz anwendete. Zum anderen soll geklärt werden, wie die Betroffenen sich im Hinblick auf ihre drohende Unfruchtbarmachung verhielten.

876 LHAKo Best. 512,024, Nr. 028.
877 Vgl. *Endres*, Zwangssterilisation, 2009, 200.
878 LHAKo Best. 426,006, Nr. 11386.
879 Vgl. LHAKo Best. 426,006, Nr. 11386.

3.5.1 Allgemeine Informationen

Von den 3396 Verfahren, die vor dem Trierer Erbgesundheitsgericht eröffnet wurden, waren 3180 Personen betroffen. Gegen 194 Personen wurden mehrere Verfahren eröffnet.[880] In der Regel handelte es sich um Fälle, die wegen der Verordnung vom 31. August 1939 eingestellt und auf Antrag des zuständigen Amtsarztes fortgeführt wurden.[881] Im Jahr 1934 konnten für eine Person mehrere Anträge auf Unfruchtbarmachung von der gleichen Stelle gestellt werden, was auf Koordinierungsschwierigkeiten in der Anfangszeit des Gesetzes hinweist. So wurden gegen den 1904 geborenen Nikolaus W. drei Verfahren eröffnet. Zwei davon gehen auf den Amtsarzt von Trier-Stadt zurück, der die Anträge auf Unfruchtbarmachung innerhalb weniger Wochen wieder zurückzog.[882] Einige Verfahren wurden mehrmals eingetragen, weil die betroffenen Personen wiederholt den Wohnort wechselten und damit aus dem Zuständigkeitsbereich des Trierer Erbgesundheitsgerichtes wegzogen und später wieder zuzogen.[883] Insgesamt fünf Einträge wurden für Klara N. (* 1915) gestellt. Im Jahr 1938 beantragte der Amtsarzt von Trier-Stadt ihre Unfruchtbarmachung. Das Erbgesundheitsgericht stimmte dem zu, woraufhin insgesamt drei Wiederaufnahmeverfahren angestrengt wurden, von denen eines wegen der Verordnung vom 31. August 1939 unterbrochen und auf Antrag des zuständigen Arztes fortgeführt wurde.[884]

Die Geburtsdaten der 3180 Personen sind in 3165 Fällen im Erbgesundheitsgerichtsregister verzeichnet. Der älteste Mann, gegen den ein Verfahren eröffnet wurde, Andreas W., war laut Register im Jahr 1835 geboren und wäre zum Zeitpunkt der Antragstellung 100 Jahre alt gewesen, wenn es sich nicht um einen Fehler in den Unterlagen handelt. Der nächstjüngere war der 1872 geborene Simon M., gegen den mit 64 Jahren ein Antrag auf Unfruchtbarmachung gestellt wurde. Die älteste Frau war die 1889 geborene und zum Zeitpunkt der Antragstellung 45 Jahre alte Elisabeth A.[885] Frauen galten für die Gesetzeskommentatoren aufgrund der biologischen Gegebenheiten ab einem Alter von 45 Jahren als unfruchtbar.[886] Deshalb wurde in diesen Fällen kein Verfahren vor dem Erbgesundheitsgericht eingeleitet.

---

880 Eigene Erhebung auf der Basis von LHAKo Best. 602,052, Nrn. 36084–36090.

881 Vgl. bspw. das Verfahren gegen die 1918 geborene Emilie F.: LHAKo Best. 512,006, Nrn. 004, 163.

882 Vgl. LHAKo Best. 602,052, Nr. 36084.

883 Vgl. bspw. die Verfahren gegen den 1915 geborenen Johann S. in den Jahren 1936 und 1938, vgl. LHAKo Best. 602,052, Nrn. 36086, 36088.

884 Vgl. LHAKo Best. 602,052, Nrn. 36088–36089.

885 Vgl. LHAKo Best. 602,052, Nrn. 36088–36089.

886 Vgl. *Gütt/Rüdin/Ruttke*, Verhütung, 1936, 210.

Das jüngste Kind war der im Jahr 1938 geborene Franz O. Er war sechs Jahre alt, als 1944 ein Antrag auf Unfruchtbarmachung gestellt wurde.[887]

Abbildung 2: Geburtsjahre der Personen, deren Fall vor dem Trierer Erbgesundheitsgericht eröffnet wurde

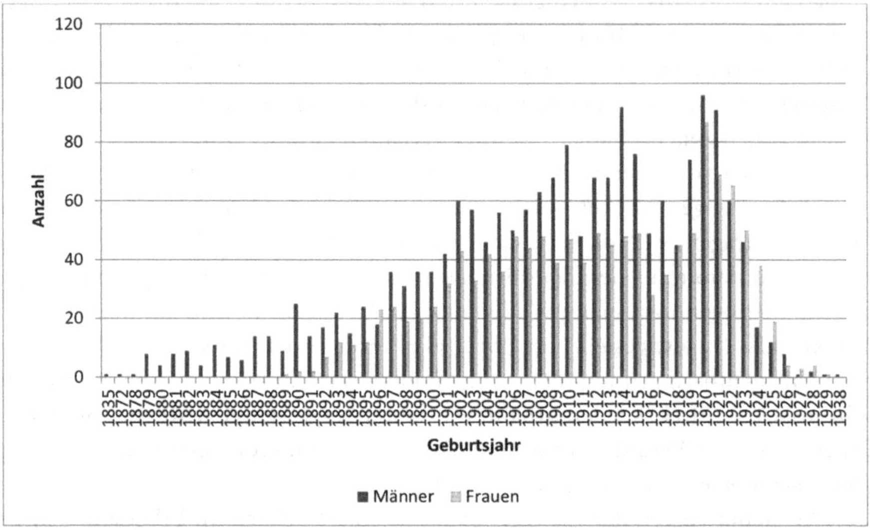

N=3.165; eigene Erhebung auf der Basis von LHAKo Best. 602,052, Nrn. 36084–36090.

Aus Abbildung 2 geht hervor, dass von den Betroffenen 37,4 % (1185 von 3165 Personen mit angegebenem Geburtsdatum) im oder nach dem Ersten Weltkrieg geboren worden waren.[888] Damit waren sie zwischen 1934 und 1939, als das Sterilisationsgesetz am häufigsten angewandt wurde, jünger als 24 Jahre. Eine möglichst frühe Unfruchtbarmachung vor der Zeugung des ersten Kindes wurde von den Gesetzeskommentatoren empfohlen.[889] Die von Birk für ihren Untersuchungsraum erhobenen Befunde treffen auch für die Region Trier zu: Die in den Jahren 1900 bis 1920 geborenen waren besonders stark unter den Betroffenen vertreten. Hinzu kamen die im Jahrzehnt vor 1900 geborenen.[890] In Brandenburg waren etwa 31 % der Betroffenen unter 21 Jahre alt.[891] Vor dem Erbgesundheitsgericht Passau waren

887 Eigene Erhebung auf der Basis von LHAKo Best. 602,052, Nrn. 36084–36090.

888 Gezählt ab dem ersten vollständigen Kriegsjahr 1915.

889 Vgl. *Gütt/Rüdin/Ruttke*, Verhütung, 1936, 185.

890 Vgl. *Birk*, Gesetz, 2005, 133–134.

891 Vgl. *Hinz-Wessels*, NS-Erbgesundheitsgerichte, 2004, 101.

28 % der Betroffenen noch nicht volljährig.[892] Anders hingegen sah die Altersverteilung beispielsweise in Frankfurt aus: Dort waren lediglich 16,9 % der Betroffenen jünger als 21 Jahre.[893]

Das Geschlechterverhältnis derjenigen, die ein Verfahren vor dem Erbgesundheitsgericht anhängig hatten, lag bei 58,9 % Männer zu 40,9 % Frauen.[894] Dies weicht von der in der Forschung zum größten Teil festgestellten Geschlechterparität ab.[895] Eine Erklärung könnte darin liegen, dass sich im Untersuchungsraum eine Heil- und Pflegeanstalt sowie ein größeres Gefängnis befanden, die ausschließlich für Männer errichtet waren. Auch die oben dargestellte Altersstruktur spielte mit den dort genannten Gründen eine Rolle. Der Überhang an weiblichen Personen, die zwischen 1922 und 1925 geboren worden waren,[896] könnte mit der Anzeigetätigkeit im Zusammenhang mit dem Fürsorgeerziehungsheim in Föhren erklärt werden.

Neben den im Register des Trierer Erbgesundheitsgerichts erfassten Daten, mussten weitere Angaben über die Betroffenen mithilfe der Stichprobe erhoben werden. Dazu gehören alle Informationen, die auf die sozialen Verhältnisse der Betroffenen hinweisen.

Tabelle 25: Familienstand der Betroffenen

Familienstand	Anzahl	Anteil in %
ledig	257	84,5
verheiratet	32	10,5
verwitwet	4	1,3
geschieden	1	0,3
keine Angabe	10	3,3
Summe	304	

Eigene Erhebung auf Basis der Stichprobe *Gesundheitsämter*.

Tabelle 26: Anzahl der Kinder der Betroffenen

Anzahl der Kinder	Anzahl	Anteil in %
0	255	83,9
1	19	6,3
2	5	1,6
3	6	2,0
4	4	1,3
5	3	1,0
6	5	1,6
7	2	0,7
11	1	0,3
Keine Angabe	4	1,3
Summe	304	

Eigene Erhebung auf Basis der Stichprobe *Gesundheitsämter*.

892 Vgl. *Heitzer*, Zwangssterilisation, 2005, 119.

893 Vgl. *Daum/Deppe*, Zwangssterilisation, 1991, 172.

894 N=3180, 1874 Männer, 1301 Frauen, fünf ohne Angabe; eigene Erhebung auf der Basis von LHAKo Best. 602,052, Nrn. 36084–36090.

895 Vgl. *Bock*, Zwangssterilisation, 2010, 368; vgl. *Endres*, Zwangssterilisation, 2009, 112, dort auch weitere Angaben.

896 Vgl. Abbildung 2 auf S. 216.

Der größte Teil der Betroffenen war ledig,[897] entsprechend hoch war der Anteil der Kinderlosen.[898] Zwölf der in der Stichprobe erfassten Personen waren unverheiratet und hatten Kinder. Darunter befand sich ein Mann. Bei den Frauen hatten acht jeweils ein Kind und jeweils eine drei, vier, beziehungsweise fünf Kinder.[899] Bei letzterer, Helene S. (* 1909), drängte der antragstellende Amtsarzt im Jahr 1935 zur Eile, „[d]a nach den Umständen erhöhte Fortpflanzungsgefahr besteht"[900]. Der Anteil der unverheirateten Frauen mit Kindern war in Trier mit 10,5 %[901] geringer als beispielsweise im Untersuchungsraum von Birk, die für Kempten 22,3 % und für Günzburg 13,5 % ermittelte. Da diese Frauen in der Regel auf die öffentliche Fürsorge angewiesen gewesen seien, seien sie „für die Zwangssterilisation geradezu prädestiniert" gewesen.[902] In Frankfurt lag der Anteil der ledigen Mütter unter den Betroffenen hingegen unter dem Trierer Wert, nämlich bei 9,8 %.[903]

Die Betroffenen gehörten zu 89,5 % der katholischen Kirche an (272 von 304). Zur evangelischen Konfession bekannten sich 26 Personen (8,6 %).[904] Die 1909 geborene Sophie K. wurde als einzige Betroffene im Antragsgutachten als „gottgläubig"[905] bezeichnet.[906] Für drei Personen ließen sich keine Angaben erheben.[907] Der Anteil der Katholiken an den von der Sterilisation Betroffenen deckt sich in etwa mit dem Anteil der Katholiken an der Gesamtbevölkerung des Regierungsbezirks Trier nach der Volkszählung von 1933 (89,4 %). Der evangelische Anteil machte laut Volkszählung 9,8 % der Bevölkerung aus.[908]

---

897 Vgl. Tabelle 25 auf S. 217.

898 Vgl. Tabelle 26 auf S. 217.

899 Eigene Erhebung auf Basis der Stichprobe *Gesundheitsämter*.

900 LHAKo Best. 512,024, Nr. 129.

901 Unter 105 ledigen Frauen waren elf Mütter; eigene Erhebung auf Basis der Stichprobe *Gesundheitsämter*.

902 Vgl. *Birk*, Gesetz, 2005, 135, von dort auch das Zitat.

903 Vgl. *Daum/Deppe*, Zwangssterilisation, 1991, 101.

904 Eigene Erhebung auf Basis der Stichprobe *Gesundheitsämter*.

905 *Gottgläubig* war eine 1936 vom Reichsinnenministerium eingeführte Kategorie, unter welche diejenigen zusammengefasst wurden, die aus einer der Kirchen ausgetreten waren, sich jedoch nicht als Atheisten oder Agnostiker verstanden; vgl. *Blaschke, Olaf*, Die Kirchen und der Nationalsozialismus (Reclams Universal-Bibliothek, Bd. 19211), Ditzingen 2014, 98.

906 Vgl. LHAKo Best. 512,020, Nrn. 497, 666.

907 Vgl. LHAKo Best. 512,017, Nrn. 050, 816, Best. 512,020, Nrn. 029, 555.

908 Vgl. *Statistisches Reichsamt*, Volkszählung. Die Bevölkerung des Deutschen Reiches nach der Volkszählung 1933, 451, Heft 2, Berlin 1935, 10; in dieser Zählung ist der Restkreis St. Wendel-Baumholder noch miteinbezogen.

Zwei der in der Stichprobe erfassten Personen waren jüdischen Glaubens (von 304, also 0,7 %).[909] Der Anteil von Juden an der Gesamtbevölkerung des Regierungsbezirks Trier nach der Volkszählung von 1933 betrug 0,5 %.[910] Die beiden Verfahren enthalten nur wenige Hinweise darauf, dass es sich bei den Betroffenen um Personen jüdischen Glaubens handelte: Der Fall der 34-jährigen Therese S. wurde 1936 wegen „erblicher Fallsucht“ verhandelt. Sie wurde 1936 unfruchtbar gemacht. Drei Jahre später wurde sie in der Provinzial-Heil- und Pflegeanstalt Süchteln aufgenommen. Die Anstaltsleitung fragte beim zuständigen Gesundheitsamt nach, ob S. wirklich, wie sie angab, bereits unfruchtbar gemacht worden sei. Einziger Hinweis auf die Religionszugehörigkeit ist die Angabe „jüdisch“ an der entsprechenden Stelle im Antragsgutachten.[911] Klara H. wurde mit 17 Jahren wegen „angeborenem Schwachsinn“ unfruchtbar gemacht. Für die Verhandlung vor dem Erbgesundheitsobergericht wurde sie in der *Provinzial-Kinderanstalt für seelisch Abnorme* in Bonn untersucht. In dem Bericht wird kurz erwähnt, dass sie als Sechsjährige in eine jüdische Schule eingeschult worden sei. Neben dieser Bemerkung und der entsprechenden Eintragung über die Religionszugehörigkeit im Antragsgutachten finden sich keine Hinweise darauf, dass ihr religiöses Bekenntnis bei der Beschlussfindung des Gerichts von Bedeutung gewesen ist.[912] Dies deckt sich beispielsweise mit den Beobachtungen Hinz-Wessels für Brandenburg.[913]

Tabelle 27: Schulbesuch der Betroffenen

Schulform	Anzahl	Anteil in %
Volksschule	238	78,3
Hilfsschule	44	14,5
Real-/Mittelschule	2	0,7
kein Schulbesuch	9	3,0
keine Angabe	11	3,6
Summe	304	

Eigene Erhebung auf Basis der Stichprobe *Gesundheitsämter.*

909 Eigene Erhebung auf Basis der Stichprobe *Gesundheitsämter.*

910 Vgl. *Statistisches Reichsamt,* Volkszählung, 1935, 10; in dieser Zählung ist der Restkreis St. Wendel-Baumholder noch miteinbezogen.

911 Vgl. LHAKo Best. 512,006, Nr. 221.

912 Vgl. LHAKo Best. 512,020, Nrn. 445, 516.

913 Vgl. *Hinz-Wessels,* NS-Erbgesundheitsgerichte, 2004, 126–128; vgl. auch *Endres,* Zwangssterilisation, 2009, 113.

Unter den 304 in der Stichprobe ausgewerteten Verfahren hatten 238 Personen (78,3 %) die Volksschule und 44 (14,5 %) eine Hilfsschule besucht.[914] Dieses Verhältnis überrascht im Vergleich zu den Ergebnissen ENDRES', die einen Anteil von 33,2 % Volksschülern und 38,5 % Hilfsschülern in ihrer Stichprobe beobachten konnte. Sie erklärte dies damit, dass Hilfsschüler per se als „schwachsinnig" galten und daher im Fokus der für die Umsetzung des Sterilisationsgesetzes zuständigen Behörden standen.[915] Eher mit dem Trierer Befund zu vergleichen sind die Ergebnisse von DAUM/DEPPE. Sie hatten für ihren Untersuchungsraum Frankfurt einen Anteil von 22,3 % Hilfsschülern und 63,4 % Volksschülern erhoben.[916]

Aus einem Schreiben des Bernkasteler Amtsarztes Cauer vom 23. Juli 1936 wird deutlich, dass auch ein schlechtes Abschneiden in der Volksschule von den Amtsärzten als sicheres Zeichen für „angeborenen Schwachsinn" gewertet werden konnte. Er legte Beschwerde gegen den abgelehnten Antrag auf Unfruchtbarmachung des Hermann Z. (* 1924) ein und begründete dies unter anderem damit, dass Z. „in der Volksschule, in der auf dem Lande gewiß keine großen Anforderungen gestellt werden, 3 mal sitzen geblieben"[917] sei. „[E]in normal begabter Junge bleibt in einer ländlichen Volksschule nicht 3 mal sitzen, selbst dann nicht, wenn er zu Hause überhaupt nichts arbeiten würde."[918] Ein Besuch der Volksschule galt demnach für den Bernkasteler Amtsarzt nicht viel. Dass die ländlichen Volksschulen seit der Kaiserzeit mit ihrem zumeist ein- oder zweiklassigen Aufbau und der finanziellen Abhängigkeit von den Gemeinden vor Problemen eigener Art standen,[919] scheint von Cauer in dieser Situation nicht berücksichtigt worden zu sein.

Entsprechend der schulischen Ausbildung war auch die Berufsausbildung der Betroffenen. 196 Personen (64,5 % von 304) hatten keine Ausbildung genossen, nur bei 22 lässt sich eine Lehre nachweisen (7,2 % von 304). Die erlernten Berufe stammten hauptsächlich aus dem handwerklichen Bereich (darunter vier Näherinnen, jeweils ein Bergmann, Edelsteinschleifer, Gärtner, Korbmacher, Maurer, Schlosser, eine Schneiderin, jeweils ein Schumacher und Verputzer). Aus dem Dienstleistungssektor waren eine Postassistentin, ein Lehrer und ein Postschaffner vertreten. Sechs Personen befanden sich noch in Ausbildung (eine

914 Vgl. Tabelle 27 auf S. 219.

915 Vgl. *Endres*, Zwangssterilisation, 2009, 114.

916 Vgl. *Daum/Deppe*, Zwangssterilisation, 1991, 103.

917 LHAKo Best. 512,020, Nr. 461, von dort auch das folgende Zitat.

918 Vgl. LHAKo Best. 512,020, Nr. 461.

919 Vgl. *Zymek, Bernd*, Schulen, in: Langewiesche, Dieter/Tenorth, Heinz-Elmar (Hrsg.), Handbuch der deutschen Bildungsgeschichte. Band V 1918–1945. Die Weimarer Republik und die nationalsozialistische Diktatur, München 1989, 155–208, 166–167.

Damenschneiderin, eine Näherin, jeweils ein Schlosser, Schneider, Schreiner und Schuster).[920]

Die geringe Ausbildungsquote schlug sich auch in der Stellung im Erwerbsleben nieder, die die Betroffenen innehatten, wie Tabelle 28 zeigt:

Tabelle 28: Letzte Stellung im Erwerbsleben der Betroffenen

Berufsgruppe	Anzahl	Anteil in %
Landwirtschaft	104	34,2
Haushalt	74	24,3
Arbeiter	53	17,4
Schüler	28	9,2
Arbeitslos	6	2,0
Selbstständig	4	1,3
Pensionär/Ruhestand	2	0,7
Angestellter	1	0,3
keine Angabe	42	13,8
Summe	314*	

* Von den 304 in der Stichprobe erfassten Personen arbeiteten sechs Männer zugleich in der Landwirtschaft und als Arbeiter, vier Frauen gleichzeitig in der Landwirtschaft und im Haushalt.
Eigene Erhebung auf Basis der Stichprobe *Gesundheitsämter*.

Die Betroffenen arbeiteten hauptsächlich in der Landwirtschaft. Dies konnte im kleinen Betrieb der Familie sein oder aber als Tagelöhner oder Knecht auf den Höfen anderer. Die im Haushalt Arbeitenden waren allesamt Frauen. Sie versorgten entweder das eigene Heim oder waren bei anderen Familien in Stellung. Unter den Arbeitern fanden sich solche, die einem der oben angegebenen erlernten Berufe nachgingen, aber beispielsweise auch Hilfsarbeiter[921], Arbeiter im Steinbruch[922] oder auf dem Bau[923]. Birk bezeichnete solche Menschen, die als ungelernte Arbeiter ihren Lebensunterhalt bestritten, als „am unteren Ende der sozialen Leiter“[924] stehend.

920 Bei 86 Personen ließen sich keine Angaben erheben; eigene Erhebung auf Basis der Stichprobe *Gesundheitsämter*.

921 Vgl. bspw. LHAKo Best. 512,020, Nrn. 334, 790.

922 Vgl. bspw. LHAKo Best. 512,017, Nr. 237.

923 Vgl. bspw. LHAKo Best. 512,017, Nr. 357.

924 *Birk*, Gesetz, 2005, 138.

Unter den vier als „Selbstständig“ bezeichneten befanden sich zwei Hausierer.[925] Ihre Lebensart wurde von Amtsarzt Müller vom Gesundheitsamt Wittlich im Juni 1936 dem Erbgesundheitsgericht Trier wie folgt beschrieben: „Gewöhnlich ist es so, daß diese Hausierer mit Pferd und Wagen und Familie im Frühjahre losfahren durch Deutschland nach dem Osten und im Herbste zurückkehren und ihre Winterquartiere wieder beziehen.“[926] Ein weiterer Selbstständiger wird im Antragsgutachten als „Akrobat seit Schulentlassung“[927] bezeichnet. Die letzte Person aus dieser Gruppe verdiente ihren Lebensunterhalt als selbstständige Näherin ohne Abschluss.[928]

Drei Personen hoben sich in wirtschaftlicher Hinsicht von den bisher Beschriebenen ab: Die beiden Pensionäre beziehungsweise Ruheständler und der Angestellte.[929] Es handelte sich hierbei um einen Lehrer[930] und eine Postassistentin[931], die nach ihrer Pensionierung wegen Epilepsie in den Fokus der Gesundheitsämter gerieten. Der Dritte war ein Angestellter, der als Postschaffner tätig war und dessen Unfruchtbarmachung wegen einer körperlichen Fehlbildung beantragt worden war.[932]

Der geringe Anteil an Arbeitslosen unter den Betroffenen (2,0 %)[933] erklärt sich aus der Sozialstruktur in der Region. Der Regierungspräsident von Trier erklärte dies in einem Lagebericht für die Monate Dezember 1935 und Januar 1936. Darin ging er auf die „unsichtbare Arbeitslosigkeit“[934] in der Region ein. Die ansässigen Kleinbauern seien

> bei dem ganz geringen Ertrag aus ihrer Landwirtschaft auf zeitweise Nebenbeschäftigung angewiesen, können aber solche nicht mehr finden; andererseits können sie, weil sie die formalen Voraussetzungen der Arbeitnehmereigenschaft usw. nicht erfüllen, auch keine Arbeitslosen- oder Wohlfahrtserwerbslosenunterstützung beziehen und auch nicht zu Notstandsarbeiten vermittelt werden.

Zusammenfassend lässt sich feststellen, dass es sich bei den vom *Gesetz zur Verhütung erbkranken Nachwuchses* betroffenen Männern und Frauen im Regierungsbezirk Trier hauptsächlich um Angehörige der unteren sozialen Schichten handelte, die in der Regel über keine Berufsausbildung verfügten und bestenfalls eine ländliche

925 Vgl. Tabelle 28 auf S. 221.
926 LHAKo Best. 512,006, Nr. 219.
927 LHAKo Best. 512,022, Nr. 220.
928 Vgl. LHAKo Best. 512,017, Nr. 109.
929 Vgl. Tabelle 28 auf S. 221.
930 Vgl. LHAKo Best. 512,017, Nr. 816.
931 Vgl. LHAKo Best, 512,020, Nrn. 358, 733.
932 Vgl. LHAKo Best. 512,024, Nr. 179.
933 Vgl. Tabelle 28 auf S. 221.
934 BArch R 1501/127860, von dort auch das folgende Zitat.

Volksschule besucht hatten. Dies deckt sich mit den Ergebnissen anderer Regionalstudien über Zwangssterilisationen.[935]

3.5.2 Verhalten der Betroffenen während des Verfahrens

In vielen Akten der Gesundheitsämter und Erbgesundheitsgerichte sind verschiedene Zeugnisse über die Reaktionen der Betroffenen auf das gegen sie durchgeführte Sterilisationsverfahren beziehungsweise den ergangenen Sterilisationsbeschluss verzeichnet. Dazu zählten nicht nur die vom Gesetz zugestandenen Beschwerden vor dem Erbgesundheitsobergericht oder die Weigerung, sich zur Operation in ein Krankenhaus einzufinden, wie sie bereits in den Kapiteln 3.3.6 und 3.4.4 behandelt wurden. Im Folgenden werden verschiedene Verhaltensformen der Betroffenen auf das Verfahren vorgestellt.

Einige Betroffene wurden bereits misstrauisch, als sie vom Gesundheitsamt zur Untersuchung einbestellt wurden. So wurde der 1899 geborene Jakob B. zum 12. Dezember 1935 zwecks einer nicht näher genannten Untersuchung in das Wittlicher Kreiskrankenhaus vorgeladen. B. wandte sich daraufhin an den Lehrer seines Heimatortes, der für ihn einen Brief an Kreisarzt Müller verfasste. Der Geladene hatte die Befürchtung, „daß es sich um eine Untersuchung handele, um die Sterilisation einzuleiten."[936] Trotz seiner Befürchtung ist B. zum Termin erschienen. Dies ergibt sich daraus, dass ein vollständig ausgefüllter Untersuchungsbogen der *Beratungsstelle für Erb- und Rassenpflege* des Wittlicher Gesundheitsamtes vorliegt, welcher auf den 12. Dezember 1935 datiert ist.[937]

Das reservierte oder zuweilen auch trotzige Verhalten gegenüber den Amtsärzten konnte für die Betroffenen auch zur Gefahr werden. Fritz G. (* 1921) wurde am 18. Juni 1936 wegen Verdachts auf „angeborenem Schwachsinn" vom Trierer Amtsarzt Spiecker untersucht. Auf viele Fragen des Intelligenzprüfbogens gab er dem Amtsarzt entweder keine Antworten, oder solche, die zu dem Urteil „Auffassung erschwert, ebenso Gedankenablauf"[938] führten. Während der Sitzung vor dem Erbgesundheitsgericht antwortete G. auf die erste Frage nach seinem Geburtsdatum laut Protokoll: „Das wissen Sie selbst, das steht doch da auf dem Papier." Nach einer „Zurechtweisung durch den Vorsitzenden" antwortete er zügig auf alle ihm gestellten Fragen. Das Gericht kam daraufhin zu dem Schluss, dass das schlechte

---

935 Vgl. bspw. ähnlichen Ergebnisse von *Birk*, Gesetz, 2005, 133–143; *Daum/Deppe*, Zwangssterilisation, 1991, 98–106; *Endres*, Zwangssterilisation, 2009, 112–115; *Hinz-Wessels*, NS-Erbgesundheitsgerichte, 2004, 101–106.

936 LHAKo Best. 512,006, Nr. 219.

937 Vgl. LHAKo Best. 512,006, Nr. 219.

938 LHAKo Best. 512,017, Nr. 080, von dort auch die folgenden Zitate.

Abschneiden bei der ärztlichen Intelligenzprüfung auf dessen „vorlaute[s] Benehmen[.]" zurückzuführen sei. Eine Unfruchtbarmachung wurde abgelehnt. Das durch Spieckers Beschwerde eingeleitete Revisionsverfahren wurde eingestellt, da G. am 1. Januar 1937 verstarb, bevor er von der Sitzung des Erbgesundheitsobergerichts erfahren konnte.[939]

Der Vertrauensverlust zeigte sich nicht nur gegenüber den Gesundheitsämtern, sondern auch gegenüber anderen Stellen des Gesundheitswesens. Die 1914 geborene Gertrud N. musste sich im Jahr 1940 zur Ausstellung eines Ehetauglichkeitszeugnisses in der Psychiatrischen- und Nervenklinik Köln wegen Krampfanfällen untersuchen lassen. In dem Gutachten heißt es, sie spiele ihre Krankheitssymptome herunter und antworte nicht richtig auf die ihr gestellten Fragen: „Anscheinend hat sie Angst, wenn sie zuviel sagt, könnte man falsche Schlüsse ziehen und sie bekäme die Heiratserlaubnis nicht."[940] Ihre Befürchtungen sollten sich bewahrheiten: Die Heiratserlaubnis wurde verwehrt und die Ergebnisse aus dem entsprechenden Verfahren wurden vom Dauner Amtsarzt Reuland verwendet, um ein Sterilisationsverfahren wegen „schwerer erblicher körperlicher Missbildung" anzustoßen. Gertrud N. wurde schließlich am 30. November 1940 unfruchtbar gemacht.[941]

Bereits während der Sitzungstermine vor dem Erbgesundheitsgericht resignierten einige Betroffene beziehungsweise deren Eltern angesichts der drohenden Unfruchtbarmachung. Der Vater des 1920 geborenen Peter M. sagte am 16. Januar 1936 laut Sitzungsprotokoll vor der Kammer aus: „Mein Sohn Peter macht jetzt gar nichts. Es wäre mir ja lieber, wenn es ohne das hier ginge, wenn es aber sein muss, dann ist es besser."[942] Ähnlich äußerte sich der Vater der 1905 geborenen Gertrud R. gegenüber den Richtern am 6. September 1938: „Wenn hier das sein muss, kann ich nicht im Wege stehen."[943]

Es kam auch vor, dass die Betroffenen vor dem Gericht nicht resignierten, sondern sich kooperationsbereit gaben, wenn eine Erbkrankheit sicher nachgewiesen war, wie das folgende Beispiel zeigt: Das Trierer Erbgesundheitsgericht verhandelte am 8. Januar 1936 bereits zum zweiten Mal über den Antrag auf Unfruchtbarmachung von Karl H. (* 1908). Dieser bestritt, an Epilepsie erkrankt zu sein, sagte jedoch laut Verhandlungsprotokoll: „Wenn die Anfälle öfters auftreten, bin ich nicht gegen das Verfahren."[944] Er führte die Anfälle auf eine Zahnoperation zurück. Noch bevor der Beschluss an ihn verschickt worden war, bat Karl H. das

---

939 Vgl. LHAKo Best. 512,017, Nr. 080.
940 LHAKo Best. 512,022, Nr. 192.
941 Vgl. LHAKo Best. 512,022, Nr. 192.
942 LHAKo Best. 512,022, Nr. 109.
943 LHAKo Best. 512,020, Nr. 797.
944 LHAKo Best. 512,020, Nr. 708, von dort auch das folgende Zitat.

Erbgesundheitsgericht schriftlich, das Verfahren für ein halbes Jahr auszusetzen. Er habe seit 1934 keine Anfälle mehr gehabt und wollte die Zeit abwarten, ob sich ein weiterer Anfall einstelle: „Wenn sich zweifelsfrei ergibt, dass eine Erbkrankheit im Sinne des Gesetzes vorliegt, so bin ich nicht abgeneigt, die Operation vornehmen zu lassen; ich bitte nur um Aufschub zwecks genauer Prüfung." H. legte, nachdem ihm der Sterilisationsbeschluss zugesandt worden war, Beschwerde ein. Diese wurde von der Revisionsinstanz abgewiesen. Der Betroffene erhielt daraufhin mit Datum vom 16. Juli 1936 eine Aufforderung, sich zur Unfruchtbarmachung im Elisabethkrankenhaus einzufinden, der er am 27. Juli 1936 ohne Weiteres nachkam.[945]

Die Mutter der 1909 geborenen Sophie K. äußerte sich im Jahr 1939 gegenüber dem Amtsarzt, dass sie „gegen die Unfruchtbarmachung ihrer Tochter keine grundsätzlichen Bedenken [habe], falls das Erbgesundheitsgericht die Unfruchtbarmachung beschliesst."[946] Bei dem Gespräch wurde auch die Möglichkeit der Asylierung der Betroffenen in einer Heil- und Pflegeanstalt angesprochen. Die Mutter wollte nach Angaben des Amtsarztes davon „keinen Gebrauch machen und kann das auch angeblich aus wirtschaftlichen Gründen nicht." Der Vater von Sophie K. war Polizeirat im Ruhestand.[947] Ansonsten gibt es in den untersuchten Unterlagen keine Hinweise darauf, dass eine betroffene Person versucht hätte, sich durch einen Anstaltsaufenthalt der Unfruchtbarmachung zu entziehen.

Unter welchem Druck die Eltern oder Betroffenen stehen konnten, der zu resigniertem Verhalten führte, zeigt die Reaktion der Mutter des 1912 geborenen Wilhelm S. Der junge Mann sollte nach einem durch Anweisung des Erbgesundheitsgerichts durchgeführten Aufenthalt in der Universitätsnervenklinik Bonn im Jahr 1937 ein zweites Mal in Düsseldorf begutachtet werden. Die Mutter bat in einem Brief an das Gericht, von einer weiteren Begutachtung abzusehen. Der Mann sei im Betrieb der Familie tätig und würde dort als Arbeitskraft dringend gebraucht. Zudem hätte ihn der sechswöchige Aufenthalt in Bonn stark mitgenommen: „Mein Sohn ging gesund nach Bonn und kam krank zurück, so dass er 8 Tage arbeitsunfähig war."[948] Die Mutter fürchtete, dass eine Untersuchung in Düsseldorf ihn zu sehr mitnehmen würde. Die Familie scheint durch das Verfahren unter großen emotionalen Druck geraten zu sein: „Wenn das Erbgesundheitsgericht es ja für nötig erachtet, das eine Sterilisierung erfolgen soll, dann soll das gemacht werden um entlich aus der quälenden Ungewißheit heraus zu kommen und Ruhe zu haben." Der Ausgang des Verfahrens scheint für die Mutter dem Brief nach zu folgen unwichtig gewesen zu sein, Hauptsache, die Angelegenheit fand ein Ende.

945 Vgl. LHAKo Best. 512,020, Nr. 708.
946 LHAKo Best. 512,020, Nr. 666, von dort auch das folgende Zitat.
947 Vgl. LHAKo Best. 512,020, Nr. 666.
948 LHAKo Best. 512,022, Nr. 183, von dort auch das folgende Zitat.

S. wurde schließlich doch in Düsseldorf untersucht. Die Unfruchtbarmachung wurde abgelehnt.[949] Wie viele Betroffene unter dem Druck, den allein das gerichtliche Verfahren ausübte, darauf verzichteten, gegen einen Sterilisationsbeschluss Beschwerde einzulegen, lässt sich nicht feststellen.

Es gab auch solche, die als Vormünder aufseiten der Betroffenen das Sterilisationsverfahren begrüßten. Für die 1924 geborene Ruth F. hatte der Leiter des Wolfer Waisenheimes, Storkebaum, in dem Ruth lebte, die Vormundschaft übernommen. Als das Erbgesundheitsgericht im April 1939 in Wolf tagte, um über die Unfruchtbarmachung der Jugendlichen zu verhandeln, setzte sich Storkebaum vehement für die Sterilisation der Heranwachsenden ein. Er verwies auf ihre schlechten schulischen Leistungen und bezeichnete ihren Charakter als „minderwertig“[950]: „Ich würde Nachwuchs von diesem Mädchen für nicht erwünscht halten wegen ihrer moralischen Minderwertigkeit.“ Um seinen Standpunkt zu unterstreichen, verlas er eine Postkarte, die eine Tante von Ruth F. an ihn gesandt hatte, nachdem die Jugendliche bei ihr zu Besuch gewesen war. Darin beklagte die Tante sich über das Verhalten von Ruth. Der Inhalt der Karte wurde auch im Sterilisationsbeschluss wiedergegeben.[951]

Andere wiederum wehrten sich nicht gegen eine Unfruchtbarmachung, sondern versuchten dem Verfahren etwas Positives abzugewinnen. Am 5. April 1939 stellte der zuständige Amtsarzt einen Antrag auf Unfruchtbarmachung der 1914 geborenen Elisabeth H. wegen „angeborenen Schwachsinns“. Bereits einen Tag zuvor erschien deren Ehemann bei der Geschäftsstelle des Trierer Erbgesundheitsgerichts mit der Bitte, das – bis dahin noch nicht eröffnete – Verfahren gegen seine Frau möglichst schnell zum Abschluss zu bringen:

> Er erklärt, dass seine Ehefrau in etwa 14 Tagen das dritte Kind erwarte und dass die Entbindung in einem Trierer Krankenhause stattfinden solle. Er drängt auf Durchführung des Verfahrens bis zu Entbindung, damit die Sterilisierung im Anschluss daran erfolgen könne und seine Frau dann nur einmal im Krankenhause sein müsse. Seine Mutter werde während der einmaligen kurzen Abwesenheit seiner Frau ihm den Haushalt führen und die Kinder versorgen. Auf eine längere Zeit wäre dies seiner Mutter nicht möglich.[952]

Der Gatte machte sich anscheinend keine Hoffnungen, dass seine Frau doch nicht unfruchtbar gemacht werden würde. Vielmehr wollte er das Verfahren aus praktischen Gründen so schnell wie möglich abgeschlossen haben. Auch seine Frau, der für die Dauer des Verfahrens ein Pfleger an die Seite gestellt worden war, sagte laut

949 Vgl. LHAKo Best. 512,022, Nr. 183
950 LHAKo Best. 512,020, Nr. 489, von dort auch das folgende Zitat.
951 Vgl. LHAKo Best. 512,020, Nr. 489.
952 LHAKo Best. 512,017, Nr. 168.

Verhandlungsprotokoll vor der Kammer aus, dass sie mit drei Kindern genug zu tun habe. Die Unfruchtbarmachung fand schließlich im Juli 1939 statt.[953]

Im Rahmen der Durchführung des *Gesetzes zur Verhütung erbkranken Nachwuchses* wurde gegenüber den Betroffenen immer wieder versucht, die Unfruchtbarmachung als etwas Positives darzustellen, für das sich die betroffene Person nicht zu schämen brauche. In einem Merkblatt zum Sterilisationsgesetz wurde die Unfruchtbarmachung als „ein Opfer, das mit zu den schwersten Opfern gehört, die ein Mensch überhaupt bringen kann"[954] bezeichnet, welches zum Wohle des Volkes dargebracht werden würde. Ab spätestens August 1936 findet sich in den Sterilisationsbeschlüssen des Trierer Erbgesundheitsgerichtes die Passage:

> Die Unfruchtbarmachung ist keine Strafe für die Betroffenen.
> Die Unfruchtbarmachung wird nur zum Wohle des Betroffenen, zum Wohle seiner Familie und zum Wohle der Deutschen Volksgemeinschaft angeordnet.
> Der Betroffene bringt mit seiner Unfruchtbarmachung ein großes Opfer; deshalb ist eine Minderung der Ehre oder des Ansehens des Betroffenen mit dieser Massnahme nicht verbunden.[955]

Trotz dieser Rhetorik reagierten viele Betroffene und deren Familien mit Scham auf das Sterilisationsverfahren beziehungsweise den Sterilisationsbeschluss der Erbgesundheitsgerichtsbarkeit. Beispielsweise bat eine Mutter im Jahr 1935 das Erbgesundheitsgericht, von einer Unfruchtbarmachung ihres Sohnes abzusehen. Sie befürchtete, sich „sonst mit meinem Sohn auf der Strasse nicht mehr sehen lassen"[956] zu können. Das Erbgesundheitsgericht griff diese Bedenken in seiner Urteilsbegründung auf:

> Zu Unrecht befürchtet seine Mutter, dass sie sich bei Durchführung des Verfahrens mit ihrem Sohne nicht mehr auf der Strasse sehen lassen könne, denn das Verfahren wird streng geheim gehalten. Es ist nur dann möglich, dass ihre Nachbarschaft etwas von dem Verfahren erfährt, wenn sie selbst über das Verfahren spricht.[957]

Hierzu ist anzumerken, dass auf der Postzustellungsurkunde, mit der der Beschluss am 12. Januar 1936 zugestellt wurde, zwei Mal der Stempel der Geschäftsstelle des Erbgesundheitsgerichts deutlich zu sehen ist.[958] Zumindest der Postbote wusste also Bescheid.

Einige Betroffene scheuten sich wegen befürchteter Gerüchte im Ort davor, trotz ihrer wirtschaftlichen Verhältnisse die ihnen im Rahmen des Gerichtsverfahrens zustehenden Unterstützungszahlungen zu beantragen. Der 1909 geborene

953 Vgl. LHAKo Best. 512,017, Nr. 168.
954 LHAKo Best. 512,006, Nr. 048.
955 LHAKo Best. 512,006, Nr. 562, Unterstreichung wie im Original.
956 LHAKo Best. 512,024, Nr. 045, von dort auch das folgende Zitat.
957 Unterstreichung wie im Original.
958 Vgl. LHAKo Best. 512,024, Nr. 045.

Franz M. sollte auf Beschluss des Erbgesundheitsgerichts in der Bonner Universitätsnervenklinik auf Epilepsie hin untersucht werden. Seine Frau bat daraufhin die Kammer in einem Brief um Erstattung des Verdienstausfalles, da ihr Gatte der einzige Ernährer der dreiköpfigen Familie sei. Schwarzer verwies die Frau an die zuständige Bürgermeisterei, um dort die finanzielle Unterstützung zu beantragen. Frau M. entgegnete schriftlich, dass sie das Geld lieber vom Gericht erhalten würde. Der Bürgermeister habe bereits bei der Erstattung der Reisekosten zum Gerichtstermin ungehalten reagiert, sodass sie mit ihm „nichts zu tun haben“[959] mochte. In einem Postskriptum äußerte sich die Ehefrau dahingehend, dass sie „lieber mit meinem Kind verhungern als die Gemeinde belästigen“ wolle. Außerdem hätte sie es „auch nicht gern, das die Sache soll ans Tageslicht kommen[,] ich würde mich schämen.“ Schwarzer verwies sie daraufhin nochmals auf den „vorgesehenen Dienstweg“, um Unterstützungszahlungen zu erhalten.[960]

Die Scham in den betroffenen Familien ging so weit, dass es zu Selbstmordgedanken kam, die offen gegenüber der Erbgesundheitsgerichtsbarkeit artikuliert wurden. Noch bevor der erste Termin vor dem Gericht stattgefunden hatte, äußerte sich der 1913 geborene Peter G. laut Schreiben von dessen Vater dahingehend, „lieber aus dem Leben zu scheiden, als derartiges [gemeint ist eine Unfruchtbarmachung] an sich ausführen zu lassen.“[961] So weit kam es nicht, da der Antrag auf Unfruchtbarmachung in zweiter Instanz abgewiesen wurde.[962] Otto W. (* 1897) gab bereits während seiner Untersuchung wegen Epilepsie vor dem Gesundheitsamt an, „sich eher das Leben zu nehmen, als sich einer solchen Operation [Unfruchtbarmachung] zu unterziehen.“[963] Selbstmorde kamen auch im Untersuchungsraum vor: Zwei Betroffene erhängten sich, bevor der Amtsarzt von Trier-Land einen Antrag auf Unfruchtbarmachung stellte.[964] Ob betroffene Personen ihre vor Gericht geäußerten Selbstmorddrohungen in die Tat umsetzten, ist für den Untersuchungsraum nicht auszuschließen. Solche Fälle lassen sich beispielsweise in Frankfurt am Main[965] oder dem Saarland[966] nachweisen.

Auch die Angehörigen schreckten nicht vor Mordgedanken zurück. Als ein Vater von dem Antrag auf Unfruchtbarmachung seiner im Erziehungsheim Föhren lebenden 14-jährigen Tochter erfuhr, schrieb er dem Amtsarzt für den Fall

959 LHAKo Best. 512,017, Nr. 273, von dort auch die folgenden Zitate.
960 Vgl. LHAKo Best. 512,017, Nr. 273.
961 LHAKo Best. 512,017, Nr. 082.
962 Vgl. LHAKo Best. 512,017, Nr. 082.
963 LHAKo Best. 512,020, Nr. 504.
964 Vgl. LHAKo Best. 512,017, Nr. 817.
965 Vgl. *Daum/Deppe*, Zwangssterilisation, 1991, 130.
966 Vgl. *Braß*, Zwangssterilisation, 2004, 158.

der Zustimmung des Gerichts: „[G]eben sie ihm [dem Kind] eine Tablette das es von der Welt verschwindet. Denn dann hat sie ja doch nichts mehr von der Welt und wird Verachtet von jedem Menschen und ganz und gar von der Welt abgestoßen.“[967] Die Richter beschlossen, das Verfahren für zwei Jahre auszusetzen. Als das Gericht im Jahr 1938 den Vater von der Fortführung der Verhandlungen unterrichtete, wiederholte dieser, dass es besser sei, seine Tochter umzubringen anstatt sie unfruchtbar zu machen.[968] Wie bei den Selbstmorddrohungen konnten auch bei Mordgedanken in den untersuchten Unterlagen keine Fälle gefunden werden, in denen es zu einer Realisierung gekommen ist.

Wo einige Betroffene mit Scham und Zurückhaltung reagierten, gingen andere mit ihrem Fall an die dörfliche Öffentlichkeit.[969] Im Jahr 1937 beschloss das Erbgesundheitsgericht Trier die Unfruchtbarmachung der 1910 geborenen Barbara L. wegen „angeborenem Schwachsinn“. Der im Auftrag der Kammer bestallte Verfahrenspfleger Stadtmüller legte Beschwerde gegen den Beschluss ein. Zur Bekräftigung seiner Argumentation, dass L. im Leben zurechtkomme und sowohl in der Landwirtschaft als auch im Haushalt arbeiten könne, legte er drei amtlich beglaubigte Leumundszeugnisse früherer Arbeitgeber bei. Der zuständige Ortsbürgermeister schickte auf Veranlassung Stadtmüllers ein eigenes Schreiben zugunsten L.s direkt an das Erbgesundheitsobergericht. Darin führte er die Ergebnisse der Intelligenzprüfung auf die Situation der Volksschule ihres Heimatortes zurück, in der ein ständiger Lehrerwechsel stattgefunden habe. Die Beschwerde ging mit einer Verspätung von zwei Tagen bei der Revisionsinstanz ein, weshalb sie abgelehnt wurde. Mithilfe eines Anwalts stellte der Pfleger einen Wiederaufnahmeantrag. Zu diesem Zweck wurden weitere Schreiben von Ortsbewohnern beigefügt. Der Antrag wurde durch das zuständige Gericht abgelehnt. Der Rechtsanwalt stellte einen weiteren Wiederaufnahmeantrag, dem er neben einer Bescheinigung des Bürgermeisters und des Ortsbauernführers „eine Erklärung sämtlicher Ortsbewohner des Ortes“[970] beifügte, die insgesamt 22 Unterschriften trägt. In dem Schreiben wird die schwere Kindheit von Barbara L. betont. Die Mobilisierung der Dorfgemeinde stieß jedoch bei den Richtern des Erbgesundheitsgerichtes auf Ablehnung. Sie sprachen den Unterzeichneten die Qualifikation ab, über „das Vorliegen von Schwachsinn zu […]urteilen“, da dies eine Frage aus dem Bereich der Medizin sei. Zuletzt kommentierte die Kammer: „Darüberhinaus hat es den Anschein, dass die Bevölkerung […] durch die Beteiligten systematisch gegen das Erbgesundheitsgericht und gegen die Erbgesundheitsgesetzgebung aufgehetzt wer-

967 LHAKo Best. 512,005, Nr. 074.
968 Vgl. LHAKo Best. 512,005, Nr. 074.
969 Vgl. zum Folgenden: LHAKo Best. 512,024, Nr. 113.
970 LHAKo Best. 512,024, Nr. 113, von dort auch die folgenden Zitate.

den." Diese Aussage konnte als Androhung von Konsequenzen bei weiteren Wiederaufnahmeanträgen gelesen werden. Das Reichsinnenministerium hatte bereits 1935 in einem Erlass unter anderem die Regierungspräsidien dazu aufgefordert, bei „Hetze gegen das Gesetz zur Verhütung erbkranken Nachwuchses"[971] gegebenenfalls Strafanzeige zu stellen.[972] Im Verfahren gegen Barbara L. wurde kein weiterer Versuch mehr unternommen, den Beschluss aufzuheben. Die Unfruchtbarmachung wurde am 31. März 1938 in Trier durchgeführt.[973]

Der Pfleger Trilsbach legte im November 1938 eine Beschwerde gegen den Beschluss auf Unfruchtbarmachung wegen „manisch-depressiven Irreseins" des 1917 geborenen Karl S. ein. Dieser legte jeweils ein Leumundszeugnis des Ortsbürgermeisters, des Pfarrers, des Dorfarztes und des Ortsgruppenleiters der NSDAP bei. Das Erbgesundheitsobergericht lehnte die Beschwerde ab, ohne auf die Schreiben einzugehen.[974]

Solche Mobilisierungsbemühungen konnte beispielsweise auch Hinz-Wessels in ihrer Studie über die Provinz Brandenburg beobachten. Auch dort wurden Proteste von Bürgermeistern und Ortsbauernführern gegen Sterilisationsbeschlüsse wegen „angeborenem Schwachsinn" laut. Sie scheinen ebenso erfolglos gewesen zu sein wie diejenigen aus dem Raum Trier.[975]

In mindestens einem Fall hatte die Ankündigung einer Weigerung, einer angeordneten Sterilisation nachzukommen, die Konsequenz, dass polizeiliche Ermittlungen eingeleitet wurden. Amtsarzt Güth von Bitburg meldete im Oktober 1936 an das Regierungspräsidium, dass der 1867 geborene Nikolaus K. sich weigerte, dass ein Antrag auf Unfruchtbarmachung seines Sohnes gestellt werde. Dieser habe eine Tochter, die vor zwei Jahren unfruchtbar gemacht worden sei und immer noch an den Folgen der Operation leide. Nikolaus K. bezog sich dabei auch auf die Hebamme Magdalena L. Diese „habe zu Frau K[.] gesagt, dass die Operierten durch die Sterilisierung krank würden."[976] Engel vom Regierungspräsidium sah im berichteten Fall „eine Sabotierung des Unfruchtbarmachungsgesetzes sowohl durch den Steinhauer K[.] wie auch durch die Hebamme Frau L[.]". Er wandte sich daher an die Trierer Gestapo, damit diese die weiteren Schritte übernahm. Die Gestapo ließ die örtlichen Polizeibehörden ermitteln, die zu folgendem Ergebnis kam: Die Hebamme Magdalena L. habe anlässlich einer Geburtsnachsorge ein Gespräch zwischen der Wöchnerin und der Frau des Nikolaus K. mitbekommen.

971 BArch NS 19/2233.

972 Vgl. *Bock*, Zwangssterilisation, 2010, 287.

973 Vgl. LHAKo Best. 512,024, Nr. 113.

974 Vgl. LHAKo 512,017, Nr. 289.

975 Vgl. *Hinz-Wessels*, NS-Erbgesundheitsgerichte, 2004, 180–183.

976 LHAKo Best. 584,002, Nr. 270, von dort auch die folgenden Zitate.

Frau K. habe sich bedrückt darüber gezeigt, dass ihr Sohn sterilisiert werden sollte, da ihre Tochter nach deren Unfruchtbarmachung krank geworden sei. Frau L. gab zu, die Situation mit „ihr hättet euer Mädchen sollen lassen, wo es war, da war es gut aufgehoben“ kommentiert zu haben. Laut Frau K. habe sich die Hebamme jedoch dahingehend geäußert, dass alle Betroffenen nach der Unfruchtbarmachung krank geworden seien. In seinem Abschlussbericht an die Trierer Staatsanwaltschaft gab der Sachbearbeiter der Gestapo an, dass Magdalena L. und Nikolaus K. „öffentlich zum ungehorsam gegen Gesetze aufgefordert“ hätten. Der Sachbearbeiter der Staatsanwaltschaft bewertete die Angelegenheit anders: Von einer öffentlichen Aufforderung könne nicht die Rede sein. Zudem könne der Hebamme nicht zweifelsfrei nachgewiesen werden, was genau sie zu der Angelegenheit gesagt habe. Das Verfahren wurde daher eingestellt.[977]

Wieder andere Betroffene wandten sich an den *Führer und Reichskanzler*, um nach einem endgültigen Sterilisationsbeschluss die Unfruchtbarmachung doch noch abzuwenden. Verfahrensintern hatten solche Eingaben auf Weisung des Reichsinnenministers ab 1938 aufschiebende Wirkung, bis der Fall entschieden wurde. Bereits im November 1936 hatten das Reichsinnen- und das Reichsjustizministerium erlassen, dass die Erbgesundheits(ober)gerichte und Gesundheitsämter den Anweisungen der *Kanzlei des Führers* auf Akteneinsicht nachzukommen hätten. Die Akten wurden in der Kanzlei des *Stellvertreters des Führers* in München geprüft. Für den Fall, dass die Eingabe negativ beschieden wurde, erging die Antwort mittels eines in allen Fällen gleichlautenden Vordrucks.[978] Solche Versuche waren nur selten erfolgreich, wie das Beispiel des Weingutsbesitzers E. zeigt. Dieser richtete ein entsprechendes Schreiben für seinen Sohn an Hitler. Die Kanzlei des *Stellvertreters des Führers* wandte sich an das zuständige Erbgesundheitsobergericht mit der Bitte um Überlassung der Akten. Knapp einen Monat später, im Januar 1937, wurden die Akten zurückgesandt mit der Bemerkung, dass man in der Angelegenheit nichts tun könne. Der Junge wurde im Februar 1937 sterilisiert.[979]

Noch bevor der Beschluss des Erbgesundheitsgerichts Trier auf Unfruchtbarmachung des Johann W. (* 1911) wegen „angeborenem Schwachsinn“ rechtskräftig geworden war, hatte dessen Verlobte eine Beschwerde beim *Stellvertreter des Führers* eingelegt. Nachdem der Beschluss Rechtskraft erlangt hatte, wurden die Unterlagen am 23. April 1940 nach München versandt. Bereits am 16. April 1940 hatte W., nachdem ihm der Beschluss übermittelt worden war, schriftlich auf die ihm zustehende Beschwerde verzichtet. Er wollte die Angelegenheit so schnell wie möglich abschließen, um eine Ehegenehmigung zu erhalten. Von der zuständigen Stelle

977 Vgl. LHAKo Best. 584,002, Nr. 270.

978 Vgl. *Hinz-Wessels*, NS-Erbgesundheitsgerichte, 2004, 141–142.

979 Vgl. LHAKo Best. 512,020, Nr. 487.

beim *Stellvertreter des Führers* erhielt die Verlobte des W. die Mitteilung, dass der Sterilisationsbeschluss „zu Recht erfolgt ist"[980]. Gleichzeitig wurde ihr empfohlen, nach dem operativen Eingriff „einen Antrag auf ausnahmsweise Genehmigung der Ehe an den Herrn Regierungspräsidenten" zu stellen. Die Unfruchtbarmachung wurde am 10. Juli 1940 durchgeführt.[981]

Die Flucht ins benachbarte Ausland stellte eine weitere Möglichkeit dar, sich der drohenden Unfruchtbarmachung zu entziehen. Der 1900 geborene Johann K. sollte auf Beschluss des Trierer Erbgesundheitsgerichts vom 19. Februar 1937 unfruchtbar gemacht werden.[982] Anstatt sich zum vorgeschriebenen Operationstermin einzufinden, floh er nach Luxemburg, wo er Ende 1937 eine Identitätskarte beantragte.[983] Der Ausgang des Verfahrens ist nicht ersichtlich. Anders ist es bei Nikolaus P. (* 1914). Gegen diesen wurde am 26. September 1935 die Unfruchtbarmachung beschlossen. Noch bevor der Beschluss rechtskräftig wurde, hatte P. sich nach Luxemburg abgemeldet. Der zuständige Amtsbürgermeister war der Ansicht, dass es sich hierbei nicht um eine Flucht handelte, da der Umzug vor der Beschlussverkündigung stattgefunden hatte.[984] P. kehrte nach fünf Jahren am 5. Juni 1940 aus Luxemburg in seine Heimat zurück. Der zuständige Amtsbürgermeister meldete dies dem Gesundheitsamt, welches eine Aufforderung an P. sandte, sich zur Unfruchtbarmachung im Wittlicher Kreiskrankenhaus einzufinden. P. kam dem am 21. Juni 1940 nach.[985]

Die 1903 geborene Barbara N. konnte bereits vor dem Beschluss des Trierer Erbgesundheitsgerichts im August 1937 in Luxemburg eine Arbeitsstelle aufnehmen. Im Mai 1938 endete die Anstellung und sie kam nach Deutschland zurück, wo sie am 8. Juni 1939 die Aufforderung erhielt, sich zur Unfruchtbarmachung im Elisabethkrankenhaus einzufinden. Am folgenden Tag legte sie Beschwerde gegen den Beschluss ein, welcher vom Erbgesundheitsobergericht stattgegeben wurde.[986]

Ähnlich gelagert sind Versuche der Betroffenen, sich durch wiederholten Wohnortwechsel ohne Berücksichtigung der Meldepflicht der Operation zu entziehen. So wurde im März 1937 der Beschluss auf Unfruchtbarmachung des 1909 geborenen Ferdinand Z. gefasst, der daraufhin bis Juli 1937 untertauchen konnte.[987] Karl M. (* 1904) gelang es hingegen durch Flucht, mehrere Gefängnisaufenthalte

980 LHAKo Best. 512,024, Nr. 100, von dort auch das folgende Zitat.
981 Vgl. LHAKo Best. 512,024, Nr. 100.
982 Vgl. LHAKo Best. 602,052, Nr. 36086.
983 Vgl. KrArch Trier-Saarburg P 639,2.
984 Vgl. LHAKo Best. 655,163, Nr. 223.
985 Vgl. LHAKo Best. 512,006, Nr. 108.
986 Vgl. LHAKo Best. 512,017, Nr. 256
987 Vgl. LHAKo Best. 512,020, Nr. 064.

und Koordinierungsschwierigkeiten zwischen Justiz- und Medizinalbehörden, seine am 30. Juli 1937 beschlossene Unfruchtbarmachung bis zum 25. März 1938 hinauszuzögern.[988]

Im Jahr 1937 fürchtete die Trierer Gestapo, „dass die aufgrund des Gesetzes zur Verhütung erbkranken Nachwuchses sterilisierten oder entmannten Personen vorwiegend zu staatsfeindlichen Tätigkeiten neigen“[989] würden. Von den Landräten wurde ein Bericht über diesbezüglich gemachte Erfahrungen angefordert. Der Landrat des Kreises Wittlich erstattete hierauf Fehlanzeige.[990] Jedoch geriet der 1904 geborene Max E. im Jahr 1942 in den Fokus der Staatspolizei, da er sich unter anderem als bereits Sterilisierter gegen das Sterilisationsgesetz aussprach. Die Ermittlungen liefen wegen Verdachts auf Verstoß gegen das Heimtückegesetz. Anlass des Geschehens war laut Vernehmungsprotokoll eine Unterhaltung in einer Saarburger Wirtschaft, in der eine Tischrunde sich „über allgemeine Tagesfragen“ wie „die Sterilisation“ unterhalten habe.[991] E. habe sich in das Gespräch eingeschaltet und die Unfruchtbarmachungen als „Unrecht an den betreffenden Volksgenossen“ bezeichnet, welches auch ihm wiederfahren sei. Auch kenne er einen Soldaten, der nach einem Lungensteckschuss unfruchtbar gemacht worden sei. Aus den weiteren Ermittlungen geht hervor, dass der Soldat, auf den E. sich bezog, die Geschichte erfunden hatte. E. selbst war nach einem Aufenthalt in der Provinzial-Heil- und Pflegeanstalt Andernach 1938 oder 1939 aufgrund des Sterilisationsgesetzes unfruchtbar gemacht worden. Nachdem die Trierer Gestapo in der Angelegenheit ermittelt hatte, gab sie den Fall an die zuständige Staatsanwaltschaft beim Sondergericht Koblenz ab. Sowohl der berichterstattende Gestapobeamte als auch der Sachbearbeiter der Staatsanwaltschaft waren zu dem Schluss gekommen, dass E. wahrscheinlich in alkoholisierter Runde wegen seiner Sterilisation gehänselt worden sei und sich deshalb zu seinen Äußerungen hinreißen ließ. Das Verfahren wurde schließlich eingestellt, ohne E. weiter zu belangen.[992]

Der Wittlicher Häftling Johann B. (* 1909) beschrieb im Mai 1935 in einem Brief an seine Familie, wie er das gegen ihn angestrebte Sterilisationsverfahren erlebte. Das Schreiben ist deshalb in der Häftlingsakte überliefert, da darin laut Anstaltszensur „einseitig über das Prozessverfahren berichtet“[993] werde. B. schrieb, dass ihm zunächst vorgeworfen worden sei, nicht lesen und schreiben zu können.

988 Vgl. LHAKo Best. 512,020, Nrn. 515, 200.
989 LHAKo Best. 498, Nr. 065.
990 Vgl. LHAKo Best. 498, Nr. 065.
991 LHAKo Best. 584,001, Nr. 180, von dort auch die folgenden Zitate.
992 Vgl. LHAKo Best. 584,001, Nr. 180.
993 LHAKo Best. 605,002, Nr. 5278, von dort auch die folgenden Zitate.

Nachdem er seine Fähigkeiten gegenüber „diese[n] Herrn“[994] unter Beweis gestellt habe, hätte man ihn „über die Städte Europas befragt, was gehen mich fremde Städte an, da komm[e] ich ja doch in meinem Leben nicht hin.“ B. hatte gegen den Beschluss des Trierer Erbgesundheitsgerichts Beschwerde eingelegt, versprach sich jedoch keinen Erfolg: „Ist auch weiter nicht schlimm, die Hauptsache ist für mich, dass ich mit Euch nochmal an einen Tisch zu sitzen komme.“ Aus der Sicht des B. stand das Ergebnis des Verfahrens bereits im Voraus fest.[995]

Ein anderer in Wittlich Inhaftierter, der 1914 geborene Johannes B., wandte sich an seinen Vater, nachdem der Anstaltsarzt Saint Paul ihm eröffnet hatte, dass er einen Antrag auf Unfruchtbarmachung des B. stellen würde. Aus einem Brief an seinen Vater wird deutlich, wie sehr B. gerne mit diesem über das Thema sprechen würde. B. brachte seine Furcht zum Ausdruck und bat seinen Vater, etwas in dieser Sache zu unternehmen. Zudem solle seine Mutter nichts von dem Sterilisationsverfahren erfahren, da sie sich ansonsten zu viele Sorgen machen würde.[996]

Die Reaktionen der Betroffenen auf das gegen sie angestrebte Sterilisationsverfahren waren vielfältig: Angst, Trotz und Resignation, die dazu führten, dass die Personen das Procedere über sich ergehen ließen, stand bei anderen der Mut der Verzweiflung gegenüber, der sie zu häufigen Wohnortwechseln oder der Flucht ins benachbarte Ausland bewegte. Manche Menschen versuchten, ihr Schicksal aus Furcht vor der Umgebung zu vertuschen, andere wieder gingen offensiv mit der ihnen drohenden Sterilisation um, um Mitstreiter zu deren Abwehr zu finden.

3.6 Reaktionen aus dem kirchlichen Raum

Trotz päpstlicher Verlautbarung zur Unfruchtbarmachung von Menschen handelten die Amts- und Funktionsträger der katholischen Kirche nicht als monolithische Einheit gegen die Umsetzung des *Gesetzes zur Verhütung erbkranken Nachwuchses*. Dies wird an mehreren Beispielen aus dem Untersuchungsraum deutlich. Zunächst fällt der Blick auf die Bistumsleitung um Bischof Bornewasser und das Generalvikariat sowie die Anweisungen, die der Klerus erhielt. Neben der Heil- und Pflegeanstalt der Barmherzigen Brüder, die in Kapitel 3.2.2 bereits betrachtet wurde, musste auch die Leitung des Kinderheimes St. Josef in Föhren einen Weg zwischen staatlichen und kirchlichen Vorschriften finden. Zuletzt ist zu klären,

994 Aus der Chronologie der Ereignisse geht hervor, dass damit die Richter des Trierer Erbgesundheitsgerichts gemeint sind, vgl. LHAKo Best. 605,002, Nr. 5278.
995 Vgl. LHAKo Best. 605,002, Nr. 5278.
996 Vgl. LHAKo Best. 605,002, Nr. 7080.

wie die ordensgebundenen Pflegekräfte im Saarburger Kreiskrankenhaus darauf reagierten, dass an ihrer Wirkungsstätte Sterilisationen nach dem *Gesetz zur Verhütung erbkranken Nachwuchses* durchgeführt wurden.

3.6.1 Bischof Bornewasser und der Klerus

Nachdem das *Gesetz zur Verhütung erbkranken Nachwuchses* im Juli 1933 verkündigt worden war, berieten die deutschen katholischen Bischöfe auf ihrer Fuldaer Plenarsitzung im August 1933 über ihr weiteres Vorgehen. Mit Rücksicht auf die Enzyklika *Casti connubii* lehnten sie die eugenische Unfruchtbarmachung ab. Sie wollten in Verhandlungen mit der Reichsregierung treten, um Einfluss auf die Ausführungsbestimmungen des Gesetzes zu nehmen. Mit den Ergebnissen hofften sie, Gewissenskonflikte bei katholischen Funktionsträgern vermeiden zu können.[997] Mit den Verhandlungen wurde unter anderem erreicht, dass Patienten, die dauerhaft in geschlossenen Anstalten untergebracht waren, nicht unfruchtbar gemacht zu werden brauchten. Ferner wurden die Leiter katholischer Einrichtungen von der Antragspflicht des Sterilisationsgesetzes entbunden, jedoch nicht von der Anzeigepflicht. Die getroffenen Vereinbarungen flossen in die erste Durchführungsverordnung zum *Gesetz zur Verhütung erbkranken Nachwuchses* ein.[998]

Die deutschen Bischöfe beschlossen Ende 1933, sich in der traditionellen Kanzelverkündigung über Ehe und Familie zum zweiten Sonntag nach Epiphanie (also für den 14. Januar 1934) zum Sterilisationsgesetz zu äußern.[999] Die Verlesung wurde von staatlichen Stellen im Regierungsbezirk Trier registriert. Der Landrat des Kreises Prüm berichtete in einem Schreiben vom 23. Januar 1934 an das Trierer Regierungspräsidium, in der Verkündigung habe es geheißen, dass katholische Gläubige „weder sich, noch andere zur Sterilisation anzeigen“[1000] dürften. Ein Dechant soll den Passus zur Sterilisation dahingehend kommentiert haben, dass „die Katholiken [...] für jedes Entgegenkommen in dieser Angelegenheit sehr dankbar“ seien. Laut einer Tagesmeldung des Geheimen Staatspolizeiamtes vom 16. Januar 1934 berichtete unter anderem die Gestapo Trier darüber, dass „in allen katholischen Kirchen“ eine Stellungnahme gegen das „Reichssterilisierungsgesetz“ verlesen worden war.[1001]

997 Vgl. *Richter*, Katholizismus, 2001, 390–391.
998 Vgl. *Richter*, Katholizismus, 2001, 396–397.
999 Vgl. *Richter*, Katholizismus, 2001, 404; Vgl. *Richter*, Der deutsche Episkopat, 1998, 191.
1000 BATr Abt. 134, Nr. 190, von dort auch das folgende Zitat.
1001 Vgl. LHAKo Best. 403, Nr. 16844, von dort auch das Zitat.

Nach der Kanzelverkündigung vom 14. Januar wandte sich Bornewasser in einem Hirtenbrief vom 2. April 1934 an die Katholiken seines Bistums.[1002] Darin positionierte der Bischof sich gegen eine „neuheidnische[.] Weltanschauung“[1003], die sich auf Blut und Rasse stützte. Gleichzeitig ermahnte er jene, die für die Erziehung von Kindern zuständig waren, diese katholischem Glauben und katholischer Sitte gemäß zu erziehen. In einem kurzen Abschnitt behandelt der Text das *Gesetz zur Verhütung erbkranken Nachwuchses*. Anfang 1934, so Bornewasser, hätten die deutschen Bischöfe die Lehre der Kirche zur Sterilisation am Menschen erneut verkündigt. Seitdem werde „[e]ine große Verwirrung [...] in dieser Beziehung in das Volk hineingetragen.“ Die Lehre der Kirche werde als Meinung einzelner Geistlicher dargestellt. Bornewasser hielt dem entgegen, dass es niemand geringeres als der Papst gewesen sei, der sich mit *Casti connubii* gegen die Unfruchtbarmachung von Menschen ausgesprochen hatte.[1004]

Das Oberpräsidium der Rheinprovinz ließ die Veröffentlichung des Hirtenbriefes in der politischen Tagespresse unterbinden, da sich dieser nicht nur mit religiösen, sondern auch mit „staats- und volkspolitische[n] Fragen auseinandersetzt.“[1005] Aus pragmatischen Gründen wurden eine Verlesung von den Kanzeln und der Abdruck in der konfessionellen Presse jedoch gestattet.[1006]

Im Laufe des Jahres 1934 scheint das Thema Unfruchtbarmachung aus dem Fokus Bornewassers verschwunden zu sein. Diese Deutung ergibt sich aus einem Brief, den der Bischof am 27. August 1934 an Hitler sandte. Der Trierer Episkopus verstand sein Schreiben als „Bericht über die bedrohliche Lage des Saargebietes“[1007]. Er sah das Ergebnis der Saarabstimmung unter anderem aufgrund der Politik der deutschen Regierung gefährdet: „Alles, was man im Reich an Bitterkeiten dem Katholizismus zufügt, wurde von den ebenso treu deutsch wie treu katholischen Saarländern, die etwa ¾ der gesamten Saarbevölkerung ausmachen, schmerzlich empfunden“. Zu den „Bitterkeiten“ zählte Bornewasser unter anderem die Behandlung der katholischen Jugend im Reich, die Verbreitung der Lehren Alfred Rosenbergs[1008], das Vorgehen gegen katholische Geistliche – insbesondere Verhaftungen

1002 Der Hirtenbrief wurde am 05.04.1934 im kirchlichen Amtsblatt des Bistums abgedruckt und sollte am zweiten Sonntag nach Ostern (15.04.1934) von den Kanzeln verlesen werden, vgl. LHAKo Best. 403, Nr. 16845.

1003 LHAKo Best. 403, Nr. 16845, von dort auch das folgende Zitat.

1004 Vgl. LHAKo Best. 403, Nr. 16845.

1005 LHAKo Best. 403, Nr. 16845.

1006 Vgl. LHAKo Best. 403, Nr. 16845.

1007 BArch R 43-II/175, von dort auch die folgenden Zitate.

1008 Alfred Rosenberg vertrat in seinem 1930 veröffentlichten Buch *Der Mythus des 20. Jahrhunderts* ein Weltbild, welches als „dezidiert neuheidnisch, antisemitisch und antikirchlich“ (*Blaschke*, Kirchen, 2014, 132) bezeichnet wurde. Rosenbergs Lehren wurden ab 1934

durch die Gestapo – und antikatholische Propaganda.[1009] Das *Gesetz zur Verhütung erbkranken Nachwuchses* findet in dem Schreiben hingegen keine Erwähnung.[1010]

Dass das Sterilisationsgesetz im Schreiben Bornewassers nicht erwähnt wird, überrascht, da es für einen Teil der Katholiken des damaligen Saargebietes durchaus einen Stein des Anstoßes darstellte. Dies geht aus einem Bericht der in Saarbrücken erschienenen Zeitung *Deutsche Freiheit* hervor, der am 18./19. Februar 1934 unter dem Titel „Saar-Katholiken gegen Sterilisierung"[1011] erschien. Der katholische Geistliche Dr. Lück befasste sich in einer Rede vor dem katholisch-kaufmännischen Verein in Saarbrücken am 17. Februar 1934 mit dem Sterilisationsgesetz. Dabei habe er sich von „der medizinischen, sittlichen, moralischen, eugenischen und kirchlichen Seite" dem Thema genähert. Aus all diesen Perspektiven sei das Gesetz abzulehnen. In einem Kommentar zur Rede wurde geschlussfolgert: „Kann sie [die katholische Kirche] es verantworten, daß die katholische Bevölkerung des Saargebietes einer solchen Barbarei [dem Sterilisationsgesetz] ausgeliefert wird?"[1012]

Die Berichterstattung über die Rede des Geistlichen Lück bekommt bei näherer Betrachtung des Publikationsorgans eine weitere Dimension: Die *Deutsche Freiheit* war eine 1933 von Sozialdemokraten aus dem Saargebiet und dem Reich gegründete Tageszeitung. Ihr Ziel war es, in den Grenzregionen des Deutschen Reiches den Widerstandswillen gegen den Nationalsozialismus zu wecken. Daher wurde besonders „über die inneren Schwierigkeiten des nationalsozialistischen Regimes" berichtet.[1013] Die politische (in diesem Fall linke) Opposition im Saargebiet nutzte demnach die Veranstaltung eines katholischen Vereins als Argument gegen die Rückgliederung an das Deutsche Reich. Im Reich selbst thematisierte der politische Widerstand die Sterilisationspraxis hingegen kaum.[1014] Bornewasser wird das Auftreten Lücks weniger gutgeheißen haben. Nach Martin Persch hat

---

unter anderem in Schulungen der NSDAP verbreitet. Beide christlichen Konfessionen sprachen sich öffentlich gegen den *Mythus* aus; vgl. *Blaschke*, Kirchen, 2014, 133–135.

1009 Zum Verhältnis zwischen katholischer Kirche in Trier und den nationalsozialistischen Machthabern vgl. *Küppers, Heinrich*, Herausforderungen und Bedrohungen im Zeichen des Hakenkreuzes, in: Persch, Martin/Schneider, Bernhard (Hrsg.), Beharrung und Erneuerung. 1881–1981 (Veröffentlichungen des Bistumsarchivs Trier, Bd. 39), Trier 2004, 627–670, für einen allgemeinen Überblick über die Auseinandersetzungen zwischen katholischer Kirche und dem Nationalsozialismus zwischen 1933 und 1935 vgl. bspw. *Blaschke*, Kirchen, 2014, 88–145.

1010 Vgl. BArch R 43-II/175.

1011 LHAKo Best. 403, Nr. 16844, von dort auch die folgenden Zitate.

1012 Vgl. LHAKo Best. 403, Nr. 16844.

1013 Vgl. *Zenner, Maria*, Parteien und Politik im Saargebiet unter dem Völkerbundsregime. 1920–1935 (Veröffentlichung der Kommission für saarländische Landesgeschichte und Volksforschung, Bd. 3), Saarbrücken 1966, 284–285, Zitat 285.

1014 Vgl. *Bock*, Zwangssterilisation, 2010, 292–293.

er sich jedes Eintreten gegen die Rückgliederung des Saargebietes an das Deutsche Reich verbeten.[1015]

Die Zurückhaltung Bornewassers bei dem Thema Sterilisationsgesetz kann auch mit der Uneinigkeit des katholischen Episkopates zusammenhängen. Richter betonte in ihrer Dissertation, dass die Bischöfe sich nicht auf ein einschlägiges Hirtenwort gegen das Gesetz einigen konnten.[1016] Auch fehlte eine offizielle pastorale Handreichung für den Klerus, sodass diese sich bei der Beratung für diejenigen, die vom *Gesetz zur Verhütung erbkranken Nachwuchses* betroffen waren oder es aufgrund ihrer Position ausführen mussten, anderweitig Hilfe suchen mussten.[1017]

Anfragen über den Umgang mit dem Sterilisationsgesetz erreichten das Trierer Generalvikariat gehäuft in der ersten Jahreshälfte 1934. Eine Caritassekretärin aus Neuwied schilderte beispielsweise den Fall einer Kreisfürsorgerin, die als Vormundin einer entmündigten Frau wirkte. Auf Nachfrage habe sie von einem Geistlichen die Auskunft erhalten, dass sie „mit der Zustimmung [zu einer Unfruchtbarmachung] ihr Gewissen nicht belaste."[1018] Die Fürsorgerin war durch die Antwort jedoch nicht beruhigt, weshalb sie sich über die Sekretärin an das Generalvikariat wandte. Von dort erhielt sie die Antwort, dass es „einem katholischen Vormund nicht erlaubt [sei], die Zustimmung zur Sterilisation seines Mündels zu geben". Die Ursache für diese widersprüchlichen Aussagen aus dem geistlichen Stand ist in einer für den moraltheologischen Laien undurchschaubaren Kasuistik zu finden, die sich in einem Gutachten des Jesuiten Franz Hürth aus dem Jahr 1933 ausdrückt. Darin wurde zwischen einer erlaubten und einer unerlaubten Mitwirkung unterschieden, wobei die einzelnen Kriterien verschwimmen.[1019] Dies hatte nicht nur im Bistum Trier – wie das Beispiel zeigt – Folgen: Die Gläubigen im gesamten Reich

> schwankten zwischen staatlicher und kirchlicher Gehorsamspflicht und waren am Ende gezwungen, zumindest indirekt am GzVeN mitzuwirken. Die hilflose moraltheologische Kasuistik mit ihrer mangelnden Unterscheidung zwischen erlaubter und unerlaubter Mitwirkung am Sterilisationsgesetz verstärkte die Unsicherheit bei den betroffenen katholischen Funktionsträgern.[1020]

Anders als der Geistliche aus dem Raum Neuwied verhielt sich der Jesuitenpater Leonhard Gilen, der 1936 im Krankenhaus der Barmherzigen Brüder in Trier als Beichtvater wirkte. Gilen wurde beschuldigt, während einer Beichte einen Mann,

---

1015 Vgl. *Persch*, Bornewasser, 2004, 52–53; vgl. *Küppers*, Herausforderungen, 2004, 639–648.

1016 Vgl. *Richter*, Katholizismus, 2001, 522–523.

1017 So z. B. die bereits erwähnte Broschüre des Benediktiners Franziskus Deiniger; vgl. *Richter*, Katholizismus, 2001, 426–430.

1018 BArch R 55/5901–2–2, von dort auch das folgende Zitat.

1019 Vgl. *Richter*, Katholizismus, 2001, 419–423.

1020 *Richter*, Katholizismus, 2001, 522–523.

der kurz zuvor einen Beschluss auf Unfruchtbarmachung des Erbgesundheitsgerichts Trier erhalten hatte, zum Einlegen einer Beschwerde aufgefordert zu haben. Der Jesuitenpater wurde von der Ehefrau des Betroffenen beim zuständigen Gesundheitsamt gemeldet, sodass sich die Trierer Gestapo der Angelegenheit annahm. Gilen verwies bei seiner Vernehmung auf das Beichtgeheimnis und verweigerte jede Aussage. Die Staatspolizei gab den Fall an die Justiz weiter, die ihn sofort einstellte, da dem Jesuiten nicht nachgewiesen werden konnte, dass er sich grundsätzlich gegen das Sterilisationsgesetz ausgesprochen hatte.[1021] Erbacher/Höroldt schließen aus dem vorliegenden Fall, dass „sich die Kirche in Trier offenbar bemühte, über bestimmte Geistliche und Ärzte den Betroffenen inoffiziell zur Seite zu stehen und ihnen zu helfen, die gesetzlichen Möglichkeiten auszunutzen“[1022]. Ob der Jesuit wirklich auf Weisung des Bistums handelte, oder ob sein Engagement nicht doch aus seiner eigenen Initiative erfolgte, geht aus der Akte nicht hervor. Zumindest die Trierer Bezirksregierung ging im Jahr 1935 nicht davon aus, dass die Geistlichen des Bistums systematisch gegen das Sterilisationsgesetz vorgingen: In einem Lagebericht des Regierungspräsidenten an das Reichsinnenministerium vom 11. April 1935 für die Monate Februar und März des Jahres äußerte sich dieser zu Einsprüchen gegen Sterilisationsbeschlüsse des Trierer Erbgesundheitsgerichtes. Diese seien seiner Ansicht nach nicht auf „systematische Einwirkung etwa von geistlicher Seite“ zurückzuführen, sondern „auf mangelnde Aufklärung der Bevölkerung“[1023].

Dass es sich bei dem Vorgehen von Geistlichen gegen das Sterilisationsgesetz um Einzelfälle handelte, geht auch aus einem Lagebericht das Prümer Landrates an die Trierer Gestapo vom Oktober 1935 hervor:

> Nach meinen Ermittlungen hat die Geistlichkeit ihren Widerstand aufgegeben; stellenweise hatten Geistliche den betreffenden Familien gesagt, vom religiösen Standpunkt aus beständen Bedenken gegen die Durchführung der Sterilisation; wenn sich aber die Polizei der Sache annehme, solle man keine Schwierigkeiten machen.[1024]

Demnach sind es, zumindest bis 1935, Einzelfälle gewesen, in denen Kleriker die Betroffenen darauf hinwiesen, dass die Unfruchtbarmachungen gegen die Lehre der katholischen Kirche verstoßen würden.

1021 Vgl. LHAKo Best. 584,002, Nr. 272.

1022 *Erbacher/Höroldt*, Erbgesundheitsgerichtsbarkeit, 1995, 1308.

1023 LHAKo Best. 442, Nr. 15625, zit. n. *Brommer, Peter*, Das Bistum Trier im Nationalsozialismus aus der Sicht von Partei und Staat. Quellenpublikation (Quellen und Abhandlungen zur mittelrheinischen Kirchengeschichte, Bd. 126), Koblenz 2009, 172.

1024 BATr Abt. Abt. 134, Nr. 190.

3.6.2 Das Fürsorgeerziehungsheim St. Josef in Föhren

Das katholische Erziehungsheim in Föhren war – wie alle Einrichtungen dieser Art in der Rheinprovinz – Ende 1933/Anfang 1934 in den Fokus der Provinzialverwaltung gerückt.[1025] Die Ordensschwestern suchten im Rahmen der gesetzlichen Vorschriften nach Möglichkeiten, die ihnen anvertrauten Kinder und Jugendlichen vor einer Unfruchtbarmachung zu bewahren. Dies führte Ende 1934 zu einer Auseinandersetzung mit einigen Mitgliedern des Trierer Erbgesundheitsgerichts. Anlässlich einer Sitzung der Kammer in Föhren am 14. November 1934 wurden Klagen laut, dass die Kinder die Antworten auf Fragen des Intelligenzprüfbogens kannten. Die Oberin des Hauses gab gegenüber Schwarzer zu, dass einige Lehrerinnen die Fragen des Intelligenzprüfbogens mit ihren Schülerinnen behandelt hätten. Gleichzeitig verteidigte sie sich damit, dass das Oberpräsidium der Rheinprovinz ihrem Haus ein Exemplar des Gesetzeskommentars von Gütt/Rüdin/Ruttke zur Verfügung gestellt hatte. Die Schwestern hätten laut einem Schreiben der Oberin an das Oberpräsidium „nicht daran [gedacht], daß wir den Herren bei der Intelligenzprüfung die Arbeit erschwerten."[1026] Schwarzer meldete diesen Vorfall in einem Bericht vom Januar 1935 an seinen vorgesetzten Landgerichtspräsidenten. Für den Vorsitzenden des Erbgesundheitsgerichtes handelte es sich dabei nur um ein „Missverständnis"[1027]. Aus den Beschlüssen der Trierer Kammer geht hervor, dass die Richter auch Ende der 1930er-Jahre davon ausgingen, dass die Kinder in Föhren die Antworten auf den Intelligenzprüfbogen beigebracht bekamen. In einem Beschluss vom 28. September 1938 über Gertrud E. (* 1923) heißt es: „Die nicht eingedrillten Sprichworterklärungen misslangen ihr."[1028] Im Jahr 1940 hielt das Gericht im Beschluss auf Unfruchtbarmachung der 1924 geborenen Elisabeth L. fest, sie könne „nur solche Fragen beantworten, die in der Hilfsschule in Föhren jahrelang eingeübt worden sind."[1029] Der Intelligenzprüfbogen wurde nicht nur in Föhren, sondern im ganzen Reich zur Vorbereitung auf die Erbgesundheitsgerichtssitzungen verwendet.[1030]

Daneben versuchten die Föhrener Schwestern, die beschlossenen Unfruchtbarmachungen ihrer Zöglinge so weit wie möglich aufzuschieben. Beispielsweise sollte die 1919 geborene Jugendliche Margarethe F. von Mitarbeitern des Heimes

1025 Vgl. oben Kapitel 3.1.1.

1026 Vgl. BATr Abt. 134, Nr. 16, von dort auch das Zitat.

1027 LHAKo Best. 583,002, Nr. 230, vgl. *Erbacher/Höroldt*, Erbgesundheitsgerichtsbarkeit, 1995, 1308.

1028 LHAKo Best. 512,017, Nr. 648.

1029 LHAKo Best. 512,017, Nr. 176.

1030 Vgl. *Birk*, Gesetz, 2005, 127; vgl. *Bock*, Zwangssterilisation, 2010, 316.

im Oktober 1934 ins Elisabethkrankenhaus in Trier zur Unfruchtbarmachung gebracht werden. Die Oberin des Hauses teilte daraufhin dem zuständigen Kreisarzt mit, dass F. nicht wie vorgesehen zu Ostern 1935 aus dem Heim entlassen werden würde, da sie noch keine Dienststelle antreten könne. Indirekt wies sie darauf hin, dass dies zum Aufschub der Sterilisation führen würde. F. wurde nicht im Oktober, sondern im Dezember 1934 unfruchtbar gemacht.[1031] Die Föhrener Heimleitung vertrat den Standpunkt, dass die Jugendlichen, wenn überhaupt, generell erst kurz vor ihrer Entlassung aus dem Heim – in der Regel zum Ende des Schuljahres vor Ostern – unfruchtbar gemacht werden sollten. Damit sollte verhindert werden, dass sich eine größere Anzahl von sterilisierten Kindern und Jugendlichen in der Einrichtung aufhielt. Die Heimleitung fürchtete, dass das Vorhandensein vieler operierter Zöglinge zu Unruhen unter den Heimbewohnern führen würde. Ohnehin würden die Besuche durch das Erbgesundheitsgericht und die wiederholten Untersuchungen durch verschiedene Ärzte die Kinder und Jugendlichen des Heimes beängstigen. Diesen Standpunkt hatte man im November 1934 in einem Brief der Fürsorgeerziehungsbehörde mitgeteilt.[1032]

Der Kreisarzt von Trier-Land, Steinebach, der für die Umsetzung der Unfruchtbarmachungen in Föhren zuständig war, hatte im Januar 1935 eine andere Sicht auf die Geschehnisse in Föhren. Von einer Beunruhigung unter den Bewohnern könne bisher keine Rede sein. Zunächst seien erst vier Zöglinge sterilisiert worden,[1033] sodass diesbezüglich noch keinerlei Komplikationen hätten entstehen können. Zum anderen sei es richtig, dass sich vor der Schulentlassung zu Ostern die Eingriffe häufen würden, doch trage das Erziehungsheim durch die Verzögerungstaktik daran eine Mitverantwortung. Des Weiteren wies der Kreisarzt darauf hin, dass sich speziell in Föhren weitere Schwierigkeiten ergeben würden „durch die sinnlosen Beschwerden, die bisher gegen jeden Beschluss auf Unfruchtbarmachung von Föhrener Fürsorgezöglingen erhoben worden sind."[1034] Steinebach ging davon aus, dass die Beschwerden von der Anstaltsleitung initiiert wurden:

> Es ist für mich auffallend, dass die gleichen Eltern, die viel zu indolent sind, um auf meine eingeschriebenen Briefe zu reagieren und zu meinen Ausführungen über den beabsichtigten Sterilisationsantrag irgend welche Stellung zu nehmen, ohne Ausnahme gegen die Beschlüsse des Erbgesundheitsgerichts Beschwerde einlegen, während die Eltern der Zöglinge von Helenenberg dies meist nicht tun.

1031 Vgl. LHAKo Best. 512,017, Nr. 656.
1032 Vgl. ALVR, Nr. 14107.
1033 In den Registern des Trierer Erbgesundheitsgerichtes sind bis zum Datum des Briefes (24. 01. 1935) drei Operationen verzeichnet, vgl. LHAKo Best. 602,052, Nrn. 36084, 36085.
1034 ALVR, Nr. 14107, von dort auch das folgende Zitat.

Dadurch hätten sich einige Fälle angestaut, die vom Erbgesundheitsobergericht hätten entschieden werden müssen. Insgesamt seien seit Inkrafttreten des Sterilisationsgesetzes vom Amtsarzt erst 23 Anträge vor dem Erbgesundheitsgericht gestellt worden, sodass zwischen April 1934 und Januar 1935 weniger als drei Anträge pro Monat zusammengekommen seien. Durch die Beschwerden hätten die Verfahren mehr Zeit beansprucht, sodass es vor Ostern zu einer Häufung von durchzuführenden Sterilisationen kommen würde.[1035]

Der Vorwurf des Kreisarztes, dass gegen jeden Sterilisationsbeschluss für einen Föhrener Zögling Beschwerde eingelegt worden sei, wurde von der Heimleitung als übertrieben zurückgewiesen.[1036] Dies bestätigen die Angaben aus dem Register des Trierer Erbgesundheitsgerichts: Von den 21 Föhrener Zöglingen, die für das Jahr 1934 aufgelistet sind, sind in neun Fällen Beschwerden verzeichnet, in lediglich sechs Entscheidungen des Erbgesundheitsobergerichts.[1037] Die Auswertung der Stichprobe *Gesundheitsämter* zeigt ebenfalls, dass in den Jahren 1934 und 1935 in den meisten Fällen keine Beschwerden gegen die Beschlüsse eingelegt wurden.[1038] Für das Eduardstift auf dem Helenenberg, welches Steinebach in seinem Schreiben als Vergleichsanstalt nannte, wurden nach Verfahrensregister bis Ende 1934 lediglich vier Entscheidungen des Erbgesundheitsgerichtes getroffen, gegen die keine Beschwerden eingelegt worden waren.[1039]

Tatsächlich scheint der Hausgeistliche mit vielen Eltern, gegen deren Kinder ein Sterilisationsbeschluss gefasst worden war, Kontakt aufgenommen zu haben, um sie zu einer Beschwerde beim Erbgesundheitsobergericht zu bewegen. Auf einer Unterredung im Landeshaus Düsseldorf, bei der am 25. Februar 1935 die Hausleitung sowie Vertreter der Provinzialverwaltung zusammenkamen, wurde der Geistliche aufgefordert, dies in Zukunft zu unterlassen. Es wurde gedroht, anderenfalls in Föhren keine Fürsorgezöglinge auf Kosten der Provinzialfürsorge mehr unterzubringen. Die Heimleitung musste ein Dokument unterzeichnen, in der sie sich verpflichtete, „den staatlichen Auftrag zur Mitwirkung bei der Sterilisation Erbkranker loyal auszuführen.“[1040] Um dies zu gewährleisten, hatte die Heimleitung darauf zu verzichten, mit den Erziehungsberechtigten unmittelbar in Kontakt zu treten, um sie auf das Beschwerderecht hinzuweisen. Sollte das Heim „auf Grund seiner längeren Beobachtungen eines Kindes“ mit einem Untersuchungsergebnis der Ärzte nicht einverstanden sein, sei dies mit dem Kreisarzt zu klären. Auch für

1035 Vgl. ALVR, Nr. 14107.
1036 Vgl. BATr Abt. 134, Nr. 16.
1037 Vgl. LHAKo Best. 602,052, Nr. 36084.
1038 Eigene Erhebung auf Basis der Stichprobe *Gesundheitsämter*.
1039 Vgl. LHAKo Best. 602,052, Nr. 36084.
1040 BATr Abt. 134, Nr. 16, von dort auch die folgenden Zitate.

die Aufklärung der betroffenen Zöglinge über den Sinn der Unfruchtbarmachung wurden vonseiten der Fürsorgeerziehungsbehörde Vorgaben erstellt:

> Die Aufklärung der Kinder selbst über die ihnen bevorstehende Sterilisierung wird (wie schon bisher) vom Heim im Sinne der behördlichen Anordnung so gehandhabt, dass den betroffenen Kindern das von ihnen im Interesse der Aufartung des Volkes und seiner allmählichen Reinigung von der Last der Erbkranken verlangte Opfer möglichst leicht gemacht wird.

Falls die Kinder über das kirchliche Verbot aufgeklärt werden müssten, habe dies in einer Form zu geschehen, „die dem oben genannten Zweck nicht hinderlich ist." Das Trierer Generalvikariat zeigte sich mit der Unterzeichnung der Vereinbarung durch die Heimleitung einverstanden.[1041]

Die Ergebnisse der Unterredung zwischen dem Föhrener Erziehungsheim und der Fürsorgeerziehungsbehörde wurden dadurch ermöglicht, dass der Hausgeistliche der Einrichtung im Februar 1935 ausführlichere Richtlinien des Trierer Generalvikariates erhielt. Im Jahr zuvor hatte die bischöfliche Behörde in einem Schreiben vom 22. Mai auf eine Anfrage des Hausgeistlichen geantwortet, dass die Kinder, deren Unfruchtbarmachung durchgeführt werden sollte, über die Haltung der Kirche unterrichtet werden sollten. Es sei ihnen zu erklären,

> daß es dem Katholiken aufs strengste untersagt ist, in die Sterilisierung einzuwilligen. Im übrigen darf diese Operation auch gesetzlich nur auf Grund eines gerichtlichen Urteils, gegen das die Berufung an die höhere Instanz zulässig ist, durchgeführt werden.[1042]

Der Hausgeistliche scheint diese Information als Weisung verstanden zu haben, die Eltern jedes Zöglings, dessen Unfruchtbarmachung beschlossen worden war, auf die Beschwerdemöglichkeit hinzuweisen. Dieser Auffassung widersprach das Generalvikariat in einem Schreiben vom 6. Februar 1935, in welchem es auf eine Anfrage des Hausgeistlichen antwortete, die offenbar im Zusammenhang mit der Besprechung mit der Fürsorgeerziehungsbehörde gestellt worden war. Darin hielt die bischöfliche Behörde fest, dass der

> Rektor des Erziehungsheimes [...] nicht streng im Gewissen verpflichtet [sei], die Eltern oder andere Erziehungsberechtigte in jedem Falle darauf aufmerksam zu machen, dass gegen die Anordnung der Sterilisierung eines Zöglings Einspruch erhoben und die Appellation eingelegt werden könne.

Dieser Hinweis sei nur auf Nachfrage zu geben. Auch die Schwestern müssten ihre Zöglinge nicht jedes Mal darauf hinweisen, dass „die Sterilisation moralisch nicht erlaubt sei und dass deswegen Einspruch erhoben werden müsste." Diese Praxis scheint zuvor geübt worden zu sein: „Die Schwestern dürfen also, bis auf weiteres, auf die Belehrung in jedem Einzelfalle verzichten".

1041 Vgl. BATr Abt. 134, Nr. 16.

1042 BATr Abt. 134, Nr. 16, von dort auch die folgenden Zitate.

3.6.3 Ordensgebundene Pflegekräfte im Kreiskrankenhaus Saarburg

Die Waldbreitbacher Franziskanerinnen hatten zu Beginn des 20. Jahrhunderts die Pflege im Kreiskrankenhaus Saarburg übernommen.[1043] Als ab der zweiten Hälfte des Jahres 1935 vonseiten des Regierungspräsidiums geplant wurde, in dieser Klinik Unfruchtbarmachungen nach dem Sterilisationsgesetz durchzuführen,[1044] hatte dies Folgen für die dort tätigen Ordensschwestern. In Bezug auf die beabsichtigten Operationen nach dem *Gesetz zur Verhütung erbkranken Nachwuchses* machte die Oberin der dortigen Niederlassung dem Trierer Generalvikariat ihre Haltung in einem Schreiben vom 30. November 1935 deutlich:

> Die Schwestern dürfen [...] die Kranken nach der Operation pflegen, dürfen aber bei der Operation und bei den vorbereitenden Handlungen zur Operation in keiner Weise mitwirken. Die Schwestern dürfen also nicht die Kranken auf den Operationstisch legen, nicht die zu operierende Stelle vorbereiten usw. Bei den Operationen selbst muß die Tätigkeit der Schwester vor dem Operationsaal aufhören; im Operationssaal darf sie in keiner Weise Hilfsdienste leisten.
> Sollte aus diesen Gründen die Aufgabe der Tätigkeit der Schwestern in einem staatlichen oder kommunalen Krankenhaus notwendig sein, so muß dieser Schritt getan werden, und die Schwestern müßten aus dem betr. Krankenhaus zurückgezogen werden.[1045]

Die Oberin vertrat demnach noch Ende 1935 eine kompromisslose Haltung: Sie lehnte jegliche Tätigkeit, auch vorbereitende, die im Zusammenhang mit der Sterilisation stand, ab. Allein die nachsorgende Pflege der sterilisierten Personen war für sie erlaubt. Sie plädierte zudem dafür, die Tätigkeiten der Waldbreitbacher Franziskanerinnen in Saarburg einzustellen, falls ihre Haltung von der Klinikleitung nicht akzeptiert werden würde.

Tatsächlich stellten die Schwestern aus Waldbreitbach in der zweiten Hälfte der 1930er-Jahre ihre Tätigkeiten in Saarburg ein. Gerhard KAISER ging davon aus, dass sie 1939 vertrieben wurden, um ihr Aufgabengebiet dem Pflegepersonal der *Nationalsozialistischen Volkswohlfahrt* zu überlassen.[1046] WEITER-MATYSIAK war der Ansicht, dass die Schwestern „Mitte der 1930er Jahre" ihre Wirkstatt „verließen".[1047] Tatsächlich reichten die Waldbreitbacher Schwestern am 10. Oktober 1938 die

---

1043 Vgl. *Weiter-Matysiak, Barbara*, Ordensschwestern machten den Anfang ... Die Geschichte der Krankenpflege im Kreis Trier-Saarburg, in: Jahrbuch Kreis Trier-Saarburg, 2013, 82–90, 85.

1044 Vgl. oben Kapitel 3.4.

1045 BATr Abt. 134, Nr. 16.

1046 Vgl. *Kaiser, Gerhard*, 100 Jahre St. Franziskus. Ein Rückblick auf ein Jahrhundert Kreiskrankenhaus in Saarburg, in: Jahrbuch Kreis Trier-Saarburg, 2005, 148–152, 151.

1047 *Weiter-Matysiak*, Ordensschwestern, 2013, 85.

Kündigung ihres Vertrages von 1904 mit Wirkung zum 1. April 1939 ein. Vonseiten des zuständigen Kreisausschusses wurde versucht, die Gemeinschaft von der Kündigung abzuhalten. Im Protokoll der Ausschusssitzung vom 20. Dezember 1938 wurde jedoch festgehalten, dass persönliche Verhandlungen mit dem Mutterhaus der Franziskanerinnen zur Weiterführung des Vertrages gescheitert seien. Daher wurden die „braunen Schwestern“[1048] der *Nationalsozialistischen Volkswohlfahrt* kontaktiert, damit diese die Pflege im Kreiskrankenhaus übernahmen.[1049]

In der Sitzung vom 1. März 1939, in der die Angelegenheit nochmals beraten wurde, betonte der Kreisausschussvorsitzende, dass die Franziskanerinnen den Vertrag ihrerseits ohne Angabe von Gründen gekündigt hätten. Das Personal der *Nationalsozialistischen Volkswohlfahrt* würde ihre Tätigkeit am 1. Juni 1939 aufnehmen.[1050] Aus den zeitlichen Abläufen wird deutlich, dass die Waldbreitbacher Schwestern nicht absichtlich vertrieben worden waren und dass die *Nationalsozialistische Volkswohlfahrt* vonseiten des Kreisausschusses kontaktiert worden war, um den entstehenden Ausfall des Pflegepersonals zu bewältigen. Inwieweit die Unfruchtbarmachungen nach dem Sterilisationsgesetz unmittelbar für den Rückzug der Ordensfrauen ursächlich gewesen sind, ist nicht klar zu bestimmen. Immerhin fanden die Operationen seit 1936 in Saarburg statt, wohingegen die Schwestern im Oktober 1938 ihren Rückzug ankündigten. Es ist jedoch nicht auszuschließen, dass die Konsequenzen, die 1935 angekündigt worden waren, zum April 1939 umgesetzt wurden.

3.7 Zwischenfazit

Ziel des vorangegangenen Kapitels 3 war es zu untersuchen, wie das *Gesetz zur Verhütung erbkranken Nachwuchses* in der Region umgesetzt wurde. Dabei wurde sich zunächst am Verfahrensgang orientiert. Die zu Beginn des Kapitels gestellten Fragen werden im Folgenden zusammenfassend beantwortet.

Hauptakteure im Untersuchungsraum bei der Anzeigenerstattung nach dem Sterilisationsgesetz waren – wie in anderen Regionen auch – die Amtsärzte selbst. Durch ihr breites Aufgabenspektrum konnten sie bestimmte Teile der Bevölkerung erfassen, aus denen dann die „Erbkrankverdächtigen“ kamen: Es handelte sich um diejenigen, die hauptsächlich aus den unteren sozialen Schichten stammten.

1048 KrArch Trier-Saarburg, Kreisausschussprotokolle Saarburg.

1049 Vgl. KrArch Trier-Saarburg, Kreisausschussprotokolle Saarburg.

1050 Im Protokoll steht „1. 6. 1938“, jedoch scheint es sich hierbei aufgrund der Chronologie der Ereignisse um einen Tippfehler zu handeln, vgl. KrArch Trier-Saarburg, Kreisausschussprotokolle Saarburg.

Diese konnten aus verschiedenen Gründen in den Fokus der Gesundheitsämter geraten: Sei es beispielsweise, dass sie – oder Angehörige der Familie – bestimmte Hilfeleistungen wie eine Kinderbeihilfe oder ein Ehestandsdarlehen beantragen wollten, oder dass sie sich von der *Fürsorgestelle für Geistes-, Gemüts- und Nervenkranke* Hilfe erhofften. Auch wenn die Gesundheitsämter im Auftrag anderer Organisationen (sei es die Gestapo oder die NSDAP) prüfen sollten, ob eine Familie „erbgesund" war, konnte dies eine systeminterne Anzeige als „erbkrank" nach sich ziehen.

Einrichtungen der Fürsorgeerziehung waren im Zuständigkeitsbereich des Amtsarztes von Trier-Land relativ stark vertreten, was den hohen Anteil von Anzeigen aus diesen Institutionen erklärt. Der Maßstab der Verantwortlichen in der Fürsorge war dabei strenger als der der Amtsärzte: Nicht alle Anzeigen gegen Zöglinge führten auch zu Anträgen.

Die Rolle der Wehrmacht bei der Durchführung des Sterilisationsgesetzes ist in der bisherigen Forschung zu Unrecht unbeachtet geblieben: Große Teile der männlichen Bevölkerung kamen mit ihr in Kontakt in Form von Musterungen oder während des Krieges dadurch, dass sie als Verletzte in den Lazaretten behandelt wurden. Die Ärzte waren anzeigepflichtig und kamen ihrer Aufgabe auch nach. An dem hohen Anteil der Diagnose „angeborener Schwachsinn" wird jedoch deutlich, dass bei ihnen weniger medizinische, sondern verstärkt soziale Kriterien im Vordergrund standen.

Anders sah die Rolle der niedergelassenen Ärzte aus. Während der NS-Zeit kamen von verschiedenen Seiten Klagen auf, dass diese Gruppe von Medizinern sich nicht an der Umsetzung des *Gesetzes zur Verhütung erbkranken Nachwuchses* beteiligte. Die Gründe werden auch in der heutigen Forschung wiederholt: Furcht vor Ansehensverlust durch die Anzeigenerstattung und den damit verbundenen ökonomischen Schäden. Dabei darf nicht übersehen werden, dass die niedergelassenen Mediziner durchaus ihrer Anzeigepflicht nachkamen. Sie hielten sich vornehmlich an die Diagnosen im Sterilisationsgesetz, die mit objektivierbaren Symptomen zusammenhingen. Die unklare Sammeldiagnose „angeborener Schwachsinn" war für sie weniger bedeutend. Sie kannten den Teil der Bevölkerung, mit dem sie Kontakt hatten, gut genug, um zu erkennen, dass hier keine vermeintliche Erkrankung vorlag, sondern schlicht eine andere Lebenswelt als bei den Eliten, die die Grundlagen des Sterilisationsgesetzes gelegt hatten. Sie brachten eher die Diagnosen zur Anzeige, hinter denen sich verhältnismäßig klar diagnostizierbare Krankheiten verbargen und wegen derer die Menschen zum Arzt gingen. Die Beschwerden der Erbgesundheitsrichter und höheren Medizinalbeamten über die vermeintliche Nichtbeteiligung der niedergelassenen Ärzte rührte nicht daher, dass diese ihrer Anzeigepflicht nicht nachkamen. Sie rührte daher, dass ihre Erwartungshaltung letztlich nicht der Lebens- und Berufswirklichkeit der Landärzte entsprach.

Zwischen den einzelnen Gesundheitsamtsbezirken konnte es große Unterschiede bei der Anzeigetätigkeit geben, wie aus dem Vergleich zwischen den Ämtern Trier-Land und Daun ersichtlich wird. Im Zuständigkeitsbereich des Dauner Amtes wurde wesentlich weniger angezeigt als in demjenigen des Amtsarztes von Trier-Land. Die Gründe dafür gehen aus den Quellen nicht hervor, jedoch liegt die Vermutung nahe, dass neben dem Verhalten der anzeigepflichtigen Gruppen auch die Einstellung des Amtspersonals eine Rolle spielte. Wenn dieses den Fokus ihrer Arbeit nicht auf die Ermittlung von „Erbkrankverdächtigen" legte, kamen weniger systeminterne Anzeigen zustande.

Viele Anzeigen, die bei den Gesundheitsämtern eingingen, wurden gar nicht vor das Erbgesundheitsgericht gebracht, sondern bereits vorher ad acta gelegt. In Trier-Land kam weniger als die Hälfte der eingegangenen Anzeigen vor das Erbgesundheitsgericht. Für das Dauner Gesundheitsamt lassen sich aufgrund der unzureichenden Jahresstatistiken keine entsprechenden Zahlen benennen. Die Begründungen für eine Nichtantragstellung waren dabei unterschiedlich: Sie reichten vom Alter der angezeigten Person bis hin zur Bemerkung, dass keine „Erbkrankheit" festgestellt werden konnte. Dabei ist aus den Untersuchten unterlagen nicht ersichtlich, ob jemand die Angaben der Amtsärzte in dieser Sache überprüfte. Gerade hier scheinen die Amtsärzte große Freiheiten genossen zu haben. Ab Kriegsbeginn blieben zudem viele Anzeigen unbearbeitet liegen.

Für die Antragstellung lassen sich Unterschiede zwischen den antragsberechtigten Gruppen feststellen. Die Amtsärzte waren im Unterschied zu den Ärzten „totaler Institutionen"[1051] dahingehend benachteiligt, dass sie die Informationen für die Antragsgutachten bei anderen Stellen zusammentragen mussten. Die erbbiologischen Kataster der Gesundheitsämter befanden sich – wenn überhaupt – erst im Aufbau und standen für die Antragstellung noch nicht im gewünschten Maße zur Verfügung. Bei ihrer Informationsbeschaffung hatten die Amtsärzte große Freiheiten, wie auch der Vergleich mit Forschungsergebnissen aus dem Saarland zeigt. In der Region Trier begnügten sich die staatlichen Mediziner in der Regel damit, Angaben der kommunalen Verwaltungsebene und – nicht in jedem Fall – der Schulen zusammenzutragen. Diese nichtmedizinischen Institutionen waren Teil des Informationsnetzwerks der Gesundheitsämter. Damit stellte sich auch

1051 Der Begriff wurde geprägt durch den Soziologen Erving Goffman und definiert „als Wohn- und Arbeitsstätte einer Vielzahl ähnlich gestellter Individuen [...], die für längere Zeit von der übrigen Gesellschaft abgeschnitten sind und miteinander ein abgeschlossenes, formal reglementiertes Leben führen." (*Goffman, Erving*, Asyle. Über die soziale Situation psychiatrischer Patienten und anderer Insassen, Frankfurt a. M. 1972, 11.). Zur Aufnahme in diese totalen Institutionen gehört auch die Vermessung des Individuums, um sie im Anstaltssystem verwalten zu können; vgl. *Goffman*, Asyle, 1972, 27.

die Befürchtung Gisbertz' aus dem Jahr 1934 als unbegründet heraus. Eine von ihm geforderte Beteiligung der NSDAP bei der Informationsbeschaffung für die Antragsgutachten ließ sich hingegen nicht in größerem Umfang feststellen. Die Berichte der Gesundheitspflegerinnen spielten dagegen eine große Rolle. Als überregionale Kooperationspartner standen den Ämtern beispielsweise der Außendienst der Provinzial-Heil- und Pflegeanstalt Andernach oder das *Provinzialinstitut für psychiatrisch-neurologische Erbforschung* in Bonn zur Verfügung. Totale Institutionen wie Heil- und Pflegeanstalten oder Gefängnisse hatten die für die Antragstellung benötigten Informationen in der Regel bereits zu Beginn des Anstaltsaufenthalts der Betroffenen zusammengetragen. Problematisch werden konnten hier genealogische Angaben, wie sie für die Sippentafeln verlangt wurden. Diese wurden beispielsweise bei Eingangsuntersuchungen in der Heil- und Pflegeanstalt der Barmherzigen Brüder in Trier in der Regel nicht erfragt. Hier kam Faas seine zusätzliche Funktion als Fürsorgearzt zugute, die es ihm zeitweise ermöglichte, entsprechende Angaben zu erheben. Für die Gesundheitsämter wurden Datensammlungen in Form von erbbiologischen Karteien angestrebt, doch band deren Erstellung kurzfristig mehr Ressourcen, als dass sie wirklich von Nutzen waren. Jedoch konnten die Gesundheitsämter in bestimmten Fällen auf bereits vorhandene Informationsbestände zurückgreifen. Dies war besonders bei Fürsorgezöglingen der Fall oder bei Anstaltspatienten, deren Unfruchtbarmachung nicht durch einen Anstaltsarzt beantragt worden war.

Weitere Unterschiede zwischen den Antragstellern bestanden darin, dass nur die Ärzte der Heil- und Pflegeanstalten klaren Regeln darüber unterworfen waren, in welchen Fällen ein Antrag auf Unfruchtbarmachung gestellt werden sollte. Es handelte sich um diejenigen, die entlassen werden sollten und unter eine der Diagnosen des *Gesetzes zur Verhütung erbkranken Nachwuchses* fielen. Die Einhaltung der Regeln wurde bei konfessionellen Einrichtungen durch die staatlichen Besuchskommissionen überwacht. Den Amtsärzten war die Umsetzung der rassenhygienischen Gesetzgebung als Berufspflicht aufgegeben, welche im *Gesetz über die Vereinheitlichung des Gesundheitswesens* festgeschrieben war. Die Überwachung der staatlichen Mediziner scheint dabei weniger umfassend gewesen zu sein als bei den Anstaltsärzten.[1052] Bei den Leitern von Haftanstalten scheinen entsprechende Regelungen nicht vorgelegen zu haben. Gefängnisse galten nicht als geschlossene Anstalten im Sinne des Sterilisationsgesetzes.[1053] Daher galt bei diesen Einrichtungen auch nicht das Entlassungsverbot der Heil- und Pflegeanstalten. Die For-

1052 So schritt das Regierungspräsidium bei der Amtsführung Lubenaus in Bitburg erst ein, als eine Mitarbeiterin des Gesundheitsamtes sich über ihren Vorgesetzten beklagte, vgl. oben Kapitel 2.3.

1053 Vgl. *Gütt/Rüdin/Ruttke*, Verhütung, 1936, 183.

schung hat sich bisher nicht eingehender mit der Rolle von Haftanstalten bei der Umsetzung des Sterilisationsgesetzes befasst. GÖTTE ist jedoch der Ansicht, dass zumindest in Wittlich die Initiative zur Sterilisation von der Anstaltsleitung und von Saint Paul ausgegangen ist.[1054]

Gemäß der Klientel, die sich in den Heil- und Pflegeanstalten befand, wurden die Anträge aus diesen Einrichtungen in der Hauptsache wegen Diagnosen gestellt, die mit „einigermaßen objektiv nachweisbare[n]“[1055] Symptomen einhergingen, also Schizophrenie oder Epilepsie. Für die Amtsärzte und die Leitung der Strafanstalt Wittlich spielte hingegen die Diagnose „angeborener Schwachsinn“ eine Hauptrolle. Dabei konnte bei Gefängnisinsassen nicht sicher festgestellt werden, dass die Unfruchtbarmachung als zusätzliche Strafe für bestimmte Deliktgruppen genutzt worden ist. Im Hinblick auf die – sehr kleine – Vergleichsgruppe der Häftlinge, deren Unfruchtbarmachung durch die Trierer Anstaltsleitung beantragt wurde, ist es jedoch möglich, dass es hier Unterschiede zwischen den Haftanstalten gab.

Die Ergebnisse der bisherigen Forschung über die Selbstanträge können durch die vorliegende Untersuchung bestätigt werden. Die wenigsten dieser Anträge geschahen wirklich freiwillig, sondern wurden vielmehr durch die Amts- und Anstaltsärzte initiiert. Ein wichtiges Indiz dafür besteht darin, dass die Selbstanträge in der Hauptsache nach demselben Diagnoseschema gestellt wurden wie die Anträge der Amtsärzte: Die meisten wurden aufgrund der unklaren Sammeldiagnose „angeborener Schwachsinn“ gestellt. Die Betroffenen hingegen dachten vermutlich weniger in eugenischen Kategorien. Wenn es wirklich zu freiwilligen Selbstanträgen kam, steckten andere Motive dahinter, wie beispielweise der Wunsch nach einer Verhütung von Nachwuchs im Allgemeinen.

Bei der Besetzung des Trierer Erbgesundheitsgerichts ergaben sich für die verantwortlichen Stellen innerhalb der Justiz einige Probleme: Die für die beamteten Beisitzerposten vorgesehenen Amtsärzte waren aufgrund ihrer Arbeitsbelastung bei der Terminfindung nicht so frei, wie Schwarzer sich dies gewünscht hätte. Dies machte es notwendig, einen größeren Anteil der Amtsärzte als Beisitzer zu benennen. Durch den häufigen Wechsel innerhalb dieser Berufsgruppe war es schließlich notwendig, insgesamt 14 Personen aus den Kreisen der staatlichen Mediziner am Erbgesundheitsgericht einzusetzen. Die Probleme bei der Besetzung mit Amtsärzten waren so gravierend, dass die Justizverwaltung zur Lösung zeitweise gegen die Vorschrift verstieß, nur ernannte Beisitzer einzusetzen.

Der Kreis der nichtbeamteten Beisitzer wies bezüglich der personellen Zusammensetzung größere Kontinuitäten auf. Hier ergaben sich die Schwierigkeiten für die Justiz daraus, dass in Form der Gauleitung eine überregionale Parteistelle ver-

1054 Vgl. *Götte*, Jugendstrafvollzug, 2003, 375–376.
1055 *Braß*, Zwangssterilisation, 2004, 92.

suchte, Einfluss auf die Besetzung auszuüben (und das, obwohl der NSDÄB über die Bezirksregierung bereits ein Vorschlagsrecht ausübte). Die Verantwortlichen der Trierer Justiz konnten sich erfolgreich gegen diese Vorstöße erwehren. Die darauf folgenden weiteren Einmischungsversuche Gisbertz', der dies mithilfe der NSDAP unternahm und sich um eine radikale Umsetzung des Sterilisationsgesetzes sorgte, ebbten bereits vor der Versetzung des Mediziners ab.

Die Vorsitzenden des Trierer Erbgesundheitsgerichts – Schwarzer und Oeffner – versuchten auf der einen Seite, Rechtsbrüche durch das Gericht zu vermeiden und die richterliche Unabhängigkeit zu verteidigen.[1056] Dies wird besonders bei den Diskussionen um die Schwangerschaftsabbrüche und die Einmischung der NSDAP deutlich. Auf der anderen Seite unterstützte das Gericht die innerhalb des *Gesetzes zur Verhütung erbkranken Nachwuchses* vorgesehene Willkür bei der Rechtsprechung: In einigen Fällen wurde die Lebenswelt der Betroffenen berücksichtigt (wie beispielsweise die Messung der Zeit in Vaterunsern), in anderen Fällen wurde sie außer Acht gelassen (wie beispielsweise die Unmöglichkeit eines regelmäßigen Schulbesuchs). Auch bei der Intelligenzprüfung durch das Gericht scheint es keine klaren Regeln befolgt zu haben: Teilweise wurden die Betroffenen so lange befragt, bis sich falsche Antworten häuften und „angeborener Schwachsinn" festgestellt wurde. Diese Willkür war dem Sterilisationsgesetz inhärent und wurde bei der offensichtlich rechtspositivistischen Einstellung der beteiligten Juristen und Mediziner nicht problematisiert.[1057]

Die mangelnde Güte der amtsärztlichen Unterlagen machten eigene Ermittlungen des Trierer Erbgesundheitsgerichts notwendig. Doch auch diese scheinen nicht in jedem Fall ausreichend umfassend gewesen zu sein. Das Kölner Erbgesundheitsobergericht musste in einigen Beschwerdeverfahren eigene Untersuchungen in die Wege leiten, um Material für einen Beschluss zu sammeln. Besonders deutlich wurde dies an Fällen, in denen erst das Erbgesundheitsobergericht Abschriften von Schulzeugnissen ermittelte, um einen Beschluss auf Unfruchtbarmachung wegen „angeborenem Schwachsinn" zu überprüfen.

Die Trierer Richter bemühten sich nach negativen Erfahrungen, die sie zu Beginn ihrer Tätigkeit mit den unzureichenden Antragsgutachten gesammelt hatten, darum, die Betroffenen in den Verfahren anzuhören. Dadurch war es den „Erbkrankverdächtigen" möglich, sich gegen eine drohende Unfruchtbarmachung zur Wehr zu setzen. Dies konnte auch mit anwaltlicher Hilfe geschehen. Auch die vom Erbgesundheitsgericht bestimmten Pfleger setzten sich teilweise für ihre Pfleglinge ein und legten gegen ergangene Sterilisationsbeschlüsse Beschwerde ein.

1056 Vgl. auch *Erbacher/Höroldt*, Erbgesundheitsgerichtsbarkeit, 1995, 1311.

1057 Zu einem ähnlichen Ergebnis kommt Heitzer im Hinblick auf das Passauer Erbgesundheitsgericht, vgl. *Heitzer*, Zwangssterilisation, 2005, 365.

Der Pfleger Stadtmüller ging sogar so weit, einen Rechtsanwalt in das Verfahren miteinzubeziehen, um einen Beschluss vor der Revisionsinstanz prüfen zu lassen.

In ihren Entscheidungen folgten die Trierer Erbgesundheitsrichter der Tendenz, die alle Erbgesundheitsgerichte im Reich aufwiesen: Über die Jahre hinweg nahm der Anteil der beschlossenen Sterilisationen immer mehr ab. Hinsichtlich der Wiederaufnahmeanträge war das Trierer Gericht hingegen rigoroser als beispielsweise dasjenige in Frankfurt: Die Trierer Richter wiesen sie in der Mehrheit der Fälle ab. Auch auf einem anderen Feld seiner Tätigkeit handelte Schwarzer nicht zum Wohle der Betroffenen: Die Verschwiegenheit im Sterilisationsverfahren war zwar durch das Sterilisationsgesetz vorgeschrieben, nichtsdestotrotz wandte sich der Trierer Erbgesundheitsgerichtsvorsitzende gegen eine ministerielle Anweisung und ließ mehrere Betroffene aus benachbarten Orten zu den Außenterminen der Kammer erscheinen.

Der ärztliche Eingriff, mit dem der Unfruchtbarmachungsbeschluss an den betroffenen Personen vollstreckt wurde, lag im Untersuchungsraum in den Händen einiger weniger Mediziner. Nach anfänglichen Schwierigkeiten konnten im Elisabethkrankenhaus in Trier die Ärzte Hisgen, Loenhard und Schulzebeer als Operateure gewonnen werden. Der Hauptteil der vom Erbgesundheitsgericht beschlossenen über 2000 Unfruchtbarmachungen wurde in dieser Klinik durchgeführt. Sowohl die Ärzte als auch das Krankenhaus konnten aus ihrer Tätigkeit einen finanziellen Gewinn schlagen: Die Mediziner wurden für den Eingriff nach den geltenden Richtlinien entlohnt. Die Klinik hingegen konnte damit rechnen, dass ein Teil der Betten mit Patienten belegt war, die sich vom Eingriff erholten. Solche ökonomischen Überlegungen scheinen mit dazu geführt zu haben, dass die Kreiskrankenhäuser in Saarburg (Operateur: Pfeiffer) und Wittlich (Operateur: Bley) ab 1936 ebenfalls Unfruchtbarmachungen durchführten. Für die Kreisverwaltungen bot sich damit die Möglichkeit, die Gelder für die Unfruchtbarmachungen im Kreis zu belassen und die Krankenhäuser damit zu subventionieren. Das Elisabethkrankenhaus reagierte darauf mit einem Preisnachlass für die staatlichen Stellen, um möglichst viele Operationen in Trier zu halten.

Wie viele Betroffene bei den Operationen oder im Anschluss daran ihr Leben ließen, bleibt unklar. Die aus den Quellen gewonnenen Daten weisen darauf hin, dass die Werte unter einem Prozent bei beiden Geschlechtern lagen. Über die Dunkelziffer lassen sich naturgemäß keine Angaben machen. Ähnliches gilt für die Frage, ob Frauen, die einem Schwangerschaftsabbruch nach dem Sterilisationsgesetz zustimmten, zu ihrem Einverständnis gezwungen wurden. Aus den untersuchten Akten lässt sich Zwang nur schwer rekonstruieren. Zudem gab es Frauen, die keinen Abort vornehmen ließen und das Kind austrugen.

Die Amtsärzte nutzen ihr Privileg, Personen mithilfe der Polizei zur Unfruchtbarmachung in eine Klinik überführen zu lassen, in unterschiedlichem Maße. Gisbertz und Müller versuchten erfolglos, die Polizei bei jeder beschlossenen Unfruchtbarmachung einzusetzen. Andere wiederum versuchten zunächst durch Gespräche, die Betroffenen zum Klinikaufenthalt zu bewegen. Einige Amtsärzte ließen eine angeordnete Operation sogar aus wirtschaftlichen oder familiären Gründen der betroffenen Person verschieben. Insgesamt scheint der Polizeieinsatz in der Region nicht so häufig notwendig geworden zu sein, wie in der Forschung bisher angenommen. Die Angabe des Reichsinnenministeriums aus dem Jahr 1937, dass im Jahr 1934 in der Region Trier bei 30,4 % der Sterilisationsoperationen Zwangsmaßnahmen eingesetzt werden mussten, lässt sich mit den vorhandenen Zahlen aus dem Untersuchungsraum nicht stützen.

Mindestens zwei Frauen wurden außerhalb des *Gesetzes zur Verhütung erbkranken Nachwuchses* im Saarburger Kreiskrankenhaus unfruchtbar gemacht. Dies weist darauf hin, dass es innerhalb der Ärzteschaft der Region Mediziner gab, die zu eugenisch begründeten Sterilisationen motiviert waren und nicht erst durch das Sterilisationsgesetz dazu gebracht wurden.

Ledige Männer und Frauen, die hauptsächlich die Volksschule besucht und keine Berufsausbildung genossen hatten, stellten den Hauptanteil derer dar, die von der Umsetzung des Sterilisationsgesetzes betroffen waren. Die meisten von ihnen waren kinderlos, sodass die Vorgabe, Personen zu sterilisieren, bevor sie Nachwuchs bekamen, in der Hauptsache erfüllt wurde.

Die Reaktionen der Betroffenen auf das Verfahren reichten von resignierter Zustimmung bis zu Versuchen, sich dem Sterilisationsbeschluss zu entziehen. Oftmals versuchten die Betroffenen, ihr Schicksal aus Scham vor ihren Mitbürgern zu verbergen, andere wiederum gingen in die dörfliche Öffentlichkeit, um eine Operation abzuwenden.

Die Reaktionen auf das *Gesetz zur Verhütung erbkranken Nachwuchses* aus dem kirchlichen Raum waren vielfältig. Faas, Leiter einer katholischen Heil- und Pflegeanstalt, unterstützte die Umsetzung des Gesetzes nach Kräften und stellte auch Anträge auf Unfruchtbarmachung seiner eigenen Patienten. Gefängnisdirektor Bleidt ließ, mit Zustimmung des Generalvikariates, die Anträge auf Unfruchtbarmachungen durch einen Vertreter im Amt unterschreiben. Damit schien er einen persönlichen Ausgleich zwischen staatlichem Gesetz und kirchlichen Vorschriften gefunden zu haben. Die im Erziehungsheim Föhren tätige Leitung, also der Hausgeistliche und die Franziskanerinnen von Nonnenwerth, versuchten hingegen auf ihre Weise, die Umsetzung der Sterilisationen zu verhindern. Dem Druck der Provinzialverwaltung konnten sie sich letztlich nicht entziehen. Die entschiedensten Konsequenzen in ihrer ablehnenden Haltung zum *Gesetz zur Verhütung erbkranken Nachwuchses* scheinen letztendlich die Waldbreitbacher Franziskanerinnen gezogen zu haben. Sie verließen ihre Wirkungsstätte und es ist denkbar, dass die Unfruchtbarmachungen im Saarburger Kreiskrankenhaus zumindest mittelbarer Anlass gewesen sind. Bleidt, den Waldbreitbacher Franziskanerinnen und den Nonnenwerther Franziskanerinnen mit dem Hausgeistlichen war gemein, dass sie unmittelbar mit den von den Sterilisationen betroffenen Personen zu tun hatten. Anders sah es bei Bischof Bornewasser und dessen Generalvikariat aus. Nach anfänglichem Widerspruch übten sie sich in Zurückhaltung oder verloren sich in moraltheologischen Diskussionen. Einzelne Priester versuchten, die Betroffenen nach Möglichkeit zu unterstützen, dabei scheinen ihre Aktionen nicht von der Bistumsspitze organisiert gewesen zu sein. Das Generalvikariat lehnte es beispielsweise ab, dass die Betroffenen dazu aufgefordert wurden, einen Polizeieinsatz zu provozieren, jedoch war es damit einverstanden, dass die Betroffenen auf ihr Beschwerderecht hingewiesen wurden. Ein Versuch, die Bevölkerung systematisch gegen das Sterilisationsgesetz einzustimmen, konnte nicht nachgewiesen werden. Auch aus den Beschwerdeschriften gegen Beschlüsse des Trierer Erbgesundheitsgerichts ist nicht ersichtlich, dass die katholische Konfession für die Beschwerde eine besondere Rolle gespielt hätte.

4. Die NS-„Euthanasie“ und der Regierungsbezirk Trier

Seit dem Jahr 1919 hat es im Regierungsbezirk Trier keine Provinzial-Heil- und Pflegeanstalt mehr gegeben. Die Aufgaben einer solchen Einrichtung wurden zum Teil von der Heil- und Pflegeanstalt der Barmherzigen Brüder in Trier übernommen.[1] Die Patienten dieser Einrichtung wurden zu Beginn des Zweiten Weltkrieges in andere Anstalten verlegt. Um dieses Ereignis einordnen zu können, wird zunächst die Geschichte der Trierer Anstalt von 1933 bis 1939 näher betrachtet: Blieb die Einrichtung ein Teil des Anstaltssystems der Rheinprovinz und der Gesundheitsversorgung der Region oder war sie davon bedroht, in den Auseinandersetzungen zwischen katholischer Kirche und NS-Regime zerrieben zu werden?

Vor diesem Hintergrund ist es dann möglich, die Frage zu beantworten, warum die Patienten 1939 die Trierer Einrichtung verlassen mussten. Konnte schon zu diesem Zeitpunkt davon ausgegangen werden, dass es mit dem Ziel der Patiententötung geschah? Was passierte mit den Männern, nachdem sie in andere Einrichtungen verlegt worden waren?

Ein Teil der Patienten blieb auch nach dem Beginn des Zweiten Weltkrieges bis ins Jahr 1941 in der Obhut der Barmherzigen Brüder.[2] In welchem Umfang wurden diese Männer durch die T4-Meldebogen erfasst? Lässt sich bestimmen, wer diese Bogen ausgefüllt hat? Daran lässt sich klären, inwiefern die Verantwortlichen der Anstalt Anteil an der Umsetzung der Patiententötungen hatten.

Das dritte Unterkapitel befasst sich mit der Reaktion Bornewassers auf die Patiententötungen. Dabei werden die Predigten des Trierer Bischofs in den Kontext der kirchlichen Proteste gegen die Aktion T4 eingeordnet. Des Weiteren wird anhand zweier Beispiele untersucht, welche Folgen die Weiterverbreitung der bischöflichen Predigten für die betreffenden Personen haben konnte.

Der Fokus dieses Kapitels liegt auf der Heil- und Pflegeanstalt der Barmherzigen Brüder in Trier. Jedoch hat es im Regierungsbezirk eine weitere Einrichtung gegeben, in der geistig behinderte Menschen gepflegt wurden: Im vierten Unterkapitel wird, soweit möglich, untersucht, wie das St. Vinzenzhaus in Schönecken von den Patiententötungen betroffen gewesen ist.

1 Vgl. oben Kapitel 2.4.

2 Vgl. unten Kapitel 4.2.1.

4.1 Die Heil- und Pflegeanstalt der Barmherzigen Brüder in den Jahren 1933 bis 1939

Zu Beginn der NS-Zeit stellten Heil- und Pflegeanstalten in kirchlicher Trägerschaft fast ein Sechstel der Plätze für Menschen mit geistiger Behinderung im Reich.[3] In der Rheinprovinz waren die konfessionellen Träger innerhalb der Krankenpflege aufgrund der historischen Entwicklung besonders stark vertreten. Dort stellten sie nach Kaminsky im Jahr 1937 insgesamt 49,4 % des Anstaltsraumes.[4]

Die caritativen Einrichtungen waren „personell und finanziell eng mit dem staatlichen Wohlfahrtswesen verflochten“[5]. Die kirchlichen Häuser arbeiteten zu geringeren Kosten als staatliche Anstalten, was sie für die Kostenträger attraktiv machte.[6] Die Gemeinschaften oder Orden, die die Anstalten trugen, waren hingegen, wie Süss betonte, von den „wirtschaftlichen Erträge[n] aus der Krankenpflege“[7] abhängig. Aufgrund dieser wechselseitigen Verbindung habe den katholischen Einrichtungen eine Mitarbeit an der Gesundheitspolitik des NS-Staates nicht abgetrotzt werden müssen. Sie sei freiwillig geschehen aufgrund eines „Selbstverständnis[ses], das den Dienst am kranken Menschen als wichtigen Teil der religiösen Praxis begriff.“ Dieses Selbstverständnis habe sich auch durch die Entwicklungen während der NS-Zeit nicht geändert.[8]

Die Heil- und Pflegeanstalt der Barmherzigen Brüder in Trier war 1933 ein fester Bestandteil der psychiatrischen Versorgung innerhalb der Rheinprovinz. Als Aufnahmeanstalt für den Regierungsbezirk Trier übernahm sie dabei eine wichtige Funktion, die ansonsten in der Regel den provinzialeigenen Einrichtungen vorbehalten gewesen ist.[9] Im Folgenden wird daher untersucht, wie sich diese Verflechtung während der Zeit zwischen 1933 und 1939 weiterentwickelte. Wie gestaltete sich die ärztliche Leitung und wie war die Patientenstruktur aufgebaut? Welche Rolle spielte die Anstalt im Gesundheitssystem der Region? Wie entwickelte sich

3 Vgl. *Süss, Winfried*, Die katholische Kirche, Bischof von Galen und die „Euthanasie“ – Neun Thesen, in: Sirl, Benigna (Hrsg.), Die Assoziationsanstalt Schönbrunn und das nationalsozialistische Euthanasie-Programm (Schriften des Archivs des Erzbistums München und Freising, Bd. 15), Regensburg 2011, 15–41, 17, 17.

4 Katholische Anstalten 34,9 %, evangelische 14,5 %. Die Anstalten in provinzieller Trägerschaft machten demnach 47,6 % aus, kommunale und private Anstalten (z. B. die Anstalt Bendorf-Sayn für jüdische Patienten) machten jeweils 1,5 % aus; vgl. *Kaminsky*, Rheinische Psychiatrie, 2013, 59–60.

5 *Süss*, Katholische Kirche, 2011, 18.

6 Vgl. oben Kapitel 2.4.

7 *Süss*, Katholische Kirche, 2011, 18, von dort auch das folgende Zitat.

8 Vgl. *Süss*, Katholische Kirche, 2011, 18.

9 Vgl. oben Kapitel 2.4.

die Belegung der Anstalt und welche Schwierigkeiten bestanden für die Einrichtung während der 1930er-Jahre?[10]

4.1.1 Die ärztliche Leitung

Federführend für die Leitung von Heil- und Pflegeanstalten waren seit dem 19. Jahrhundert die Anstaltsdirektoren, die „Ärztlicher Leiter, Verwaltungschef und ‚Herr im Haus'"[11] in einer Person waren. Die Anstalt der Barmherzigen Brüder wurde seit dem 1. April 1934 von dem am 7. November 1887 in Prüm geborenen Dr. Jakob Faas geleitet. Dieser hatte sich am 27. November 1933 auf die Stelle des Anstaltsdirektors beworben.[12] Dessen Vorgänger war seit September 1932 aufgrund einer Erkrankung nicht mehr in der Lage gewesen, seinen Dienst auszuüben.[13] Faas hatte 1913 mit einer Arbeit *Über die Schwangerschaftstetanie* seinen Doktorgrad erworben.[14] Ab demselben Jahr war er Arzt in der staatlichen Heil- und Pflegeanstalt Kutzenberg in Bayern, wo er die Position des zweiten Arztes und des stellvertretenden Direktors einnahm.[15] Im Jahr 1929 wurde ihm der Titel eines Medizinalrates verliehen.[16] Bereits vor 1933 gab es in den Kreisen der bayerischen Psychiatrie Diskussionen über ein Sterilisierungsgesetz, welches im Allgemeinen auf große Zustimmung stieß.[17] Inwieweit Faas mit dieser Diskussion in Berührung gekommen ist, lässt sich nicht nachweisen. Sein Engagement an der Umsetzung des *Gesetzes zur Verhütung erbkranken Nachwuchses* lässt zumindest vermuten, dass er der Sterilisationsthematik aufgeschlossen gegenüberstand.[18] In diversen Leumundszeugnissen, welche die Barmherzigen Brüder im Rahmen des Bewerbungsverfahrens von kirchlichen Institutionen erhielten, wird er unter anderem als praktizierender Katholik beschrieben sowie als psychiatrischer Fachmann bezeichnet.[19]

---

10 Zur Beteiligung an den Sterilisationen nach dem *Gesetz zur Verhütung erbkranken Nachwuchses* vgl. oben Kapitel 3.2.2.

11 *Kersting, Franz-Werner*, Anstaltsärzte zwischen Kaiserreich und Bundesrepublik. Das Beispiel Westfalen (Forschungen zur Regionalgeschichte, Bd. 17), Paderborn 1996, 41.

12 Vgl. ABBT, Ordner C 6: Chefarzt der Psychiatr. Klinik.

13 Vgl. LHAKo Best. 442, Nr. 18254.

14 Vgl. ABBT, Nr. 388.

15 Zur Anstalt Kutzenberg vgl. *Zenk, Alfons*, Die oberfränkische Heil- und Pflegeanstalt Kutzenberg, in: Cranach, Michael von/Siemen, Hans-Ludwig (Hrsg.), Psychiatrie im Nationalsozialismus. Die Bayerischen Heil- und Pflegeanstalten zwischen 1933 und 1945, 2. Aufl., München 2012, 122–142.

16 Vgl. ABBT, Ordner C 6: Chefarzt der Psychiatr. Klinik.

17 Vgl. *Birk*, Gesetz, 2009, 65–67.

18 Vgl. oben Kapitel 3.

19 Vgl. ABBT, Ordner C 6: Chefarzt der Psychiatr. Klinik.

Der Posten des Direktors der Heil- und Pflegeanstalt der Barmherzigen Brüder war mit einem Jahresgehalt von 8400 RM vergütet.[20] Zum Vergleich: Die Jahresbezüge der Direktoren westfälischer Heil- und Pflegeanstalten lagen zwischen 5440 RM und 8830 RM (inklusive Wohnungsgeldzuschuss).[21] Ein niedergelassener Arzt erhielt im Jahr 1936 durchschnittlich 12.000 RM brutto.[22]

Faas hatte sich in seinem Dienstvertrag vom April 1934 dazu verpflichtet, „sich ganz dem Anstaltsdienste zu widmen“[23], wobei ihm Nebentätigkeiten erlaubt waren. Wegen seiner zusätzlichen Beschäftigungen geriet er im Jahr 1936 in Konflikt mit den staatlichen Aufsichtsbehörden. Bei einer Visitation der Anstalt durch den Direktor der Provinzial-Heil- und Pflegeanstalt Andernach, Dr. Johann Recktenwald,[24] vom 18. Juni 1936 hielt dieser im Besuchsprotokoll fest, dass Faas eine Privatpraxis führte, die Nervenabteilung des Brüderkrankenhauses mitbetreute „und die offene Fürsorge für Geistes- und Nervenkranke im Regierungsbezirk Trier mit monatlich 12 Sprechtagen“[25] versehe. Dies alles, so Recktenwald, würde sich negativ auf die ärztliche Versorgung der Patienten auswirken. Damit korrespondiert die Kritik an der Führung der Krankenblätter, „sowohl was Inhalt als [auch] Häufigkeit der Eintragungen“ anging. Der bisherige, seit einem Jahr angestellte Assistenzarzt sei zu einer militärischen Übung eingezogen worden. Dieser besitze zudem laut Recktenwald keine psychiatrische Facharztausbildung. Aufgrund der Nebenbeschäftigung Faas' sei zu überlegen, ob nicht ein dritter Arzt eingestellt werden sollte.[26]

Gegenüber den gegen ihn erhobenen Vorwürfen äußerte sich Faas in einem längeren Schreiben vom 13. Oktober 1936. Den Vorwurf, die Krankenblätter seien nachlässig geführt, wies er als „Ungeheuerlichkeit“[27] zurück. Recktenwald habe sich lediglich ein einziges Krankenblatt angeschaut. Der betreffende Patient befinde sich seit mehreren Jahren in der Anstalt, sodass „alle Vierteljahr ein zusammenfassender Eintrag“ ausreiche. Seine Privatpraxis bestehe pro Woche aus maximal 15 bis 30 Minuten. Die von Recktenwald angesprochene Nervenabteilung des Krankenhauses stehe die meiste Zeit des Jahres leer. Die Fürsorgesprechstunde stelle für Faas ebenfalls keine Probleme dar. Er sei hierzu in der Regel nachmittags abwesend, nachdem er morgens seinen ärztlichen Pflichten in der Anstalt nachgekommen sei. Er sei mit dem Auto unterwegs und in Notfällen telefonisch zu erreichen. Des

20 Vgl. ABBT, Ordner C 6: Chefarzt der Psychiatr. Klinik.
21 Vgl. *Kersting*, Anstaltsärzte, 1996, 130.
22 Vgl. *Ley*, Zwangssterilisation, 2004, 169.
23 ABBT, Ordner C 6: Chefarzt der Psychiatr. Klinik.
24 Zu Recktenwald vgl. *Elsner*, Recktenwald, 2009.
25 LHAKo Best. 442, Nr. 18254, von dort auch das folgende Zitat.
26 Vgl. LHAKo Best. 442, Nr. 18254.
27 LHAKo Best. 442, Nr. 18254, von dort auch die folgenden Zitate.

Weiteren würden die Fachärzte des Krankenhauses auch die Patienten der Heil- und Pflegeanstalt behandeln. Die ärztliche Versorgung seiner Patienten sei demnach zu jeder Zeit gesichert. In diesem Zusammenhang attackierte Faas die Gesundheitsversorgung in der Region:

> Ein Mißstand wäre höchstens darin zu erblicken, daß den Erbkranken in Trier 10 Spezialärzte Tag und Nacht zur Verfügung stehen, während auf dem Hunsrück und der Eifel erbgesunde Volksgenossen bei plötzlichen Erkrankungen und Unfällen sterben müssen, ehe ein Arzt zu erreichen ist![28]

Das Regierungspräsidium in Trier kritisierte in einem Schreiben vom 1. Dezember 1936 die Art und Weise, wie Faas mit den beanstandeten Punkten umging. Dieser habe nicht darüber berichtet, dass die Mängel abgestellt worden seien, sondern vielmehr versucht darzulegen, dass „eigentlich alles in bester Ordnung“[29] sei. „[D]ie Form des Schreibens“ wurde „als unangemessen zurück[gewiesen].“ Zuletzt wurde um Aufklärung darüber gebeten, in welchen Orten die von Faas genannten Missstände vorgefallen seien.[30]

Die Antwort auf diese Zurechtweisung vom 12. Dezember 1936 wurde nicht von Faas als Anstaltsdirektor unterzeichnet, sondern lief unter dem Briefkopf des Ordens und der Unterschrift des stellvertretenden Generaloberen. Darin wurden die von der Besuchskommission im Juni genannten Mängel als beseitigt gemeldet. Das Thema der ärztlichen Versorgung in Eifel und Hunsrück wurde nicht weiter erwähnt. Zukünftige Schreiben Faas' an das Regierungspräsidium weisen zudem eine höhere Sachlichkeit auf.[31] Aus dem Vorfall wird deutlich, dass Faas sich in Bezug auf die ihm unterstehende Anstalt durchaus als „Herr im Hause“ verstand, zumindest was sein Auftreten nach außen anging. Die Ordensleitung hingegen war offensichtlich bestrebt, das zuweilen aufbrausende Temperament des Direktors gegenüber staatlichen Behörden zu zügeln.

Die herrische Art, in der Faas auch gegen die Mängelliste der Besuchskommission vom 18. Juni 1936 anging, zeigte sich bereits kurz nach der Übernahme des Direktorenpostens im April 1934. Zu einer seiner ersten Tätigkeiten gehörte die Stellungnahme zu einer Beschwerde, die im März 1934 dem Oberpräsidenten der Rheinprovinz zugestellt worden war. Heinrich S., der Vater eines ehemaligen Ordensmannes, beklagte sich darüber, dass sein Sohn in Einrichtungen der Barmherzigen Brüder bei der Pflege von Anstaltspatienten seine Gesundheit eingebüßt habe. Sechsmonatige Nachtwachen und anschließende schwere körperliche Arbeit wie Bohnern oder Bettenmachen ohne die Möglichkeit zur Regeneration hätten dazu

28 LHAKo Best. 442, Nr. 18254.

29 LHAKo Best. 442, Nr. 18254, von dort auch das folgende Zitat.

30 Vgl. LHAKo Best. 442, Nr. 18254.

31 Vgl. LHAKo Best. 442, Nr. 18254.

geführt, dass der junge Mann an Entzündungen im Magen-Darmbereich leide. Der Sohn habe wiederholt um Erholungszeiten gebeten, die ihm nicht gestattet worden seien. Daher habe er die Konsequenzen ziehen und aus dem Orden austreten müssen. Der Beschwerdeführer verlangte eine eingehende Untersuchung der Sachlage. Die Leitung der Heil- und Pflegeanstalt wurde durch den Kreisarzt der Stadt Trier zu einer Stellungnahme aufgefordert. Die Ausführungen Faas' beginnen mit der Feststellung, dass die Ärzte von Heil- und Pflegeanstalten regelmäßig mit solchen Beschwerden von ehemaligen Pflegern konfrontiert werden würden. Den Klagen über die Nachtwachen hielt er entgegen, dass diese „beim Personal die beliebteste Dienstart“ sei.[32] Der Arzt stelle die Patienten ruhig, sodass die Pfleger nicht viel zu tun hätten. Zudem gebe es Zulagen für die Pfleger und genügend Zeit zur Erholung. Den Tätigkeiten, die S. als schwere Arbeit bezeichnete, hielt Faas das Leben von Bergleuten und Eifelbauern entgegen, die ein wesentlich härteres Leben führen würden. Nachdem der Anstaltsdirektor auf die Vorwürfe des S. eingegangen war, äußerte er sich seinerseits über die Person des ehemaligen Ordensmannes: Dieser sei ein „Psychopath mit hysterischen Zügen“, der „immer ‚krank‘ bleiben“ werde, da der Vater „nun an allen Stricken zieht, um für den Sohn eine Rente herauszuschinden.“[33]

Faas war nicht der einzige Arzt im Dienst der Trierer Heil- und Pflegeanstalt: Als er im April 1934 seinen Dienst in Trier antrat, wurde ihm Leonhard Ersfeld als Assistenzarzt zur Seite gestellt.[34] Am 16. Oktober 1934 verfasste Faas wegen seines Assistenzarztes eine Aktennotiz. Der Trierer Kreisarzt Gisbertz habe ihm eröffnet, dass Ersfeld bisher keine Approbation als Arzt erhalten habe. Der Anstaltsleiter hielt fest, dass Ersfeld „bereits 1 Jahr lang die Anstalt geleitet, und den gesamten Dienst auf den Abteilungen fast selbständig gemacht habe.“[35] Zudem habe er „eine ganze Menge von Gutachten für die verschiedensten Behörden abgegeben, besonders auch für die Gerichte.“ Faas verbot ihm daraufhin „jegliche ärztliche Tätigkeit“, bis Ersfeld eine Approbationsurkunde vorweisen könne.[36]

Ersfeld blieb nicht mehr lange in der Heil- und Pflegeanstalt der Barmherzigen Brüder. In seinem Besuchsbericht vom 30. Oktober 1934 vermerkte Recktenwald, dass die Stelle schnellstmöglich neu besetzt werden müsse. Zum 15. März 1935 begann Dr. Tieke aus der Anstalt Wehnen (Oldenburg) als Assistenzarzt in der Anstalt der Brüder. Zu Beginn des Jahres 1939 wechselte der Assistenzarzt erneut. Anstatt Tieke trat Dr. Paul Arens die Stelle an.[37]

32 LHAKo Best. 442, Nr. 18254, von dort auch die folgenden Zitate.

33 Vgl. LHAKo Best. 442, Nr. 18254, von dort auch die Zitate.

34 Zu Dr. Leonhard Ersfeld vgl. *Vossen*, Gesundheitsämter im Nationalsozialismus, 2001, 251–253.

35 ABBT, Ordner C 6: Chefarzt der Psychiatr. Klinik, von dort auch die folgenden Zitate.

36 Vgl. ABBT, Ordner C 6: Chefarzt der Psychiatr. Klinik.

37 Vgl. LHAKo Best. 442, Nr. 18254.

Der ärztlichen Leitung stand eine Verwaltung zur Seite, die den nichtmedizinischen Schriftverkehr mit den Behörden besorgte. Dazu zählten beispielsweise Baugesuche oder die Anmeldung von Patienten bei den zuständigen Behörden. Als Verantwortlicher zeichnete in der Regel ein Ordensbruder. Neben der Verwaltung und der ärztlichen Leitung stand ein Ordensmann der Heil- und Pflegeanstalt als Vorsteher vor.[38]

4.1.2 Die Patientenstruktur

Der strukturelle Aufbau der Heil- und Pflegeanstalten hatte sich bereits in der Kaiserzeit herausgebildet. Sie waren in der Regel in mehrere Abteilungen unterteilt, auf welche die Patienten gemäß ihres Geschlechts und „ihrer jeweiligen geistig-körperlichen Verfassung sowie vor allem" aufgrund „der ärztlichen Beurteilung ihres Krankheits-, Affekt- und Verhaltensprofils" verteilt wurden.[39] Es gab sogenannte „Wachabteilungen", auf denen die Patienten ständig überwacht wurden, „Stationen ohne dauernde Überwachung sowie offene Abteilungen". Eine Sonderform bildeten die Aufnahmeabteilungen für ruhige sowie unruhige Patienten, die dauernd überwacht waren. Körperlich kranke und sogenannte sieche Patienten waren meist gemeinsam auf einer Abteilung untergebracht. Die Verteilung der Patienten auf die einzelnen Stationen oblag dabei in der Regel dem ärztlichen Direktor.[40]

Wie sich aus überlieferten Patientenakten aus der Heil- und Pflegeanstalt der Barmherzigen Brüder rekonstruieren lässt, bestand diese aus insgesamt acht Abteilungen:

Tabelle 29: Abteilungen der Heil- und Pflegeanstalt der Barmherzigen Brüder

Abteilung	Funktion
1	Station/Aufnahme
2	Wachabteilung/Aufnahme
3	Wachabteilung
4	Station/Aufnahme
5	Wachabteilung/Aufnahme
6	Station (inklusive 6 Isolierräume)
7	Station (inklusive Einzelzimmer)
8	Station

Rekonstruiert auf der Basis von Hessisches Hauptstaatsarchiv Wiesbaden (HHStAW) Best. 430/1, Nr. 11009, LHAKo Best. 426,006, Nrn. 455, 456, 457, 644, 2869, 2870, 3208, 4118, 5655, 6143, 10613, 15183, 17878, 18254.

38 Vgl. LHAKo Best. 442, Nr. 18254.

39 *Kersting*, Anstaltsärzte, 1996, 53, von dort auch die folgenden Zitate.

40 Vgl. *Kersting*, Anstaltsärzte, 1996, 52–53.

Die regelmäßigen Berichte der Besuchskommissionen bieten einen Einblick in die Lebensbedingungen der Anstaltspatienten. Die Männer waren in insgesamt 30 Schlafräumen untergebracht, von denen 16 größere Schlafsäle waren. Tagsüber standen den Patienten acht Tagesräume, fünf Beschäftigungsräume (Werkstätten) sowie vier Gärten zur Verfügung. Die Verköstigung wurde von den Besuchskommissionen nie beanstandet.[41]

Obwohl die Einrichtung der Barmherzigen Brüder in Trier in der Anstaltslandschaft der Rheinprovinz als konfessionelle Anstalt den Part einer Verwahranstalt für vermeintlich unheilbare Fälle innehatte, lassen sich auch Therapieformen nachweisen. In der Anstalt wurden Fieberkuren durchgeführt, mit denen Beispielsweise Asthma[42] oder Schizophrenie[43] geheilt werden sollte. Der Nutzen von Fieberkuren bei Schizophreniepatienten war jedoch schon zu dieser Zeit umstritten.[44] Die Anwendung kann als Ausdruck eines „therapeutische[n] Aktivismus“[45] verstanden werden, welcher in der Mitte der 1930er-Jahre in der Psychiatrie um sich griff. Modern waren zu jener Zeit Insulin- oder Cardiazolschocktherapien. Beide Methoden führen zu einem Schockzustand des Patienten, „der bei einigen Menschen zu einem zeitweiligen Verschwinden ihrer psychischen Störungen führte.“[46] Diese Therapieform war mit hohen gesundheitlichen Risiken für den Betroffenen verbunden, wurde jedoch von den Ärzten schließlich als gangbare Methode angesehen, um Schizophreniepatienten nicht nur wie bisher zu verwahren, sondern auch heilen zu können. Diese Hoffnungen wurden bereits nach wenigen Jahren zerschlagen, als statistische Auswertungen ergaben, dass mit den Schockbehandlungen keine langfristig andauernden Therapieerfolge zu erzielen waren.[47] Es gibt Hinweise darauf, dass solche Schockbehandlungen auch in der Trierer Heil- und Pflegeanstalt angewandt wurden.[48]

In der Anstalt der Barmherzigen Brüder wurden auch Zwangsmittel eingesetzt. Für 1938 lässt sich der Gebrauch von Isolierzellen nachweisen, in denen Personen über mehrere Tage hinweg eingesperrt wurden.[49] Zeitweilig wurden solche

41 Vgl. LHAKo Best. 442, Nr. 18254.

42 Vgl. LHAKo Best. 426,006, Nr. 15183.

43 Vgl. LHAKo Best. 512,017, Nr. 171.

44 Vgl. *Somogyi, I.*, Über Erfahrungen mit Fiebertherapie an der Budapester psychiatrischen und Nervenklinik in den Jahren 1920–1934, in: Archiv für Psychiatrie und Nervenkrankheiten 104, 1936, 268–283, 279–280.

45 *Siemen, Hans-Ludwig*, Menschen blieben auf der Strecke. Psychiatrie zwischen Reform und Nationalsozialismus, Gütersloh 1987, 153.

46 *Siemen*, Menschen, 1987, 156.

47 Vgl. *Siemen*, Menschen, 1987, 153–161.

48 Vgl. bspw. LHAKo Best. 512,001, Nr. 1495.

49 Vgl. LHAKo Best. 512,017, Nr. 289.

Zwangsmaßnahmen abgeschafft. In seinem Bericht von 1934 hatte Recktenwald die Abschaffung von Zwangsledermuffen gefordert. Im Besuchsprotokoll von 1936 vermerkte er, dass Muffen und Isolierzellen nicht mehr genutzt werden würden.[50]

Die Patienten der Trierer Heil- und Pflegeanstalt wurden nach Möglichkeit zu Arbeiten in der Einrichtung herangezogen. Faas selbst hatte in einem Aufsatz aus dem Jahre 1931 die Vorteile der Beschäftigungstherapie für die Patienten und die Anstalten betont. Er verwies dabei ausdrücklich auf das Konzept des Gütersloher Psychiaters Hermann Simon, der zu Beginn des 20. Jahrhunderts die Beschäftigungstherapie bedeutend geprägt hatte.[51] Für die Jahre 1933 bis 1935 liegen entsprechende Zahlen vor:

Tabelle 30: Beschäftigung der Patienten der Heil- und Pflegeanstalt der Barmherzigen Brüder in Trier (1933–1935)

	1933	1934	1935
Bettlägerige Patienten	171	243	273
Beschäftigte Patienten	285	295	295*
Unreine Patienten	30	42	40

* Im Besuchsbericht des Kreisarztes von Trier-Stadt sind in der Gesamtzahl 205 beschäftigte Patienten angegeben, die Summe der Einzelposten beträgt jedoch 295. Es scheint sich bei der niedrigeren Zahl demnach um einen Tippfehler zu handeln; vgl. LHAKo Best. 442, Nr. 18254.
Zahlen entnommen aus LHAKo Best. 442, Nr. 18254; die zum kompletten Bestand fehlenden Patienten waren weder bettlägerig noch beschäftigt.

Die Zahl der beschäftigten Patienten blieb im beobachtbaren Zeitraum stabil. Für das Jahr 1935 liegen genauere Zahlen zu den Beschäftigungsarten vor. Demnach waren 140 Männer auf dem Feld oder im Garten eingesetzt, 145 mit Hausarbeiten beschäftigt sowie zehn Personen als Handwerker tätig.[52] Der Anteil der beschäftigten Patienten ging bis zum Abtransport der Männer im September 1939 zurück. So waren zu dieser Zeit noch 130 bis 140 Männer für die Reinigung sowie in der Küche, im Garten und in Werkstätten eingesetzt.[53] Neben diesen Arbeitsleistungen wurden Patienten auch auf den Abteilungen dazu eingesetzt, bei der Pflege zu

50 Vgl. LHAKo Best. 442, Nr. 18254.

51 Vgl. *Faas, Jakob*, Wege und Ziele der Beschäftigungstherapie in den Heil- und Pflegeanstalten, in: Anstalts-Umschau: Zeitschrift für das gesamte Krankenhauswesen. Organ der Fachvereinigung der Verwaltungsleiter Deutscher Krankenanstalten, 1931, 8–9, passim; zur Arbeitstherapie nach Simon vgl. bspw. *Walter*, Psychiatrie, 1996, 254–255.

52 Vgl. LHAKo Best. 442, Nr. 18254.

53 Vgl. ABBT, Protokollbuch *Gemeinnützige Kranken- und Pflegeanstalten.*

helfen.[54] Warum die Zahl der beschäftigten Patienten in der Anstalt zurückging, obwohl Faas sich zuvor als Befürworter der Beschäftigungstherapie auswies, ist aufgrund der Quellenlage nicht zu erschließen.

Der Anteil der bettlägerigen Patienten nahm, wie Tabelle 30 zeigt, im Laufe der Jahre 1933 bis 1935 von 171 auf 273 zu. In den Verlegungslisten des Jahres 1939 sind von 291 in Provinzial-Heil- und Pflegeanstalten verlegten Patienten hingegen nur 26 als bettlägerig aufgeführt. Es handelte sich dabei um sogenannte Sieche. Des Weiteren waren 216 Patienten weder bettlägerig noch in Wachsälen untergebracht. Lediglich 35 galten als Unruhige, die in einem Wachsaal versorgt waren. Zudem galt ein ruhiger Patient als wachsaalbedürftig. Ein weiterer litt an einer Tuberkulose. Für zehn weitere Patienten sowie zwei gerichtlich untergebrachte Männer ist in den Transportlisten nicht angegeben, auf welcher Art Abteilung sie untergebracht waren.[55]

Die Zusammensetzung der Diagnosen, weshalb die Patienten in der Trierer Heil- und Pflegeanstalt waren, lässt sich für die Jahre ab 1937 anhand von Meldungen an das Reichsgesundheitsamt rekonstruieren. Die Aufstellung der Diagnosen orientierte sich dabei am *Würzburger Schlüssel*, der vom *Deutschen Verein für Psychiatrie* im Jahr 1931 als Diagnoseschema aufgestellt worden war.[56] Demnach war die Anstalt in der Regel zu etwa 60 % mit Patienten belegt, bei denen eine Erkrankung des Schizophrenen Formenkreises diagnostiziert worden war. Ein weiterer Schwerpunkt bildeten in den Jahren 1937 bis Kriegsbeginn Erkrankungen, die unter der Diagnose „angeborene oder früh erworbene Schwachsinnszustände“ zusammengefasst worden waren (13,1 bis 17,8 %). Einen dritten Schwerpunkt in diesen Jahren bildeten Patienten mit „Epilepsie ohne nachweisebare[r] Ursache“ (8,9 bis 10,5 %).[57] Die Zahlen entsprechen etwa den von Walter vorgelegten Erkenntnissen über die Patientenzusammensetzung der westfälischen Heil- und Pflegeanstalten zu Beginn der 1930er-Jahre: Schizophreniepatienten bildeten den größten Teil der Anstaltsbewohner, gefolgt von Menschen mit unterdurchschnittlich ausgeprägter Intelligenz.[58]

Zur Altersverteilung lassen sich auf Basis der Transportlisten aus den Jahren 1939 und 1941 und der überlieferten Patientenbücher der Zielanstalten Angaben herleiten. Es handelt sich dabei um eine Momentaufnahme zur Zeit des Abtransportes der Patienten:[59]

54 Vgl. LHAKo Best. 426,006, Nrn. 13194, 17244.

55 Eigene Berechnung auf der Basis von ABBT, Ordner „Mitteilungen und Anträge an das Ernährungsamt und Wirtschaftsamt der Stadt Trier“.

56 Vgl. Tabelle 39 auf S. 364 im Anhang.

57 Eigene Erhebungen auf der Basis von ABBT, Ordner „Personalien der früher in der Anstalt beschäftigten Brüder“.

58 Vgl. *Walter*, Psychiatrie, 1996, 425.

59 Eigene Berechnung auf der Basis von ABBT, Ordner „Mitteilungen und Anträge an das Ernährungsamt und Wirtschaftsamt der Stadt Trier“, ALVR Nrn. 44911, 42988, 42989,

Abbildung 3: Geburtsjahre der 1939/1941 in der Trierer Heil- und Pflegeanstalt untergebrachten Patienten

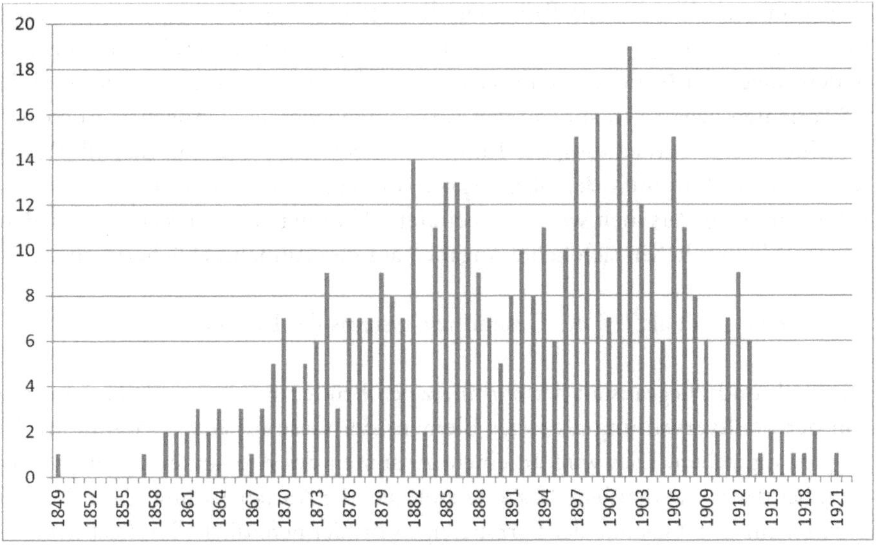

N=432; zu 86 Personen ließen sich keine Angaben erheben; eigene Erhebung auf der Basis von ABBT, Ordner „Mitteilungen und Anträge an das Ernährungsamt und Wirtschaftsamt der Stadt Trier", ALVR Nrn. 44911, 42988, 42989, 71187, 71269, Kloster Ebernach, Alphabetikum; LHAKo Best. 426,006, Nrn. 133–139.

Ein Großteil der Patienten wurde um 1900 geboren, ein weiterer Schwerpunkt lag in den 1880er-Jahren. Vom Alter her waren die Altersklassen um die 40 beziehungsweise um die 60 in der Anstalt dominierend. Lediglich drei Patienten waren unter 21 Jahre alt und damit noch nicht volljährig.

Die Verteilung der Berufe der Anstaltsbewohner zeigt eine große Vielfalt. 30,1 % hatten einen Beruf erlernt und waren Handwerker (beispielsweise Schmied, Zuckerbäcker, Schuhmacher, Schlosser, Zahntechniker) oder Angestellte (zum Beispiel Kaufmann, Notariatsgehilfe oder Schriftsetzer). Auch Polizisten und ein Organist waren darunter. 34,6 % waren ungelernte Arbeiter oder in der Landwirtschaft tätig. Ohne Beruf waren 18,5 % der Anstaltsbewohner.[60]

71187, 71269, Kloster Ebernach, Alphabetikum; LHAKo Best. 426,006, Nrn. 133–139. Es fehlen die Angaben aus den nichtvorhandenen Büchern von Süchteln. Des Weiteren sind die Angaben in den Galkhausener Büchern unvollständig, vgl. ALVR, Nr. 71187, 71269. Insgesamt fehlen die Angaben zu 86 Patienten.

60 N=518, zu 16,8 % lassen sich keine Angaben machen; eigene Berechnung auf der Basis von ABBT, Ordner „Mitteilungen und Anträge an das Ernährungsamt und Wirtschaftsamt der

Obwohl es sich bei der Heil- und Pflegeanstalt der Barmherzigen Brüder um eine katholische Einrichtung handelte, wurden auch nichtkatholische Patienten aufgenommen. Von den 518 Patienten, die 1939 und 1941 abtransportiert wurden, waren mindestens 338 katholischer und 21 evangelischer Konfession. Drei galten in den Augen der Nationalsozialisten als Juden,[61] einer war konfessionslos und für 158 Patienten ließen sich anhand der Aufnahmebücher keine Angaben erheben.[62]

Eine nähere Betrachtung des Familienstandes zeigt, dass von den 518 Patienten, die zum Zeitpunkt der Abtransporte in der Anstalt waren, mindestens 310 ledig waren. 59 Personen waren verheiratet, elf verwitwet und sechs geschieden. Für 132 Männer ließen sich keine Angaben aus den Aufnahmebüchern erheben.[63]

4.1.3 Die Anstalt als Teil des Gesundheitssystems der Region

Die Heil- und Pflegeanstalt der Barmherzigen Brüder in Trier wurde im Jahr 1934 von der Stadtverwaltung als festes Element der Gesundheitsversorgung in der Region angesehen. Dies wird an einem Ansinnen des Kreisarztes der Stadt vom Oktober des Jahres deutlich. Gisbertz eröffnete der Anstaltsleitung Pläne darüber, das sich auf dem Gelände der Barmherzigen Brüder befindliche Raphaelsheim zu einer Abteilung für weibliche Patienten umzuwidmen.[64] Das Raphaelsheim wurde 1930 zur Unterbringung „für Wanderer und Obdachlose“[65] mit 50 bis 100 Plätzen eingerichtet. Später diente es als Altersheim.[66] Der Kreisarzt war der Ansicht, dass die Aufnahme von Obdachlosen im Raphaelsheim „weder dem fürsorgerischen noch dem öffentlichen Interesse“[67] entspreche. „Die Masse der durchreisenden Menschen sind wertlose Menschen, ihre Unterbringung im polizeilichen Unterkunftsheim liegt im öffentlichen Interesse.“ Aus dieser Argumentation wird deutlich, dass der Kreisarzt die Fürsorge nur auf als „wertvoll“ erachtete Hilfsbedürftige angewandt wissen wollte. Daran zeigt sich, dass der Trierer Kreisarzt sich zu dieser

Stadt Trier“, ALVR Nrn. 44911, 42988, 42989, 71187, 71269, Kloster Ebernach, Alphabetikum; LHAKo Best. 426,006, Nrn. 133–139. Siehe auch Tabelle 40 auf S. 366 im Anhang.

61 Vgl. hierzu unten Kapitel 4.2.2.

62 Eigene Berechnung auf der Basis von ABBT, Ordner „Mitteilungen und Anträge an das Ernährungsamt und Wirtschaftsamt der Stadt Trier“, ALVR Nrn. 44911, 42988, 42989, 71187, 71269, Kloster Ebernach, Alphabetikum; LHAKo Best. 426,006, Nrn. 133–139.

63 Eigene Berechnung auf der Basis von ABBT, Ordner „Mitteilungen und Anträge an das Ernährungsamt und Wirtschaftsamt der Stadt Trier“, ALVR Nrn. 44911, 42988, 42989, 71187, 71269, Kloster Ebernach, Alphabetikum; LHAKo Best. 426,006, Nrn. 133–139.

64 Vgl. ABBT, Ordner Gruppe C II Nr. 6.

65 *Kettern*, Dienst, 1994, 74.

66 Vgl. *Kettern*, Dienst, 1994, 74.

67 ABBT, Ordner Gruppe C II Nr. 6, von dort auch das folgende Zitat.

Zeit bereits auf der Linie der NS-Gesundheits- und Fürsorgepolitik befand, die daraus bestand, bestimmte Teile der Bevölkerung nach der Maßgabe der Nützlichkeit aus dem „Volkskörper" auszuschließen.[68] Die Verwaltung der Heil- und Pflegeanstalt teilte am 5. November 1934 mit, dass das Generalat des Ordens das Ansinnen für nicht durchführbar halte. Zum einen sei nicht genügend Platz vorhanden, um eine Abteilung für weibliche Patienten einzurichten. Zudem würden die nötigen Mittel fehlen, um das benötigte Gebäude zu errichten. Drittens sei das Raphaelsheim als Altersheim gut ausgelastet. Auf die rassenhygienische Argumentation wurde in dem Schreiben nicht eingegangen.[69]

Auch der neue Anstaltsdirektor Faas ergriff bald nach seinem Dienstantritt die Initiative, um die Kompetenzen seiner Wirkungsstätte zu erweitern. Im Juli 1934 meldete er an das Generalat des Ordens, dass sich „das Gericht meinem Antrage angeschlossen [habe] und seine Beobachtungskranken nicht mehr nach Andernach, Bonn oder Köln geschickt, sondern in unsere Heil- u[nd] Pflegeanstalt überwiesen"[70] habe. Dieses neue Vorgehen scheint ohne Absprache mit den vorgesetzten Regierungs- und Justizbehörden eingeführt worden zu sein, denn im Oktober 1934 vermerkte Recktenwald in seinem Besuchsbericht die gerichtliche Unterbringung von Personen in Strafverfahren, um ihre Zurechnungsfähigkeit überprüfen zu lassen. Ein solches Vorgehen sei im Falle der Anstalt der Barmherzigen Brüder nicht zulässig, da es sich um eine Privatanstalt handele. Der Andernacher Direktor führt das Vorgehen der Justiz auf einen „Irrtum[.] der Gerichte"[71] zurück. Die entsprechenden Justizinstanzen in der Region müssten über ihr Versehen aufgeklärt werden. Faas stellte daraufhin im November 1934 beim Trierer Regierungspräsidenten den Antrag, die Anstalt der Barmherzigen Brüder als öffentliche Anstalt nach § 81 StPO[72] anzuerkennen. In seinem Antrag betonte er die Sonderstellung, die seine Einrichtung im Anstaltssystem der Rheinprovinz innehatte: „Sie gilt als öffentliche Anstalt für alle Fürsorgefälle, wie auch für die polizeilich eingewiesenen Geisteskranken. Lediglich für das Gericht gilt sie noch als Privatanstalt." Mit der Anerkennung nach § 81 StPO wäre die Einrichtung berechtigt gewesen, Gutachten über den Geisteszustand im Rahmen von Gerichtsprozessen zu erstellen. Der Direktor der Anstalt Andernach wurde als ständiges Mitglied der staatlichen

68 Vgl. *Vossen*, Gesundheitsämter im Nationalsozialismus, 2001, 205.

69 Vgl. ABBT, Ordner Gruppe C II Nr. 6.

70 ABBT, Ordner Gruppe B 2.

71 LHAKo Best, 442, Nr. 18254, von dort auch die folgenden Zitate.

72 Vgl. RGBl. I, 1933, 1000. Zur Auffindung historischer Textfassungen von Gesetzen und Verordnungen – auch aus der NS-Zeit – ist die von Rechtsanwalt Dr. Thomas Fuchs zur Verfügung gestellte Onlinedatenbank *lexetius.com* ausgesprochen hilfreich; vgl. *Fuchs, Thomas*, lexetius [abrufbar unter lexetius.com; zuletzt besucht am 04.04.2019].

Aufsichtskommission um Stellungnahme gebeten. Er war der Ansicht, dass die Einrichtung der Brüder eine Privatanstalt sei und es nicht möglich wäre, dies zu ändern. Außerdem sei „die beantragte Regelung [...] durch die Zeit überholt“. Was damit gemeint war, geht aus einem Aktenvermerk über ein Gespräch zwischen der Bezirksregierung und Faas vom 19. Dezember 1934 hervor: Faas zog seinen Antrag zurück, nachdem er darauf hingewiesen wurde, dass mit der Rückgliederung des Saargebietes an das Deutsche Reich die Anstalt Merzig wieder für ärztliche Untersuchungen in Gerichtsprozessen zur Verfügung stehen würde.[73] Die Abstimmung zur eventuellen Rückgliederung des Saargebietes fand im Januar 1935 statt. Der Ausgang der Wahl scheint dabei nach Michael Grüttner nicht absehbar gewesen zu sein.[74]

Das Saargebiet wurde nicht wieder an die ursprünglichen Regierungsbezirke angegliedert, wie von mancher Stelle erhofft, sondern als eigenes Gebilde in das Deutsche Reich integriert.[75] Dementsprechend wurde auch die Anstalt Merzig nicht wieder in den Regierungsbezirk Trier aufgenommen. Die Einrichtung der Barmherzigen Brüder behielt daher gewisse Sonderrechte bei. So wurden noch im Jahr 1939 Männer nach § 126a StPO[76] in der Anstalt untergebracht: Das Saarburger Amtsgericht hatte einen der Brandstiftung beschuldigten Mann unterbringen lassen, nachdem er durch ein Gutachten Faas’ für unzurechnungsfähig erklärt worden war. Die Anklage konnte jedoch nicht aufrechterhalten werden, sodass der Mann wieder entlassen wurde.[77] Des Weiteren befanden sich unter den im August 1939 abtransportierten Patienten zwei Männer, die „nach § 42b gerichtlich“ untergebracht worden waren.[78] Es handelte sich dabei vermutlich um den § 42b StGB[79], nach dem ein Täter, der eine mit einer Geldstrafe bedrohte Tat begangen hat, bei verminderter Zurechnungsfähigkeit oder Unzurechnungsfähigkeit in einer Heil- und Pflegeanstalt untergebracht werden konnte.

Am 25. Juni 1938 beantragte die Heil- und Pflegeanstalt in Trier bei der Stadtverwaltung, ein Lazarett des *Reichsarbeitsdienstes* (RAD) in den Räumen einer Aufnahmeabteilung einrichten zu dürfen. Der Trierer Amtsarzt reichte das Gesuch an das zuständige Regierungspräsidium weiter. In seinem Schreiben betonte er, dass er „nicht davon überzeugt [sei], daß es lediglich uneigennützige Gesichtspunkte

73 Vgl. LHAKo Best. 442 Nr. 18254.
74 Vgl. *Grüttner*, Brandstifter, 2015, 191–192.
75 Vgl. *Romeyk*, Verwaltungs- und Behördengeschichte, 1985, 13–16.
76 Vgl. RGBl. I, 1933, 1000, sowie FN 72 auf S. 267.
77 Vgl. LHAKo Best. 426,006, Nr. 2870.
78 Vgl. ABBT, Ordner „Mitteilungen und Anträge an das Ernährungsamt und Wirtschaftsamt der Stadt Trier“, von dort auch das Zitat.
79 Vgl. RGBl. I, 1933, 996, sowie FN 72 auf S. 267.

sind, die das Krankenhaus zu dem vorliegenden Antrage veranlassen."[80] Der RAD habe zuvor ein Lazarett im Elisabethkrankenhaus unterhalten, wo es zu persönlichen Auseinandersetzungen zwischen dem Chefarzt des Hauses und dem Leiter des Lazaretts gekommen sei. Mit Abberufung des Leiters sei dieses Problem gelöst worden. Die „sogenannte Interessengemeinschaft der trierer Krankenhäuser" habe zwischenzeitlich ohne Kenntnis des Elisabethkrankenhauses „einen Beschluß gefasst, der offenbar in dem vorliegenden Antrage seinen Niederschlag gefunden hat." Das Regierungspräsidium befürwortete die Einrichtung des Lazaretts in der Heil- und Pflegeanstalt „unter der Bedingung [...], daß sich hierdurch Nachteile für die Aufnahmeabteilung der Heil- und Pflegeanstalt nicht ergeben." Halbjährlich ließ sich das Regierungspräsidium von der Belegung des Lazaretts und den Auswirkungen auf die Aufnahmeabteilung der Anstalt berichten. Die Einrichtung des RAD umfasste 39 Betten, die nie voll belegt gewesen sind und den Betrieb der Anstalt nicht störten. Mit der Räumung der Einrichtung im August und September 1939 wurde auch die Lazarettabteilung des RAD aufgelöst.[81] Die Zusammenarbeit mit dem RAD betraf auch das Krankenhaus der Barmherzigen Brüder in Trier. Dort sollten im April und Mai 1939 „15 Mann vom RAD [...] als Heilgehilfen ausgebildet werden".[82]

Ein weiteres Feld, in dem die Heil- und Pflegeanstalt der Barmherzigen Brüder sich betätigen sollte, war die erbbiologische Bestandsaufnahme im Regierungsbezirk Trier.[83] In der Rheinprovinz war die Initiative zu dieser Maßnahme vom Direktor der Bonner Provinzial-Heil- und Pflegeanstalt Pohlisch ausgegangen. Dieser hatte in Bonn 1935 das *Rheinische Provinzialinstitut für psychiatrische Erbforschung* gegründet.[84] Pohlisch hatte es sich zur Aufgabe gemacht, eine umfassende Aufstellung aller Personen zu erstellen, welche seit dem 19. Jahrhundert Patient einer rheinischen Heilanstalt gewesen sind.[85] Übergeordnetes Ziel war die „systematische[...] Sammlung und Auswertung medizinisch relevanter Unterlagen zur Erforschung von angeblich erblich bedingten Geisteskrankheiten"[86]. Von staatlicher Seite wurde diese Erhebung intensiv unterstützt. Die Direktoren der Provinzial-Heil- und Pflegeanstalten wurden vom Reichsgesundheitsamt zur Mitarbeit aufgefordert.[87]

80 LHAKo Best. 442, Nr. 18254, von dort auch die folgenden Zitate.
81 Vgl. LHAKo Best. 442, Nr. 18254.
82 Vgl. ABBT, Protokollbuch *Gemeinnützige Kranken- und Pflegeanstalten*, von dort auch das Zitat.
83 Vgl. *Schaffer*, Bestandsaufnahme, 2006, 439.
84 Vgl. *Schaffer*, Bestandsaufnahme, 2006, 424.
85 Vgl. *Kaminsky*, Zwangssterilisation, 1995, 263.
86 *Schaffer*, Bestandsaufnahme, 2006, 419.
87 *Schaffer*, Bestandsaufnahme, 2006, 438.

Das Reichsinnenministerium hatte bereits im Mai 1935 die erbbiologischen Erhebungen zur Aufgabe der Gesundheitsämter erklärt. Diese konnten jedoch dieser Aufgabe aufgrund der zusätzlichen Arbeitsbelastung und der zumeist mangelnden psychiatrischen Qualifikation der Ärzte nur unzureichend nachkommen. Daher wurden die Heil- und Pflegeanstalten hinzugezogen.[88]

Für das Jahr 1936 plante die Provinzialverwaltung, den Chefarzt der Heil- und Pflegeanstalt der Barmherzigen Brüder in Trier „versuchsweise und bis auf Weiteres“[89] mit der Übernahme der erbbiologischen Bestandsaufnahme im Regierungsbezirk Trier zu betrauen. In diese Planungen fiel das berufsärztliche Verfahren gegen Faas, an dessen Ausgang die Provinzialverwaltung interessiert war.[90] Laut Wolfgang Schaffer wurde die Anstalt der Barmherzigen Brüder aufgrund ihrer mangelnden Eignung für die Übernahme der erbbiologischen Bestandsaufnahme nicht herangezogen und die Aufgabe im Regierungsbezirk Trier wurde von der Provinzial-Heil- und Pflegeanstalt Andernach übernommen.[91] Es ist davon auszugehen, dass das Verfahren gegen Faas eine nicht unerhebliche Rolle dabei gespielt hat. Aus diesem Grund verzögerte sich der Beginn der „erbbiologischen Arbeiten im Regierungsbezirk Trier“ bis zum April 1937.[92] Da die Anstalt der Barmherzigen Brüder weiterhin Aufnahmeanstalt für den Regierungsbezirk Trier blieb, sollten die Neuaufnahmen durch die Anstalt selbst erbbiologisch erfasst werden, so der Medizinaldezernent der Provinzialverwaltung Dr. Walter Creutz[93] am 23. Februar 1937 an die Trierer Anstalt. Das bedeutet, dass die für die Erfassung vorgesehenen Unterlagen (Personalkarteikarten und Sippentafeln), soweit möglich, durch die Anstalt ausgefüllt werden mussten. Die ausgefüllten Dokumente sollten zur weiteren Bearbeitung der Anstalt Andernach zugeführt werden.[94]

Die Einrichtung der erbbiologischen Bestandsaufnahme hatte auch Auswirkungen auf die *Fürsorgesprechstunden für Geistes-, Gemüts- und Nervenkranke* innerhalb der Region. Diese waren laut Faas von großer Wichtigkeit für die Anstalt, da sie es dem Anstaltsarzt erlaubten, noch nicht vollständig genesene Patienten aus der Anstalt zu entlassen und in einem offenen Fürsorgeverhältnis weiter zu betreu-

88 Vgl. *Schaffer*, Bestandsaufnahme, 2006, 438.
89 *Schaffer*, Bestandsaufnahme, 2006, 439.
90 Vgl. oben Kapitel 3.3.4.
91 Vgl. *Schaffer*, Bestandsaufnahme, 2006, 441.
92 Vgl. *Schaffer*, Bestandsaufnahme, 2006, 442, von dort auch das Zitat.
93 Zu Walter Creutz vgl. *Schmuhl, Hans-Walter*, Walter Creutz und die NS-„Euthanasie“. Kritik und kritische Antikritik, in: Arbeitskreis zur Erforschung der nationalsozialistischen „Euthanasie“ und Zwangssterilisation (Hrsg.), Schatten und Schattierungen – Perspektiven der Psychiatriegeschichte im Rheinland. Fachtagung vom 20. bis 22. April 2012 in Mönchengladbach (Berichte des Arbeitskreises, Bd. 9), Münster 2013, 23–56, passim.
94 Vgl. ALVR Nr. 13059.

en.[95] Die offene Fürsorge wurde zum 1. April 1937 ebenso wie die erbbiologische Bestandsaufnahme im Regierungsbezirk Trier von der Heil- und Pflegeanstalt Andernach übernommen.[96]

4.1.4 Die Entwicklung der Patientenzahlen

Bereits im Jahr 1934 wurden im Deutschen Caritasverband Klagen darüber laut, dass ein Großteil der kirchlichen Anstalten unter sinkenden Patientenzahlen leide.[97] Ein Blick auf die Zahlen der Trierer Heil- und Pflegeanstalt zeigt, dass diese nicht dazuzurechnen war:

Tabelle 31: Patientenzahlen der Anstalt der Barmherzigen Brüder in Trier 1931–1943

Jahr	Patienten zum Jahresende	Zugänge	Abgänge
1931	585	k. A.	k. A.
1932	571	94	108
1933	629	130	72
1934	641	129	105
1935	632	105	114
1936	667	182	147
1937	534	92	225
1938	566	160	128
1939	71	90	585
1940	66	0	5
1941	7	0	59
1942	6	0	0
1943	5	0	0

Die Zahlen sind entnommen aus: ABBT, Ordner „Personalien der früher in der Anstalt beschäftigten Brüder“.

Die Anstalt der Barmherzigen Brüder war während der 1930er-Jahre nahezu durchgehend voll belegt.[98] Zu Beginn der NS-Zeit ist sogar ein leichter Anstieg der Patientenzahlen zu beobachten. Nach FAULSTICH wurden Patienten in den Jahren

95 Vgl. LHAKo Best. 442, Nr. 18254.

96 Vgl. ALVR Nr. 13059, LHAKo Best. 442, Nr. 18254.

97 Vgl. *Wollasch*, Caritas, 1978, 212.

98 Zu Beginn der 1930er-Jahre verfügte die Anstalt über eine Kapazität von 600 Betten; vgl. ABBT, Ordner „Personalien der früher in der Anstalt beschäftigten Brüder“. Für das Jahr 1937 wurde eine Kapazität von 670 Betten angegeben; vgl. *Laehr*, Anstalten, 1937, 105–106.

1934 und 1935 aufgrund der ersten Ausführungsverordnung zum *Gesetz zur Verhütung erbkranken Nachwuchses* vom 5. Dezember 1933 – wonach Patienten, die unter das Sterilisationsgesetz fielen, nur nach erfolgtem Erbgesundheitsgerichtsverfahren und eventueller Unfruchtbarmachung entlassen werden durften[99] – in konfessionelle Häuser verlegt, um in den staatlichen beziehungsweise provinzialeigenen Anstalten einen „Sterilisationsstau“ zu vermeiden.[100] Dieser kam beispielsweise in brandenburgischen Heil- und Pflegeanstalten vor, was zu einer „erheblichen Überbelegung“[101] führte. Zudem vermutete Bernhard Frings, dass mit der Zeit der gesellschaftliche Druck auf Familien, die ihre Kranken bisher zu Hause gepflegt hatten, so stark geworden sein könnte, dass diese nun beschlossen, ihre psychisch kranken Angehörigen in eine Heilanstalt zu geben. Er bezog sich dabei auf die Anstalt Stift Tilbeck in Westfalen, in welchem es eine lange Warteliste gegeben habe.[102] Für die Trierer Heil- und Pflegeanstalt lässt sich anhand der vorliegenden Zahlen weder ein „Sterilisationsstau“ noch eine verstärkte Belegung nach Inkrafttreten des Sterilisationsgesetzes am 1. Januar 1934 beobachten. Die Zahl der Patienten stieg 1934 im Vergleich zum Vorjahr nicht bedeutend an, sondern sank bis Anfang 1935 leicht ab. Hingegen verließen im Jahr 1934 mehr Patienten die Anstalt als im Vorjahr. Dennoch wurde im April 1934 die von den Angehörigen erbetene Überführung des Patienten Johann S. aus Andernach nach Trier von der Anstaltsleitung verweigert, da in der Einrichtung Platzmangel herrsche. S. wurde schließlich im Februar 1936 nach Trier verlegt.[103]

Ihre absolute Höchstbelegung erreichte die Trierer Anstalt im Jahr 1936 mit 667 Patienten. In diesem Jahr kam zu es einer größeren Umgestaltung der Anstaltslandschaft der Rheinprovinz, welche mit den Sittlichkeitsprozessen der Jahre 1936 und 1937 in Zusammenhang gebracht werden kann. Die Koblenzer Justiz verfolgte ab April 1935 die Anzeige eines aus der Anstalt Kloster Ebernach bei Cochem geflohenen Anstaltsbewohners, der den dortigen Brüdern – es handelte sich um Waldbreitbacher Franziskaner – homosexuelle Praktiken vorwarf. Die Staatsanwaltschaft ließ bis Jahresende mehrere Ordensleute der Gemeinschaft festnehmen, bei denen sich der Anfangsverdacht erhärtet hatte. Im Herbst des Jahres begann das Geheime Staatspolizeiamt unabhängig von der Justiz mit eigenen Ermittlungen gegen die Waldbreitbacher Franziskaner. Das Amt war im Rahmen von Untersuchungen wegen Devisenvergehen auf homosexuelle Handlungen einiger Waldbreitbacher

99 Vgl. RGBl. I, 1934, 1021.

100 Vgl. *Faulstich*, Hungersterben, 1998, 160.

101 *Hinz-Wessels*, NS-Erbgesundheitsgerichte, 2004, 56.

102 Vgl. *Frings, Bernhard*, Zu melden sind sämtliche Patienten. NS-„Euthanasie“ und Heil- und Pflegeanstalten im Bistum Münster, Münster 1994, 22–23.

103 Vgl. LHAKo Best. 426,006, Nr. 12095.

Brüder aufmerksam geworden.[104] Die auf die Ermittlungen folgenden Justizprozesse wurden von der nationalsozialistischen Propaganda als Mittel gegen die katholische Kirche genutzt.[105] „[D]en Anklagen der Sonderstaatsanwaltschaft" hingegen lagen „in aller Regel tatsächliche Vergehen" zugrunde.[106] Der Trierer Bischof Bornewasser ließ 1936 eine Visitation der Waldbreitbacher Franziskaner durchführen. Im August 1936 sprach er sich gegenüber der Religiosenkongregation bei der römischen Kurie für die Auflösung der Gemeinschaft aus.[107]

Vor diesem Hintergrund begann die Provinzialverwaltung, Patienten aus den Anstalten der Waldbreitbacher Franziskanerbrüder abzuziehen.[108] Das St. Antoniushaus in Linz am Rhein wurde in diesem Zusammenhang geschlossen.[109] Mehrere Patienten aus dieser Einrichtung wurden am 30. April 1936 in die Anstalt der Barmherzigen Brüder in Trier verlegt.[110] Interessant ist die Art und Weise, wie die Verlegungen nach Trier zustande gekommen sind: Am 15. April 1936 fanden Verhandlungen über die Räumung des St. Antoniushauses in Linz statt, an der ein Vertreter der Barmherzigen Brüder beteiligt gewesen war. Einen Tag später wandte sich Faas an den *Reichskommissar für die Rückgliederung des Saarlandes.* Diesem, so der Anstaltsleiter, sei „sicherlich bekannt, dass die Heil- und Pflegeanstalt der Barmherzigen Brüder von Waldbreitbach in Linz a. Rh. aufgelöst"[111] werden würde. Faas bat um Erlaubnis, die aus dem Saarland stammenden Patienten in die Trierer Anstalt zu übernehmen. Der *Reichskommissar* stimmte dem zu, wobei die Kosten der Überführung zwischen der Anstalt und dem *Reichskommissar* geteilt wurden.

---

104 Vgl. *Hockerts, Hans Günter*, Die Sittlichkeitsprozesse gegen katholische Ordensangehörige und Priester 1936–1937. Eine Studie zur nationalsozialistischen Herrschaftstechnik und zum Kirchenkampf (Veröffentlichungen der Kommission für Zeitgeschichte. Reihe B, Forschungen, Bd. 6), Mainz 1971, 5–6.

105 Vgl. *Hockerts*, Sittlichkeitsprozesse, 1971, 217–219.

106 *Hockerts*, Sittlichkeitsprozesse, 1971, 60; bis 1937 wurden insgesamt 150 Personen aus fünf Gemeinschaften verurteilt, vgl. *Hockerts*, Sittlichkeitsprozesse, 1971, 48, FN 379.

107 Vgl. *Hockerts*, Sittlichkeitsprozesse, 1971, 52–53.

108 Vgl. für die Anstalt Ebernach *Hermeler, Ludwig*, Die Euthanasie und die späte Unschuld der Psychiater. Massenmord, Bedburg-Hau und das Geheimnis rheinischer Widerstandslegenden (Rheinprovinz: Dokumente und Darstellungen zur Geschichte der rheinischen Provinzialverwaltung und des Landschaftsverbandes Rheinland, Bd. 14), Essen 2002, 45–47.

109 Vgl. *Kaminsky*, Rheinische Psychiatrie, 2013, 67–68.

110 Vgl. ABBT, Ordner „Mitteilungen und Anträge an das Ernährungsamt und Wirtschaftsamt der Stadt Trier".

111 ABBT, Ordner „Mitteilungen und Anträge an das Ernährungsamt und Wirtschaftsamt der Stadt Trier". In Wirklichkeit handelte es sich um die *Franziskanerbrüder* von Waldbreitbach, die in Linz seit 1867 eine Einrichtung für männliche psychisch kranke Menschen unterhielten, vgl. *Ries* (Hrsg.), Caritas, 2006, 353.

Zudem wurden sieben Patienten aus dem St. Antoniushaus nach Trier verlegt, die unter der Kostenträgerschaft des Rheinischen Landesfürsorgeverbandes standen.[112]

Neben den Patienten aus dem Antoniushaus wurde auch eine nicht näher genannte Anzahl von Männern aus der Anstalt Waldbreitbach nach Trier verlegt.[113] Laut Vermerk des Regierungspräsidenten vom 5. August 1937 wurde das St. Josephshaus in Waldbreitbach vom Provinzialverband gekauft und als Provinzial-Heil- und Pflegeanstalt Hausen über Linz weitergeführt.[114] Im Jahr 1938 wurden die Gebäude der evangelischen Anstalt Waldbröl zur Verfügung gestellt, die dort ihren neuen Hauptsitz einrichtete.[115]

Im Jahr 1936 wurden der Anstalt der Barmherzigen Brüder nicht nur Patienten zugeführt, sondern sie musste solche auch abgeben. Der Bezirksfürsorgeverband Oldenburg nutzte seine Entscheidungsbefugnis als Kostenträger, um Patienten aus kirchlichen Heil- und Pflegeanstalten in bezirkseigene Anstalten zu verlegen. In diesem Zusammenhang wurde eine unbekannte Zahl von Patienten aus der Anstalt der Barmherzigen Brüder in Trier in die bereits völlig überfüllte Anstalt Wehnen bei Oldenburg verlegt. Der dortige Bezirksfürsorgeverband konnte Gelder einsparen, indem er die Anzahl des ärztlichen und pflegerischen Personals nicht dem Patientenbestand anpasste.[116]

Nachdem der Höchststand an Patienten erreicht war, kam es im Jahr 1937 zu einem größeren Einbruch der Belegziffer. Im Juli 1937 wurden aus der Anstalt der Barmherzigen Brüder in Trier insgesamt 88 Patienten in die Anstalten Merzig (24) und Homburg (64) verlegt.[117] Als Grund für den Abtransport wurde den Brüdern gegenüber vonseiten des *Reichskommissars für das Saarland* eine „bessere[.] Ausnützung unserer eigenen Anstalten“ angegeben.[118] Diese Begründung war, wie FAULSTICH zeigte, auch in anderen Teilen des Reiches genutzt worden, um kirch-

---

112 Vgl. ABBT, Ordner „Mitteilungen und Anträge an das Ernährungsamt und Wirtschaftsamt der Stadt Trier“.

113 Vgl. ABBT, Ordner „Mitteilungen und Anträge an das Ernährungsamt und Wirtschaftsamt der Stadt Trier“.

114 Vgl. LHAKo Best. 442, Nr. 18249.

115 Vgl. *Jenner, Harald/Klieme, Joachim*, Nationalsozialistische Euthanasieverbrechen und Einrichtungen der Inneren Mission. Eine Übersicht, Reutlingen 1997, 253.

116 Vgl. *Harms, Ingo*, „Wat mööt wi hier smachten ...“. Hungertod und „Euthanasie“ in der Heil- und Pflegeanstalt Wehnen 1936–1945, 3., vollständig überarb. u. erw. Aufl., Oldenburg 2008, 49; vgl. *Sandner*, Verwaltung, 2003, 299.

117 Vgl. ABBT, Ordner „Mitteilungen und Anträge an das Ernährungsamt und Wirtschaftsamt der Stadt Trier“. Bereits für das Jahr 1933 lassen sich 85 Personen nachweisen, welche auf Kosten der Saarregierung in der Anstalt untergebracht gewesen waren; vgl. LHAKo Best. 442, Nr. 18254.

118 Vgl. ABBT, Ordner „Mitteilungen und Anträge an das Ernährungsamt und Wirtschaftsamt der Stadt Trier“, von dort auch das Zitat.

lichen Einrichtungen Patienten zu nehmen.[119] Hintergrund war wohl das Bestreben, den Vierjahresplan von 1936 in den Heil- und Pflegeanstalten umzusetzen. Ziel war „[d]ie Ausrichtung der Wirtschaft auf die Kriegsziele des Hitler-Regimes“[120], der auch die Heil- und Pflegeanstalten unterworfen wurden. Die Heil- und Pflegeanstalten sollten nach wirtschaftlichen Gesichtspunkten geführt werden. Dies bedeutete, dass bei gleichbleibenden Fixkosten mehr Patienten untergebracht werden sollten, um die Einnahmen durch Pflegegelder zu erhöhen.[121] Brass sah die Verlegung in einem direkten Zusammenhang mit einer Entkonfessionalisierungspolitik. Aus mehreren kirchlichen Anstalten, beispielsweise die ebenfalls den Trierer Barmherzigen Brüdern gehörende Einrichtung in Saffig oder dem Herz-Jesu-Haus in Kühr bei Niederfell an der Mosel, wurden saarländische Patienten nach Merzig und Homburg verlegt.[122] Auch evangelische Anstalten in der Rheinprovinz waren davon betroffen.[123] Dies hatte nach Brass zur Folge, dass die beiden saarländischen Anstalten dermaßen überfüllt waren, dass im April/Mai 1938 Anstaltspatienten in die Einrichtungen Andernach, Hadamar, Herborn, Scheuern und Weilmünster verlegt werden mussten.[124] Außer Andernach unterstanden alle diese Anstalten dem Bezirksverband Hessen-Nassau. Dieser verfolgte bereits weit vor dem Krieg die Strategie, Patienten von anderen Provinzialverbänden in den eigenen Anstalten aufzunehmen, um die Pflegegelder zu erhalten.[125] Die umfassenderen Verlegungen aus der Anstalt der Barmherzigen Brüder wurden demnach nicht vom Provinzialverband der Rheinprovinz initiiert.

Im Jahr 1938 stieg die Zahl der Patienten wieder an. Dies kann als Normalisierung nach den Transporten ins Saarland gedeutet werden. Das Jahr 1939 ist im Zusammenhang mit dem Beginn des Zweiten Weltkrieges zu sehen, wie in Kapitel 4.2.1 dargelegt wird.

4.1.5 Schwierigkeiten während der 1930er-Jahre

Die Trierer Heil- und Pflegeanstalt ist während der 1930er-Jahre bis zum Beginn des Zweiten Weltkrieges sehr gut mit Patienten belegt gewesen. Damit scheint auch die wirtschaftliche Basis der Einrichtung – nämlich die Pflegegelder für die

119 Vgl. *Faulstich*, Hungersterben, 1998, 219.
120 *Walter*, Psychiatrie, 1996, 626.
121 Vgl. *Walter*, Psychiatrie, 1996, 626–627.
122 Vgl. *Braß*, Zwangssterilisation, 2004, 236.
123 Vgl. *Kaminsky*, Zwangssterilisation, 1995, 133.
124 Vgl. *Braß*, Zwangssterilisation, 2004, 235–237.
125 Vgl. *Faulstich*, Hungersterben, 1998, 218.

Patienten – gesichert gewesen zu sein. Jedoch ergaben sich für die Einrichtung ab spätestens 1935 auch Schwierigkeiten.[126]

Die Heil- und Pflegeanstalt der Barmherzigen Brüder war Teil der Auseinandersetzung, in die die Ordensgemeinschaft wegen der veränderten Steuergesetzgebung der 1930er-Jahre geriet. Bereits im Dezember 1930 wurde die *Verordnung des Reichspräsidenten zur Sicherung von Wirtschaft und Finanzen* erlassen.[127] Mit ihr wurden die für eine Steuerbefreiung notwendigen Voraussetzungen verschärft. Der Diözesancaritasverband Trier wurde unter Bezugnahme auf diese Verordnung im Jahr 1932 zur Steuerzahlung veranlagt.[128] Die Voraussetzungen für die Steuerbefreiung wurden ein weiteres Mal mit dem Steueranpassungsgesetz vom 16. Oktober 1934 verschärft. Die Gesetzesänderung betraf „grundsätzlich alle freien Wohlfahrtseinrichtungen“[129]. Auf diese Novelle bezog sich der *Gewerbesteuerberufungsausschuss* in Trier, als er der *Erwerbs- und Wirtschaftsvereinigung der barmherzigen Brüder vom Heiligen Johannes von Gott, eGmuH* (im Folgenden kurz *Wirtschaftsvereinigung*) am 19. Juli 1935 die Gemeinnützigkeit absprach.[130] Direkte Folge dieser Maßnahme war eine Steuerveranlagung für die Jahre 1932 bis 1935 in Höhe von fast 170.000 RM.[131]

Die Stadt Trier sah die *Wirtschaftsvereinigung* in ihrem Bescheid vom 19. Juli 1935 nicht als gemeinnützige Gemeinschaft an, da „[d]ie erzielten Überschüsse aus dem Krankenhausbetrieb [...] nicht nur zu gemeinnützigen Zwecken verwendet“ würden, „sondern auch zur Vergrösserung der Ordenshäuser, Unterhaltung und Erweiterung des Personenkreises der Genossenschaftsmitglieder usw.“[132] Zudem würden in den Auslandsniederlassungen des Ordens „nicht nur deutsche Volksgenossen unterstützt, sondern alle Personen, egal welcher Nationalität, die die Einrichtungen des Ordens in Anspruch nehmen“ würden. Auch dies widerspreche dem Steueranpassungsgesetz. Aufgrund der neuen Gesetzeslage seien vorherige Beschei-

126 Der Fokus der folgenden Ausführungen liegt auf den Geschehnissen, die die Heil- und Pflegeanstalt der Barmherzigen Brüder unmittelbar betrafen. Die allgemeinen Auseinandersetzungen zwischen NS-Staat und Kirche beziehungsweise kirchlichen Gemeinschaften (und damit den Barmherzigen Brüdern) werden nur berücksichtigt, insofern sie für die Darstellung relevant sind.

127 Vgl. RGBl. I, 1930, 517–604.

128 Vgl. *Hammerschmidt, Peter*, Die Wohlfahrtsverbände im NS-Staat. Die NSV und die konfessionellen Verbände Caritas und Innere Mission im Gefüge der Wohlfahrtspflege des Nationalsozialismus, Opladen 1999, 307–308.

129 *Hammerschmidt*, Wohlfahrtsverbände, 1999, 308.

130 Im Steuerbescheid wird die *Wirtschaftsvereinigung* fälschlicherweise als *Genossenschaft der Barmherzigen Brüder vom Heiligen Johannes von Gott, eGmuH* bezeichnet, vgl. BArch R 42-I/27.

131 Vgl. BArch R 42-I/27.

132 BArch R 42-I/27, von dort auch das folgende Zitat.

nigungen zur Steuerfreiheit ungültig geworden.[133] Dieses Vorgehen der Stadt Trier gegenüber einer kirchlichen Einrichtung war kein Einzelfall. In anderen Gebieten des Reiches wurden Anstalten in kirchlicher Trägerschaft Mitte der 1930er-Jahre ebenfalls erstmalig zur Gewerbesteuer herangezogen.[134] Sogar die *Nationalsozialistische Volkswohlfahrt* war von dem Steueranpassungsgesetz betroffen und verlor den Status einer mildtätigen Einrichtung.[135] Die *Wirtschaftsvereinigung* legte über den *Zweckverband der Kranken- und Waisenhäuser, sowie der Kinder- und Altersheime am Mittelrhein* (im Folgenden kurz *Zweckverband*) Einspruch gegen den Bescheid ein.[136]

Da die *Wirtschaftsvereinigung* in mehreren Kommunen Einrichtungen besaß, forderten aufgrund des Beschlusses der Stadt Trier auch die entsprechenden Kommunalverbände die Zahlung der Steuern ein. Der *Zweckverband* konnte von den meisten Kommunen eine Stundung der Zahlung erreichen, bis die Angelegenheit auf dem Weg der Verwaltungsgerichtsbarkeit geklärt war. Da der Kommunalverband in Saffig die Stundung ablehnte und eine Pfändung androhte, wandte sich der *Zweckverband* im September 1935 an das Reichsinnenministerium, um die Stundung durch die ablehnenden Verbände durchzusetzen. Das Ministerium reichte die Sache an die zuständigen Regierungspräsidenten weiter.[137]

Der *Zweckverband* versuchte nicht nur den Steuerbescheid anzufechten, sondern auch eine Entscheidung über die Gemeinnützigkeit der *Wirtschaftsvereinigung* zu erreichen. Der Trierer Gewerbesteuerausschuss teilte dem *Zweckverband* zum 11. Dezember 1935 jedoch mit, dass eine solche Entscheidung erst dann getroffen werden könne, „wenn die Geschäftsbücher der Genossenschaft, die von der Staatsanwaltschaft in den schwebenden Verfahren wegen Devisenschiebung beschlagnahmt sind, zur Verfügung stehen."[138] Die durch das Reichsfinanzministerium erlassene Verfahrensaussetzung wurde zudem angefochten.[139]

---

133 Vgl. BArch R 42-I/27.

134 Vgl. *Immenkötter, Herbert*, Menschen aus unserer Mitte. Die Opfer von Zwangssterilisierung und Euthanasie im Dominikus-Ringeisen-Werk Ursberg, 2. Aufl., Augsburg 2009, 38; zu den evangelischen Einrichtungen der Inneren Mission in der Rheinprovinz vgl. *Kaminsky*, Zwangssterilisation, 1995, 127.

135 Vgl. *Hammerschmidt*, Wohlfahrtsverbände, 1999, 308–309.

136 Vgl. BArch R 42-I/27.

137 Vgl. BArch R 42-I/27.

138 BArch R 42-I/27; Zu den Devisenprozessen der Jahre 1935/36 im Allgemeinen vgl. *Rapp, Petra Madeleine*, Die Devisenprozesse gegen katholische Ordensangehörige und Geistliche im Dritten Reich. Eine Untersuchung zum Konflikt deutscher Orden und Klöster in wirtschaftlicher Notlage, totalitärer Machtausübung des nationalsozialistischen Regimes und im Kirchenkampf 1935/36. Dissertation, Bonn 1981. Für eine (unwissenschaftliche) Darstellung der Devisenprozesse gegen die Barmherzigen Brüder vgl. *Martini*, Gründer, 1987, 198–204.

139 Vgl. BArch R 42-I/27.

Um wieder als gemeinnützige Organisation anerkannt zu werden, wurde vonseiten der *Wirtschaftsvereinigung* ein Tätigkeitsbericht erstellt, in dem die Summe berechnet wurde, die der Staat durch ihren Dienst – insbesondere durch die Heil- und Pflegeanstalt – eingespart habe. Besonders betont wurden die eingesparten Personalkosten. Zum Vergleich wurden die Pflegekosten der Provinzial-Heil- und Pflegeanstalten der Rheinprovinz des Jahres 1927 herangezogen, auf welche pro Pflegetag 2,96 RM Personalkosten entfielen. Der Satz, den die Brüder zu dieser Zeit für einen Pflegling erhielten, habe 2,40 RM pro Tag betragen. Darin enthalten gewesen seien „Beköstigung, Verpflegung, ärzt[liche] Behandlung, Personalkosten, Brand u[nd] Licht, Wäsche, Anstaltskleidung etc."[140] Bei 227.315 Pflegetagen im Jahr 1927 habe die Tätigkeit der Heil- und Pflegeanstalt der Barmherzigen Brüder der Rheinprovinz eine Ersparnis von 127.296,40 RM bedeutet. Für das Jahr 1935 wird der Pflegesatz in den Heil- und Pflegeanstalten der Barmherzigen Brüder (Trier und Saffig) in der 3. Klasse gegenüber dem preußischen Finanzministerium 1935 mit 1,65 RM beziehungsweise 1,70 RM pro Tag angegeben. Dieser Satz umfasse „Ernährung, Wohnung, Bekleidung und Arzt". Zum Vergleich wurde der tägliche Pflegesatz derselben Pflegeklasse in den Heil- und Pflegeanstalten der Rheinprovinz mit 2,90 RM herangezogen. Mithilfe der Belegung der beiden Anstalten der Barmherzigen Brüder (Saffig und Trier) durch den Provinzialverband habe letzterer binnen sechs Jahren Kosten in Höhe von 3.853.104 RM eingespart. Durch eine Veranlagung zur Gewerbesteuer würden die Pflegesätze erhöht werden müssen, was, so die Vertreter der Genossenschaft, zu einer Schädigung des Volkswohles führen würde.[141]

Das gesamte Verfahren scheint gegen die *Wirtschaftsvereinigung* entschieden worden zu sein. Diese musste im Jahr 1937 Kredite aufnehmen, um die Steuerschulden bezahlen zu können. Am 6. Februar 1937 wandte sich deren Wirtschaftstreuhänder Dr. Helfrich an den Trierer Regierungspräsidenten mit der Bitte, ein Unbedenklichkeitszeugnis für die Kreditaufnahme auszustellen. Solche Bescheinigungen seien bereits durch die Regierungspräsidenten in Paderborn und Münster, „die politischen Hoheitsträger in Paderborn"[142] und die NSDAP-Kreisleitung in Trier erstellt worden. Das Trierer Regierungspräsidium kam der Bitte schließlich nach.[143]

Anstatt die finanzielle Notlage zu nutzen, um die Einrichtungen der Barmherzigen Brüder aus der konfessionellen Krankenpflege in staatliche Hände zu überführen, wurde die Genossenschaft vonseiten der Bezirksregierung und der lokalen Parteistellen unterstützt und deren Erhalt gesichert. Die *Wirtschaftsver-*

---

140 BArch R 42-I/27, von dort auch das folgende Zitat.

141 Vgl. BArch R 42-I/27.

142 LHAKo Best. 442, Nr. 18249.

143 Vgl. LHAKo Best. 442, Nr. 18249.

einigung selbst trat im November 1937 dem *Rheinischen Genossenschaftsverband e. V. Köln* bei, um dem 1934 geänderten § 54 des Genossenschaftsgesetzes[144] zu folgen. In diesem Zusammenhang änderte sie ihren Namen in *Gemeinnützige Kranken- und Pflegeanstalten in Trier, eGmbH*. Damit ging eine Änderung der Rechtsform von einer *Genossenschaft mit unbeschränkter Haftpflicht* in eine *Genossenschaft mit beschränkter Haftpflicht* einher.[145]

Neben der finanziellen Notlage, in die die Barmherzigen Brüder gekommen waren, gerieten sie 1937 auch aufgrund von Planungen der Provinzialverwaltung unter Druck. Im Juli des Jahres wurde das Krankenhaus der Barmherzigen Brüder in Dortmund enteignet.[146] Ein entsprechender Artikel wurde im *Trierer Nationalblatt* vom 22. Juli 1937 veröffentlicht. Darin werden die Brüder als lasterhaft dargestellt, die von pflichtbewussten NS-Schwestern abgelöst worden seien.[147] Den Rahmen dieser Maßnahme bildeten die Sittlichkeitsprozesse gegen katholische Geistliche und Angehörige katholischer Orden.[148] „Regionale und lokale Instanzen“[149] nutzten während der Sittlichkeitsprozesse die Gelegenheit zur Enteignung kirchlicher Einrichtungen. Solchen Maßnahmen wurde am 8. Juni 1937 durch den *Stellvertreter des Führers* Einhalt geboten: Enteignungen seien nicht zulässig und das weitere Vorgehen sei durch Hitler zu bestimmen. Dennoch kam es weiterhin zu einzelnen Konfiskationen, wie das Beispiel der Dortmunder Einrichtung zeigt.[150]

Im Rahmen der Sittlichkeitsprozesse geriet auch die Heil- und Pflegeanstalt der Barmherzigen Brüder in den Fokus der Untersuchungsbehörden. Die Einrichtung wurde am 15. Juni 1937 von zehn Beamten der Geheimen Staatspolizei durchsucht. Patienten von vier Abteilungen wurden vernommen, wobei insbesondere „nach Verfehlungen von Brüdern“[151] gefragt wurde. Die Sittlichkeitsprozesse wurden auch in dem Besuchsprotokoll Recktenwalds vom 1. August 1937 erwähnt. Demnach war „keiner der in dem Prozess gegen die barmherzigen Brüder zu Trier Verurteilten wegen Verbrechen mit Kranken der Heil- und Pflege-Anstalt verurteilt worden.“[152] Gegen einen Ordensmann schwebte zu diesem Zeitpunkt noch ein

144 Vgl. RGBl. I, 1934, 1077, sowie FN 72 auf S. 267.
145 Vgl. LHAKo Best. 602,052, Nr. 32834.
146 Vgl. *Martini*, Gründer, 1987, 216–220.
147 Vgl. LHAKo Best. 442, Nr. 18254.
148 Vgl. *Hockerts*, Sittlichkeitsprozesse, 1971, passim.
149 *Hockerts*, Sittlichkeitsprozesse, 1971, 141.
150 Vgl. *Hockerts*, Sittlichkeitsprozesse, 1971, 141. Der Besitzwechsel des Dortmunder Hauses wurde noch im selben Jahr im Rahmen eines Kaufvertrages über 1.715.000 RM „legalisiert“, vgl. ABBT, Protokollbuch *Gemeinnützige Kranken- und Pflegeanstalten*, sowie *Martini*, Gründer, 1987, 220.
151 BATr Abt. 134, Nr. 47.
152 LHAKo Best. 442, Nr. 18254.

Untersuchungsverfahren, welches zum 3. November 1937 ohne Eröffnung eines Gerichtsverfahrens eingestellt wurde.[153]

Vor dem Hintergrund der Sittlichkeitsprozesse wurde dem Orden im Juli/August 1937 durch den Verantwortlichen des rheinischen Provinzialverbandes für das Anstaltswesen, Landesrat Creutz, mitgeteilt, dass der Provinzialverband längerfristig nur eine der „drei, jetzt noch bestehenden Privat-Anstalten“[154] weiterbelegen werde. Welche Anstalten genau geschlossen werden sollten, sei noch nicht entschieden, jedoch sollten die Brüder sich darauf einstellen, dass Saffig „als Anstalt für die Provinz nicht mehr in Frage“ käme. Für die übrig bleibende Anstalt sei mit besonderen Auflagen zu rechnen, „so z. B. würden die Ärzte von der Provinz angestellt und erhielten dieselben weitgehenden Rechte, während die Ordensleitung ziemlich ausgeschaltet sei.“ Hintergrund dieser Überlegungen war laut einem Aktenvermerk des Koblenzer Regierungspräsidiums vom 5. August 1937, dass im Zuge der Sittlichkeitsprozesse bereits eine Anstalt der Franziskanerbrüder von Waldbreitbach geschlossen worden sei. Daher werde eine „Entscheidung des Regierungspräsidenten über die Belassung der Anerkennung anderer Anstalten als geschlossener [Anstalten]“[155] erwartet, wobei besonders Saffig im Fokus der Aufmerksamkeit stand. Es wurde weiterhin auf „besondere Schwierigkeiten in der Person des leitenden Arztes“ von Saffig hingewiesen, wegen der eine Besprechung in Düsseldorf erwartet wurde.[156]

Die Besprechung fand jedoch laut Aktenvermerk des Koblenzer Regierungspräsidiums vom 21. August 1937 nicht statt. Stattdessen würde das Trierer Regierungspräsidium „in absehbarer Zeit“ „über das Schicksal des Krankenhauses der Barmherzigen Brüder in Trier“[157] eine Entscheidung treffen. Damit sei auch „über Bestand oder Nichtbestand der Anstalt Saffig entschieden.“ Im Trierer Regierungspräsidium wusste man jedoch noch Anfang Oktober 1937 nichts von „besonderen Maßnahmen bezüglich des Krankenhauses der Barmherzigen Brüder“. Die Begebenheit konnte durch einen Aktenvermerk des Medizinaldezernenten der Trierer Regierung, Engel, vom 3. November 1937 aufgeklärt werden. Engel führt die Angelegenheit auf ein Gespräch mit dem Koblenzer Oberregierungs- und Medizinalrat Dr. Dietrich im August 1937 zurück. Dabei hätten sie sich „über die durch die Schliessung verschiedener Ordenskrankenhäuser entstandene unsichere

153 Vgl. LHAKo Best. 442, Nr. 18254; insgesamt wurden nach Hockerts zwölf Ordensangehörige der Barmherzigen Brüder im Rahmen der Sittlichkeitsprozesse verurteilt, vgl. *Hockerts*, Sittlichkeitsprozesse, 1971, 48, FN 379.

154 ABBT, Nr. 355, von dort auch die folgenden Zitate.

155 LHAKo Best. 442, Nr. 18249, von dort auch das folgende Zitat.

156 Vgl. LHAKo Best. 442, Nr. 18249.

157 LHAKo Best. 442, Nr. 18249, von dort auch die folgenden Zitate.

Lage bezüglich des Weiterbestehens anderer Ordenskrankenhäuser mit männlichem Pflegepersonal" unterhalten. Engel habe dabei auf finanzielle und personelle Schwierigkeiten der Barmherzigen Brüder hingewiesen, welche seiner Ansicht nach den Bestand der entsprechenden Einrichtungen gefährden würden. Dietrich habe daraufhin angedeutet, dass Creutz aufgrund dieser Situation „die medizinischen Sachbearbeiter aus den beteiligten Regierungsbezirken demnächst zu einer gemeinsamen Besprechung bitten" würde. Engel sei damals der Ansicht gewesen, dass die Stadt Trier sich Gedanken darüber machen müsse, wie nach einem Ausfall der Einrichtungen der Barmherzigen Brüder in Trier die Krankenversorgung gehandhabt werden sollte. Von einem aktiven Vorgehen gegen die Brüder sei von seiner Seite aus jedoch nie die Rede gewesen. Seiner Ansicht sei es „für die Stadt und den Bezirk Trier aus wirtschaftlichen, sachlichen und ideellen Gründen nicht tragbar, dass die Heil- und Pflegeanstalt der Genossenschaft und auch nicht tragbar, dass das Krankenhaus der Genossenschaft in Trier geschlossen und anderen Zwecken dienstbar gemacht" werde. Diese Meinung habe er sowohl dem Oberbürgermeister der Stadt Trier als auch Creutz gegenüber geäußert. Der Trierer Regierungspräsident schloss sich dieser Auffassung an. Ihm liege es fern, „einer zwangsweisen Schliessung der Krankenanstalten der Genossenschaft der ‚Barmherzigen Brüder' in Trier näher zu treten, so lange nicht zwingende Gründe hierfür bekannt werden." Diese Einstellung untermauerte er mit einem Hinweis auf einen Runderlass des Reichsinnenministeriums vom 28. Juni 1937.[158] Darin wurde betont, dass konfessionelles Krankenpflegepersonal nur dann aus dessen Anstellung entfernt werden dürfe, wenn es durch Personal der *Nationalsozialistischen Volkswohlfahrt* ersetzt werden könne.[159] Damit blieb der Trierer Regierungspräsident auf der Linie, die er bereits mit der Unbedenklichkeitsbescheinigung für die Kreditaufnahme der Brüder beschritten hatte.

Für die Barmherzigen Brüder klärte sich die Angelegenheit in der ersten Jahreshälfte 1938. In der Generalratssitzung vom 11. Mai 1938 teilte der Syndikus Helfrich den Brüdern mit, dass der Provinzialverband seine Kranken aus der Anstalt Saffig abziehen werde.[160] Dies solle jedoch nicht als Maßnahme gegen den Orden verstanden werden, sondern diene einzig dem Zweck, die provinzialeigenen Anstalten wirtschaftlicher zu nutzen.[161] Mit dieser Argumentation bewegte sich der Provinzialverband auf der Linie des Vierjahresplanes von 1936, der in der Provinz Westfalen bereits in den Jahren 1936 und 1937 im Bereich des

158 Vgl. LHAKo Best. 442, Nr. 18249.

159 Vgl. LHAKo Best. 442, Nr. 18245.

160 Zum Vergleich: In Saffig wurden zum 01.01.1936 263 Patienten verpflegt; vgl. *Laehr*, Anstalten, 1937, 96.

161 Vgl. ABBT, Nr. 355.

Anstaltswesens umgesetzt wurde.[162] Aus Saffig wurden laut der Ordenschronik schließlich 60 Patienten abtransportiert.[163] Der Provinzialverband sicherte den Brüdern „vorläufig“[164] den Erhalt der Trierer Anstalt zu. Jedoch dürften in Trier keine Neuaufnahmen mehr geschehen:

> Alle Neu-Erkrankungen seien den Provinzial-Anstalten zu überweisen. Dieses hänge mit den neuen Vorschriften hinsichtlich der ärztl[ichen] Behandlung und auch vor allem mit den erbbiologischen Forschungen zusammen, die in den Privat-Anstalten nicht in der erforderlichen Weise ausgeführt werden könnten.

Aus den vorliegenden Patientenstatistiken geht hervor, dass in der Anstalt der Barmherzigen Brüder in Trier auch weiterhin Neuaufnahmen stattfanden. Für 1938 sind insgesamt 160 Zugänge verzeichnet, von denen 119 zum ersten Mal in einer psychiatrischen Anstalt behandelt wurden. Im Jahr 1939 wurden 90 Patienten aufgenommen, davon 80 Erstaufnahmen.[165] Aus diesen Zahlen lässt sich schließen, dass die Trierer Anstalt trotz der Ankündigung des Provinzialverbandes über das Jahr 1938 hinaus ihren Sonderstatus als private Aufnahmeanstalt für den Regierungsbezirk beibehielt. Die Planungen des Provinzialverbandes hatten – wie oben gesehen – keine Auswirkungen auf den Patientenbestand der Anstalt.

4.2 Der Abtransport der Patienten 1939 und 1941

Ab Anfang August 1939 wurden die Patienten der Heil- und Pflegeanstalt der Barmherzigen Brüder in andere Anstalten verlegt. Im Folgenden sollen diese Geschehnisse dargestellt und die Frage beantwortet werden, aus welchem Grund die Anstalt geräumt wurde. In einem weiteren Schritt wird das Schicksal der Patienten, soweit möglich, rekonstruiert.[166]

4.2.1 Die Räumung der Anstalt

Spätestens Ende Juni 1939 hatten die Verantwortlichen des Provinzialverbandes die Entscheidung getroffen, die ihr unterstehenden Patienten aus der Trierer Anstalt abzuziehen. Am 30. Juni 1939 teilte Creutz der Leitung der Provinzial-Heil- und Pflegeanstalt Bedburg-Hau mit, dass „die in einer privaten Heil- und Pflegeanstalt

162 Vgl. *Walter*, Psychiatrie, 1996, 626–627.

163 Vgl. *Martini*, Gründer, 1987, 227.

164 ABBT, Nr. 355, von dort auch das folgende Zitat.

165 Vgl. ABBT, Ordner „Personalien der früher in der Anstalt beschäftigten Brüder“.

166 Zur Verortung der in diesem Kapitel genannten Anstalten vgl. Karte 2 auf S. 352 im Anhang.

für männliche Geisteskranke untergebrachten Pfleglinge des Rheinischen Landesfürsorgeverbandes beschleunigt in andere Anstalten verlegt werden“[167] müssten. Er bat um Mitteilung, wie viele Patienten in Bedburg-Hau aufgenommen werden könnten. Creutz schlug gleichzeitig vor, zu diesem Zweck eine Frauenabteilung in eine Männerabteilung umzuwandeln und dafür 50 bis 70 Patientinnen in Privatanstalten abzugeben. Die Leitung von Bedburg-Hau stellte 180 Betten zur Verfügung. Dazu sollten 60 Patientinnen in eine Privatanstalt verlegt werden. Auch aus der Provinzial-Heil- und Pflegeanstalt Andernach wurden Patienten abtransportiert, um Betten für Patienten aus Trier frei zu machen: Am 10. August 1939 wurden 31 Patienten nach Bedburg-Hau verlegt. Eine gleiche Zahl von Patienten kam aus Andernach in die Provinzial-Heil- und Pflegeanstalt Süchteln.[168]

Es gibt einen Hinweis darauf, dass sich die Provinzialverwaltung relativ kurzfristig zum Abtransport der Patienten aus Trier entschloss. Im November 1938 beantragte ein Vater aus der Umgebung von Trier, dass seine Söhne aus der Anstalt Andernach nach Trier verlegt werden sollten. Dies würde ihm die Besuche erleichtern und käme seinen Kindern zugute. Das Ansinnen wurde bewilligt und die Verlegung fand am 15. März 1939 statt, also drei Monate, bevor Creutz für die Räumung der Trierer Anstalt aktiv wurde.[169]

Die Transporte

Am 28. Juli 1939 war Creutz in Trier und teilte der Leitung der Heil- und Pflegeanstalt mit, dass die Einrichtung geräumt werden sollte.[170] Bis zum 20. August 1939 sollten insgesamt 462 Personen verlegt werden, deren Anstaltsaufenthalt vom Provinzialverband gezahlt wurde. Die Patienten auf dem Schönfelder Hof durften nach Rücksprache der *Gemeinnützigen Kranken- und Pflegeanstalten eGmbH* mit dem Provinzialverband zur Ernte dort bleiben. Sie sollten nur in Notfällen nach Trier in das Haupthaus verlegt werden.[171]

In einem Schreiben vom 1. August 1939 teilte Creutz weitere Details zur Räumung der Anstalt mit. Drei Transporte wurden angekündigt: Ein erster am 3. August in die Anstalt Bedburg-Hau, ein zweiter am 7. August nach Galkhausen und ein dritter am 11. August nach Süchteln. Weitere Verlegungen behielt Creutz sich vor.

167 ALVR, Nr. 14354, Hervorhebung im Original.
168 Vgl. ALVR, Nr. 14354.
169 Vgl. LHAKo Best. 426,006, Nr. 6140.
170 Vgl. auch *Hermeler*, Euthanasie, 2002, 47.
171 Vgl. ABBT, Protokollbuch *Gemeinnützige Kranken- und Pflegeanstalten.*

Bereits einen Tag später bestimmte Creutz einen vierten Transport nach Andernach zum 15. August 1939.[172]

Die vier Verlegungen wurden wie von Creutz vorgegeben durchgeführt. 69 Patienten wurden nach Bedburg-Hau verlegt, 70 nach Galkhausen, 72 nach Süchteln und 80 nach Andernach. Die Heil- und Pflegeanstalt der Barmherzigen Brüder hatte nur wenig Einfluss auf die Zusammensetzung der Transportlisten. So wurden beispielsweise von dem Transport nach Andernach am 15. August 1939 sechs Patienten von der Liste gestrichen: Zwei Männer wurden von ihren Angehörigen nach Hause genommen, einer blieb als Privatpatient in der Anstalt, einer war auf dem Schönfelder Hof eingesetzt, einer galt aufgrund einer „allgemeine[n] Sepsis" als „nicht transportfähig" und einer sei während eines Urlaubs entwichen.[173] Stattdessen wurden acht andere Patienten auf Bitten ihrer Angehörigen dem Transport nach Andernach mitgegeben.[174] Demnach hatten die Verwandten der Trierer Patienten von den Transporten erfahren.

Nachdem die vier Verlegungen abgewickelt worden waren, teilte Creutz am 24. August 1939 mit, dass die „für nassauische Landesheilanstalten bestimmten Pfleglinge des Rheinischen Landesfürsorgeverbandes,"[175] welche sich noch bei den Barmherzigen Brüdern befanden, am 29. August nach Weilmünster verlegt werden sollten. Die 94 genannten Patienten sollten vom Personal der Anstalt Andernach abgeholt werden. Dieser Transport wurde am 28. August ausgesetzt, da keine Busse zur Verfügung standen.[176] Am 4. September 1939 teilte die Leitung von Weilmünster den Brüdern mit, dass in der Anstalt wegen Überbelegung keine weiteren Patienten aufgenommen werden könnten.[177] Bereits zum 2. September hatte Weilmünster mehrere hundert Patienten aus dem Saarland aufgenommen.[178] Die Anstalt Merzig lag im Bereich der sogenannten *Roten Zone*. Aus diesem an der deutsch-französischen

---

172 Vgl. ABBT, Ordner „Mitteilungen und Anträge an das Ernährungsamt und Wirtschaftsamt der Stadt Trier".

173 ABBT, Ordner „Mitteilungen und Anträge an das Ernährungsamt und Wirtschaftsamt der Stadt Trier".

174 Vgl. ABBT, Ordner „Mitteilungen und Anträge an das Ernährungsamt und Wirtschaftsamt der Stadt Trier".

175 ABBT, Ordner „Mitteilungen und Anträge an das Ernährungsamt und Wirtschaftsamt der Stadt Trier".

176 Der Mangel an Bussen kann mit der gleichzeitig anlaufenden Räumung der Roten Zone erklärt werden, vgl. *Herrmann, Hans-Walter*, Die Freimachung der Roten Zone 1939/40. Ablauf und Quellenlage, in: Zeitschrift für die Geschichte der Saargegend 32, 1984, 64–89, 71–72.

177 Vgl. ABBT, Ordner „Mitteilungen und Anträge an das Ernährungsamt und Wirtschaftsamt der Stadt Trier".

178 Vgl. *Braß*, Zwangssterilisation, 2004, 204–207.

Grenze gelegenen Gebiet wurde zu Beginn des Krieges die Zivilbevölkerung evakuiert, um sie vor eventuellen Kampfhandlungen zu schützen.[179]

Da Weilmünster als Aufnahmeanstalt nicht mehr in Frage kam, wandte sich der Provinzialverband am 8. September 1939 an die Anstalt der Franziskanerbrüder in Ebernach. Die Verlegung aus Trier sei aus „besonderen Gründen“[180] notwendig geworden. In Absprache mit dem Trierer Regierungspräsidium sollten 94 Patienten, für die die Landes- und Bezirksfürsorgeverbände aufkamen, sowie 70 Selbstzahler in Ebernach untergebracht werden. Die Barmherzigen Brüder in Trier erhielten am selben Tag eine Abschrift dieses Schreibens zugesandt. Der Transport mit 168 Patienten wurde am 11. September 1939 abgewickelt.[181] Der Generalrat der Barmherzigen Brüder scheint darüber besorgt gewesen zu sein, dass die Patienten zu den Franziskanerbrüdern von Waldbreitbach verlegt worden waren. Im Protokoll der Generalratssitzung vom 17. September 1939 ist eigens vermerkt und mit einem Ausrufungszeichen versehen, dass die Anstalt in Cochem dieser Gemeinschaft unterstand.[182] Es könnte sich hierbei um einen Rekurs auf die Sittlichkeitsprozesse handeln, die in einer Anzeige eines Ebernacher Patienten ihren Ausgang genommen hatten.[183]

Da der Transport nach Weilmünster aufgrund der Überfüllung der Anstalt nicht mehr möglich war, musste die Verlegung der restlichen Patienten nach Ebernach offensichtlich improvisiert werden. Der Provinzialverband hatte bereits im Herbst 1936 im Rahmen der Sittlichkeitsprozesse die ihm unterstehenden Patienten aus Ebernach abgezogen und keine weiteren Patienten mehr zugewiesen.[184] Ebernach war daher nicht auf die Aufnahme von insgesamt 168 Patienten aus Trier vorbereitet. Den Barmherzigen Brüdern war dies bewusst, weshalb sie „Kleider, Leibsachen,

179 Vgl. *Herrmann*, Freimachung, 1984, 64–65; vgl. *Braß*, Zwangssterilisation, 2004, 196–197.

180 ABBT, Ordner „Mitteilungen und Anträge an das Ernährungsamt und Wirtschaftsamt der Stadt Trier“.

181 Vgl. ABBT, Ordner „Mitteilungen und Anträge an das Ernährungsamt und Wirtschaftsamt der Stadt Trier“. Auf der Liste sind acht weitere Namen vermerkt, von denen vier gestrichen sind. Die Personen sind nicht im Aufnahmebuch von Ebernach aufgeführt, weshalb davon ausgegangen werden kann, dass sie von dem Transport nicht betroffen gewesen sind. Die Gründe sind nicht bekannt; vgl. ABBT, Ordner „Mitteilungen und Anträge an das Ernährungsamt und Wirtschaftsamt der Stadt Trier“, Kloster Ebernach, Alphabetikum.

182 Vgl. ABBT, Protokollbuch Generalratssitzungen.

183 Vgl. *Hockerts*, Sittlichkeitsprozesse, 1971, 5–6.

184 Vgl. *Kahlert, Martin*, Körper- und geistig behinderte Menschen zur Zeit des Nationalsozialismus am Beispiel der Heil- und Pflegeanstalt der Franziskanerbrüder in Ebernach bei Cochem an der Mosel. Diplomarbeit an der Universität Koblenz-Landau, Abteilung Koblenz, vorgelegt am 01.12.1995. Diplomarbeit, Koblenz 1995, 19–22; vgl. *Anderer, Erhard*, Die Geschichte des Klosters Ebernach bei Cochem an der Mosel, [Cochem] 1947, 108.

Schuhe und Socken“[185] nach Ebernach mitgaben. Die von Ebernach angeforderte Bettwäsche wurde jedoch zurückgehalten, „solange über die Weiter-Verwendung der Anstalt [der Brüder] noch nicht endgültig entschieden“ war. Ferner behielten sich die Barmherzigen Brüder vor, die Privatpatienten zu einem späteren Zeitpunkt in die eigene Anstalt in Saffig zu übernehmen. Die *Gemeinnützigen Kranken- und Pflegeanstalten eGmbH* versuchten dies Anfang 1941. Damit sollte dem Rückgang der Belegzahl in Saffig entgegengewirkt werden. Die Übernahme der Patienten wurde durch die Provinzialverwaltung nicht gestattet. Eine Begründung ist in dem Protokoll nicht verzeichnet.[186]

Nachdem die Trierer Einrichtung somit zum 11. September 1939 geräumt war, bestand die Heil- und Pflegeanstalt de facto nur noch aus dem Schönfelder Hof. Insgesamt 71 Patienten verblieben nach der Räumung des Haupthauses dort. Im Verlaufe des Jahres 1940 sind vier dieser Männer verstorben, einer wurde in eine andere Anstalt verlegt,[187] sodass sich Anfang 1941 noch 66 Patienten auf dem Hof befanden.[188] Am 4. Juli 1941 wandte sich Creutz an die Barmherzigen Brüder, um auch die dortigen Patienten abtransportieren zu lassen. Die auf Kosten des Landesfürsorgeverbandes untergebrachten Männer sollten nach Bedburg-Hau verlegt werden. Aufgrund der „Notwendigkeit der sparsamen Betriebsstoffbewirtschaftung“[189] sei der Einsatz von Kraftwagen nicht möglich, weshalb der Transport per Eisenbahn durchgeführt werden müsse. Das Unternehmen wurde auf den 31. Juli 1941 terminiert. Die Patienten sollten zum Bahnhof Daufenbach gebracht werden, wo sie in einen Sonderwaggon am Zug Trier–Köln steigen sollten. Von dort übernahm Personal der Anstalt Bedburg-Hau die Begleitung der Patienten. Insgesamt wurden 59 Patienten verlegt.[190] Ende des Jahres 1941 befanden sich noch sieben Patienten auf dem Schönfelder Hof. In den Jahren 1942 und 1943 ist jeweils einer verstorben, sodass zum 31. Dezember 1943 noch fünf Patienten auf dem Hof lebten. Was mit den Männern geschah, geht aus den überlieferten Statistiken der Anstalt nicht hervor.[191]

185 ABBT, Protokollbuch *Gemeinnützige Kranken- und Pflegeanstalten*, von dort auch das folgende Zitat.

186 Vgl. ABBT, Protokollbuch *Gemeinnützige Kranken- und Pflegeanstalten*.

187 Da sich diese Angabe auf eine Patientenstatistik für das Jahr 1940 stützt (siehe die folgende Fußnote), lässt sich nicht angeben, wer in welche Anstalt verlegt worden war.

188 Vgl. ABBT, Ordner „Personalien der früher in der Anstalt beschäftigten Brüder“.

189 ABBT, Ordner „Mitteilungen und Anträge an das Ernährungsamt und Wirtschaftsamt der Stadt Trier“.

190 Vgl. ABBT, Ordner „Mitteilungen und Anträge an das Ernährungsamt und Wirtschaftsamt der Stadt Trier“.

191 Vgl. ABBT, Ordner „Personalien der früher in der Anstalt beschäftigten Brüder“.

In dem Schreiben an die Direktion von Bedburg-Hau wurde darauf hingewiesen, dass die Patienten vom Schönfelder Hof im landwirtschaftlichen Bereich tätig gewesen seien und „in der dortigen Anstalt mit Vorteil zu verwenden sind.“[192] Durch die Räumungen zu Kriegsbeginn und die Aktion T4 waren aus der niederrheinischen Anstalt so viele Patienten abgezogen worden, dass sich dort ökonomische Probleme ergeben hatten.[193] Der Provinzialverband wollte zu dieser Zeit auch aus anderen konfessionellen Heil- und Pflegeanstalten „seine“ Patienten abziehen. Dies wurde mit den leerstehenden Provinzialanstalten begründet, so in einem Schreiben am 14. Juli 1941 an die evangelische Anstalt Bethel bei Bielefeld. Die dortige Anstaltsleitung konnte den Abtransport in längeren Verhandlungen abwenden.[194] Auch die *Gemeinnützigen Kranken- und Pflegeanstalten eGmbH* versuchten noch am 14. Juli 1941 den Abtransport der Patienten im Hinblick auf die Ernte verschieben zu lassen. Ob die Ernte auf dem Hof noch vor dem Transport eingebracht werden konnte, geht aus den Unterlagen nicht hervor. Den Verlust der Arbeiter versuchten die Brüder durch den verstärkten Einsatz von Maschinen auszugleichen.[195]

Die Gründe der Transporte

In der Trierer Lokalgeschichte wurde die Räumung der Anstalt oft in einem Zug mit den Patiententötungen genannt.[196] MARTINI implizierte, dass die Brüder bereits zum Zeitpunkt des Abtransportes der Patienten aus der Anstalt wussten, dass diese umgebracht werden sollten.[197] Peter SCHMITZ und Thomas ZUCHE gingen davon aus, dass die Patienten „mit Omnibussen, deren Fenster undurchsichtig gemacht worden waren“ verlegt wurden.[198] Damit rufen die Autoren die berüchtigten Busse der *GEKRAT*[199] in Erinnerung, die als *Graue Busse* zu einem Sinnbild der Patiententötungen geworden sind.[200] Es handelte sich hierbei allerdings zunächst um gewöhnliche Busse der Reichspost, die standardmäßig in roter Farbe angestrichen waren. Erst im Laufe des Krieges wurden die Wagen aus Luftschutzgründen grau

192 ALVR, Nr. 14354.

193 Vgl. *Hermeler*, Euthanasie, 2002, 125–126.

194 Vgl. *Schmuhl*, Walter Creutz, 2013, 44.

195 Vgl. ABBT, Protokollbuch *Gemeinnützige Kranken- und Pflegeanstalten.*

196 Vgl. bspw. *Kettern*, Dienst, 1994, 85.

197 Vgl. *Martini*, Gründer, 1987, 227.

198 *Schmitz/Zuche*, Verfolgung, 2005, 85, von dort auch das Zitat.

199 Zur *GEKRAT* vgl. oben Kapitel 2.2.2.

200 Bereits 1947 sprach POITROT von „Grauen Wagen“, vgl. *[Poitrot]*, Die Ermordeten, [1947], 8.

lackiert und die Fenster der Fahrzeuge verdunkelt.[201] Dass ein Teil der Transporte im August und September 1939 tatsächlich mit Omnibussen durchgeführt wurde, geht aus dem Schriftverkehr im Vorfeld der Verlegungen hervor. Die Verlegung nach Ebernach sowie der Abtransport vom Schönfelder Hof 1941 wurden jedoch mit der Bahn durchgeführt.[202]

Auch aus anderen Heil- und Pflegeanstalten im deutsch-französischen Grenzgebiet wurden zu Beginn des Zweiten Weltkrieges die Patienten abtransportiert.[203] Brass ging bei den saarländischen Einrichtungen Merzig und Homburg zunächst von militärischen Gründen für die Verlegung der Patienten aus. Er hielt es aber für „durchaus denkbar“, dass die Menschen bewusst von ihren Angehörigen getrennt worden waren, um sie „möglichst unauffällig und ohne Widerstand [...] ermorden zu können.“[204] Er begründete seine Spekulation damit, dass ein Großteil der saarländischen Patienten in Einrichtungen verlegt wurde, die im Umfeld der ab 1941 als Tötungsanstalt genutzten Einrichtung Hadamar lagen.[205] Dagegen spricht, dass erst im November 1940 beschlossen wurde, dass Hadamar diese Aufgabe übernehmen sollte. Noch Mitte 1940 hatten Planer der T4-Zentrale Anstalten im Ruhrgebiet, in der Provinz Hannover und im Rheinland besichtigt, um eine geeignete Einrichtung für eine Tötungsanstalt zu finden.[206] Im Jahr 1939 war demnach keinesfalls sicher, dass Hadamar eine solche Funktion übernehmen würde. Dies kann demnach bei den Verlegungen aus Merzig und Homburg keine Rolle gespielt haben. Ein weiteres Indiz für eine Räumung der psychiatrischen Abteilung Homburg aus nichtmilitärischen Gründen fand Brass in einem Artikel der *Psychiatrisch-neurologischen Wochenschrift*. Am 20. April 1940 hatten der Homburger Chefarzt Dr. Hanns Heene und dessen Oberarzt darin einen Beitrag zum 10-jährigen Bestehen der Abteilung veröffentlicht, ohne die Evakuierung zu erwähnen. Da Heene zudem als Gutachter der Aktion T4 tätig gewesen ist, ging Brass davon aus, dass die Räumung absichtlich verschwiegen wurde und die Patienten bereits

201 Vgl. *Stern, Volkhard*, Chronik der Kraftpost (Brekina Auto-Geschichte), Teningen 2005, 74. Für diesen Hinweis danke ich Martina Hartmann-Mentz und ihrem Beitrag für den „Gedenkort-T4-Blog“, vgl. *Hartmann-Mentz, Martina*, Graue Busse – Rote Busse, 2015 [abrufbar unter https://archive.is/fRbu4; zuletzt besucht am 04.04.2019].

202 Vgl. ABBT, Ordner „Mitteilungen und Anträge an das Ernährungsamt und Wirtschaftsamt der Stadt Trier“.

203 Vgl. bspw. für die pfälzische Anstalt Klingenmünster *Scherer, Karl*, Psychiatrie im Nationalsozialismus. Die Heil- und Pflegeanstalt Klingenmünster, 1933–1945 (Beiträge zur pfälzischen Geschichte, Bd. 14), Kaiserslautern 1998, 47–48. Faulstich erwähnt zudem die badischen Einrichtungen Kork und Rastatt, vgl. *Faulstich*, Hungersterben, 1998, 247.

204 *Braß*, Zwangssterilisation, 2004, 197–198.

205 Vgl. *Braß*, Zwangssterilisation, 2004, 198.

206 Vgl. *Sandner*, Verwaltung, 2003, 397, 401.

im Hinblick auf die Tötungen deportiert worden waren.[207] Heene begann jedoch erst im September 1940 damit, Meldebogen im Auftrag von T4 zu begutachten.[208] Der von Brass erwähnte Artikel ist daher nicht dazu geeignet, um die These aufrechtzuerhalten, dass die saarländischen Einrichtungen im Hinblick auf die Patiententötungen geräumt worden waren. Vielmehr scheinen die Menschen aufgrund von militärischen beziehungsweise Zivilschutzmaßnahmen evakuiert worden zu sein. Dies gilt es zu bedenken, wenn im Folgenden die Gründe für den Abtransport der Trierer Patienten diskutiert werden.

In den Schreiben der Provinzialverwaltung, die den Abtransport der Patienten aus der Heil- und Pflegeanstalt der Barmherzigen Brüder betreffen, werden keine Gründe für das Vorgehen genannt. Creutz gab beispielsweise in seinem Brief an die Leitung von Bedburg-Hau im Juni 1939 nicht an, weshalb die Verlegung notwendig geworden war.[209] Am 31. Juli 1939 wandte sich der Provinzialverband in einem als „Vertraulich" gekennzeichneten Schreiben an die Bezirksfürsorgeverbände im Regierungsbezirk Trier. Er teilte darin die Notwendigkeit mit, die Patienten aus der Anstalt zu verlegen. Diese erfolge aus nicht näher bezeichneten „zwingenden Gründen und im Einvernehmen mit dem Herrn Regierungspräsidenten in Trier und dem Herrn Oberbürgermeister der Stadt Trier"[210]. Die Anstalt selbst sollte nach den Verlegungen „in Zukunft nicht mehr in Anspruch" genommen werden. Stattdessen wurde die Heil- und Pflegeanstalt Andernach als Aufnahmeeinrichtung für den Regierungsbezirk Trier bestimmt. Die Bezirksfürsorgeverbände wurden darauf hingewiesen, dass der Provinzialverband keine Kosten mehr für Patienten übernehmen würde, welche dennoch bei den Barmherzigen Brüdern eingewiesen werden würden. Ferner sollten die Krankenkassen auf diesen Umstand aufmerksam gemacht werden. Um eine Eingangsbestätigung wurde aufgrund „der besonderen Wichtigkeit und Dringlichkeit der Durchführung der [...] Maßnahmen" gebeten.[211]

Auch den Barmherzigen Brüdern gegenüber wurden die Maßnahmen im Rahmen des Schriftverkehrs zum Abtransport der Patienten nicht offiziell begründet.[212]

---

207 Vgl. *Braß*, Zwangssterilisation, 2004, 198–199.

208 Vgl. *Harms*, Gutachter, 2010, 409.

209 Vgl. ALVR, Nr. 14354.

210 KrArch Trier-Saarburg, P 455; von dort auch die folgenden Zitate.

211 Vgl. KrArch Trier-Saarburg, P 455. Trotz dieser Anweisung wurden vonseiten der Anstalt weiterhin Patienten aufgenommen. So kam am 24.08.1939 der 1901 geborene Franz R. zur Aufnahme, da er zu Hause gegenüber seinen Angehörigen gewalttätig geworden war; vgl. LHAKo Best. 426,006, Nr. 10547. Von der Polizei wurde der 1908 geborene Heinrich W. am 29.08.1939 in die Anstalt gebracht, da er einen geistig gestörten Eindruck machte; vgl. LHAKo Best. 426,006, Nr. 14290.

212 Vgl. ABBT, Ordner „Mitteilungen und Anträge an das Ernährungsamt und Wirtschaftsamt der Stadt Trier".

Es gibt jedoch Hinweise darauf, dass sie inoffiziell über deren Hintergrund aufgeklärt worden waren. In einem Brief an den Caritasverband der Diözese Trier vom 15. Oktober 1939 gab die Krankenhausverwaltung an, dass ihr „[b]esondere Gründe […] nicht gesagt“[213] worden seien. Im Nachhinein habe man erfahren, dass „man in dieser Zone keine Geisteskranke[n] haben wolle, auch Merzig sei deshalb geräumt.“[214] In einem Geschäftsbericht der *Gemeinnützigen Kranken- und Pflegeanstalten eGmbH* vom 8. Juni 1940 wurde die Räumung ebenfalls in einen direkten Zusammenhang mit dem Kriegsbeginn gestellt.[215]

Neben dem Provinzialverband war auch die Trierer Medizinalverwaltung am Abtransport der Patienten beteiligt. Aus den Protokollen der *Gemeinnützigen Kranken- und Pflegeanstalten eGmbH* geht hervor, dass der Amtsarzt von Trier-Stadt die Räumung der Einrichtung als Luftschutzmaßnahme angeordnet habe.[216] Der Amtsarzt selbst bezeichnete das Geschehen in einem Brief an den zuständigen Regierungspräsidenten vom Oktober 1939 als „vollständige Evakuierung der Heil- und Pflegeanstalt“[217].

Für eine Räumung der Anstalt aus militärischen Gründen spricht auch, dass der *Gemeinnützigen Kranken- und Pflegeanstalten eGmbH* vonseiten der Medizinalverwaltung Schadensersatz zugesichert wurde. Die Entschädigungsfrage zog sich längere Zeit hin, da mehrere verschiedene Stellen daran beteiligt gewesen sind. Den Barmherzigen Brüdern war mitgeteilt worden, dass „bis einschließlich 11.9.1939“ „die Militärverwaltung die Entschädigung aus der Räumung des Krankenhauses und der Anstalt“ übernehmen würde.[218] Für die Zeit nach dem 11. September 1939 sei „die Luftfahrt schadensersatzpflichtig“. Eine endgültige Regelung müsse jedoch „zwischen der zuständigen ministeriellen Stelle in Berlin und den Spitzenverbänden der freien Wohlfahrtspflege“ getroffen werden. Ende Oktober/Anfang November 1939 reichten die *Gemeinnützigen Kranken- und Pflegeanstalten eGmbH* unter Bezugnahme auf das *Reichsleistungsgesetz* einen Antrag auf Schadensersatz bei der Stadt Trier „für die Zeit vom 9.9.39–26.10.39“ über 60.005,29 RM ein.[219]

Ob und in welchem Umfang Trier zu Beginn des Zweiten Weltkrieges geräumt wurde, ist in der wissenschaftlichen Literatur bisher nicht hinreichend behandelt worden. Laut Emil Zenz wurde vonseiten der Stadtverwaltung und der Kreislei-

213 ABBT, Ordner Gruppe C II Nr. 3, von dort auch das folgende Zitat.

214 Vgl. ABBT, Ordner Gruppe C II Nr. 3.

215 Vgl. ABBT, Protokollbuch *Gemeinnützige Kranken- und Pflegeanstalten.*

216 Vgl. ABBT, Protokollbuch *Gemeinnützige Kranken- und Pflegeanstalten.*

217 LHAKo Best. 442, Nr. 18254.

218 ABBT, Protokollbuch *Gemeinnützige Kranken- und Pflegeanstalten*; von dort auch die folgenden Zitate.

219 Vgl. ABBT, Protokollbuch *Gemeinnützige Kranken- und Pflegeanstalten*, von dort auch das Zitat.

tung am 5. September 1939 beschlossen, dass eine Evakuierung der Bevölkerung nicht vonnöten sei.[220] Im Landeshauptarchiv Koblenz befinden sich im Bestand der NSDAP-Kreisleitung Trier-West-Land Unterlagen über die Planungen einer möglichen Räumung der Stadt sowie der umliegenden Gebiete.[221] Aus keinem der Dokumente geht jedoch hervor, ob die Heil- und Pflegeanstalt der Barmherzigen Brüder in die Planungen einbezogen worden war. In einer Besprechungsmitschrift vom 27. Juni 1939 wird zwar die Frage aufgeworfen, auf welche Weise die Patienten von Anstalten transportiert werden sollten, jedoch wurde darauf nicht weiter eingegangen.[222] Einzelne Einrichtungen in der Stadt wie beispielsweise die Provinzial-Taubstummenlehranstalt waren hingegen bereits Ende August 1939 evakuiert.[223] Zeitlich korrespondiert dies mit den anfänglichen Plänen des Provinzialverbandes für die Anstalt der Barmherzigen Brüder: Die Patienten sollten ursprünglich bis zum 20. August 1939 abtransportiert sein.[224] Daher liegt der Schluss nahe, dass zumindest bei dieser Stelle Pläne vorlagen, die ihrer Verantwortung unterstehenden Personen und Einrichtungen aus dem Grenzgebiet zu Frankreich zu evakuieren.[225]

Bereits für den November 1939 ist eine weitere Deutung der Räumung verbreitet gewesen. Ein Berichterstatter des *Amtes für Volksgesundheit* in Trier meldete in einem Schreiben an die Gauamtsleitung, dass von Seiten der Brüder die Räumung der Anstalt „der Regierung als Schikane unterstellt [worden sei] mit dem Zweck, ihnen [den Brüdern] das Wasser abzugraben.“[226] Die Brüder hätten daraufhin ihren Ärzten erklärt, dass aufgrund der Räumung die Gehälter nicht mehr weitergezahlt werden könnten. Des Weiteren forderte der Kreishauptstellenleiter am Ende seines Berichtes, dass das Krankenhaus von NS-Schwestern übernommen werden sollte. Die Brüder werden als „Verräter[.] und Volksverderber[.]“ bezeichnet, denen keine kranken Menschen anvertraut werden sollten.[227]

---

220 Vgl. *Zenz, Emil,* Die Stadt Trier im 20. Jahrhundert, 1. Hälfte 1900–1950, Trier 1981, 318.

221 Vgl. LHAKo Best. 662,003 Nrn. 276, 277, 279, 300, 301.

222 Vgl. LHAKo Best. 662,003 Nr. 276.

223 Vgl. LHAKo Best. 662,003 Nr. 279.

224 Vgl. ABBT, Ordner „Mitteilungen und Anträge an das Ernährungsamt und Wirtschaftsamt der Stadt Trier“.

225 Korrespondenzen zwischen dem Anstaltsdezernenten der Rheinprovinz und den für die „Freimachung West“ zuständigen Stellen konnten im ALVR nicht ausfindig gemacht werden. Unterlagen über die Räumung provinzialeigener Anstalten wurden 1959 kassiert, vgl. *N. N.*, Psychiatrie und erweiterte Armenpflege. Archivalien der Referate II A und II D der Rheinischen Provinzialverwaltung 1826–1955 im Archiv des Landschaftsverbandes Rheinland, 2. Aufl., Köln 1995, XIII.

226 LHAKo Best. 662,003, Nr. 006, von dort auch das folgende Zitat.

227 Vgl. LHAKo Best. 662,003, Nr. 006.

Es gibt mindestens einen Hinweis darauf, dass den Patienten der Barmherzigen Brüder im Laufe der Zeit eine Begründung gegeben worden war, warum sie die Einrichtung verlassen mussten. Ein ehemaliger Patient gab im Jahr 1944 bei der Aufnahme in die Anstalt Andernach an, dass die Trierer Einrichtung geräumt worden sei, um ein Lazarett darin einzurichten. Aus der Akte geht nicht hervor, von welcher Stelle oder wann der Patient diese Information erhalten hatte.[228]

Weitere Nutzung der Anstalt

Es gibt einen Hinweis darauf, dass der Provinzialverband die Anstalt der Barmherzigen Brüder nach dem Abschluss der Freimachung nicht wie zuvor weiternutzen wollte. Im Schreiben an die Bezirksfürsorgeverbände wird erwähnt, dass die Einrichtung „in Zukunft nicht mehr in Anspruch“[229] genommen werden würde. Gleichzeitig wurde Andernach als Aufnahmeeinrichtung für den Regierungsbezirk bestimmt.[230] Die weitere Entwicklung der Ereignisse schuf jedoch Fakten, die mögliche Pläne der Provinzialverwaltung obsolet werden ließ.

Die *Gemeinnützigen Kranken- und Pflegeanstalten eGmbH* stellten bereits Anfang August 1939 fest, dass der Abtransport der Patienten für sie einen „finanziellen Ausfall“[231] bedeutete. Um den Schaden zu begrenzen und „die Anstalt nicht zum großen Teil leer stehen zu lassen“, wurde der örtlichen Militärverwaltung der Vorschlag unterbreitet, in den Gebäuden ein Lazarett einzurichten. Die Trierer Standortkommandantur hatte in dieser Sache noch nicht endgültig entschieden, als am 25. September 1939 die Bäckerei der Anstalt vom Militär beschlagnahmt sowie ein Fleischerzug einquartiert wurde, sodass sich Ende September bereits 182 Militärpersonen in den Gebäuden befanden. Der Trierer Stadtkommandant gab der *Gemeinnützigen Kranken- und Pflegeanstalten eGmbH* gegenüber an, dass er von dieser Einquartierung nichts gewusst habe. Die Einrichtung eines Lazaretts wurde von Verhandlungen zwischen den Trierer Militärbehörden und dem Kriegsministerium verzögert. Dort hatte man Anfang Oktober 1939 wegen der Grenznähe Bedenken, ein Lazarett in den Anstaltsgebäuden einzurichten. Diese Bedenken wurden schnell zerstreut. Die Wehrmacht übernahm am 7. November 1939 schließlich sowohl die Gebäude der Heil- und Pflegeanstalt als auch des Krankenhauses der Barmherzigen Brüder „für militärische Zwecke“. Bezirksregierung, Stadtverwaltung, Wehrmacht und Eigentümer hatten ausgehandelt, dass in

---

228 Vgl. LHAKo Best. 426,006, Nr. 14324

229 KrArch Trier-Saarburg, P 455.

230 Vgl. KrArch Trier-Saarburg, P 455.

231 ABBT, Protokollbuch *Gemeinnützige Kranken- und Pflegeanstalten*, von dort auch die folgenden Zitate.

den Anstaltsräumen ein Leichtkrankenlazarett mit 800 Betten eingerichtet werden sollte. Letztendlich wurden 700 Betten aufgestellt, wobei 250 von der Armee gestellt wurden.[232] Die Gebäude wurden bis zum Ende des Krieges vom Militär genutzt. Danach richteten amerikanische beziehungsweise französische Truppen ein Lazarett ein, welches bis in die 1960er-Jahre bestand.[233]

Die Zweckentfremdung psychiatrischer Einrichtungen entwickelte sich im Laufe des Krieges zu einem Problem für die öffentliche Gesundheitsversorgung. Gerade solche Einrichtungen, deren Patientenbestand im Zuge der Aktion T4 verringert worden waren, wurden von verschiedenen nichtmedizinischen Stellen übernommen.[234] Aus diesem Grunde wurde in der Zentraldienststelle der Aktion T4 im Frühjahr 1941 eine Planungsabteilung unter der Leitung von Dr. Herbert Becker eingerichtet. In dessen Auftrag bereisten Planungskommissionen das Deutsche Reich, um eine Aufstellung der vorhandenen Heil- und Pflegeanstalten zu erstellen. Auf dieser Basis wurden Pläne für die zukünftige Psychiatrielandschaft Deutschlands ausgearbeitet.[235] Auch die Heil- und Pflegeanstalt der Barmherzigen Brüder wurde in die Planungen einbezogen. Die Situation im Jahr 1943 wurde dahingehend beschrieben, dass die Gebäude mit einer Bettenkapazität von 520 Plätzen von der Stadt Trier als Stadtkrankenhaus und von der Wehrmacht als Standortlazarett eingefordert würden. Da es im Regierungsbezirk Trier keine staatlichen psychiatrischen Anstalten gebe, sollten die Gebäude nach Meinung Beckers in eine Provinzialanstalt umgewandelt werden. Die Einrichtung könne gegebenenfalls auf 1200 Betten erweitert werden.[236]

Nach dem Abtransport der Patienten vom Schönfelder Hof ging auch Faas nicht mehr davon aus, dass die Anstalt der Barmherzigen Brüder in absehbarer Zeit wieder mit Patienten belegt werden würde. Die Leitung der *Gemeinnützigen Kranken- und Pflegeanstalten eGmbH* betrachtete den Dienstvertrag vom April 1934 als gegenstandslos an, Faas bestand jedoch auf einer formellen Auflösung des Vertrages. Faas und Helfrich kamen im April 1942 darüber überein, dass der Dienstvertrag ab dem 31. Juli 1941 ruhte, aber bei Neueröffnung der Anstalt wieder aufgenommen werden könne.[237]

232 Vgl. ABBT, Protokollbuch *Gemeinnützige Kranken- und Pflegeanstalten.*

233 Vgl. *Martini*, Gründer, 1987, 243.

234 Vgl. *Siemen*, Menschen, 1987, 175–176.

235 Vgl. *Kaminsky*, Zwangssterilisation, 1995, 411–414; vgl. *Faulstich*, Hungersterben, 1998, 297–300.

236 Vgl. BArch R 96-I/16.

237 Vgl. ABBT, Nr. 388.

4.2.2 Das weitere Schicksal der Patienten

Wie bereits dargestellt, führten zwischen August 1939 und August 1941 insgesamt sechs Transporte in fünf Anstalten zur Räumung der Heil- und Pflegeanstalt der Barmherzigen Brüder in Trier. Die Zielanstalten waren die vier Provinzial-Heil- und Pflegeanstalten Andernach, Bedburg-Hau, Galkhausen und Süchteln sowie die Anstalt der Franziskanerbrüder von Waldbreitbach in Ebernach bei Cochem. Im Folgenden wird das Schicksal der Patienten, soweit es die Quellenlage zulässt, rekonstruiert. Einen ersten Überblick bietet folgende Tabelle 32:

Tabelle 32: Übersicht über das Schicksal der 1939/41 verlegten Patienten

	Bedburg-Hau (03.08.1939)	Galkhausen (07.08.1939)	Süchteln (11.08.1939)	Andernach (15.08.1939)	Ebernach (11.09.1939)	Bedburg-Hau (31.07.1941)	Summe
Aktion T4	40	28	0	23	0	0	91
Sonderaktion gegen jüdische Patienten	1	0	1	0	0	0	2
Evakuierungstransporte	7	8	1	6	76	35	133
verstorben	11	25	3	23	60	8	130
überlebt	3	6	0	10	17	5	41
entlassen/entwichen	4	2	0	12	12	0	30
keine Angabe	3	1	67	6	3	11	91
Summe	69	70	72	80	168	59	518

Erstellt auf der Basis von: ABBT, Ordner „Mitteilungen und Anträge an das Ernährungsamt und Wirtschaftsamt der Stadt Trier“, ALVR, Nrn. 13070, 42988, 42989, 44911, 71187, 71269, Kloster Ebernach, Alphabetikum, Landesarchiv Sachsen-Anhalt, Magdeburg (LASA), C98 Uchtspringe, Nr. 3 Bde. 11–12, LHAKo Best. 426,006, Nrn. 132–139.

Aktion T4

Die Anstaltspatienten der Rheinprovinz wurden ab April 1941 systematisch in die Gaskammern der Aktion T4[238] verbracht.[239] Eine Ausnahme bildeten die Patienten der Provinzial-Heil- und Pflegeanstalt Bedburg-Hau. Im März 1940 wurde diese Anstalt teilweise geräumt, um ein Marinereservelazarett einzurichten.[240] Eine

238 Zur Aktion T4 vgl. auch Kapitel 2.2.2.

239 Vgl. *Kaminsky*, Euthanasie, 2009, 49.

240 Vgl. *Kaminsky*, Euthanasie, 2009, 42; vgl. *Hermeler*, Euthanasie, 2002, 60.

sechsköpfige Ärztekommission erfasste im Auftrag der T4-Zentrale zwischen dem 26. Februar und dem 4. März 1940 etwa 2200 Patienten mittels Meldebogen.[241] Von diesen Patienten sind im März 1940 innerhalb von sieben Tagen 1632 Männer und Frauen verlegt worden, „der überwiegende Teil direkt in den Tod nach Brandenburg und Grafeneck."[242] Am 6. März 1940 wurden aus Bedburg-Hau 157 Männer und 160 Frauen nach Grafeneck abtransportiert.[243] Darunter waren 16 ehemals Trierer Patienten, die nach Eintragungen im Patientenbuch der Anstalt Bedburg-Hau alle bis auf einen in Grafeneck umgekommen sind. Bei einer Person, dem 1900 geborenen Wenzel B., findet sich als Sterbeort der Eintrag „Brandenburg". Für alle sind Sterbedaten zwischen dem 5. April 1940 und dem 27. April 1940 verzeichnet.[244] Ein weiterer Transport in eine T4-Tötungsanstalt fand am 8. März 1940 statt. 323 Männer und 12 Frauen wurden nach Brandenburg abtransportiert.[245] Auch hiervon waren 16 ehemals Trierer Patienten betroffen, die laut Eintragung im Bedburg-Hauer Patientenbuch zwischen dem 1. April 1940 und dem 30. Mai 1940 verstorben sind. Für 14 Personen ist als Sterbeort Brandenburg angegeben, für Egon K. (* 1894) Grafeneck und für den 1893 geborenen Heinrich K. Hartheim.[246] Die Angabe abweichender Sterbeorte war ein Mittel, die Tötungen im Rahmen der Aktion T4 zu verschleiern. Es sollte nicht der Eindruck entstehen, dass in einzelnen Anstalten vermehrt Menschen starben.[247] Aus Tarnzwecken wurden auch falsche Todestage in die Sterbeurkunden eingetragen. In Wirklichkeit wurden die Patienten in der Regel binnen 24 Stunden nach ihrer Ankunft in der Tötungsanstalt umgebracht.[248]

Die für die Wohnortgemeinden zuständigen Bürgermeisterämter erhielten von der Anstalt Bescheid über die Verlegungen, die 1940 aus Bedburg-Hau stattfanden. So wurde beispielsweise die Verlegung des 1871 geborenen Matthias L. am 8. März 1940 damit begründet, dass sie „auf höhere Anordnung mit Rücksicht auf die derzeitigen Kriegsverhältnisse"[249] geschah. In diesen Fällen wurden die

241 Vgl. *Werner, Wolfgang Franz*, Walter Creutz – Widerstandskämpfer?, in: Landschaftsverband Rheinland (Hrsg.), Folgen der Ausgrenzung. Studien zur Geschichte der NS-Psychiatrie in der Rheinprovinz, Köln 1995, 173–196, 174–175.

242 *Werner*, Walter Creutz, 1995, 175.

243 Vgl. *Hermeler*, Euthanasie, 2002, 53, Tabelle 5.

244 Vgl. ALVR, Nr. 42989.

245 Vgl. *Hermeler*, Euthanasie, 2002, 53, Tabelle 5.

246 Vgl. ALVR, Nr. 42989.

247 Vgl. *Hinz-Wessels, Annette/Fuchs, Petra/Hohendorf, Gerrit/Rotzoll, Maike*, Zur bürokratischen Abwicklung eines Massenmords. Die „Euthanasie"-Aktion im Spiegel neuer Dokumente, in: Vierteljahrshefte für Zeitgeschichte 53, 2005, 79–107, 86.

248 Vgl. *Schmuhl*, Rassenhygiene, 1987, 206–208.

249 LHAKo Best. 655,163, Nr. 228.

Zielanstalten namentlich genannt (hier: Brandenburg).[250] Im späteren Verlauf der Aktion T4 wurde die Tötungsanstalt nicht mehr angegeben. Stattdessen wurde beispielsweise den Angehörigen mitgeteilt, dass die Verlegung in eine „unbekannte Anstalt“ erfolgt sei.[251]

Neben direkten Verlegungen aus Bedburg-Hau in verschiedene Tötungsanstalten lassen sich auch Patienten feststellen, die zunächst in andere Einrichtungen verlegt und von dort aus in eine der Anstalten von T4 verbracht wurden. So wurden am 8. März 1940 insgesamt 212 Frauen und 62 Männer in die Anstalt Görden verlegt.[252] Darunter waren auch fünf Patienten aus der Trierer Einrichtung. Aus den Patientenbüchern von Bedburg-Hau geht hervor, dass davon vier am 14. März 1941 bzw. am 7. April 1941 in eine „unbekannte Anstalt“ verlegt wurden.[253] Ludwig Hermeler konnte für diese Tage mehrere Verlegungen feststellen, bei denen für die Patienten als Sterbeort Brandenburg angegeben ist.[254] Brandenburg hatte jedoch bereits im Herbst 1940 seine Tätigkeit als T4-Tötungsanstalt eingestellt.[255] Da Görden eine Zwischenanstalt der Tötungsanstalt Bernburg war, ist eher davon auszugehen, dass diese Einrichtung Ziel der Weitertransporte war und dass die Patienten in Bernburg umkamen.[256] Obwohl bei zwei Patienten, Josef B. (* 1908) und Nikolaus F. (* 1897), kein Sterbedatum in den Büchern von Bedburg-Hau verzeichnet ist, kann davon ausgegangen werden, dass auch sie über Görden nach Bernburg verlegt und dort getötet wurden.[257] Im Falle B. ist die Patientenakte im einschlägigen Bestand R 179 des Bundesarchivs[258] überliefert,[259] weshalb sicher davon ausgegangen werden kann, dass er im Rahmen der Aktion T4 getötet worden ist. Der fünfte am 8. März 1940 nach Görden verlegte Patient, der 1882 geborene August B., verstarb am 15. März 1941. In den Büchern von Bedburg-Hau ist weder eine Weiterverlegung noch ein Sterbeort angegeben.[260] Es ist nicht unwahrscheinlich, dass B. am 14. März 1941 mit den anderen Patienten nach Bernburg verlegt worden ist.

---

250 Vgl. LHAKo Best. 655,163, Nr. 228.

251 Vgl. *Sandner*, Verwaltung, 2003, 490–491.

252 Vgl. *Hermeler*, Euthanasie, 2002, 71–72.

253 Vgl. ALVR, Nr. 42988.

254 Vgl. *Hermeler*, Euthanasie, 2002, 72, Tab. 17.

255 Vgl. *Schmuhl*, Rassenhygiene, 1987, 196.

256 Vgl. *Schulze, Dietmar*, Die „Euthanasie“-Anstalt Bernburg – eines der Zentren des nationalsozialistischen Massenmordes an Kranken und Behinderten, in: Hoffmann, Ute (Hrsg.), Psychiatrie des Todes. NS-Zwangssterilisation und „Euthanasie“ im Freistaat Anhalt und in der Provinz Sachsen. Teil 1, Magdeburg 2001, 23–40, 32.

257 Vgl. ALVR, Nr. 42988.

258 Zur Bedeutung des Bestandes vgl. oben Kapitel 1.3.

259 Vgl. BArch R 179/14813.

260 Vgl. ALVR, Nr. 42988.

Vier ehemals Trierer Patienten wurden am 7. März 1940 von Bedburg-Hau nach Eichberg verlegt.[261] Der Transport umfasste insgesamt 45 Männer.[262] Einer der Patienten aus Trier, Peter M. (* 1897), ist laut Eintrag im Patientenbuch von Bedburg-Hau am 29. Januar 1941 entlassen worden und im Februar 1941 in Hadamar verstorben.[263] Da die Patientenakte M.s im Bestand R 179 des Bundesarchives überliefert ist und Eichberg als Zwischenanstalt von Hadamar diente, ist davon auszugehen, dass es sich hierbei um ein Opfer der Aktion T4 handelt.[264]

Einer der ursprünglich in Trier untergebrachten Patienten, Johann T. (* 1874), wurde am 7. März 1940 mit einem Transport, der aus insgesamt 60 Männern und 54 Frauen bestand, aus Bedburg-Hau nach Weilmünster verlegt.[265] Am 13. März 1941 erfolgte dessen Weiterverlegung in eine „unbekannte Anstalt".[266] Da sich T.s Krankenakte im Bestand R 179 des Bundesarchivs befindet und an diesem Tag ein Transport mit 63 Patienten aus Weilmünster nach Hadamar stattfand, ist davon auszugehen, dass er in der Gaskammer von Hadamar starb.[267]

Aus Bedburg-Hau wurden am 8. März 1940 54 Männer und ebenso viele Frauen nach Schkeuditz in die Anstalt Altscherbitz verlegt.[268] Der einzige davon betroffene ehemalige Trierer Patient, der 1899 geborene Josef R., wurde nach Angabe des Patientenbuches von Bedburg-Hau am 19. September 1940 aus Altscherbitz entlassen.[269] Seine Akte befindet sich jedoch im einschlägigen Bestand des Bundesarchivs. Dort ist vermerkt, dass R. am 19. September 1940 „gemäß ministerieller Verfügung aus der Anstalt entlassen"[270] worden sei. Die Entlassungsmeldung nach Bedburg-Hau und der entsprechende Eintrag in der Akte sind daher als Täuschungsversuch zu werten, um die Tötung R.s zu verschleiern.[271] R. ist in der Opferdatenbank der Gedenkstätte Brandenburg an der Havel als T4-Opfer aufgeführt.[272]

In der Forschung hat sich die Frage entwickelt, warum die T4-Zentrale 1940 in Bedburg-Hau aktiv wurde. Nach Wolfgang Werner bekamen die Organisatoren

261 Vgl. ALVR, Nr. 42989.
262 Vgl. *Hermeler*, Euthanasie, 2002, 66.
263 Vgl. ALVR, Nr. 42989.
264 Vgl. BArch R 179/2212; vgl. *Sandner*, Verwaltung, 2003, 442.
265 Vgl. ABBT, Ordner „Mitteilungen und Anträge an das Ernährungsamt und Wirtschaftsamt der Stadt Trier", ALVR, Nr. 42989; vgl. *Hermeler*, Euthanasie, 2002, 53.
266 ALVR, Nr. 42989.
267 Vgl. BArch R 179/24062; vgl. den Kalender in: *Roer/Henkel* (Hrsg.), Psychiatrie, 1986, 367.
268 Vgl. *Hermeler*, Euthanasie, 2002, 53.
269 Vgl. ALVR, Nr. 42989.
270 BArch R 179/6835.
271 Vgl. BArch R 179/6835.
272 Für diese Auskunft danke ich Christian Marx von der *Stiftung Brandenburgische Gedenkstätten.*

eher zufällig Kenntnis von der Räumung der Anstalt und schalteten sich von sich aus in das Geschehen ein.[273] Philipp Rauh hingegen war der Ansicht, dass die Planer absichtlich in den Regionen aktiv wurden, die für die Planungen der Wehrmacht wichtig waren.[274] Als Beispiel diente ihm die genannte Räumung von Bedburg-Hau: „Ganz offensichtlich lag es im Kalkül der T4-Organisatoren, für den bevorstehenden Westfeldzug der Wehrmacht die durch den Krankenmord frei gewordenen Anstaltsräume als Lazarette zur Verfügung zu stellen.“[275] Gegen das Beispiel der niederrheinischen Anstalt spricht, dass die Wehrmacht dort bereits 1939 ein Lazarett eingerichtet hatte.[276] Zudem fand die Räumung im März 1940 – wie bereits erwähnt – für die Errichtung eines Marinelazaretts statt, welches demnach nicht für Verwundete des Heeres im Rahmen des Westfeldzuges vorgesehen gewesen war.

Nachdem die Teilräumung Bedburg-Haus unter Mithilfe der T4-Zentrale im März 1940 abgeschlossen worden war, dauerte es bis Juni/Juli 1940, bis die Meldebogen für die Aktion T4 in den Anstalten der Rheinprovinz eintrafen. Der systematische Abtransport von Patienten aus der Rheinprovinz begann im April 1941.[277] Bedburg-Hau hatte bis zu diesem Zeitpunkt bereits so viele Patienten abgeben müssen, dass die Wirtschaftsbetriebe der Anstalt kaum genug Arbeitskräfte hatten. Dennoch ging ein Transport am 30. Juli 1941 nach Galkhausen ab. Aufgrund des T4-Stopps fielen diese Patienten jedoch nicht mehr der Aktion zum Opfer.[278] Von den Anstalten, die Patienten aus der geräumten Trierer Einrichtung aufnahmen, waren stattdessen Andernach und Galkhausen betroffen. Beide Heil- und Pflegeanstalten wurden zu Zwischenanstalten für die Tötungsanstalt Hadamar. Die Transporte nach Hadamar fanden ab April 1941 statt.[279]

Damit die Einrichtungen als Zwischenanstalten genutzt werden konnten, mussten zunächst Patienten aus Andernach und Galkhausen in Hadamar getötet werden, um Platz für die Menschen aus den Ursprungsanstalten zu schaffen.[280] Die ersten dieser Transporte aus Andernach fanden zwischen dem 23. April 1941 und dem

---

273 Vgl. *Werner*, Walter Creutz, 1995, 174–175.

274 Vgl. *Rauh, Philipp*, Der Krieg und die „nutzlosen Esser“. Psychiatriepatienten als Opfer der NS-„Euthanasie“, in: Dieckmann, Christoph (Hrsg.), Kriegführung und Hunger 1939–1945. Zum Verhältnis von militärischen, wirtschaftlichen und politischen Interessen, Göttingen 2015, 33–58, 51–52.

275 *Rauh*, Krieg, 2015, 51.

276 Vgl. *Hermeler*, Euthanasie, 2002, 49.

277 Vgl. *Kaminsky*, Euthanasie, 2009, 49.

278 Vgl. *Hermeler*, Euthanasie, 2002, 109.

279 Vgl. *Kaminsky*, Euthanasie, 2009, 49.

280 Vgl. *Leipert, Matthias*, Die Beteiligung der Rheinischen Provinzial-Heil- und Pflegeanstalt Galkhausen an der Vernichtung psychisch Kranker und Behinderter im Nationalsozialismus, in: Leipert, Matthias/Styrnal, Rudolf/Schwarzer, Winfried (Hrsg.), Verlegt nach

7. Juni 1941 statt, bei denen 470 Patienten verlegt wurden.[281] Zu diesem Zweck hatte am 29. März 1941 eine Ärztekommission der *Reichsarbeitsgemeinschaft Heil- und Pflegeanstalten* – also der T4-Zentrale – die Patienten der Anstalt untersucht und selektiert.[282] Laut den Aufnahmebüchern von Andernach wurden in dieser Zeit insgesamt 23 ehemals Trierer Patienten „überführt“. Eine Zielanstalt ist im Aufnahmebuch nicht angegeben.[283] Dies diente zur Verschleierung der Transporte in die Tötungsanstalten. Bei regulären Verlegungen wurden die Zielanstalten in die Bücher eingetragen.[284] Bevor die Patienten in die Gaskammer geführt wurden, wurden sie ein letztes Mal ärztlich begutachtet. Bei dieser Gelegenheit konnten einzelne Patienten von der Tötung ausgenommen werden.[285] Unter diesen befand sich der 1899 geborene Aloys W., der wegen seiner Verdienste im Ersten Weltkrieg zurückgestellt und nach Eichberg verlegt wurde.[286] W. war einer der Patienten, die am 15. August 1939 aus Trier nach Andernach verlegt worden waren.[287] Er wurde am 8. Mai 1941 durch die *Gemeinnützige Krankentransportgesellschaft* aus Andernach abgeholt. Für seine Aufnahme in Eichberg sind in der Krankenakte zwei Daten eingetragen: Einmal am 9. Mai 1941, ein anderer Eintrag weist auf einen

unbekannt. Sterilisation und Euthanasie in Galkhausen 1933–1945 (Rheinprovinz, Bd. 1), Köln/Bonn 1987, 22–38, 33.

281 Die Anstalt Andernach war auf 1410 Patienten ausgelegt (Stand 1937); vgl. *Laehr*, Anstalten, 1937, 4.

282 Vgl. *Haffke, Günter*, Die Rolle der Provinzial-Heil- und Pflegeanstalt Andernach bei der nationalsozialistischen „Euthanasie“, in: Elsner, Stephan (Hrsg.), „… wir waren samt und sonders gegen die Durchführung der Euthanasie-Aktion.“ Zur NS-„Euthanasie“ im Rheinland. Fachtagung vom 16. bis 18. November 2007 in Andernach (Berichte des Arbeitskreises, Bd. 5), Münster 2009, 87–107, 94–96; vgl. *Lilienthal, Georg*, „Zwischenanstalt“ Andernach 1941. T4-Transportlisten, Rückstellungen und das Urteil des Landgerichts Koblenz von 1950, in: Elsner, Stephan (Hrsg.), „… wir waren samt und sonders gegen die Durchführung der Euthanasie-Aktion.“ Zur NS-„Euthanasie“ im Rheinland. Fachtagung vom 16. bis 18. November 2007 in Andernach (Berichte des Arbeitskreises, Bd. 5), Münster 2009, 109–129, 111–115.

283 Vgl. LHAKo Best. 426,006, Nr. 135.

284 Vgl. *Lilienthal, Georg*, Gaskammer und Überdosis. Die Landesheilanstalt Hadamar als Mordzentrum (1941–1945), in: George, Uta (Hrsg.), Hadamar. Heilstätte, Tötungsanstalt, Therapiezentrum (Historische Schriftenreihe des Landeswohlfahrtsverbandes Hessen. Quellen und Studien, Bd. 12), Marburg 2006, 156–175, 162.

285 Vgl. *Schmidt- von Blittersdorf, Heidi/Debus, Dieter/Kalkowsky, Birgit*, Die Geschichte der Anstalt Hadamar von 1933 bis 1945 und ihre Funktion im Rahmen von T4, in: Roer, Dorothee/Henkel, Dieter (Hrsg.), Psychiatrie im Faschismus. Die Anstalt Hadamar 1933–1945, Bonn 1986, 58–120, 89–95.

286 Vgl. *Lilienthal*, Zwischenanstalt, 2009, 120.

287 Vgl. ABBT, Ordner „Mitteilungen und Anträge an das Ernährungsamt und Wirtschaftsamt der Stadt Trier“, LHAKo Best. 426,006, Nr. 133.

Sammeltransport vom 10. Mai 1941 hin. Ein Aufenthalt in Hadamar ist hingegen nicht verzeichnet.[288] Auffällig ist jedoch der eine Tag, beziehungsweise die zwei Tage zwischen dem Abtransport aus Andernach und der Ankunft in Eichberg. Ein weiterer Hinweis könnte eine rote Unterstreichung seiner Verschüttung während des Ersten Weltkrieges sein. Aloys W. verstarb am 12. Mai 1941 in Eichberg. Laut der in Eichberg angelegten Patientenakte verstarb er während eines epileptischen Anfalls. Ob dem wirklich so gewesen ist, oder ob er in Eichberg getötet wurde, ist aus der Akte nicht ersichtlich.[289] Bei den restlichen 22 von Andernach verlegten Patienten ist davon auszugehen, dass sie in Hadamar getötet worden sind.

Der erste Transport aus Galkhausen, mit dem Platz für die Patienten aus den Ursprungsanstalten geschaffen werden sollte, ging am 28. April 1941 nach Hadamar.[290] Davon waren unter anderem elf ehemalige Trierer Patienten betroffen. Die Verlegungen sind im entsprechenden Aufnahmebuch der Anstalt mit „Tr“ bezeichnet. Am 5. Mai 1941 verließ ein weiterer mit „Tr“ bezeichneter Transport, darunter 15 ehemals Trierer Patienten, Galkhausen.[291] In Hadamar ging an diesem Tag ein Transport mit 90 Patienten aus Galkhausen ein.[292] Von zwölf Patienten, die ursprünglich aus der Trierer Anstalt stammten, sind die Patientenakten im Bestand R 179 des Bundesarchivs überliefert.[293] Wahrscheinlich sind auch die restlichen 14 in Hadamar getötet worden.

Für den 27. Mai 1941 sowie den 29. Juli 1941 sind in den Patientenbüchern von Galkhausen Verlegungen verzeichnet, bei denen kein Ziel angegeben ist.[294] In Hadamar gingen an diesen Tagen Patiententransporte ein, die aus Galkhausen stammten.[295] Daher ist davon auszugehen, dass die beiden davon betroffenen ehemals Trierer Patienten, Berthold M. (* 1894) und Peter S. (* 1870), ebenfalls an diesen Tagen in die T4-Tötungsanstalt abtransportiert und dort getötet worden sind.[296]

---

288 In den Akten von zurückgestellten Patienten fehlten in der Regel Einträge über ihren Aufenthalt in den Tötungsanstalten, vgl. für Hadamar *Lilienthal, Georg*, „Zurückstellung“ in der Tötungsanstalt (1940/41), in: Arbeitskreis zur Erforschung der nationalsozialistischen „Euthanasie“ und Zwangssterilisation (Hrsg.), NS-Euthanasie in der „Ostmark“. Fachtagung vom 17. bis 19. April 2009 im Lern- und Gedenkort Schloss Hartheim, Alkoven (Berichte des Arbeitskreises, Bd. 8), Münster 2012, 157–173, 167.

289 Vgl. HHStAW, Best. 430/1, Nr. 11171.

290 Vgl. *Leipert*, Beteiligung, 1987, 33.

291 Vgl. ALVR, Nr. 71269.

292 Vgl. den Kalender in *Roer/Henkel* (Hrsg.), Psychiatrie, 1986, 367.

293 Vgl. BArch R 179/00043, 00044, 00425, 15873, 25656, 25700, 25814, 25819, 25834, 25837, 25843,26001.

294 Vgl. ALVR, Nr. 71269.

295 Vgl. den Kalender in: *Roer/Henkel* (Hrsg.), Psychiatrie, 1986, 367.

296 Vgl. ABBT, Ordner „Mitteilungen und Anträge an das Ernährungsamt und Wirtschaftsamt der Stadt Trier“, ALVR, Nr. 71269.

Anders als in den Patientenbüchern von Bedburg-Hau sind in den entsprechenden Dokumenten von Andernach und Galkhausen bei den Patienten, die im Rahmen der Aktion T4 umkamen, keine Angaben zum Todesdatum oder zum Sterbeort verzeichnet.[297] In dieser Phase der Patiententötungen wurden die Zwischenanstalten nur selten über das weitere Schicksal der Verlegten informiert.[298] Daher konnten auch keine Eintragungen in die Patientenbücher erfolgen.

Insgesamt lassen sich 90 ehemals Trierer Patienten identifizieren, die nach ihrem Transport in die Anstalten Andernach, Bedburg-Hau und Galkhausen im Zuge der Aktion T4 höchstwahrscheinlich getötet worden sind. Hinzu kommt ein Patient, der zwar zurückgestellt wurde, jedoch kurz darauf verstarb. Die Anstalt der Franziskanerbrüder in Ebernach war, wie die meisten konfessionellen Anstalten in der Rheinprovinz, nicht mehr von den T4-Transporten betroffen.[299] Die Patienten waren allerdings bereits mithilfe der Meldebogen erfasst, wie aus der *Liste der deutschen Anstalten für Geisteskranke und Schwachsinnige per 31. 8. 1941* ersichtlich ist.[300] Demnach wurden für 276 Patienten aus Ebernach Meldebogen ausgefüllt.[301]

Obwohl die Trierer Heil- und Pflegeanstalt größtenteils vor Beginn des Krieges geräumt und die Aktion T4 abgebrochen wurde, bevor die kirchlichen Anstalten der Rheinprovinz von den Abtransporten der Patienten betroffen waren, war die Anstalt direkt in die Meldebogenphase der Aktion einbezogen. Als die Meldebogen im Jahr 1940 in der Rheinprovinz versandt wurden,[302] befanden sich noch Patienten auf dem Schönfelder Hof. Dass auch für diese Männer Meldebogen ausgefüllt wurden, geht aus der *Liste der deutschen Anstalten für Geisteskranke und Schwachsinnige per 31. 8. 1941* hervor.[303] Für die Trierer Anstalt sind 660 Betten sowie 66 Meldebogen angegeben. Es handelt sich hierbei vermutlich um die 66 Patienten, die sich 1940 noch auf dem Schönfelder Hof befanden.[304]

Ein weiterer Hinweis, dass auf dem Schönfelder Hof Erfassungsbogen für die Aktion T4 ausgefüllt worden sind, findet sich in Unterlagen der Provinzial-Heil- und Pflegeanstalt Bedburg-Hau. In einem Schreiben an das Reichsinnenministerium vom 9. Januar 1943 wurden sechs Personen angegeben, „die von einer anderen Anstalt der dortigen Stelle [Reichsminister des Inneren] gemeldet und alsdann nach

297 Vgl. ALVR, Nrn. 42989, 71269; LHAKo Best. 426,006, Nr. 135.

298 Vgl. *Lilienthal*, Zwischenanstalt, 2009, 120.

299 Vgl. *Werner*, Walter Creutz, 1995, 176.

300 Auf dieser von der Zentraldienststelle der Aktion T4 aufgestellten Liste wurden alle Anstalten im Reich erfasst sowie die vorhandene Bettenkapazität und die im Rahmen der Aktion ausgefüllten Meldebogen verzeichnet, vgl. *Kaminsky*, Zwangssterilisation, 1995, 368.

301 Vgl. BArch R 96-I/6.

302 Vgl. *Kaminsky*, Euthanasie, 2009, 43.

303 Vgl. BArch R 96-I/6.

304 Vgl. ABBT, Ordner „Personalien der früher in der Anstalt beschäftigten Brüder".

hier [Bedburg-Hau] überführt wurde[n] und welche hier inzwischen gestorben oder entlassen sind.“[305] In dem Brief wird Bezug genommen auf ein Schreiben des Reichsinnenministeriums, welches im Juni 1940 auch an andere Anstalten in der Rheinprovinz versandt wurde, um die Erfassung durch die Meldebogen in Gang zu setzen.[306]

Weder aus dem Schreiben von Bedburg-Hau noch aus der Liste vom 31. August 1941 geht hervor, wer die Meldebogen ausgefüllt hatte. In Frage kämen Ärzte der Anstalt der Barmherzigen Brüder oder aber Mitglieder einer Besuchskommission. In der Akte eines Patienten des Transportes vom 31. Juli 1941, der den Krieg überlebt hat, gibt es einen Vermerk der Anstalt Bedburg-Hau, dass der Meldebogen von der Anstalt der Barmherzigen Brüder ausgefüllt worden sei.[307] Letzte Gewissheit könnte nur ein Blick auf die Meldebogen selbst liefern. Die Bogen sind im Rahmen der organisatorischen Abläufe der Aktion T4 in sogenannte „Z-Akten“ eingeheftet worden. Der Verbleib dieser für jeden der von der Zentraldienststelle erfassten Patienten angelegten Akten ist ungeklärt.[308] Bisher konnte noch keine Akte eines ehemaligen Patienten vom Schönfelder Hof gesichtet werden, in der ein Meldebogen überliefert ist.

Jüdische Patienten

Unter den 1939 aus der Anstalt der Barmherzigen Brüder in Trier verlegten Patienten befanden sich mindestens drei Männer, die nach den NS-Gesetzen als Juden galten. In den Verlegungslisten lassen diese sich durch den seit dem 1. Januar 1939 verpflichtend eingeführten zusätzlichen Vornamen „Israel“ identifizieren.[309] Jüdische Psychiatriepatienten wurden in einer an die Aktion T4 angeschlossenen Aktion separat erfasst und getötet. Deren Ausschluss aus der öffentlichen Fürsorge begann jedoch bereits vor dem Zweiten Weltkrieg, weshalb das Schicksal der jüdischen Patienten an dieser Stelle eigens betrachtet wird.

Das Reichsinnenministerium hatte im Juni 1938 eine Segregation zwischen jüdischen und nichtjüdischen Patienten innerhalb der Anstalten vorgeschrieben, um sogenannter „Rassenschändung“ vorzubeugen. Die Maßnahme war jedoch zum einen aufgrund des begrenzten Anstaltsraumes undurchführbar, zum anderen

305 ALVR, Nr. 14360.

306 Vgl. ALVR, Nr. 14360, vgl. bspw. *Kaminsky*, Zwangssterilisation, 1995, 688.

307 Vgl. LHAKo Best. 426,006, Nr. 1927.

308 Vgl. *Hinz-Wessels/Fuchs/Hohendorf/Rotzoll*, Abwicklung, 2005, 86–90.

309 Vgl. ABBT Ordner „Mitteilungen und Anträge an das Ernährungsamt und Wirtschaftsamt der Stadt Trier“. Zur *Zweiten Verordnung zur Durchführung des Gesetzes über die Änderung von Familiennamen und Vornamen* vgl. RGBl. I, 1938, 1044.

in Anbetracht der Trennung der Geschlechter innerhalb der Anstalten nicht vonnöten.[310] Für die Anstalt der Brüder kam hinzu, dass in der gesamten Einrichtung ohnehin nur männliche Patienten untergebracht waren.

Ein weiterer Schritt zum Ausschluss der Juden aus der öffentlichen Fürsorge wurde am 19. November 1938 per Verordnung des Reichsinnenministeriums, des Reichsarbeitsministeriums und des Reichsfinanzministeriums getan. Jüdische Patienten sollten nicht mehr aus Mitteln der öffentlichen Wohlfahrt unterstützt werden. Anfallende Wohlfahrtskosten mussten von jüdischen Institutionen aufgebracht werden.[311] Die Verordnung trat zum 1. Januar 1939 in Kraft. Für jüdische Anstaltspatienten bedeutete dies, dass die bisher die Kosten tragenden Fürsorgeverbände die Lasten auf jüdische Wohlfahrtsinstitutionen abzuwälzen versuchten.[312] Daraus erklärt sich ein Briefwechsel zwischen der Stadt Trier und der Trierer jüdischen Kultusgemeinde von Anfang 1939, in der es um die Kosten von mehreren jüdischen Anstaltspatienten ging. Zu dieser Zeit befanden sich aus Trier mindestens drei jüdische Patienten in der Heil- und Pflegeanstalt Andernach und einer in der Anstalt der Barmherzigen Brüder (der 1939 auch verlegt wurde). Des Weiteren befand sich im Raphaelsheim genannten Altersheim der Barmherzigen Brüder ein weiterer jüdischer Bewohner.[313]

Trotz diverser Maßnahmen zur Exklusion jüdischer Patienten aus der Fürsorge konnten diese nicht aus den Heil- und Pflegeanstalten im Reich ausgeschlossen werden. Es gab lediglich eine einzige Einrichtung für jüdische Patienten im Reich – die Anstalt Bendorf-Sayn bei Koblenz –, die aber bei weitem nicht alle entsprechenden Personen hatte aufnehmen können.[314] Jüdische Patienten befanden sich demnach in regulären Anstalten, als die Meldebogen der T4-Zentrale an die Einrichtungen verschickt wurden und sie wurden wie andere Patienten dabei erfasst. Mindestens 400 jüdische Patienten fielen der Aktion T4 zum Opfer. Laut Hinz-Wessels spielte ihre „Rassezugehörigkeit“ dabei eine wichtige Rolle bei der Auswahl der zu tötenden Patienten.[315]

Des Weiteren fand Ende 1940/Anfang 1941 eine Sonderaktion gegen jüdische Anstaltsbewohner statt. Auf Anordnung des Reichsinnenministeriums vom

310 Vgl. *Hinz-Wessels, Annette*, Antisemitismus und Krankenmord. Zum Umgang mit jüdischen Anstaltspatienten im Nationalsozialismus, in: Vierteljahrshefte für Zeitgeschichte 61, 2013, 65–92, 69.

311 Vgl. *Gruner, Wolf*, Öffentliche Wohlfahrt und Judenverfolgung. Wechselwirkungen lokaler und zentraler Politik im NS-Staat (1933–1942) (Studien zur Zeitgeschichte, Bd. 62), München 2009, 167–168.

312 Vgl. *Hinz-Wessels*, Antisemitismus, 2013, 73.

313 Vgl. StArchTrier, Tb 14/711.

314 Vgl. *Gruner*, Öffentliche Wohlfahrt, 2009, 256.

315 Vgl. *Hinz-Wessels*, Antisemitismus, 2013, 75.

15. April 1940 sollten alle jüdischen Anstaltspatienten gemeldet werden. Eine weitere Anordnung vom 30. August 1940 bestimmte, dass alle in Anstalten untergebrachten jüdischen Patienten in speziellen Einrichtungen zu sammeln waren.[316] In der Rheinprovinz wurden im Januar und Februar 1941 die Anstalten Andernach und Düsseldorf-Grafenberg als Sammelanstalten genutzt.[317] Von dort wurden etwa 150 jüdische Patienten zwischen dem 11. und dem 15. Februar 1941 in mehreren Transporten weiterverlegt. Nach Hinz-Wessels ist die Forschung der Ansicht, dass diese Transporte nach Hadamar gingen, wo die Menschen umgebracht wurden.[318] Der Transport aus Andernach fand am 11. Februar 1941 statt. Dabei wurden unter anderem ein Patient aus der Heil- und Pflegeanstalt Cochem-Ebernach und zwei aus der ebenfalls den Trierer Barmherzigen Brüdern gehörenden Anstalt Saffig verlegt.[319] Für den 11. Februar 1941 ist ein Transport von 58 Patienten aus Andernach in Hadamar nachweisbar.[320] Der Transport aus Düsseldorf-Grafenberg, von dem auch zwei ehemalige Trierer Patienten betroffen waren, erfolgte am 15. Februar 1941 durch die *GEKRAT*:[321] Aus Bedburg-Hau wurde der 1907 geborene ehemals Trierer Patient Josef S. mit sechs anderen jüdischen Patienten am 12. Februar 1941 nach Grafenberg verlegt. Aus Süchteln wurde der ehemalige Patient der Brüder Silvain B. (* 1883) ebenfalls am 12. Februar 1941 nach Grafenberg überführt.[322] Die jüdischen Patienten aus der Rheinprovinz waren laut Hinz-Wessels unter den letzten, die der Sonderaktion zum Opfer fielen. Insgesamt rechnet sie mit mindestens 1900 Personen, die im Rahmen dieser Aktion umgebracht wurden.[323] Henry Friedlander geht hingegen von 4000 bis 5000 jüdischen Personen aus.[324]

Es lassen sich auch Fälle nachweisen, in denen einzelne Patienten kurz vor dem Transport aus Andernach vom 11. Februar 1941 als „gebessert“ nach Hause entlassen wurden. Darunter befand sich auch eine Frau aus Trier.[325] Dies ist ein weiterer

316 Vgl. *Hinz-Wessels*, Antisemitismus, 2013, 75–78.

317 Vgl. *Hoss, Christiane*, Die jüdischen Patienten in rheinischen Anstalten zur Zeit des Nationalsozialismus, in: Leipert, Matthias/Styrnal, Rudolf/Schwarzer, Winfried (Hrsg.), Verlegt nach unbekannt. Sterilisation und Euthanasie in Galkhausen 1933–1945 (Rheinprovinz, Bd. 1), Köln/Bonn 1987, 60–76, 70–72.

318 Vgl. *Hinz-Wessels*, Antisemitismus, 2013, 79–80.

319 Vgl. ALVR 13070.

320 Vgl. den Kalender in: *Roer/Henkel* (Hrsg.), Psychiatrie, 1986, 367.

321 Vgl. ALVR 13070.

322 Vgl. ABBT Ordner „Mitteilungen und Anträge an das Ernährungsamt und Wirtschaftsamt der Stadt Trier“, vgl. ALVR 13070. B. verstarb am 15.02.1941 in Hadamar. Für diese Auskunft danke ich Claudia Schaaf von der *Gedenkstätte Hadamar*.

323 Vgl. *Hinz-Wessels*, Antisemitismus, 2013, 79–80.

324 Vgl. *Friedlander*, Weg, 1997, 429–430.

325 Vgl. ALVR 13070.

Beleg für den Handlungsspielraum, den die Ärzte in den Anstalten besaßen, nach Hinz-Wessels aber nur „in sehr geringem Umfang zu Gunsten der jüdischen Patienten" genutzt haben.[326]

Von den drei jüdischen Patienten, die sich 1939 in der Anstalt der Barmherzigen Brüder befanden, fielen – wie gezeigt – zwei der Sonderaktion gegen jüdische Anstaltsbewohner zum Opfer. Der dritte Patient, der 1896 geborene Leo W., wurde im Zuge der Verlegungen aus Bedburg-Hau am 23. November 1939 in die privaten *Wahrendorff'schen Anstalten* in Ilten (Hannover) weiterverlegt.[327] Laut Patientenbuch von Bedburg-Hau ist er am 17. Juli 1940 in Ilten verstorben.[328] Die jüdischen Patienten aus Hannover wurden in der Anstalt Wunstorf zusammengezogen und von dort am 27. September 1940 weiterverlegt.[329] Ob W. eines natürlichen Todes starb oder in Ilten einer vermuteten Mangelernährung arbeitsunfähiger Patienten zum Opfer fiel, muss an dieser Stelle offen bleiben.[330]

Evakuierungstransporte 1943/44

Die Versuche der „gesundheitspolitischen Entscheidungsträger von Staat und Partei", die Krankenversorgung vor dem Hintergrund des stetig zunehmenden Luftkrieges sicherzustellen, hatten ab 1942 Auswirkungen auf den Sektor der Heil- und Pflegeanstalten.[331] Nach Luftangriffen auf das Ruhrgebiet und Köln Mitte 1942 wuchs der Druck auf die Provinzialverwaltung, Anstaltsraum für Zivilpersonen aus den luftkriegsgefährdeten Gebieten bereitzustellen.[332] Süss sprach am Beispiel der Riehler Heimstätten – des damals größten Kölnischen Altersheimes – von einer „Verdrängungskette: somatisch Kranke – Alte – psychiatrisch Kranke"[333]. Die Stadtverwaltung Kölns hatte ab Juli 1942 damit begonnen, die Altersheimbewohner in Heil- und Pflegeanstalten einzuquartieren, um in Riehl Luftkriegsgeschädigte unterzubringen. Creutz hatte zunächst versucht, die dazu notwendigen Plätze in den Heil- und Pflegeanstalten durch die Verlegung von Patienten innerhalb der Rheinprovinz zur Verfügung zu stellen, was jedoch an den mangelnden Kapazitä-

326 Vgl. *Hinz-Wessels*, Antisemitismus, 2013, 81, von dort auch das Zitat.

327 Zu den Wahrendorff'schen Anstalten vgl. *Laehr*, Anstalten, 1937, 54.

328 Vgl. ALVR, Nr. 42989.

329 Vgl. *Hinz-Wessels*, Antisemitismus, 2013, 78.

330 Vgl. *Marien-Lunderup, Regina*, Verlegungen in eine Privatanstalt, in: Rönn, Peter von/Böhme, Klaus/Lohalm, Uwe (Hrsg.), Wege in den Tod. Hamburgs Anstalt Langenhorn und die Euthanasie in der Zeit des Nationalsozialismus (Forum Zeitgeschichte, Bd. 2), Hamburg 1993, 287–304, 296–299.

331 Vgl. *Süss*, Volkskörper, 2003, 327, von dort auch das Zitat.

332 Vgl. *Kaminsky*, Zwangssterilisation, 1995, 436–437.

333 *Süss*, Volkskörper, 2003, 327.

ten der Einrichtungen scheiterte. Die Kölner Gauleitung nahm daher Kontakt zur *Arbeitsgemeinschaft Heil- und Pflegeanstalten* – also der T4-Zentralbehörde – auf, um sich Plätze in außerrheinischen Anstalten zuweisen zu lassen. Diese Informationen gab sie an Creutz weiter, sodass dieser den ihm zugewiesenen Anstaltsraum nutzte und Patienten in außerrheinische Anstalten verlegen ließ. Süss machte deutlich, dass hier zwei gegensätzliche Interessen aufeinanderstießen: Auf der einen Seite versuchte die Gauleitung, mit dem Rückgriff auf die Heil- und Pflegeanstalten die medizinische Versorgung angesichts des Luftkrieges aufrechtzuerhalten. Die Provinzialverwaltung hingegen dachte in ökonomischen Kategorien und wollte die Patienten in den eigenen Anstalten belassen, um die Pflegegelder nicht an außerrheinische Anstaltsträger zahlen und die eigenen Einrichtungen leerstehen lassen zu müssen.[334] Die katastrophenmedizinische Haltung hatte sich durchgesetzt:

> Die Insassen der Heil- und Pflegeanstalten, zunehmend auch die Alterssiechen, wurden in diesem System zur Verfügungsmasse, zur letzten Reserve eines zunehmend überlasteten Gesundheitssystems, das den Lebensraum der ‚Unproduktiven‘ mit dem Verweis auf angebliche Kriegsnotwendigkeiten immer weiter beschränkte.[335]

Die „Verdrängungskette“ lief im August 1942 an: 369 Altenheimbewohner aus Riehl wurden in die Heil- und Pflegeanstalt Kloster Hoven bei Zülpich verlegt. Dafür wurden 370 Anstaltsbewohner aus Kloster Hoven in die hessische Anstalt Hadamar abtransportiert.[336] Diese Einrichtung war im Juli 1942 von der *Gemeinnützigen Stiftung für Anstaltspflege* an den Bezirksverband Nassau zurückgegeben worden. Im August desselben Jahres begannen die dort tätigen Ärzte wieder mit der Tötung von Patienten.[337]

Das hier beispielhaft gezeigte Vorgehen wurde in der Folgezeit auch in anderen Teilen der Rheinprovinz angewandt. Regionale Instanzen wandten sich an die *Arbeitsgemeinschaft Heil- und Pflegeanstalten*, um sich freie Plätze in außerrheinischen Heil- und Pflegeanstalten zuweisen zu lassen. Die Provinzialverwaltung wurde daraufhin angewiesen, Patienten aus rheinischen Anstalten dorthin verlegen zu lassen, um den so gewonnenen Raum für Altersheime oder Ausweichkrankenhäuser nutzbar zu machen. Süss ging davon aus, dass auf diese Weise im Jahr 1943 über 5000 Patienten in außerrheinische Anstalten verlegt worden sind.[338]

Süss betonte, dass die Verlegungen im Rahmen der Katastrophenschutzmaßnahmen – anders als die Transporte in die T4-Anstalten – nicht „den sicheren

334 Vgl. *Süss*, Volkskörper, 2003, 327–330.

335 *Süss*, Volkskörper, 2003, 367.

336 Vgl. *Süss*, Volkskörper, 2003, 331.

337 Vgl. *Sandner*, Verwaltung, 2003, 607–608.

338 Vgl. *Süss*, Volkskörper, 2003, 333–336.

Tod“ zur Folge hatten.[339] Jedoch bildeten die aus dem Rheinland herausverlegten Patienten in den Zielanstalten das „untere[.] Ende der Anstaltshierarchie“[340]. Da es sich bei den verlegten Menschen in der Regel um nichtarbeitsfähige Patienten handelte, wurden sie in den Aufnahmeanstalten mit den entsprechenden Rationen versorgt, was die Überlebenschancen verringerte.[341] Im Folgenden werden sieben Regionen vorgestellt, in die ehemalige Patienten der Barmherzigen Brüder im Rahmen der Evakuierungstransporte verlegt worden sind und das Schicksal der Männer, soweit möglich, skizziert. Vorweg kann bereits festgehalten werden, dass die teils odysseischen Wege der Patienten das von Süss genutzte Wort „Verfügungsmasse“[342] durchaus rechtfertigen.

Eine der Aufnahmeregionen für die Transporte 1943 waren die preußischen Provinzen Ober- und Niederschlesien.[343] Über Umwege kam der 1919 geborene ehemals Trierer Patient Peter H. in die schlesische Anstalt Plagwitz: Er wurde am 15. August 1939 zunächst nach Andernach verlegt, wo er bis zum 23. September 1941 blieb. An diesem Termin wurde er in die Anstalt Düren abtransportiert.[344] Diese Verlegung wurde durchgeführt, da die Anstalt Andernach nach dem Stopp der Aktion T4 mit Zwischenanstaltspatienten überfüllt war. Sie wurden in andere Anstalten der Rheinprovinz abtransportiert.[345] Düren wurde im Rahmen der Katastrophenschutzmaßnahmen ab 1942 als Ausweichquartier für Kölner Einrichtungen genutzt. Daher wurden Patienten aus Düren unter anderem in Anstalten im Osten wie Plagwitz in Schlesien transportiert.[346] Zu ihnen gehörte auch Peter H., der am 23. März 1943 aus Düren nach Plagwitz verlegt wurde.[347] Dort verstarb er am 28. Juni 1943.[348]

Aus Andernach wurden Anfang August 1943 mindestens 260 Patienten in die schlesische Anstalt Lüben beziehungsweise in das brandenburgische Landsberg

---

339 Vgl. *Süss*, Volkskörper, 2003, 331, von dort auch das Zitat.

340 *Süss*, Volkskörper, 2003, 337.

341 Vgl. *Faulstich*, Hungersterben, 1998, 644–645.

342 *Süss*, Volkskörper, 2003, 367.

343 Vgl. *Faulstich*, Hungersterben, 1998, 386.

344 Vgl. ABBT, Ordner „Mitteilungen und Anträge an das Ernährungsamt und Wirtschaftsamt der Stadt Trier“; vgl. LHAKo Best. 426,006, Nr. 135.

345 Vgl. *Kaminsky*, Zwangssterilisation, 1995, 408–409.

346 Vgl. *Sparing, Frank*, Eigendynamik des Tötens. Die Provinzial-Heil- und Pflegeanstalt Düren im Bombenkrieg, in: Knauer, Erhard (Hrsg.), 125 Jahre Rheinische Kliniken Düren. Gestern, heute, morgen; von der Provinzialanstalt zur Fachklinik, 1878–2003, Köln 2003, 109–125, 109–111.

347 Vgl. LHAKo Best. 426,006, Nr. 135.

348 Vgl. LHAKo Best. 655,039, Nr. 258.

an der Warthe abtransportiert.[349] Darunter waren auch mehrere ehemals Trierer Patienten. Die drei Männer Nikolaus B. (* 1913), Johann O. (* 1885) und Michael T. (* 1878) wurden von Trier am 15. August 1939 nach Andernach verlegt. Sie blieben dort bis zum 2. August 1943. Für dieses Datum war bei ihnen zunächst ein Transport mit der Zielanstalt „Landsberg“ eingetragen. Dieser Name wurde nachträglich gestrichen und durch „Lüben“ ersetzt.[350] Ähnlich wie diesen dreien erging es auch dem 1896 geborenen Matthias B. Er wurde 1939 aus Trier nach Ebernach verlegt. Von dort kam er am 1. Dezember 1941 nach Andernach. Am 2. August 1943 wurde er wiederum mit einem Transport nach Lüben verschickt. Zunächst war auch bei ihm als Ziel „Landsberg“ angegeben.[351] Die Namen aller vier Personen finden sich in einem Kataster der Provinzialverwaltung wieder. Dieser Kataster bestand ursprünglich aus vier Bänden, in denen diejenigen Patienten aufgelistet wurden, welche im Rahmen der Katastrophenschutzmaßnahmen in außerrheinische Anstalten verlegt worden waren.[352] Die beglaubigte Abschrift eines dieser Bände befindet sich im Landeshauptarchiv Koblenz. Demnach verstarb Matthias B. am 9. September 1944, Nikolaus B. am 12. Dezember 1943, Johann O. am 1. März 1944 und Michael T. am 14. März 1944.[353]

Die preußische Provinz Sachsen stellte ein weiteres Ziel rheinischer Transporte dar.[354] Für die vorliegende Untersuchung ist besonders die Anstalt Uchtspringe interessant. Ende April/Anfang Mai 1943 wurden aus Bedburg-Hau etwa 200 Patienten in die provinzialsächsische Einrichtung gebracht.[355] Unter den von Bedburg-Hau nach Uchtspringe verlegten befanden sich 30 Patienten, die 1939 beziehungsweise 1941 aus Trier oder vom Schönfelder Hof in die rheinische Anstalt transportiert worden waren.[356] Erwähnenswert hierbei sind die Fälle der Patienten Georg K. (* 1896) und Michael K. (* 1899). Nachdem sie 1939 nach Bedburg-Hau verlegt worden waren, kamen sie am 6. März 1940 mit einem Transport in die Anstalt Pfafferode.[357] Der Transport fand im Rahmen der Räumung Bedburg-Haus zur

349 Vgl. *Faulstich*, Hungersterben, 1998, 397.

350 Vgl. LHAKo Best. 426,006, Nr. 137.

351 Vgl. ABBT, Ordner „Mitteilungen und Anträge an das Ernährungsamt und Wirtschaftsamt der Stadt Trier“, Kloster Ebernach, Alphabetikum, LHAKo Best. 426,006, Nr. 137.

352 Vgl. *Kaminsky*, Zwangssterilisation, 1995, 444.

353 Vgl. LHAKo Best. 584,001, Nr. 1230.

354 Vgl. *Faulstich*, Hungersterben, 1998, 386.

355 Vgl. *Hermeler*, Euthanasie, 2002, 54, 143.

356 Vgl. ABBT, Ordner „Mitteilungen und Anträge an das Ernährungsamt und Wirtschaftsamt der Stadt Trier“, ALVR, Nrn. 42988, 42989, 44911.

357 Vgl. ABBT, Ordner „Mitteilungen und Anträge an das Ernährungsamt und Wirtschaftsamt der Stadt Trier“, ALVR, Nrn. 42989, 44911.

Errichtung eines Lazaretts statt.[358] Im Juli 1941 beantragte die Provinzialverwaltung der Rheinprovinz bei den Provinzialverbänden von Brandenburg und Sachsen, die während der Räumung aufgenommenen Patienten wieder in die rheinische Anstalt zu überführen. Creutz begründete dies mit dem Leerstand der eigenen Einrichtung.[359] Georg K. und Michael K. wurden daraufhin mit anderen Patienten am 11. August 1941 wieder nach Bedburg-Hau zurückverlegt.[360] Am 3. Mai 1943 wurden sie nach Uchtspringe verschickt.[361]

Die preußische Provinz Sachsen zählte nach Faulstich zu den Zentren der „dezentralen" beziehungsweise „regionalisierten Euthanasie".[362] Für die Anstalt Uchtspringe errechnete er für das Jahr 1943 eine Sterberate von 49,7 %. Er führte dies darauf zurück, dass „die arbeitsunfähigen unter den antransportierten Patienten dem bekannten System von Hunger und Mangelversorgung, sowie der Gabe von ‚Beruhigungsmitteln' in tödlichen Dosen ausgesetzt wurden."[363] Die Uchtspringer Patienten wurden zudem einer weiteren Bedrohung ausgesetzt: Zwischen dem 22. Dezember 1943 und dem 25. Januar 1944 wurden mindestens 433 Anstaltsbewohner in das städtische Krankenhaus in Magdeburg verlegt, welches als luftkriegsgefährdet galt. Die Magdeburger Patienten kamen dafür in die Anstaltsgebäude, wo sie vor Bombardierungen sicherer waren.[364] Des Weiteren diente Uchtspringe nach Kriemhild Synder als eine Art Zwischenanstalt für die beiden Einrichtungen Meseritz-Obrawalde und Hadamar, die Zentren der „regionalisierten Euthanasie" waren.[365] Von den 30 nach Uchtspringe verlegten ehemals Trierer Patienten sind 15 in der provinzialsächsischen Anstalt verstorben.[366] Für 14 dieser Patienten sind die Akten im Landesarchiv Sachsen-Anhalt in Magdeburg erhalten geblieben: Elf der Männer starben laut den Unterlagen zwischen dem 17. September 1943 und dem 7. September 1944 in Haus 23 der Anstalt Uchtspringe.[367] Laut Synder wurden

358 Vgl. *Hermeler*, Euthanasie, 2002, 75–76.

359 Vgl. *Hermeler*, Euthanasie, 2002, 126–127.

360 Vgl. ALVR, Nrn. 42988, 44911, Vgl. *Hermeler*, Euthanasie, 2002, 127–128.

361 Vgl. ALVR, Nr. 42988, 44911.

362 Vgl. *Faulstich*, Hungersterben, 1998, 616–618.

363 *Faulstich*, Hungersterben, 1998, 523.

364 Vgl. *Faulstich*, Hungersterben, 1998, 524–526.

365 Vgl. *Synder, Kriemhild*, Die Landesheilanstalt Uchtspringe und ihre Verstrickungen in nationalsozialistische Verbrechen, in: Hoffmann, Ute (Hrsg.), Psychiatrie des Todes. NS-Zwangssterilisation und „Euthanasie" im Freistaat Anhalt und in der Provinz Sachsen. Teil 1, Magdeburg 2001, 75–96, 88–89.

366 Vgl. ABBT, Ordner „Mitteilungen und Anträge an das Ernährungsamt und Wirtschaftsamt der Stadt Trier", ALVR, Nrn. 42988, 42989, 44911, LASA, C98 Uchtspringe, Nr. 3 Bde. 11–12.

367 Vgl. LASA, C98 Uchtspringe, Nrn. 0940, 3088, 3196, 3844, 4477, 4478, 4481, 4482, 4483, 4484, 4486.

in diesem Gebäude ab Herbst 1944 gezielt Patienten getötet. Sie bezog sich dabei auf Aussagen aus einem Nachkriegsprozess.[368] Ob bereits vor dem Herbst 1944 in Uchtspringe Patienten getötet wurden oder ob sie der Mangelversorgung zum Opfer fielen, lässt sich aufgrund der bisherigen Forschung nicht sicher klären. Die restlichen drei Patienten sind laut Patientenakten in dem als „Nebenanstalt Magdeburg“[369] bezeichneten städtischen Krankenhaus in Magdeburg verstorben.[370]

Die restlichen 15 der 30 aus Bedburg-Hau nach Uchtspringe verlegten Patienten starben nicht in der sächsischen Anstalt. Einer, nämlich der oben bereits erwähnte 1899 geborene Michael K., hat den Krieg in Uchtspringe überlebt und wurde am 25. September 1952 nach Bedburg-Hau zurückverlegt. Für einen der verlegten Patienten, den 1896 geborenen Georg K., sind keine Eintragungen im Aufnahmebuch von Uchtspringe überliefert. Acht Patienten wurden von Uchtspringe aus am 15. März 1944 nach Meseritz-Obrawalde[371] und fünf am 28. beziehungsweise 29. Juni 1944 nach Pfafferode[372] verlegt.[373] Zu vier dieser Männer lassen sich aufgrund der überlieferten Patientenakten nähere Angaben machen: Für alle sind in den jeweiligen Unterlagen Sterbedaten zwischen dem 7. Juli 1944 und dem 6. September 1944 verzeichnet. Als Sterbeort ist in allen Fällen Haus 18 angegeben.[374] Wie sich in Nachkriegsprozessen herausstellte, war Haus 18 eine jener Stationen, in der Patienten mithilfe von überdosierten Medikamentengaben getötet wurden.[375]

Nach dem Einmarsch deutscher Truppen in Polen 1939 begannen dort auf Initiative des *Chefs der Zivilverwaltung* und späteren Gauleiters von Danzig-Westpreußen,

---

368 *Synder, Kriemhild*, Patientenschicksale 1933 bis 1945 in der Landesheilanstalt Uchtspringe, oder: Wie sich erinnern?, in: Lischka, Volkmar/Dost, Thomas/Schulz, Gerhard (Hrsg.), 100 Jahre Landeskrankenhaus Uchtspringe. 1894–1994, Uchtspringe 1994, 14–25, 21; vgl. auch *Faulstich*, Hungersterben, 1998, 523.

369 LASA, C98 Uchtspringe, Nr. 4480.

370 Vgl. LASA, C98 Uchtspringe, Nrn. 4479, 4480, 4485.

371 Zu Meseritz-Obrawalde siehe weiter unten.

372 Pfafferode gilt in der Literatur als eines der Tötungszentren der dezentralen „Euthanasie“, vgl. *Faulstich*, Hungersterben, 1998, 518–521.

373 Vgl. ABBT, Ordner „Mitteilungen und Anträge an das Ernährungsamt und Wirtschaftsamt der Stadt Trier“, ALVR, Nrn. 42988, 42989, 44911, LASA, C98 Uchtspringe, Nr. 3 Bde. 11–12.

374 Vgl. Thüringisches Staatsarchiv Gotha (ThStAGo), Bestand 2–82–0810 Landeskrankenhaus für Psychiatrie und Neurologie Mühlhausen – Pfafferode, Jahrgang 1944, Karton 8 – Bzdzion, I., Karton 29 – Jung, F., Karton 29 – Junk, J., Karton 50 – Reusch, J.

375 Vgl. *Kublik, Steffen/Adler, Lothar*, Die Entwicklung des Ökumenischen Hainich Klinikums von der Gründung 1912 bis zur Anfangszeit der DDR 1958, in: Adler, Lothar/Dützmann, Kathleen/Goethe, Elisabeth (Hrsg.), 100 Jahre Pfafferode 1912–2012. Von der Preussischen Landesheil- und Pflegeanstalt bis zum Ökumenischen Hainich Klinikum gGmbH, Erfurt 2012, 21–98, 69–70.

Albert Forster, Einheiten der SS mit der Erschießung von Patienten polnischer Heil- und Pflegeanstalten.[376] Nachdem deutsche Truppen im Juli 1941 die ehemals polnische Anstalt Kulparkow besetzt hatten, wurden die dortigen Patienten systematisch ausgehungert. Im Januar 1943 waren nur noch 260 von ursprünglich über 2000 Anstaltsbewohnern am Leben. Der Anstaltsraum wurde daraufhin mit Patienten aus der Rheinprovinz belegt.[377] Kulparkow sollte nach Angaben des Anstaltsdezernenten Creutz vom 14. Juli 1943 als Sammelanstalt für alle ins Generalgouvernement verlegten Patienten aus der Rheinprovinz dienen. Creutz wollte zudem eigenes Personal in die Anstalt im Generalgouvernement senden, um die rheinischen Patienten dort versorgen zu lassen. Ob dieser Plan umgesetzt wurde, ist nach Hermeler unklar.[378]

Von den Transporten nach Kulparkow war auch die kirchliche Anstalt Ebernach betroffen. Laut der Ordenschronik wurden in den Tagen vom 3. Mai 1943 bis zum 6. Mai 1943 in vier Transporten insgesamt 200 Patienten nach Kulparkow verlegt.[379] Anstatt der 200 verlegten Patienten sollte die Anstalt andere Männer erhalten.[380] Unter den Betroffenen befanden sich 62 Personen, die 1939 aus Trier nach Ebernach gebracht worden waren.[381] Daneben wurden Anfang Mai 1943 zehn ehemals Trierer Patienten aus Ebernach nach Kulparkow transportiert, die am 3. August 1939 beziehungsweise am 31. Juli 1941 zunächst aus Trier nach Bedburg-Hau und von dort am 23. Juli 1942 nach Ebernach verlegt worden waren.[382] Hinzu kamen fünf Patienten, die am 7. August 1939 aus Trier zunächst nach Galkhausen und am 23. Juli 1940 nach Ebernach gebracht worden waren.[383]

Für einen der nach Kulparkow verlegten Patienten lässt sich nachweisen, dass er den Krieg in dieser Anstalt überlebt hat. Der 1894 geborene Matthias D. kam am 11. September 1939 mit einem Transport aus Trier nach Ebernach. Von dort

---

376 Vgl. *Rieß*, Radikalisierung, 2004, 127–130.

377 Vgl. *Faulstich*, Hungersterben, 1998, 251.

378 Vgl. *Hermeler*, Euthanasie, 2002, 149–150.

379 Süss ging davon aus, dass im Jahr 1943 aus der Rheinprovinz mindestens 150 Patienten nach Kulparkow verlegt worden sind; vgl. *Süss*, Volkskörper, 2003.

380 Vgl. *Anderer*, Geschichte, 1947, 115.

381 Bei dem Patienten Franz A. sind widersprüchliche Angaben im Alphabetikum verzeichnet. Er soll am 30.01.1940 in Ebernach verstorben und am 04.05.1943 nach Kulparkow verlegt worden sein. Da bei A., anders als bei anderen in Ebernach verstorbenen Patienten, kein Vermerk über eine Grabstelle des Anstaltsfriedhofs vorhanden ist, kann davon ausgegangen werden, dass er mit nach Kulparkow verlegt worden ist; vgl. Kloster Ebernach, Alphabetikum.

382 Vgl. ABBT, Ordner „Mitteilungen und Anträge an das Ernährungsamt und Wirtschaftsamt der Stadt Trier", ALVR, Nrn. 42988, 42989, 44911, Kloster Ebernach, Alphabetikum.

383 Vgl. ABBT, Ordner „Mitteilungen und Anträge an das Ernährungsamt und Wirtschaftsamt der Stadt Trier", ALVR, Nrn. 71187, 71269, Kloster Ebernach, Alphabetikum.

wurde er am 3. Mai 1943 nach Kulparkow gebracht. Zwischen seiner Ankunft in Kulparkow und dem 24. November 1952 muss er nach Bedburg-Hau gelangt sein, denn an diesem Tag wurde er von der rheinischen Anstalt nach Ebernach verlegt. Dort verstarb er am 3. November 1964 an den Folgen eines Magenkarzinoms.[384]

Auch Bayern wurde zu einem Aufnahmeland für rheinische Patienten. Ursächlich hierfür war die seit 1942 durchgeführte Ernährungspolitik innerhalb der bayerischen Anstalten. Im November 1942 rief das bayerische Innenministerium die zuständigen Anstaltsdirektoren zu einer Konferenz zusammen, um die Ernährungslage der Anstaltspatienten zu besprechen. Anlass war die Bitte mehrerer Direktoren, die Heil- und Pflegeanstalten besser mit Nahrungsmitteln zu versorgen. Das Ergebnis der Konferenz wurde jedoch durch den Direktor der Anstalt Kaufbeuren, Dr. Valentin Faltlhauser, in eine andere Richtung gelenkt. Anstatt sich für eine Verbesserung der Lebensmittelzuteilungen für Anstaltspatienten einzusetzen, stellte Faltlhauser die bereits seit längerem in seiner Anstalt praktizierte „Entzugskost“ vor: Nichtarbeitsfähige Patienten erhielten von ihm eine fettlose Ernährung, die „kaum Fleisch und nur wenig Kohlenhydrate“[385] enthielt. Auf diese Weise würden die so ernährten Patienten innerhalb weniger Monate verhungern. Der zuständige Abteilungsleiter des Innenministeriums befürwortete diesen Vorschlag, sodass am 30. November 1942 ein sogenannter *Hungerkosterlass* an alle bayerischen Heil- und Pflegeanstalten erging.[386] Nach Süss diente dieser Erlass dezidiert der Senkung der Patientenzahlen in den bayerischen Einrichtungen.[387] Von daher ist es nicht verwunderlich, dass die *Arbeitsgemeinschaft Heil- und Pflegeanstalten* die anfragenden Stellen aus der Rheinprovinz auf Anstaltsraum in Bayern aufmerksam machen konnte.[388]

Zu den 1943 nach Bayern verlegten Patienten gehörte der 1913 geborene ehemalige Trierer Patient Nikolaus M. Er. wurde am 7. August 1939 aus Trier nach Galkhausen und von dort am 26. Juni 1943 in das bayerische Ansbach verlegt.[389] Was dort mit ihm geschah, ist aufgrund der Quellenlage nicht zu rekonstruieren.[390]

---

384 Vgl. ABBT, Ordner „Mitteilungen und Anträge an das Ernährungsamt und Wirtschaftsamt der Stadt Trier“, Kloster Ebernach, Alphabetikum.

385 *Süss*, Volkskörper, 2003, 322.

386 Der Hungerkosterlass wurde vermutlich nicht in allen Bayerischen Anstalten befolgt, vgl. *Süss*, Volkskörper, 2003, 323–325.

387 Vgl. *Süss*, Volkskörper, 2003, 319–326.

388 Vgl. *Süss*, Volkskörper, 2003, 334.

389 Vgl. ABBT Ordner „Mitteilungen und Anträge an das Ernährungsamt und Wirtschaftsamt der Stadt Trier“, ALVR, Nrn. 71187, 71269.

390 Für Ansbach sind unter anderem die Aufnahmebücher der Jahre 1939 bis 1948 nicht überliefert, vgl. *Weisenseel, Reiner*, Heil- und Pflegeanstalt Ansbach, in: Cranach, Michael von/

Auch die Rolle Ansbachs im Anstaltssystem der Kriegszeit ist nicht hinreichend geklärt. Für „eigenmächtige Tötungsaktionen des Anstaltspersonals“[391] gibt es laut Reiner WEISENSEEL keine Hinweise. Jedoch wurde in Ansbach die Mangelverpflegung von nicht arbeitsfähigen Patienten bereits vor dem Hungerkosterlass von 1942 eingeführt.[392] Nach SÜSS bestand für Patienten, die nach dem Hungerkosterlass nach Bayern verlegt worden waren, ein höheres Risiko, der organisierten Mangelernährung zum Opfer zu fallen.[393] Es gibt auch Hinweise dafür, dass in Ansbach aktiv Patienten getötet wurden. Dort befand sich in den Jahren 1943 und 1944 eine sogenannte *Kinderfachabteilung*.[394] FAULSTICH kam aufgrund seiner Forschung zu der Ansicht, dass sich bei Heil- und Pflegeanstalten, an die eine solche Abteilung für die „Kinder- und Jugendlicheneuthanasie“ angeschlossen war, „das Töten auch auf andere Bereiche der Anstalt ausdehnte.“[395] Der ärztliche Direktor von Ansbach wird zudem in einem Brief des T4-Mitarbeiters Curd Runckel an den Leiter von T4, Nitsche, vom 30. Juni 1944 erwähnt. Demnach soll der Anstaltsleiter den Patiententötungen zugeneigt gewesen sein.[396] Trotz aller Spekulation muss das weitere Schicksal von M. an dieser Stelle ungeklärt bleiben.

Die im Volksstaat Hessen gelegene Anstalt Philippshospital in Goddelau nahm im Juli 1943 100 Patienten aus Bedburg-Hau auf.[397] Darunter war auch der 1887 geborene ehemalige Trierer Patient Peter L.[398] FAULSTICH hegte im Hinblick auf die ihm vorliegenden Daten den Verdacht, dass in dieser Einrichtung aktiv getötet wurde. Die Sterberate stieg 1942 und 1944 im Vergleich zum jeweiligen Vorjahr sprunghaft an (von 5,9 auf 18,1 % beziehungsweise von 14,9 auf 27,3 %).[399] Um Raum für körperlich gebrechliche Personen zu schaffen, wurden aus dem Philippshospital in den Jahren 1943 und 1944 zwei größere Transporte in die Anstalt Eichberg durchgeführt. Bei den 348 verlegten Personen waren überwiegend psychische

---

Siemen, Hans-Ludwig (Hrsg.), Psychiatrie im Nationalsozialismus. Die Bayerischen Heil- und Pflegeanstalten zwischen 1933 und 1945, 2. Aufl., München 2012, 143–157, 145.

391 *Weisenseel*, Ansbach, 2012, 148.

392 Vgl. *Weisenseel*, Ansbach, 2012, 148.

393 Vgl. *Süss*, Volkskörper, 2003, 326.

394 Vgl. *Benzenhöfer*, Fall Leipzig, 2008, 88, vgl. auch *Schmuhl*, Rassenhygiene, 1987, 180–189.

395 *Faulstich*, Hungersterben, 1998, 400.

396 Vgl. *Faulstich*, Hungersterben, 1998, 651–652.

397 Vgl. *Hermeler*, Euthanasie, 2002, 144; zum Philippshospital vgl. *Leifheit, Susanne*, Die Geschichte der psychiatrischen Heil- und Pflegeanstalt Philippshospital, unter besonderer Berücksichtigung der Veränderungen während des Nationalsozialismus. Dissertation, Frankfurt a. M. 2004.

398 Vgl. ABBT, Ordner „Mitteilungen und Anträge an das Ernährungsamt und Wirtschaftsamt der Stadt Trier“, ALVR, Nrn. 42988, 42989, 44911.

399 Vgl. *Faulstich*, Hungersterben, 1998, 379–381.

Erkrankungen diagnostiziert.[400] Ob L. die Zustände im Philippshospital überlebte, ob er dort starb oder ob er in einem der Transporte nach Eichberg kam, ist bisher nicht nachzuvollziehen.

In der preußischen Provinz Brandenburg wurde nach Faulstich etwa die Hälfte der im September 1939 in Heil- und Pflegeanstalten untergebrachten Patienten im Rahmen der Aktion T4 getötet (Faulstich geht von 5500 Opfern aus). Die freien Kapazitäten der Anstalten wurden ab 1942 für andere Zwecke genutzt, etwa Lazarette, Hilfskrankenhäuser für Berlin oder Kriegsgefangenenlager. Im Jahr 1943 wurden auch Patienten aus der Rheinprovinz nach Brandenburg verlegt, so ging am 2. August 1943 ein Transport mit 110 Patienten aus Andernach nach Landsberg an der Warthe.[401] Zu den Verlegten gehörten auch die beiden 1939 aus Trier nach Andernach abtransportierten Patienten Peter H. (* 1894) und Peter S. (* 1880).[402] Peter H. überlebte den Krieg und verstarb laut Kataster der Provinzialverwaltung am 31. Dezember 1945.[403] Peter S. wurde am 21. Februar 1944 aus Landsberg nach Hadamar verlegt, wo er am 18. März 1944 verstarb.[404]

Bereits im November 1939 wurden in Pommern auf Initiative des Gauleiters Franz Schwede-Coburg Patienten von Heil- und Pflegeanstalten von der SS erschossen, beziehungsweise im Februar 1940 mit mobilen Gaswagen getötet. Ziel dieser Aktion war es, den gewonnenen Anstaltsraum SS-Truppen als Kasernen zur Verfügung zu stellen. In Anbetracht dieser Vorgeschichte ging Faulstich davon aus, dass nach dem Abbruch der Aktion T4 in den pommerschen Anstalten Ueckermünde und Meseritz-Obrawalde auf mittelbare Veranlassung Schwede-Coburgs weiterhin Patienten getötet wurden. Besonders Meseritz-Obrawalde entwickelte sich zu einer „Vernichtungsanstalt für die Deportierten aus dem ganzen Reich.“[405]

Von Bedburg-Hau aus wurden am 12. Juli 1944 insgesamt 50 männliche Patienten nach Meseritz-Obrawalde verlegt.[406] Darunter war der 1907 geborene vormals Trierer Patient Heinrich A. Er kam am 3. August 1939 von Trier nach Bedburg-Hau. Nach seiner Ankunft in der pommerschen Anstalt verstarb er laut Sterberegister der Einrichtung, das sich teilweise in Kopie im Archiv des Landschaftsverbandes

400 Vgl. *Leifheit*, Geschichte, 2004, 74.

401 Vgl. *Faulstich*, Hungersterben, 1998, 469–470; an anderer Stelle nennt Faulstich die Zahl von 100 Patienten, vgl. *Faulstich*, Hungersterben, 1998, 397.

402 Vgl. ABBT, Ordner „Mitteilungen und Anträge an das Ernährungsamt und Wirtschaftsamt der Stadt Trier“, vgl. LHAKo Best. 426,006, Nr. 137.

403 Vgl. LHAKo Best. 584,001, Nr. 1230.

404 Vgl. Archiv des Landeswohlfahrtsverbandes Hessen (ALWV Hessen), Bestand 12, Nr. 1090.

405 Vgl. *Faulstich*, Hungersterben, 1998, 455–460, Zitat 459.

406 Vgl. *Hermeler*, Euthanasie, 2002, 144.

Rheinland befindet, am 5. August 1944.[407] Aus Süchteln wurden ab 1943 Patienten in verschiedene außerrheinische Anstalten verlegt, darunter auch nach Meseritz-Obrawalde.[408] Zu ihnen gehörte mindestens ein ehemaliger Trierer Patient, nämlich der 1883 geborene Friedrich L. Er kam am 11. August 1939 mit dem Transport von Trier nach Süchteln und verstarb laut Eintragung in das Sterberegister von Meseritz-Obrawalde am 1. August 1944.[409] Über Umwege sind die beiden ehemals Trierer Patienten Rudolf V. (* 1912) und Otto W. (* 1864) ebenfalls nach Meseritz-Obrawalde gelangt. Die beiden kamen zunächst mit dem Transport vom 11. September 1939 nach Ebernach. Am 8. Juni 1944 gelangten sie nach Andernach, um von dort am 10. Juli 1944 in die pommersche Anstalt verlegt zu werden.[410] Ähnlich erging es dem 1908 geborenen Michael S. Dieser wurde im Herbst 1939 aus Trier nach Galkhausen und von dort am 23. Juli 1940 nach Ebernach transportiert. Er wurde mit denselben Transporten wie Rudolf V. und Otto W. über Andernach nach Meseritz-Obrawalde verlegt.[411]

Neben den bisher genannten Transporten, die alle in Gebiete östlich der Rheinprovinz gingen, stellt der folgende einen Sonderfall dar: Aus der Anstalt Ebernach wurden am 4. Juni 1944 Patienten in die luxemburgische Einrichtung Ettelbrück verlegt.[412] Ettelbrück war am 22. September 1942 der Provinzial-Heil- und Pflegeanstalt Düren unterstellt worden. Seitdem diente die Einrichtung laut Frank Sparing zur Unterbringung von Dürener Patienten.[413] Ab 1944 hatte Ettelbrück zudem die Funktion einer Aufnahmeanstalt für Teile des Regierungsbezirks Trier. So wurde am 15. Februar 1944 die 1912 geborene Maria W. wegen „Gemeingefährlichkeit" nach Ettelbrück eingewiesen.[414] Hintergrund des Transportes im Juni 1944 waren jedoch nicht die bisher erwähnten Maßnahmen zur Aufrechterhaltung der medizinischen Versorgung innerhalb der Rheinprovinz. In einem nahe Ebernach

407 Vgl. ABBT, Ordner „Mitteilungen und Anträge an das Ernährungsamt und Wirtschaftsamt der Stadt Trier", ALVR Nrn. 42988, 42989, 44911, 55344.

408 Vgl. *Max, Elke*, Die Provinzial-Heil- und Pflegeanstalt Johannistal/Süchteln, in: Seidel, Ralf/Werner, Wolfgang Franz (Hrsg.), Psychiatrie im Abgrund. Spurensuche und Standortbestimmung nach den NS-Psychiatrie-Verbrechen (Rheinprovinz, Bd. 6), Köln/Bonn 1991, 36–39, 37–38.

409 Vgl. ABBT Ordner „Mitteilungen und Anträge an das Ernährungsamt und Wirtschaftsamt der Stadt Trier", ALVR, Nr. 55344.

410 Vgl. ABBT, Ordner „Mitteilungen und Anträge an das Ernährungsamt und Wirtschaftsamt der Stadt Trier", Kloster Ebernach, Alphabetikum, LHAKo Best. 426,006, Nr. 138.

411 Vgl. ABBT, Ordner „Mitteilungen und Anträge an das Ernährungsamt und Wirtschaftsamt der Stadt Trier", ALVR, Nrn. 71187, 71269, Kloster Ebernach, Alphabetikum, LHAKo Best. 426,006, Nr. 138.

412 Vgl. *Kahlert*, Körper, 1995, 89.

413 Vgl. *Sparing*, Eigendynamik, 2003, 114.

414 Vgl. LHAKo Best. 655,194, Nr. 575, von dort auch das Zitat.

gelegenen ungenutzten Eisenbahntunnel sollte auf Anweisung der SS eine Rüstungsfabrik eingerichtet werden. Ein Teil der hierfür vorgesehenen Arbeitskräfte sollte in der Anstalt unterkommen.[415]

Von dem Transport nach Ettelbrück waren elf ehemalige Trierer Patienten betroffen, die am 11. September 1939 nach Ebernach gekommen waren.[416] Hinzu kommt ein Patient, der am 7. August 1939 zunächst nach Galkhausen kam und von dort am 23. Juli 1940 nach Ebernach verlegt wurde.[417] Über das Schicksal der verlegten Patienten liegen teils widersprüchliche Angaben vor. In einer Festschrift zum 100-jährigen Bestehen der Anstalt Ettelbrück wird angegeben, dass der Transport 80 Menschen umfasste, die am 12. Juni 1945 alle wieder nach Deutschland zurückverlegt worden seien.[418] Martin Kahlert bezog sich in seiner Diplomarbeit auf Aussagen des 1995 amtierenden ärztlichen Direktors der luxemburgischen Einrichtung. Demnach seien 79 Patienten von Ebernach nach Ettelbück verlegt worden. Bis zum 12. Juni 1945 seien zwölf dieser Männer in der Anstalt verstorben und zwei entlassen worden. Die restlichen 65 Patienten hätten die Anstalt am 12. Juni 1945 verlassen. Nähere Angaben seien nach Kahlert nicht möglich.[419] Lediglich zu einem der 12 Trierer Patienten lassen sich nähere Angaben machen: Matthias N. (* 1905) wurde 1939 aus Trier nach Ebernach und von dort am 4. Juni 1944 nach Ettelbrück verlegt. Irgendwann muss er in die Anstalt Süchteln verlegt worden sein, denn am 20. April 1949 wurde er von dort nach Andernach überführt. Im Juni 1949 wurde er nach Merzig weiterverlegt.[420] Das Schicksal der elf anderen Trierer Patienten bleibt unklar.

---

415 Vgl. *Anderer*, Geschichte, 1947, 117–119; vgl. auch die Andeutung bei *Faulstich*, Hungersterben, 1998, 391; um die Zwangsarbeiter für den Ausbau des Tunnels unterzubringen, wurde in Treis-Bruttig ein Außenlager des KZ Natzweiler eingerichtet, vgl. *Heimes, Ernst*, Das Außenlager des KZ Natzweiler in Cochem/Mosel mit seinen Lagern in Bruttig und Treis, in: Meyer, Hans-Georg/Berkessel, Hans (Hrsg.), Die Zeit des Nationalsozialismus in Rheinland-Pfalz (Die Zeit des Nationalsozialismus in Rheinland-Pfalz, Bd. 2), Mainz 2000, 268–275.

416 Vgl. ABBT Ordner „Mitteilungen und Anträge an das Ernährungsamt und Wirtschaftsamt der Stadt Trier“, Kloster Ebernach, Alphabetikum.

417 Vgl. ABBT Ordner „Mitteilungen und Anträge an das Ernährungsamt und Wirtschaftsamt der Stadt Trier“, ALVR, Nrn. 71187, 71269, Kloster Ebernach, Alphabetikum.

418 Vgl. *N. N.*, Maison de santé Ettelbruck. 1855–1955, Luxembourg 1955, 48.

419 Vgl. *Kahlert*, Körper, 1995, 89–90.

420 Vgl. ABBT, Ordner „Mitteilungen und Anträge an das Ernährungsamt und Wirtschaftsamt der Stadt Trier“, Kloster Ebernach, Alphabetikum, LHAKo Best. 426,006, Nr. 02971.

Während des Krieges verstorbene Patienten

Bei allen während des Krieges in einer Heil- und Pflegeanstalt verstorbenen Patienten, die nicht direkt getötet worden sind, ist nicht auszuschließen, dass die kriegsbedingte Mangelversorgung mit Nahrungsmitteln zumindest indirekt zu ihrem Tode geführt hat. Für die Rheinprovinz ließen sich jedoch bisher keine Hinweise auf eine „Institutionalisierung eines regionalen Euthanasiesystems" finden.[421] Vorbehaltlich weiterführender Forschung wird daher davon ausgegangen, dass diejenigen ehemals Trierer Patienten, die in einer Anstalt innerhalb der Rheinprovinz verstorben sind, nicht gezielt getötet wurden.

In der Heil- und Pflegeanstalt Ebernach starben während des Krieges 59 der Patienten, die am 11. September 1939 von Trier aus dorthin verlegt wurden. Drei davon verschieden bereits im Jahr 1939.[422] Der Gesundheitszustand dieser Männer scheint bereits zum Zeitpunkt des Transports kritisch gewesen zu sein. In einem Schreiben vom 2. Oktober 1939 an die Trierer Barmherzigen Brüder wurde von Seiten der Franziskanerbrüder mitgeteilt, dass „nicht ausgeschlossen [sei], dass in absehbarer Zeit einer der bezirksfürsorge oder landeshilfsbedürftigen sterben könnte."[423] Daher wurde angefragt, welche Bestattungskosten dem Kostenträger in Rechnung gestellt werden könnten.[424] Der erste Todesfall ereignete sich sodann am 14. November 1939, bei dem der 1870 geborene Nikolaus E. nach Angaben des Patientenbuches von Ebernach einem Schlaganfall erlag.[425] Ebenfalls in Ebernach verstarben sechs Patienten, die 1939 nach Galkhausen und von dort am 23. Juli 1940 an die Mosel verlegt worden waren.[426] Zudem wurde Heinrich E. (* 1862), der am 31. Juli 1941 vom Schönfelder Hof nach Bedburg-Hau verlegt worden war, am 27. Juli 1942 nach Ebernach verlegt, wo er verstarb. Das genaue Datum kann dabei nicht angegeben werden.[427]

421 *Süss*, Volkskörper, 2003, 338, von dort auch das Zitat.
422 Vgl. Kloster Ebernach, Alphabetikum.
423 ABBT, Ordner „Mitteilungen und Anträge an das Ernährungsamt und Wirtschaftsamt der Stadt Trier".
424 Vgl. ABBT, Ordner „Mitteilungen und Anträge an das Ernährungsamt und Wirtschaftsamt der Stadt Trier".
425 Vgl. Kloster Ebernach, Alphabetikum.
426 Vgl. ABBT, Ordner „Mitteilungen und Anträge an das Ernährungsamt und Wirtschaftsamt der Stadt Trier", ALVR, Nrn. 71187, 71269, Kloster Ebernach, Alphabetikum.
427 Vgl. ABBT, Ordner „Mitteilungen und Anträge an das Ernährungsamt und Wirtschaftsamt der Stadt Trier", ALVR, Nrn. 44911, 42988, Kloster Ebernach, Alphabetikum. Im Alphabetikum ist als Sterbedatum der 23. 07. 1942 eingetragen, was chronologisch nicht möglich ist. Es scheint sich dabei um einen Schreibfehler zu handeln; vgl. Kloster Ebernach, Alphabetikum.

In Andernach sind während des Krieges 22 Patienten gestorben, die am 15. August 1939 aus Trier überführt worden waren. Einer davon, der 1866 geborene Anton M., wurde am 12. Juni 1940 aus Andernach nach Hause entlassen, musste jedoch bereits am 18. November 1940 wieder aufgenommen werden. Er starb am 13. Februar 1942.[428] Hinzu kommen die beiden Patienten Heinrich G. (* 1897) und Philipp S. (* 1905), die am 11. August 1939 nach Süchteln transportiert wurden. Beide kamen am 18. April 1941 nach Ebernach, von wo sie am 8. Oktober 1941 nach Andernach weiterverlegt wurden. S. starb am 27. November 1942,[429] G. am 14. Januar 1943.[430] Aus Ebernach kam auch der 1876 geborene Friedrich Z., der am 11. September 1939 aus Trier dorthin verlegt worden war, am 8. Juni 1944 nach Andernach. Er verstarb am 16. Januar 1945.[431] Ob in der Provinzial-Heil- und Pflegeanstalt Andernach nach dem Stopp der Aktion T4 im Rahmen der „dezentralen Euthanasie“ getötet wurde, ist nach Günter Haffke bisher nicht eindeutig geklärt.[432] Aus Andernach wurde mit einem größeren Transport der 1907 geborene ehemals Trierer Patient Matthias P. am 23. September 1941 nach Düren verlegt.[433] Aus einem Nachkriegsverfahren um Anerkennung als *Opfer des Faschismus* geht hervor, dass P. im Jahr 1942 in einer Heil- und Pflegeanstalt verstorben sei. Nähere Angaben sind nicht überliefert.[434]

Für die Provinzial-Heil- und Pflegeanstalt Süchteln lässt sich ein dort verstorbener Patient nachweisen, der am 11. August 1939 aus Trier dorthin verlegt worden war. Der 1884 geborene Kornelius E. befand sich von 1909 bis 1921 in der Heil- und Pflegeanstalt Merzig, von wo aus er in die Anstalt Andernach verlegt worden war. Am 27. Februar 1923 erfolgte seine Verlegung nach Trier, wo er bis August 1939 blieb. Anfang der 1950er-Jahre versuchten seine Verwandten nähere Informationen über seinen Verbleib zu erheben. Die Angehörigen wussten nur, dass E. „in die Höhe von München-Gladbach“ kam, von wo sie „1942 eine kurze Todesnachricht erhielten“.[435]

Von den am 7. August 1939 von Trier nach Galkhausen verlegten Patienten sind dort während des Krieges 19 verstorben.[436] Des Weiteren wurden die beiden

---

428 Vgl. ABBT, Ordner „Mitteilungen und Anträge an das Ernährungsamt und Wirtschaftsamt der Stadt Trier“, LHAKo Best. 426,006, Nrn. 133–137.

429 Vgl. LHAKo Best. 426,006, Nr. 11083.

430 Vgl. LHAKo Best. 426,006, Nr. 6282.

431 Vgl. ABBT, Ordner „Mitteilungen und Anträge an das Ernährungsamt und Wirtschaftsamt der Stadt Trier“, Kloster Ebernach, Alphabetikum, LHAKo Best. 426,006, Nr. 138.

432 Vgl. *Haffke*, Andernach, 2009, 101–104; vgl. *Faulstich*, Hungersterben, 1998, 396–398.

433 Vgl. LHAKo Best. 426,006, Nr. 135.

434 Vgl. KrArch Trier-Saarburg, P 435.

435 Vgl. ABBT, Ordner „Mitteilungen und Anträge an das Ernährungsamt und Wirtschaftsamt der Stadt Trier“, vgl. LHAKo Best. 426,006, Nr. 17521, von dort auch die Zitate.

436 Vgl. ABBT, Ordner „Mitteilungen und Anträge an das Ernährungsamt und Wirtschaftsamt der Stadt Trier“, ALVR, Nr. 71187.

ehemaligen Trierer Patienten Matthias H. (* 1887) und Heinrich W. (* 1906), die am 3. August 1939 nach Bedburg-Hau verlegt worden waren, am 30. Juli 1941 nach Galkhausen überführt.[437] H. verstarb am 20. Januar 1942, W. am 16. Dezember 1942.[438] Die Zwischenanstaltspatienten, die sich nach dem Stopp der Aktion T4 noch in Galkhausen befanden, wurden nicht in andere Anstalten verlegt, sondern dort belassen. Dies hatte zur Folge, dass die Einrichtung „bis 1943 mit fast 1400 Patienten ständig überbelegt"[439] gewesen ist. FAULSTICH ging davon aus, dass diese Überbelegung der Anstalt die Lebensbedingungen der Patienten dermaßen verschlechterte, dass die Sterberate im Jahr 1942 auf 21,2 % anstieg.[440]

In Bedburg-Hau selbst sind während des Krieges zehn der Patienten verstorben, die am 3. August 1939 (3) und am 31. Juli 1941 (7) aus Trier verlegt worden waren.[441] Des Weiteren wurden aus Bedburg-Hau weitere ehemals Trierer Patienten in andere Anstalten verlegt, wo sie während des Krieges verstorben sind. So der 1875 geborene Christian H. Er wurde am 23. November 1939 nach Ilten verlegt, wo er am 13. November 1940 verstorben ist.[442] Dort befanden sich die privaten *Wahrendorffschen Heil- und Pflegeanstalten*.[443] Im Verlaufe des Krieges stieg die Sterblichkeitsrate unter den dortigen Patienten an, was der Klinikleiter nach dem Krieg auf eine schlechte Versorgungslage und grassierende Epidemien zurückführte. Regina MARIEN-LUNDERUP vermutete eine gezielte Mangelversorgung von arbeitsunfähigen Patienten, unterstrich jedoch, dass sie dafür keine Beweise finden konnte.[444] Ihre Beobachtungen fußen zudem auf der Untersuchung von Transporten aus Hamburger Anstalten aus dem Jahr 1941. Inwieweit diese auf das Schicksal des 1940 verstorbenen Christian H. angewendet werden können, ist unklar. Fest steht, dass H. während des Krieges in Ilten verstorben ist.

Neben dem nach Ilten verlegten Patienten wurden auch andere Männer über Umwege in außerrheinische Anstalten verlegt, in denen sie wahrscheinlich ohne aktives Zutun gestorben sind. Es ist jedoch fraglich, ob sich die Todesursache in jedem Einzelfall jemals sicher klären lassen wird. So litt der 1903 geborene Josef B. laut Eintragung im Patientenbuch von Bedburg-Hau an einer „Encephalitis epidemica". Nachdem er am 3. August 1939 in die Rheinische Anstalt verlegt worden

437 Vgl. ABBT, Ordner „Mitteilungen und Anträge an das Ernährungsamt und Wirtschaftsamt der Stadt Trier", ALVR, Nrn. 42989, 71270.
438 Vgl. ALVR, Nr. 71270; für H. vgl. auch KrArch Trier-Saarburg, L 98,1.
439 *Faulstich*, Hungersterben, 1998, 390.
440 Vgl. *Faulstich*, Hungersterben, 1998, 392.
441 Vgl. ALVR, Nrn. 42988, 42989.
442 Vgl. ALVR, Nr. 42989.
443 Vgl. *Laehr*, Anstalten, 1937, 54.
444 Vgl. *Marien-Lunderup*, Verlegungen, 1993, 296–299.

war, wurde er bereits am 8. März 1940 in die Anstalt Jerichow in der preußischen Provinz Sachsen weiterverlegt.[445] Dieser Transport mit 48 Männern erfolgte im Rahmen der bereits erwähnten Räumung Bedburg-Haus zur Einrichtung eines Reservelazaretts.[446] Im Patientenbuch von Bedburg-Hau ist vermerkt, dass B. am 11. April 1940 in Jerichow verstorben ist.[447] Da Verlegungen aus Jerichow in die T4-Tötungsanstalten erst ab Juli 1940 stattfanden, ist anzunehmen, dass B. wirklich in Jerichow verstorben ist.[448]

Der 1903 geborene Wilhelm W. wurde am 3. August 1939 aus Trier nach Bedburg-Hau verlegt. Dort verblieb er nur wenige Monate, denn am 21. November 1939 wurde er mit einem Transport mit 90 Patienten beiderlei Geschlechts nach Göttingen verlegt.[449] Im Aufnahmebuch von Bedburg-Hau ist vermerkt, dass W. am 1. Februar 1940 in Göttingen verstorben ist.[450] Da die T4-Transporte in der Provinz Hannover – zu der die Anstalt in Göttingen gehörte – erst im März 1941 einsetzten, kann die angegebene Information der Wirklichkeit entsprechen.[451]

Den gleichen Weg von Trier über Bedburg-Hau nach Göttingen (am 29. November 1939) nahm auch der 1917 geborene Anton P. Dieser verstarb laut dem Aufnahmebuch von Bedburg-Hau am 21. März 1941, ohne dass ein Sterbeort angegeben ist.[452] Was der rheinischen Anstalt nicht mitgeteilt worden war, ist der Umstand, dass P. am 11. März 1941 in einem Transport der *GEKRAT* aus Göttingen nach Großschweidnitz verlegt worden ist. Dort ist er auch verstorben.[453] Großschweidnitz war eine der Zwischenanstalten der Tötungsanstalt Pirna-Sonnenstein.[454] P. war

445 Vgl. ALVR, Nr. 44911.

446 Vgl. *Hermeler*, Euthanasie, 2002, 80–81.

447 Vgl. ALVR, Nr. 42988.

448 Vgl. *Schulze, Dietmar*, Die Landesanstalt Jerichow und die „Aktion T4“, in: Schuth, Wolfgang (Hrsg.), Euthanasie und Eugenik. Das AWO Fachkrankenhaus Jerichow in der Zeit des Nationalsozialismus; Begleitheft zur Ausstellung [Euthanasie und Eugenik – das AWO Fachkrankenhaus Jerichow in der Zeit des Nationalsozialismus], 2. Aufl., Magdeburg 2010, 7–12, 9.

449 Vgl. ABBT, Ordner „Mitteilungen und Anträge an das Ernährungsamt und Wirtschaftsamt der Stadt Trier“, ALVR, Nrn. 42989, 44911; vgl. *Hermeler*, Euthanasie, 2002, 55.

450 Vgl. ALVR, Nrn. 42989, 44911.

451 Vgl. *Faulstich*, Hungersterben, 1998, 416–417.

452 Vgl. ABBT, Ordner „Mitteilungen und Anträge an das Ernährungsamt und Wirtschaftsamt der Stadt Trier“, ALVR, Nrn. 42989, 44911.

453 Vgl. Sächsisches Hauptstaatsarchiv Dresden (SächsHStA Dresden), 10822 Landesanstalt Großschweidnitz, 10003; für diese Angabe danke ich Frau Dr. Maria Fiebrandt von der *Gedenkstätte Großschweidnitz e. V.*

454 Vgl. *Krumpolt, Holm*, Die Landesanstalt Großschweidnitz als „T4-Zwischenanstalt“ und Tötungsanstalt in den Jahren 1933–1945, in: Arbeitskreis zur Erforschung der nationalsozialistischen „Euthanasie“ und Zwangssterilisation (Hrsg.), Der sächsische Sonderweg bei

offensichtlich für einen Weitertransport vorgesehen. FAULSTICH ging davon aus, dass in Großschweidnitz bereits während der Aktion T4 Durchgangspatienten umgebracht worden sind.[455] Holm KRUMPOLT hingegen ging von einer „passive[n] Vernichtung" aufgrund der Zustände innerhalb der Einrichtung aus.[456]

Der 1911 geborene Heinrich E. wurde am 13. November 1937 in die Heil- und Pflegeanstalt der Barmherzigen Brüder aufgenommen. Am 3. August 1939 wurde er nach Bedburg-Hau verlegt, von wo er am 7. März 1940 nach Eichberg kam. Dort verstarb er am 1. Dezember 1940. Seine Witwe wandte sich im September 1955 an die Leitung von Eichberg mit der Bitte, ihr die näheren Umstände seines Todes zu erläutern. Der damalige Direktor erläuterte ihr, dass sich anhand der Krankenakte kein Hinweis darauf finden lasse, dass E. umgebracht worden sei.[457]

Überlebende und entlassene Patienten

Von den Patienten, die aus der Heil- und Pflegeanstalt der Barmherzigen Brüder in eine andere Anstalt verlegt worden sind, haben einige den Krieg in einer dieser Einrichtungen überlebt (37) oder wurden aus ihr entlassen beziehungsweise sind geflohen[458] (27), wie aus Tabelle 33 ersichtlich ist:

Tabelle 33: Anzahl der Patienten, die den Krieg in einer der Zielanstalten überlebt haben oder aus ihr entlassen wurden/geflohen sind

Name der Anstalt	Überlebt	Entlassen/Entflohen
Andernach	10	12
Bedburg-Hau	7	3
Galkhausen	5	2
Ebernach	15	10
Summe	37	27

Die Zahlen basieren auf eigenen Berechnungen anhand der Patientenbücher. Für Andernach vgl. LHAKo Best. 426,006, Nrn. 133–138; für Bedburg-Hau vgl. ALVR, Nr. 42988; für Galkhausen vgl. ALVR, Nrn. 71187, 71269; für Ebernach vgl. Kloster Ebernach, Alphabetikum.

der NS-„Euthanasie". Fachtagung vom 15. bis 17. Mai 2001 in Pirna-Sonnenstein (Berichte des Arbeitskreises, Bd. 1), Ulm 2001, 139–174, 143–156.

455 Vgl. *Faulstich*, Hungersterben, 1998, 502–503.

456 Vgl. *Krumpolt*, Großschweidnitz, 2001, 153, von dort auch das Zitat.

457 Vgl. HHStAW, Best. 430/1, Nr. 10599.

458 Entflohene Patienten konnten von einer Anstalt als „Entlassen" geführt werden. Dies zeigt das Beispiel des 1905 geborenen Nikolaus S., der 1944 aus der Provinzial-Heil- und Pflegeanstalt Andernach floh und bei seinem Bruder unterkam. Die Anstalt wusste von seinem Aufenthaltsort, strebte jedoch keine Rückführung an. Vgl. LHAKo Best. 426,006, Nr. 12831.

Neben den Patienten, die aus einer der Zielanstalten entlassen worden waren, gibt es einige, die erst nach verschiedenen Weiterverlegungen entlassen wurden. Ein Beispiel dafür ist der Fall des 1902 geborenen Peter S., der aufgrund der vorliegenden „Anstaltskarriere“ näher betrachtet wird.[459] S. kehrte im Jahr 1936 aus der französischen Fremdenlegion nach Deutschland zurück, wo er von der Gestapo überwacht und schließlich für ein Jahr in das Konzentrationslager Buchenwald eingewiesen wurde. Nach seiner Entlassung wurde er im April 1939 erneut aufgegriffen, weil er sich im Grenzbereich zu Frankreich aufhielt und einen Wächter angegriffen haben soll. Er wurde in das Trierer Gerichtsgefängnis und von dort in die Heil- und Pflegeanstalt der Barmherzigen Brüder eingeliefert, um seinen Geisteszustand klären zu lassen. Am 27. Juli 1939 bescheinigte Faas, dass S. an Schizophrenie leide und „absolut haftunfähig“ sei. Am 7. August 1939 wurde S. mit anderen Patienten nach Galkhausen und von dort am 23. Juli 1940 nach Kloster Ebernach verlegt.[460] Auf Anfrage der Gestapo Trier teilte die Provinzialverwaltung im November 1940 mit, dass S. laut Anstaltsleitung „voraussichtlich dauernd anstaltspflegebedürftig“ sei. Am 28. September 1941 wurde er nach Hause beurlaubt und schließlich – „[d]a er nicht mehr in die Anstalt zurückgekehrt ist und auch weiterhin nicht anstaltspflegebedürftig war“ – entlassen. Die Gestapo erfuhr davon erst am 5. November 1942. Spätestens zum 1. Februar 1944 wurde S. zum Wehrdienst eingezogen.

Von den 1939 nach Ebernach verlegten Patienten wurden in den Jahren 1940 und 1941 drei Patienten nach Andernach verlegt. Davon haben zwei, Wendelin B. (* 1906) und Franz R. (* 1901) den Krieg in Andernach überlebt. Der 1899 geborene Albert B. wurde am 19. Oktober 1940 aus Andernach entlassen.[461] Überlebt hat auch Johann W. (* 1896). Er wurde am 7. August 1939 aus Trier nach Galkhausen und von dort am 31. Oktober 1944 nach Andernach verlegt.[462]

Am 30. Juli 1941 wurde der 1887 geborene ehemalige Trierer Patient Matthias H. aus der Anstalt Bedburg-Hau mit dem letzten T4-Transport aus dieser Einrichtung nach Galkhausen verlegt.[463] In dieser Einrichtung lebte H. noch nach 1945.[464] Aus Bedburg-Hau in die Anstalt Eichberg wurden am 7. März 1940 unter anderem die

459 Vgl. zum Folgenden sofern nicht anders angegeben Service historique de la Défense (SHD), P 28609, von dort auch die Zitate.

460 Vgl. ALVR, Nr. 71187.

461 Vgl. ABBT, Ordner „Mitteilungen und Anträge an das Ernährungsamt und Wirtschaftsamt der Stadt Trier“, Kloster Ebernach, Alphabetikum, LHAKo Best. 426,006, Nrn. 134, 137–139.

462 Vgl. ABBT, Ordner „Mitteilungen und Anträge an das Ernährungsamt und Wirtschaftsamt der Stadt Trier“, ALVR, Nrn. 71187, 72169, LHAKo Best. 426,006, Nrn. 138–139.

463 Vgl. ABBT, Ordner „Mitteilungen und Anträge an das Ernährungsamt und Wirtschaftsamt der Stadt Trier“, ALVR, Nr. 42988; Vgl. den obigen Abschnitt „Aktion T4“.

464 Vgl. ALVR, Nr. 71260.

beiden ehemals Trierer Patienten Karl L. (* 1911) und Franz M. (* 1909) verlegt. L. wurde nach Mitteilung der Anstalt am 26. August 1945, M. am 5. Juni 1941 entlassen.[465] Die Entlassung des M. ging dabei nicht von der Anstalt aus, sondern von dessen Eltern. M. wurde am 22. Juli 1938 in der Anstalt der Barmherzigen Brüder in Trier aufgenommen. Nach dem Beginn des Krieges bat dessen Mutter die Leitung der Anstalt, in der sich ihr Sohn jeweils befand, regelmäßig um Entlassung desselben. M. solle helfen, die Familie zu ernähren. Ihr Ansinnen wurde mit Verweis auf den Gesundheitszustand des Sohnes abgelehnt. Nach mehreren erfolglosen Bitten an die Anstaltsärzte reiste der Vater des M. am 5. Juni 1941 aus dem Ruhrgebiet nach Eichberg, um seinen Sohn gegen den ärztlichen Rat aus der Anstalt zu holen. Eine Unfruchtbarmachung nach dem *Gesetz zur Verhütung erbkranken Nachwuchses*, die die Ärzte zuvor zur Vorbedingung einer möglichen Entlassung gemacht hatten, wurde nicht durchgeführt.[466] Ob die wirtschaftlichen Verhältnisse der Familie, die die Mutter in ihren Briefen regelmäßig ansprach, Grund für das Einschreiten des Vaters waren, oder ob der Familie Gerüchte über die Patiententötungen zu Ohren gekommen waren, ist nicht zu klären.

Ungeklärte Schicksale

Mit den fünf bisher genannten Ausnahmen bleibt das Schicksal der Patienten, die am 11. August 1939 nach Süchteln verlegt worden sind, aufgrund der Quellenlage ungeklärt. Im Rahmen der Aktion T4 wurden in dieser Einrichtung fast 2000 Meldebogen ausgefüllt und 537 Patienten über eine Zwischenanstalt (vermutlich Galkhausen oder Andernach) abtransportiert. Nach dem Ende der Aktion T4 fanden ab Februar 1943 weitere Verlegungen von Patienten statt. Der letzte Transport ging im Juli 1944 mit dem Ziel Meseritz-Obrawalde ab.[467] Auf der Liste für den Transport vom 11. August 1939 von Trier nach Süchteln sind 72 Menschen aufgeführt.[468] Ob dies der Anzahl der wirklich verlegten entspricht, ist aufgrund der nichtvorhandenen Aufnahmebücher der Anstalt nicht zu überprüfen.

Am 15. September 1941 wurden aus der Anstalt Ebernach zwei Patienten „ungeheilt nach Trier“[469] entlassen. Es handelte sich dabei um die Ordensleute Johann H.

465 Vgl. ALVR, Nr. 42988.

466 Vgl. HHStAW, Best. 430/1, Nr. 11009.

467 Vgl. *Max*, Johannistal, 1991, 37–38.

468 Vgl. ABBT, Ordner „Mitteilungen und Anträge an das Ernährungsamt und Wirtschaftsamt der Stadt Trier“.

469 Kloster Ebernach, Alphabetikum.

(* 1874) und Matthias W. (* 1877).[470] Welcher Gemeinschaft die beiden angehörten, ließ sich nicht feststellen.

Aus Galkhausen wurde am 18. Oktober 1940 der ehemals Trierer Patient Ewald K. in die Anstalt Hausen/Waldbreitbach verlegt.[471] In Hausen war seit 1938 eine Einrichtung der evangelischen Inneren Mission untergebracht. Im Juli/August 1941 wurden die Patienten durch eine Ärztekommission mithilfe von Meldebogen für die Aktion T4 erfasst. Verlegungen in eine der Vernichtungsanstalten fanden nicht mehr statt.[472] Im Jahr 1943 wurden über 500 Patienten aus Hausen in andere Anstalten verlegt. Ziele waren unter anderem Meseritz-Obrawalde, Eichberg und Eglfing-Haar.[473] Was genau mit Ewald K. passierte, ist ungewiss.

Für sechs ehemals Trierer Patienten, die am 23. September 1941 aus der Anstalt Andernach nach Düren verlegt wurden, sind in den Patientenbüchern von Andernach keine weiteren Angaben überliefert.[474] Für Düren selbst sind keine Aufnahmebücher mehr vorhanden.[475]

In den Aufnahmebüchern von Bedburg-Hau sind 14 ehemals Trierer Patienten eingetragen, für die keine weiteren Angaben über ihren weiteren Verbleib verzeichnet sind.[476] Dasselbe gilt für Matthias H. (* 1916), der am 11. September 1939 nach Ebernach verlegt worden war.[477]

4.3 Die Reaktion des Trierer Bischofs Bornewasser auf die Patiententötungen

Trotz aller Geheimhaltungsmaßnahmen blieben die Patiententötungen kein Geheimnis, sondern wurden bald im Reich bekannt. Bevor Bornewasser sich 1941 an die Öffentlichkeit wandte, hatte es bereits zuvor von anderer Seite Proteste im nicht-

470 Vgl. ABBT Ordner „Mitteilungen und Anträge an das Ernährungsamt und Wirtschaftsamt der Stadt Trier“, Kloster Ebernach, Alphabetikum.

471 Das Geburtsdatum ist im Aufnahmebuch nicht überliefert, vgl. ALVR, Nr. 71187.

472 Vgl. *Jenner/Klieme*, Euthanasieverbrechen, 1997, 253–254.

473 Vgl. *Kaminsky*, Zwangssterilisation, 1995, 482–485.

474 Vgl. LHAKo Best. 426,006, Nr. 135.

475 Vgl. *Matties, Christiane*, Aus der Vergangenheit lernen. Vom Bewahrungshaus zum forensischen Dorf, in: Knauer, Erhard (Hrsg.), 125 Jahre Rheinische Kliniken Düren. Gestern, heute, morgen; von der Provinzialanstalt zur Fachklinik, 1878–2003, Köln 2003, 166–185, 177.

476 Vgl. ABBT, Ordner „Mitteilungen und Anträge an das Ernährungsamt und Wirtschaftsamt der Stadt Trier“, ALVR, Nrn. 42988, 42989.

477 Vgl. ABBT, Ordner „Mitteilungen und Anträge an das Ernährungsamt und Wirtschaftsamt der Stadt Trier“, Kloster Ebernach, Alphabetikum.

öffentlichen Raum gegeben: Seit Frühjahr 1940 hatte der protestantische Pastor und Anstaltsleiter Paul Gerhard Braune versucht, bei verschiedenen Regierungsstellen gegen die Patiententötungen zu protestieren. Ab Anfang Juli 1940 erhielt das Reichsjustizministerium wiederholt Briefe, in denen sich die Absender über gehäufte Sterbefälle von Anstaltspatienten äußerten und Strafanzeigen ankündigten.[478]

Auch vonseiten der Justiz selbst kam es zu Protesten gegen die Patiententötungen, so beispielsweise vom Vormundschaftsrichter Lothar Kreyssig aus Brandenburg an der Havel.[479] Dieser hatte sich am 8. Juli 1940 an das Reichsjustizministerium gewandt, da er erkannt hatte, dass mehrere unter gesetzlicher Vormundschaft stehende entmündigte Anstaltspatienten in den vergangenen Monaten in Hartheim getötet worden waren. Da Kreyssig befürchtete, dass sich in den Heil- und Pflegeanstalten ein ähnlich rechtsfreier Raum auftat, wie es in den Konzentrationslagern bereits geschehen war, bat er um Weisung bei seiner vorgesetzten Dienststelle, wie in der Angelegenheit zu verfahren sei. Nachdem mehrere solche Schreiben beim Reichsjustizministerium eingegangen waren, musste Reichsjustizminister Gürtner sich an den Chef der Reichskanzlei wenden, um das weitere Vorgehen seines Ministeriums planen zu können: Eine systematische Tötung von Anstaltspatienten sei entweder einzustellen – weil ungesetzlich – oder es sei ein entsprechendes Gesetz zu erlassen. Am 27. August 1940 wurde Gürtner schließlich eine Kopie der Euthanasie-Beauftragung Hitlers vorgelegt. Da für den Reichsjustizminister die Patiententötungen nun dem Willen Hitlers entsprachen, musste er sie akzeptieren. Somit konnten laut Lothar Gruchmann auch die Vertreter der Kirchen nicht mehr darauf hoffen, dass ihre Eingaben an das Reichsjustizministerium etwas erreichten. Zudem wurden im April 1941 die Oberlandesgerichtspräsidenten und die Oberstaatsanwälte vonseiten des Reichsjustizministeriums darüber unterrichtet, wie sich die Justizbehörden in Fällen, welche die Patiententötungen zum Thema hatten, verhalten sollten. In solchen Verfahren sollte an die vorgesetzten Dienststellen berichtet werden. Nach außen hin sollten sich die Justizbehörden unwissend geben.[480] Ein Vorgehen der Justiz gegen die Aktion T4 wurde damit ausgeschlossen.

Vor diesem Hintergrund der Passivität staatlicher Stellen stellt sich die Frage, wie der Trierer Bischof Bornewasser in seinem Protest gegen die Patiententötungen vorging. Wie wurde dieser Protest weiterverbreitet und welche Folgen konnte diese Tätigkeit für die Multiplikatoren bedeuten?

---

478 Vgl. *Gruchmann*, Euthanasie, 1972, 245–246.

479 Dort befand sich eine der ersten Tötungsanstalten der Aktion T4, vgl. *Schmuhl*, Rassenhygiene, 1987, 196.

480 Vgl. *Gruchmann*, Euthanasie, 1972, 244–276.

4.3.1 Die Proteste Bornewassers

Die Passivität staatlicher Stellen mussten auch die deutschen katholischen Bischöfe zur Kenntnis nehmen. Sie protestierten zunächst ebenfalls unter Ausschluss der Öffentlichkeit gegen die Patiententötungen:[481] Im August 1940 wandten sich einige Vertreter des katholischen Episkopates, im Nachhinein von der Fuldaer Bischofskonferenz bestärkt, mit Protesteingaben an die Reichskanzlei. Daneben sprach die Bischofskonferenz in ihrer Vollversammlung vom 20. bis zum 22. August 1940 ein Verbot an alle katholischen Heil- und Pflegeanstalten aus, sich aktiv an der Verlegung von Patienten zum Zwecke ihrer Tötung zu beteiligen.[482] Damit waren nach Süss besonders „die Kennzeichnung der Kranken, die Verabreichung von Beruhigungsmitteln und die Begleitung der Transporte“[483] gemeint.[484] Die staatlichen Stellen reagierten nicht auf den bischöflichen Protest.[485]

Vor diesem Hintergrund sprach der Münsteraner Bischof Galen auf dem Kevelaer Konveniat vom Mai 1941 die Frage an, „ob die Bischöfe nicht offensiv werden müßten“[486] und öffentlich gegen die Maßnahmen des Regimes protestieren sollten. Sein dienstälterer Bruder im Amt, Bischof Bornewasser von Trier, blieb zu dieser Zeit noch der Eingabepolitik der Bischöfe treu.[487] Diese, auch vom Vorsitzenden der Fuldaer Bischofskonferenz – Adolf Kardinal Bertram – favorisierte Vorgehensweise, sah vor, dass Proteste der Bischöfe gegen Maßnahmen der Nationalsozialisten nicht an die Öffentlichkeit gelangen sollten. Damit sollte verhindert werden, dass es zu einem Kulturkampf wie in den 1870er-Jahren kam.[488] Der Trierer Bischof selbst gab zu seinem 70. Geburtstag 1936 zu, dass er die Zeit des Kulturkampfes als für ihn prägend erachtete.[489] Von daher scheint es nicht verwunderlich, dass er seinen Protest zunächst nicht in der Öffentlichkeit artikulieren wollte.

---

481 Vgl. *Richter*, Der deutsche Episkopat, 1998, 193–195.

482 Vgl. *Repgen, Konrad*, Die deutschen Bischöfe und der Zweite Weltkrieg, in: Historisches Jahrbuch 115, 1995, 411–452, 428–429.

483 *Süss*, Katholische Kirche, 2011, 24.

484 Vgl. *Süss*, Katholische Kirche, 2011, 24–25.

485 Vgl. *Repgen*, Bischöfe, 1995, 428–429.

486 *Repgen*, Bischöfe, 1995, 431.

487 Anders als bei Wollasch angegeben, findet sich bei Neuhäusler kein Hinweis darauf, dass Bornewasser bereits vorher in Form von Hirtenworten gegen die Patiententötungen aktiv geworden wäre. Vgl. *Wollasch*, Caritas, 1978, 216; vgl. *Neuhäusler, Johann*, Kreuz und Hakenkreuz. Der Kampf des Nationalsozialismus gegen die katholische Kirche und der kirchliche Widerstand. Teil 2, München 1946, 354–377.

488 Vgl. *Repgen*, Bischöfe, 1995, 423–424.

489 Vgl. *Heyen, Franz-Josef*, Franz Rudolf Bornewasser (1922–1951), in: Spital, Hermann Josef/Persch, Martin/Embach, Michael (Hrsg.), Die Bischöfe von Trier seit 1802. Festgabe für

Bornewasser richtete am 7. Juni 1941 ein Schreiben an den Chef der Reichskanzlei, in dem er nach eigenen Angaben zum wiederholten Male die Beschlagnahmung der Abtei St. Matthias in Trier thematisierte.[490] Da dem Bischof mitgeteilt worden sei, dass das Thema der enteigneten kirchlichen Gebäude Hitler nicht vorgelegt worden sei, versuchte er die Wichtigkeit seines Anliegens zu unterstreichen:

> Zu den dringendsten Aufgaben der Staatsführung gehört es meiner Ansicht nach besonders, daß der Führer auch über die Vorgänge im Inneren des Volkes genauestens unterrichtet wird. Auf religiösem Gebiete gehen aber z. Zt. derartig weittragende Vorgänge vor sich wie die Schließung von Klöstern, die Verdrängung der Kirche aus der gesamten Wohlfahrtspflege, Enteignung des Eigentums der Klöster und der kirchlichen Anstalten, Tötung sogenannten unwerten Lebens, die in der Bevölkerung, wie ich auf meinen Firmungsreisen feststelle, eine derartig weitgehende Erregung hervorrufen, daß es sich hier wahrlich um eine der allerdringendsten Aufgaben der Staatsführung handelt.[491]

Die Regierung könne es sich laut Bornewasser nicht leisten, wenn das Volk während des Krieges nicht hinter ihr stünde. Daher müsse sein Anliegen Hitler vorgelegt werden, um den Ausgang des Krieges nicht zu gefährden. Die Patiententötungen werden am Ende einer Aufzählung erwähnt und im Rest des Textes nicht weiter thematisiert. Der Stil des Schreibens erinnert an die Art, wie Konrad Repgen die Eingaben Kardinal Bertrams beschrieben hat: Diese seien

> [m]it sorgfältiger Unterdrückung jeglicher Aggressivität und Polemik in Stil und Diktion, auch nicht in Untertönen, gelegentlich fast ehrerbietig, unter peinlichem Verzicht auf Begriffe, die den nationalsozialistischen Ohren als Reizvokabel klingen mochten, und unter dezidierter Beschränkung auf die abstrakte Beschreibung von Tatsachen und Rechtsverhältnissen[492]

abgefasst. Auch Bornewasser klagte in seinem Schreiben nicht an, sondern bat aus Gründen der Staatsräson, dass sein Anliegen Hitler vorgetragen werde. Aus einer Aktennotiz geht hervor, dass es in einer Unterredung vom 29. Juli 1941 „erwähnt"[493] wurde. Es wurde jedoch nicht für nötig befunden, etwas in dieser Angelegenheit zu unternehmen.[494]

Den ersten Schritt der katholischen Bischöfe in die Öffentlichkeit tat nicht Galen. Am 8. Juni 1941 forderte der Osnabrücker Bischof Wilhelm Berning in einer Predigt, dass das menschliche Leben stärker geschützt werden müsse. Über den Kreis der Messbesucher sei diese Botschaft laut Süss aber nicht hinausge-

---

Bischof Dr. Hermann Josef Spital zum 70. Geburtstag am 31. Dezember 1995 (Veröffentlichungen des Bistumsarchivs Trier, Bd. 30), Trier 1996, 169–188, 169.

490 Vgl. BArch R 43-II/1271a.

491 BArch R 43-II/1271a.

492 *Repgen*, Bischöfe, 1995, 423.

493 BArch R 43-II/1271a.

494 Vgl. BArch R 43-II/1271a.

kommen.[495] Auch in einem Hirtenbrief, den die Bischofskonferenz am 6. Juli 1941 verlesen ließ, wurden die Patiententötungen kritisiert.[496] Dies geschah jedoch, wie Klemens-August Recker betonte, in einem verklausulierten Aufruf in der Form, dass es außer in Situationen des Krieges oder der Notwehr kein Recht gebe, Menschen zu töten. Hauptthema des Schreibens war der sogenannte Klostersturm, also die „Beschlagnahmung kirchlicher Einrichtungen für kriegswichtige und sanitäre Zwecke“[497]. Bornewasser selbst soll den Entwurf Bernings Anfang Juni 1941 „verschärft“[498] haben, jedoch lässt sich nicht feststellen, welche Stellen auf den Trierer Bischof zurückgehen.[499] Auffällig ist, dass sowohl im Hirtenbrief als auch in der Trierer Eingabe vom 7. Juni 1941 die Kritik am Klostersturm und an den Patiententötungen zusammen formuliert wurde.

Galen hielt am 13. Juli, am 20. Juli und am 3. August 1941 drei Predigten, in deren letzter er eindeutig Stellung zu den laufenden Patiententötungen nahm.[500] Auch hier wurden die Patiententötungen und die Enteignung von Klöstern gemeinsam angeprangert. Die Inhalte der Galen'schen Predigten wurden innerhalb des katholischen Milieus über die Grenzen des Bistums Münster hinaus verbreitet.[501] Abschriften der Kanzelworte fanden auch ihren Weg in den Raum Trier.[502]

Die Predigten Galens bedeuteten keineswegs einen sofortigen Dammbruch, was die Protestform der Bischöfe anging. Zwei Wochen nach der dritten Predigt Galens richtete Bornewasser am 18. August 1941 eine weitere Eingabe an den Chef der Reichskanzlei. Dieses Mal ging es um die Enteignung des bischöflichen Priesterseminars Rudolfinum. Die Patiententötungen wurden nicht eigens thematisiert, jedoch bezog sich der Bischof auf sein Schreiben vom 7. Juni 1941. Bornewasser wies darauf hin, dass er sich bei einer Nichtrückgängigmachung der Konfiskation an die Gläubigen seiner Diözese wenden müsse: „Im Interesse des Volkswohls möchte ich aber diesen Schritt in die Öffentlichkeit, gerade im jetzigen Augenblick nicht tun, solange ich noch eine Hoffnung haben kann, daß mir mein Eigentum

495 Vgl. *Süss, Winfried*, „Bischof von Münster – Tötung verwundeter Soldaten.“ Reaktionen auf den Euthanasieprotest Clemens August Graf von Galens im Sommer 1941, in: Kuropka, Joachim (Hrsg.), Streitfall Galen. Studien und Dokumente, Münster 2007, 53–77, 55.

496 Vgl. *Repgen*, Bischöfe, 1995, 430.

497 *Blaschke*, Kirchen, 2014, 155.

498 *Recker, Klemens-August*, „Wem wollt ihr glauben?“. Bischof Berning im Dritten Reich, Paderborn 1998, 287.

499 Vgl. *Recker*, Berning, 1998, 287–288.

500 Vgl. *Repgen*, Bischöfe, 1995, 431–434.

501 Vgl. *Süss, Winfried*, Kein guter Hirte? Probleme einer Galen-Biographie, in: Historisches Jahrbuch 123, 2003, 511–526, 524–525.

502 Vgl. BArch R 1501/141024.

zurückgegeben wird."[503] Ob es sich hierbei um eine Andeutung auf die Predigten Galens und deren Wirkung handelte, lässt sich nicht eindeutig sagen.[504]

Für die weiteren Geschehnisse ist zu beachten, dass Galen keine direkten Konsequenzen aus seiner öffentlichen Anprangerung der Patiententötungen zu spüren bekam: Nach der Predigt vom 3. August 1941 trat Joseph Goebbels in einem Gespräch mit Hitler für eine Entschärfung der Kirchenpolitik ein. Der Reichsminister für Volksaufklärung und Propaganda hatte laut Süss befürchtet, dass eine öffentliche Auseinandersetzung mit den Vorwürfen Galens die Patiententötungen noch mehr in das Bewusstsein der Öffentlichkeit tragen würde. Gerade in Verbindung mit der Kriegslage und den Beunruhigungen, die der Klostersturm ausgelöst habe, habe sich „Goebbels kühl rechnend für einen kirchenpolitischen Deeskalationskurs"[505] entschieden, den er Hitler am 19. August 1941 empfohlen habe.[506] Am 23. August 1941 legte der Chef der Reichskanzlei, Hans Heinrich Lammers, Hitler „bislang zurückgehaltene Protestschreiben der beiden Kirchen in kumulierter Form"[507] vor. Hitler sei klar geworden, dass eine Geheimhaltung der Patiententötungen nicht mehr möglich sei und auch eine gesetzlich geregelte „Euthanasie" nicht auf Zustimmung in der Bevölkerung stoßen würde. Daher sei der Abbruch der Aktion T4 nur folgerichtig gewesen.[508] Der entsprechende Befehl erging am 24. August 1941.[509]

Vier Wochen nach der letzten Predigt Galens vom 3. August 1941 wandte sich der Trierer Bischof Bornewasser an die diözesane Öffentlichkeit, indem er in zwei Predigten die Patiententötungen thematisierte.[510] In seinem Kanzelwort vom 31. August 1941 widmete er sich zunächst dem Klostersturm.[511] Er sehe sich wegen fortgesetzter Angriffe gegen die Kirche gezwungen, das Wort in dieser Frage zu ergreifen. Der Bischof rechtfertigte sein längeres öffentliches Schweigen damit, „daß ein Bischof zunächst mit großer Geduld jeden oft bitteren Weg der Verhandlung zwecks einer friedlichen Regelung versucht, bevor er seine Diözesanen in offener Rede aufklärt."[512] Die Predigt kann demnach als Umsetzung des entsprechenden Hinweises im Schreiben an den Chef der Reichskanzlei vom 7. Juni 1941 gelesen

503 BArch R 43-II/1271a.

504 Vgl. BArch R 43-II/1271a.

505 *Süss*, Hirte, 2003, 525.

506 Vgl. *Süss*, Hirte, 2003, 524–525.

507 *Süss*, Bischof, 2007, 75.

508 Vgl. *Süss*, Bischof, 2007, 74–75.

509 Vgl. *Repgen*, Bischöfe, 1995, 434.

510 Vgl. auch *Nowak*, Euthanasie, 1984, 173.

511 Die Predigt ist abgedruckt in: *Albert Heintz* (Hrsg.), Fels im Sturm: Predigten und Hirtenworte des Erzbischofs Franz Rudolf Bornewasser, Trier 1969, 432–436.

512 Predigt Bornewassers vom 31.08.1941, zit. n. *Heintz* (Hrsg.), Fels, 1969, 432.

werden. In einem Aufruf an die vertriebenen Ordensleute erwähnte Bornewasser die Patiententötungen in einer Aufzählung:

> Auch das neue Deutschland wird einmal eurer bedürfen zu seinem Nutz und Frommen! Dann, wenn die Früchte einer unchristlichen, ja widerchristlichen Jugenderziehung, wenn die Früchte einer dem Natur- und göttlichen Recht widersprechenden Sterilisation einmal reifen, dann, wenn die Tötung sogenannter ‚unproduktiver, unwerter‘ aber doch schuldloser Menschen zum Himmel um Rache schreit, wenn die durch Kriegs- und Zeitverhältnisse gesunkene christliche Moral und die schwer betroffene christliche Kultur ihre Auferstehung feiern m ü s s e n , damit das Reich bestehen kann.[513]

Der Trierer Bischof verband in diesem Absatz konfessionelle Kritikpunkte am Regime (er wandte sich an die vertriebenen Ordensleute) mit solchen, die auch außerhalb des katholischen Milieus geteilt werden konnten. Auf diese Weise ist nach Süss bereits Galen in seinen drei Predigten vorgegangen.[514] Interessant ist zudem, dass Bornewasser in seiner Predigt eigens die Sterilisationen erwähnt.

Die zweite Predigt, in der Bornewasser auf die Patiententötungen einging, hielt er zwei Wochen später am 14. September 1941.[515] Es ist unklar, ob er zu diesem Zeitpunkt wissen konnte, dass die Aktion T4 bereits gestoppt war. Der Text ist zweigeteilt und handelt im ersten Teil von der zeitgenössischen Jugenderziehung. Der zweite, den Patiententötungen gewidmete Teil beginnt mit einem Rekurs auf den oben erwähnten Hirtenbrief vom 6. Juli 1941. Anschließend zitierte der Bischof aus einer weiteren Denkschrift des Kevelaer Konveniats in Köln, die am 28. August 1941 an das Reichsinnenministerium gesandt worden sei.[516] Der Kevelaer Konveniat war am 28. August 1941 in Köln zusammengekommen und hatte sich über verschiedene Themen besprochen.[517] Zum Thema Patiententötungen wurde der Beschluss gefasst, dass eine Eingabe an das Reichsinnenministerium, das Reichsjustizministerium, den Reichskirchenminister sowie die Reichskanzlei gesandt werden sollte. Das Protestschreiben datiert auf denselben Tag.[518] Dieses Schreiben zitierte Bornewasser in seiner Predigt in voller Länge.[519] Die unaufgeklärte Tötung von Patienten wurde von den Bischöfen angeklagt. Sie schlossen mit dem

---

513 Predigt Bornewassers vom 31.08.1941, zit. n. *Heintz* (Hrsg.), Fels, 1969, 436; Hervorhebung wie im Original

514 Vgl. *Süss*, Hirte, 2003, 523.

515 Die Predigt ist abgedruckt in: *Heintz* (Hrsg.), Fels, 1969, 437–444.

516 Vgl. *Heintz* (Hrsg.), Fels, 1969, 442–443.

517 Das Protokoll der Zusammenkunft ist abgedruckt in: *Bernhard Stasiewski/Ludwig Volk* (Hrsg.), Akten deutscher Bischöfe über die Lage der Kirche 1933–1945. 1940–1942 (Veröffentlichungen der Kommission für Zeitgeschichte Reihe A, Quellen, Bd. 34), Mainz 1983, 537–539.

518 Abgedruckt bei: *Stasiewski/Volk* (Hrsg.), Akten, 1983, 539–540.

519 Vgl. *Heintz* (Hrsg.), Fels, 1969, 437–444.

Satz: „Wir sehen uns genötigt, zur Aufklärung und Belehrung des katholischen Volkes auch öffentlich dagegen Stellung zu nehmen, damit unser Volk nicht an den Grundsätzen der wahren Sittlichkeit irre wird".[520] Bornewasser fügte dem hinzu: „Das habe ich hiermit getan."[521] Aus dem Zeitpunkt der Predigt und dem Bezug auf das Protestschreiben des Kevelaer Konveniats wird deutlich, dass Bornewasser erst aktiv wurde, als er die Rückendeckung seiner Mitbrüder im Bischofsamt hatte.

Der Mord an Menschen, so Bornewasser weiter, ließe sich nicht durch „die geschmacklosen und jedes menschliche Feinempfinden auf das peinlichste verletzenden Filmvorführungen mit den mehr oder weniger geistlosen Reden, die dabei geführt werden" rechtfertigen.[522] Bei dem angesprochenen Film handelte es sich um die Produktion *Ich klage an*, welche am 29. August 1941 in die deutschen Kinos kam. Der Film handelt von einem Arzt, der seine an Multipler Sklerose erkrankte Ehefrau mittels einer tödlichen Arznei umbringt. In dem folgenden Gerichtsprozess, in dem die Anklage wegen Mordes verhandelt wird, plädiert der Mediziner für die aktive Sterbehilfe, die dem Volke dienlicher sei als das Festhalten an bestimmten Gesetzen.[523] Dieser Aspekt des Filmes wurde in der nationalsozialistischen Propaganda weitgehend ausgespart. Der Film durfte bis zu seinem Kinostart nicht in den Zeitungen besprochen werden. Als Rezensionen in der Presse erscheinen konnten, sollte das Thema „Euthanasie" nicht eigens behandelt werden.[524]

Bornewasser verurteilte die Haltung, die in *Ich klage an* zur Tötung „unproduktiver Menschen" zur Vorstellung kam, in seiner Predigt vom 14. September 1941 und hielt dem das fünfte Gebot entgegen, welches auch für die Kranken und „Unproduktiven" gelte.[525] Der Trierer Bischof betonte, dass der Begriff „unproduktiv" ausgedehnt werden könne: „Denn es gibt auch noch andere sogenannte ‚lebensunwerte' oder ‚unproduktive' Menschen, als da sind: die nicht mehr arbeitsfähigen Invaliden, Krüppel, unheilbare Kranke, Altersschwache und viele andere." Die mögliche Ausweitung der Opfer der „Euthanasie" hatte auch Galen in seiner Predigt vom 3. August 1941 angemahnt:

> Wenn einmal zugegeben wird, daß Menschen das Recht haben, ‚unproduktive' Mitmenschen zu töten – und wenn es jetzt zunächst auch nur arme wehrlose Geisteskranke trifft –,

---

520 *Heintz* (Hrsg.), Fels, 1969, 443; vgl. auch *Stasiewski/Volk* (Hrsg.), Akten, 1983, 539–540.

521 Vgl. *Heintz* (Hrsg.), Fels, 1969, 443.

522 Vgl. *Heintz* (Hrsg.), Fels, 1969, 443, von dort auch das Zitat.

523 Vgl. *Eckart, Wolfgang Uwe*, Medizin in der NS-Diktatur. Ideologie, Praxis, Folgen, Wien 2012, 224–226.

524 Vgl. *Makowski, Christine Charlotte*, Eugenik, Sterilisationspolitik, „Euthanasie" und Bevölkerungspolitik in der nationalsozialistischen Parteipresse (Abhandlungen zur Geschichte der Medizin und der Naturwissenschaften, Heft 77), Husum 1996, 233.

525 *Heintz* (Hrsg.), Fels, 1969, 444, von dort auch die folgenden Zitate.

> dann ist grundsätzlich der Mord an allen unproduktiven Menschen, also an den unheilbar Kranken, den Invaliden der Arbeit und des Krieges, dann ist der Mord an uns allen, wenn wir alt und altersschwach und damit unproduktiv werden, freigegeben.[526]

Ebenso wie bei Galen lässt sich für Bornewasser nicht feststellen, dass er nach seinen Äußerungen gegen die Patiententötungen direkt von der Gestapo oder anderen Verfolgungsinstitutionen des Regimes belangt wurde. Der „kirchenpolitische[.] Deeskalationskurs“[527] wurde von der NS-Führung demnach weiterverfolgt. Als der Trierer Bischof die Patiententötungen ansprach, war die Aktion T4 bereits gestoppt worden. Der Abbruch kann demnach nicht als „Erfolg Bornewassers“[528] verbucht werden. Insgesamt sprach der Trierer Episkopus auch nicht in der Deutlichkeit, wie Galen es getan hatte.[529]

In den Jahren nach 1941 sprachen sich die katholischen Bischöfe wiederholt öffentlich gegen die Tötung von als unproduktiv geltenden Menschen aus. In einem Ende März/Anfang April 1942 in Teilen des Reiches verlesenen Hirtenbrief der deutschen Bischöfe wurde die Tötung unschuldiger Menschen verurteilt. Dieses Schreiben wurde auch in der Diözese Trier verlesen.[530] Ein weiteres Beispiel ist das „Dekalog-Hirtenwort“ von 1943. Darin wurden unter dem fünften Gebot („Du sollst nicht morden“) sowohl die Zwangssterilisationen als auch die Tötung unschuldiger Menschen verurteilt.[531] Das Dekalog-Hirtenwort vom 12. September 1943 war laut Wollasch der letzte „große[.] öffentliche[.] Protest[.] der katholischen Kirche gegen die Euthanasie“[532].

4.3.2 Zur Weiterverbreitung des bischöflichen Protestes innerhalb der Region

Bornewasser war nicht der einzige Bischof, der dem Beispiel Galens gefolgt war, jedoch war er nach Richter der einzige, dessen Äußerung „eine ähnliche öffentliche Wirksamkeit“[533] erreichte. Einen Nachweis dafür bot sie nicht.[534] Die Predigt des Trierer Bischofs wurde jedoch maschinenschriftlich weiterverbreitet und bei-

526 Die Predigt ist unter anderem abgedruckt bei *Portmann, Heinrich*, Kardinal von Galen. Ein Gottesmann seiner Zeit, 13. Aufl., Münster 1978, 351–363, Zitat 359–360.

527 *Süss*, Hirte, 2003, 525.

528 *Persch*, Bornewasser, 2004, 56.

529 Vgl. *Ries* (Hrsg.), Caritas, 2006, 421–422.

530 Vgl. *Repgen*, Bischöfe, 1995, 444–447.

531 Vgl. *Repgen*, Bischöfe, 1995, 447–448.

532 *Wollasch*, Caritas, 1978, 220.

533 *Richter*, Der deutsche Episkopat, 1998, 196.

534 Vgl. *Richter*, Der deutsche Episkopat, 1998, 196.

spielsweise auch in Krefeld gelesen.[535] Nach Angaben der SD-Außenstelle in Neuwied vom 10. November 1941 wurden Abschriften der Predigt Bornewassers mit derjenigen Galens zusammen verteilt.[536] In einem Bericht des *Sicherheitsdienstes des Reichsführers SS* vom 12. März 1942 wird die Predigt Bornewassers in einem Zug mit der Galens genannt. Demnach sei das Vertrauen der Bevölkerung beispielsweise zu Röntgenreihenuntersuchungen durch „die Verbreitung von aufwiegelnden Predigten der Bischöfe“[537] dahingehend gesunken, dass die Menschen dadurch eine Erfassung als „lebensunwertes Leben“ und damit zur „Euthanasie“ befürchten würden.[538]

Die Predigten der Bischöfe kursierten als Abschriften auch im Untersuchungsraum. Die Folgen, die der Besitz dieser Schriften für die betreffenden Personen haben konnte, sind unterschiedlich, wie an zwei Beispielen aus der Region Trier deutlich wird. Die 1885 geborene, am Gesundheitsamt Prüm tätige Kreisfürsorgerin Maria K. wurde im August 1942 von der Trierer Gestapo festgenommen. Ihr wurde vorgeworfen, ein Flugblatt unter dem Titel „Ärzte und Beamte der Provinzialanstalten“ besessen und weiterverbreitet zu haben.[539] Dieses Flugblatt tauchte im Herbst 1941 in der Rheinprovinz auf und war mit „September 1941“[540] datiert. Die Autoren, die sich als „[w]ir Ärzte und Beamte aus der Provinzialverwaltung“ bezeichneten, bezogen sich auf diverse Parteiveranstaltungen und Pressemitteilungen, in denen die Aussagen Galens zu den Patiententötungen als Lüge bezeichnet würden. Galen hingegen, so das Schreiben, sage die Wahrheit: „Hunderte, ja Tausende arme Geisteskranke aus den Anstalten Bedburg-Hau, Kalkhausen, Düren und den Privatanstalten sind durch Gift oder ähnliche Machenschaften getötet und verbrannt worden.“ Weitere Listen mit Patienten, die umgebracht werden sollten, lägen vor.[541]

---

535 Vgl. *Peter Dohms* (Hrsg.), Flugschriften in Gestapo-Akten. Nachweis und Analyse der Flugschriften in den Gestapo-Akten des Hauptstaatsarchivs Düsseldorf. Mit einem Literaturbericht und einer Quellenübersicht zu Widerstand und Verfolgung im Rhein-Ruhr-Gebiet 1933–1945 (Veröffentlichungen der staatlichen Archive des Landes Nordrhein-Westfalen: Reihe C, Quellen und Forschungen, Bd. 3), Siegburg 1977, 240.

536 Vgl. LHAKo Best. 441, Nr. 44938, zit. in: *Peter Brommer* (Hrsg.), Die Partei hört mit (Veröffentlichungen der Landesarchivverwaltung Rheinland-Pfalz, Bd. 58,1), Koblenz 1992, 134–135.

537 SD-Lagebericht vom 12. 03. 1942, zitiert nach: *Heinz Boberach* (Hrsg.), Meldungen aus dem Reich. 1938–1945. Die geheimen Lageberichte des Sicherheitsdienstes der SS 1938–1945 (Meldungen aus dem Reich, Bd. 9), Herrsching 1984, 3455.

538 Vgl. SD-Lagebericht vom 12. 03. 1942, zitiert nach: *Boberach* (Hrsg.), Meldungen, 1984, 3348–3468, Zitat 3455.

539 Vgl. BArch R 1501/141024.

540 LAV NRW R, RW 58, Nr. 17505, von dort auch die folgenden Zitate; vgl. auch *Dohms* (Hrsg.), Flugschriften, 1977, 241–242.

541 Vgl. LAV NRW R, RW 58, Nr. 17505.

Franz Werner KERSTING zweifelte die Urheberschaft durch Ärzte oder Beamte des Provinzialverbandes an, nämlich

> aus Gründen der Quellenkritik wie auch aufgrund der Tatsache, daß sich dann nach dem Krieg im Zusammenhang mit dem sogenannten Rheinprovinz-Prozeß zur Euthanasie keiner der rheinischen Ärzte und Verwaltungsbeamten auf diese Flugblätter berief, was doch sehr nahe gelegen hätte.[542]

Unabhängig von der Urheberschaft lieferte das Flugblatt nähere – wenn auch ungenaue – Details zu den von Galen angesprochenen Patiententötungen. Die Leser wurden eigens aufgefordert, den Brief vier Mal abzuschreiben und an Freunde und Frontsoldaten weiterzureichen.[543]

Wie sich im Laufe des Untersuchungsverfahrens herausstellte, hatte Maria K. neben dem Flugblatt der Pseudo-Anstaltsärzte auch Exemplare der Predigten Galens besessen und weiterverbreitet. Neben weiteren Mitarbeitern des Prümer Gesundheitsamtes war laut Untersuchung der Gestapo auch ein Gymnasiallehrer an der Weiterverbreitung der Schriften beteiligt. Die im Laufe der Ermittlungen identifizierten Beteiligten standen nach Mitteilung verschiedener Stellen dem katholischen Milieu sehr nahe. So wurden K. von der NSDAP-Kreisleitung „konfessionell sehr starke Bindungen“ vorgeworfen, sodass „die Gefahr ungünstiger Beeinflussung anderer V[olks]g[enossen]“ gesehen wurde.[544] Teile des katholischen Milieus wirkten hier anscheinend als Katalysator.

Anders als die Predigten für die Bischöfe hatten der Besitz und die Weiterverbreitung der Flugblätter für K. unmittelbare Konsequenzen. Da sie Beamtin im Dienste des Kreises Prüm war, wurde durch den Landrat nach der Festnahme ein Dienststrafverfahren gegen K. eingeleitet. Ferner wurde sie am 1. September 1942 vom Kreisgericht der NSDAP Prüm aus der Partei ausgeschlossen. Die Trierer Gestapo behandelte den Fall nicht mit den ihr zur Verfügung stehenden Mitteln weiter, sondern gab ihn am 5. September 1942 an die Justiz ab. Der Oberreichsanwalt beim Volksgerichtshof ermittelte wegen Vorbereitung zum Hochverrat und kam zu dem Schluss, dass dieses Delikt nicht vorliege. Er gab den Fall zuständigkeitshalber an die Staatsanwaltschaft vor dem Sondergericht Koblenz ab. Auch diese Stelle konnte keine Straftat feststellen. Da K. sich aufgrund ihres Berufes mit der Thematik hätte befassen müssen, sei nicht anzunehmen, dass sie aus staatsfeindli-

---

542 *Kersting, Franz-Werner*, Ärzteschaft und NS-„Euthanasie“ im Kontext des Galen-Protestes, in: Kuropka, Joachim (Hrsg.), Clemens August Graf von Galen. Menschenrechte – Widerstand – Euthanasie – Neubeginn, Münster 1998, 205–220, 208.

543 Vgl. LAV NRW R, RW 58, Nr. 17505.

544 Vgl. BArch R 1501/141024, von dort auch die Zitate.

chen Motiven gehandelt habe. Das Verfahren wurde eingestellt. Für die staatliche Justiz war der Fall damit im Dezember 1942 abgeschlossen.[545]

Nachdem der Landrat von Prüm als Dienstvorgesetzter von der Einstellung des juristischen Verfahrens erfahren hatte, stellte er auch das Dienststrafverfahren offiziell am 11. Dezember 1942 ein. K. wurde auf eigenen Wunsch am 1. April 1943 in den vorzeitigen Ruhestand versetzt.[546]

Das Reichssicherheitshauptamt hatte im Verlaufe des Jahres 1943 von dem Verfahren gegen Maria K. erfahren und versuchte am 16. Juli 1943 über die Trierer Gestapo, das Dienststrafverfahren wieder aufnehmen zu lassen. Da K. aus der NSDAP „ausgestoßen"[547] worden sei, müsse sie laut Deutschem Beamtengesetz ihren Status als Beamtin verlieren. Das Trierer Regierungspräsidium sowie der Landrat und das NSDAP-Kreisgericht in Prüm waren anderer Meinung. K. sei nicht aus der Partei „ausgestoßen", sondern lediglich „ausgeschlossen" worden. In einem internen Vermerk verwies das Regierungspräsidium auf den Fall eines Lehrers, der aus der NSDAP ausgeschlossen worden und im Beamtenstatus verblieben sei. Laut Schulabteilung sei dies in mehreren Fällen auf solche Weise gehandhabt worden.[548]

Trotz mehrmaligen Insistierens vonseiten der Gestapo und des Reichssicherheitshauptamtes weigerten sich Landratsamt und Regierungspräsidium, das Dienststrafverfahren gegen K. wiederaufzunehmen.[549] Die staatliche Verwaltung auf der Ebene des Regierungsbezirks und des Landratsamtes hatte offensichtlich kein Interesse daran, das Verfahren gegen K. wieder aufzurollen. Von dieser Seite aus geschah 1942 und 1943 im Kleinen das, was Goebbels im August 1941 nach den Galen-Predigten auch Hitler vorschlug: Eine Verfolgung sollte nicht stattfinden, um die Situation zu deeskalieren.[550]

Im Oktober 1943 empfahl der Trierer Regierungspräsident schließlich der Gestapo, „sich dieserhalb direkt mit Herrn Reichsminister des Inneren in Verbindung zu setzen."[551] Dies geschah am 16. Februar 1944. Das Reichsinnenministerium forderte vom Trierer Regierungspräsidium am 23. März 1944 einen Bericht über den Fall sowie im Juni 1944 die entsprechenden Akten an. Die Schriftstücke trafen im August 1944 in Berlin ein. Im zuständigen Ministerium ging die Angelegenheit offensichtlich in den folgenden Monaten unter. Das Reichssicherheitshaupt-

545 Vgl. BArch R 1501/141024.
546 Vgl. BArch R 1501/141024.
547 BArch R 1501/141024, von dort auch die folgenden Zitate.
548 Vgl. BArch R 1501/141024.
549 Vgl. BArch R 1501/141024.
550 Vgl. *Süss*, Hirte, 2003, 524–525.
551 BArch R 1501/141024.

amt fragte insgesamt fünfmal über den Stand der Angelegenheit nach, welche bis mindestens zum 22. Januar 1945 unbearbeitet blieb.[552]

Neben der Kreisfürsorgerin K. waren, wie erwähnt, auch Mitarbeiter des Prümer Gesundheitsamtes an der Weitergabe der Flugschriften der Pseudo-Anstaltsärzte beteiligt. Gegen die 1917 geborene Gesundheitspflegerin A. wurde ebenfalls ein juristisches Verfahren eingeleitet. Auch dieses Verfahren wurde von der Justiz eingestellt. Die Begründung lautete, ähnlich wie bei K., dass die Frau sich aufgrund ihres Berufes mit dem in den Flugblättern über die Patiententötungen behandelten Thema hätte befassen müssen.[553]

Anders erging es dem 1891 geborenen Bernhard Sonneborn.[554] Der Leiter des Trierer Einwohnermeldeamtes wurde am 29. Juni 1942 durch die Trierer Gestapo in Schutzhaft genommen. Ihm wurde vorgeworfen, Abschriften der Predigten der Bischöfe Galen und Bornewasser sowie des sogenannten Mölders-Briefes[555] verbreitet zu haben. Nach der Überstellung Sonneborns nach Dachau wandte sich das Regierungspräsidium im Juli 1942 an den Oberbürgermeister von Trier, damit dieser ein Dienststrafverfahren gegen Sonneborn einleite. Das Verfahren endete mit einem Beschluss der Dienststrafkammer Koblenz vom 29. Oktober 1943 mit einer dreijährigen Gehaltskürzung von 10 %. Einen Tag zuvor hatte Sonneborn seine Versetzung in den Ruhestand beantragt.

Ein juristisches Strafverfahren wurde nach Mitteilung der Gestapo vom 21. Juli 1942 „aus reichs- und sicherheitspolizeilichen Gründen“[556] nicht in Gang gesetzt.

---

552 Vgl. BArch R 1501/141024.

553 Vgl. LHAKo Best. 584,001 Nr. 304.

554 Vgl. zum Folgenden, sofern nicht anders angegeben StArchTr, Tb 12/0791; vgl. auch *Bollmus, Reinhard*, Trier im Nationalsozialismus. (1925–1945), in: Düwell, Kurt/Irsigler, Franz (Hrsg.), Trier in der Neuzeit (2000 Jahre Trier, Bd. 3), Trier 1988, 517–589, 555, FN 103; vgl. auch *Christoffel, Edgar*, Der Weg durch die Nacht. Verfolgung und Widerstand im Trierer Land während der Zeit des Nationalsozialismus. Verfolgte aus Trier und dem Trierer Land durchlebten die Konzentrationslager und Zuchthäuser des „Dritten Reiches“, Trier 1983, 156, 164, 166; vgl. auch *Schiffer, Arnold Martin*, Sonneborn, in: Monz, Heinz (Hrsg.), Trierer biographisches Lexikon (Veröffentlichungen der Landesarchivverwaltung Rheinland-Pfalz, Bd. 87), Koblenz 2000, 439–440.

555 Der Mölders-Brief war eine Fälschung des britischen Geheimdienstes *SOE* (Special Operations Executive), der nach dem Unfalltod des Jagdfliegers Werner Mölders (1913–1941) verfasst und unter Mölders' Namen verbreitet wurde. Das Schreiben enthielt ein Bekenntnis zum katholischen Glauben und wurde ab Januar 1942 innerhalb Deutschlands in Form von Abschriften verbreitet. Nachdem die Fälschung durch die Gestapo aufgedeckt worden war, wurde in der Presse auf die Unechtheit des Briefes hingewiesen; vgl. *Witetschek, Helmut*, Der gefälschte und der echte Mölders-Brief, in: Vierteljahrshefte für Zeitgeschichte 16, 1968, 60–65, passim.

556 StArchTr, Tb 12/0791.

In diesem Punkt unterschied sich das Vorgehen der nationalsozialistischen Verfolgungsinstanz im Fall Sonneborn vom Verfahren gegen Maria K. Sonneborn wurde mit dem staatspolizeilichen Mittel der Schutzhaft bestraft. Eine Entlassung aus Dachau wurde unter anderem am 9. Mai 1944 vom Reichssicherheitshauptamt ohne Angabe von Gründen abgelehnt. Er blieb bis zur Befreiung des Lagers in Dachau.[557]

Warum sich die Vorgehensweisen gegen Maria K. und Bernhard Sonneborn so sehr unterschieden, lässt sich aufgrund der Quellen nicht eindeutig rekonstruieren.[558] Sonneborn gehörte vor 1933 der Zentrumspartei an, ferner war er Mitglied im Kirchenvorstand der Trierer Pfarrei Christ-König sowie Präfekt der Marianischen Bürgersodalität Trier.[559] Laut einer Nachkriegsaussage Sonneborns wurde er bereits seit Mitte der 1930er-Jahre von der Trierer Gestapo überwacht.[560] Maria K. schien der Überwachungsbehörde hingegen zum ersten Mal aufgefallen zu sein. Das Reichssicherheitshauptamt übernahm in beiden Fällen eine wichtige Rolle. Bei K. versuchte es (erfolglos) das Dienststrafverfahren wiederaufnehmen zu lassen. Im Fall Sonneborn verweigerte es dessen Entlassung aus Dachau. Beide Beispiele zeigen, dass die Weiterverbreitung der bischöflichen Predigten – je nach gegebenen Umständen – unterschiedliche Folgen für die Betroffenen haben konnte.

4.4 Das St. Vinzenzhaus in Schönecken: Eine vergessene Anstalt?

Neben der Heil- und Pflegeanstalt der Barmherzigen Brüder in Trier bestand im Untersuchungsraum eine weitere Einrichtung, die von den Patiententötungen während des Zweiten Weltkrieges hätte betroffen sein können: Es handelte sich dabei um das 1904 eröffnete St. Vinzenzhaus in Schönecken in der Eifel, welches im Jahr 1937 Platz für 30 Patientinnen bot. Träger des Heimes war der katholische Orden der Vinzentinerinnen.[561]

Über die Frühzeit der Einrichtung haben sich Unterlagen im Archiv des Landschaftsverbandes Rheinland erhalten. Demnach wurde das St. Vinzenzhaus 1904 zunächst zur Unterbringung für 20 „idiotische Mädchen katholischer Religion im Alter bis zu 20 Jahren eingerichtet."[562] Am 28. Januar 1928 wandte sich der *Eifel-*

557 Vgl. StArchTr, Tb 12/0791.

558 Im Fall K. liegt die Akte des Reichsinnenministeriums vor (BArch R 1501/141024), wohingegen die Geschehnisse um Sonneborn auf Basis der Personalakte der Stadt Trier (StArchTr, Tb 12/0791) rekonstruiert wurden.

559 Vgl. *Schiffer*, Sonneborn, 2000, 439.

560 Vgl. StArchTr, Tb 12/0791.

561 Vgl. *Laehr*, Anstalten, 1937, 98.

562 ALVR, Nr. 4197.

Verkehrs-Verein Schönecken an die Provinzialverwaltung mit der Bitte, die Anstalt auf 80 Plätze zu vergrößern. Dies sollte zum einen als Arbeitsbeschaffungsmaßnahme für die Region dienen, zum anderen sollte damit das angeschlossene Kloster der Vinzentinerinnen erhalten werden. Die Provinzialverwaltung lehnte das Ansinnen ab, da sie die Belegung einer größeren Anstalt nicht garantieren könne.[563]

Die Quellenlage zur Geschichte des St. Vinzenzhauses während der NS-Zeit ist ausgesprochen dünn. In den Beständen des Dauner Amtsarztes haben sich einige wenige Briefe der Anstaltsleitung an den öffentlichen Gesundheitsdienst erhalten. So gab beispielsweise die Oberin der Einrichtung dem Amtsarzt vom Prüm im Jahr 1937 gegenüber an, dass „die hiesige Anstalt [...] bisher immer als geschlossene Anstalt gegolten“[564] habe. „Dieser Eindruck ist auch seitens der Provinz dadurch praktisch gefördert worden, weil der Anstalt nur die tiefststehenden Idioten und Geisteskranken überwiesen wurden, deren Entlassung nicht mehr in Frage kam.“[565] In den Unterlagen des Trierer Regierungspräsidiums konnte lediglich ein Bericht über die Visitation der Anstalt durch Recktenwald am 24. Oktober 1934 gefunden werden. Der Inhalt des Besuchsprotokolls beschränkt sich auf zwei Sätze:

> Die Anstalt ist mit 35 Idioten belegt; einem Zugang (seit 3 Jahren der einzige) steht kein Abgang gegenüber. Die Anstalt ist durch den Hausarzt, der praktischer Arzt in Schoenecken ist und unmittelbar neben der Anstalt wohnt, ärztlich gut versorgt.[566]

Ansonsten wurde weder Positives noch Negatives genannt.[567] Der Einrichtung scheint durch die Behörden keine große Aufmerksamkeit beigemessen worden zu sein. Dazu passt auch, dass die Anstalt in dem Planungsvorhaben des T4-Mitarbeiters Becker keine Erwähnung fand.[568] Als Teil eines projektierten zentral gesteuerten Anstaltssystems war die kleine Einrichtung in der Eifel mit ihren 30 Betten wohl nicht ernsthaft in Erwägung zu ziehen.

Trotz der abgelegenen Lage und ihrer geringen Größe wurde die Einrichtung durch die T4-Zentrale erfasst. In der *Liste der deutschen Anstalten für Geisteskranke und Schwachsinnige per 31. 8. 1941* ist das St. Vinzenzhaus mit 27 ausgefüllten Meldebogen aufgeführt.[569] Anscheinend haben jedoch keine Abtransporte der Patientinnen stattgefunden. Laut Wollasch war dies dem „Eingreifen der Oberin“[570]

563 Vgl. ALVR, Nr. 4197.
564 LHAKo Best. 512,024, Nr. 029, von dort auch das folgende Zitat.
565 Vgl. LHAKo Best. 512,024, Nr. 029.
566 LHAKo Best. 442, Nr. 18254.
567 Vgl. LHAKo Best. 442, Nr. 18254.
568 Vgl. BArch R 96-I/16.
569 Vgl. BArch R 96-I/6.
570 *Wollasch*, Caritas, 1978, 221.

zu verdanken. In Schönecken selbst wird bis heute davon ausgegangen, dass die Drohung eines ortsansässigen Arztes, den Schönecker Soldaten von dem Abtransport und den damit zusammenhängenden Patiententötungen zu berichten, den Abzug der Patientinnen verhindert hat.[571] Es konnten keine Unterlagen aufgefunden werden, um die Angaben zu überprüfen. Jedoch darf nicht vergessen werden, dass die konfessionellen Anstalten in der Rheinprovinz aufgrund des T4-Stopps kaum bis nicht von den Abtransporten im Rahmen der Aktion T4 betroffen waren.[572]

Für die Phase der Evakuierungstransporte scheint das St. Vinzenzhaus eine gewisse Bedeutung gehabt zu haben. Laut einer Mitteilung der Heil- und Pflegeanstalt in Gangelt[573] an das nordrhein-westfälische Sozialministerium aus dem Jahr 1947 wurden am 5. November 1942 zehn Frauen und Mädchen aus Gangelt nach Schönecken verlegt. Die Personen wurden zwischen 1905 und 1936 geboren.[574] Im Jahr 1943 taucht das Heim in den Unterlagen von Nitsche auf einer *Freibettenaufstellung für Monat Mai 1943 bis zur Höchstbelegung (nicht Normalbelegung)* auf. Demnach waren in der Einrichtung noch elf Plätze frei.[575] Ob diese Plätze belegt worden sind, lässt sich aus den vorhandenen Quellen nicht erschließen. Die für den Regierungsbezirk Trier zuständige Gauleitung bezeichnete die Verlegung von „Geisteskranken und Schwachsinnigen, insbesondere aber von geisteskranken und schwachsinnigen Kindern aus den ausgebombten Städten und Gebieten des übrigen Rheinlandes" im September 1943 als „durchaus unerwünschte[.] Zuweisungen".[576] Jede Aktivität in dieser Richtung sollte von den Kreisamtsleitern des Amtes für Volksgesundheit gemeldet werden.[577] Daher ist davon auszugehen, dass die Gauleitung versuchte, solche Transporte in den Moselraum zu verhindern.

571 Vgl. *Jakobs, Alfons*, „Denkmal der Menschlichkeit" in Schönecken, in: Der Prümer Landbote 85, 2005, 60–64, 61–62.

572 Vgl. *Kaminsky*, Zwangssterilisation, 1995, 343–344.

573 Die Heil- und Pflegeanstalt Maria-Hilf in Gangelt (Kreis Geilenkirchen in der Rheinprovinz) war 1937 für 400 weibliche Patienten ausgelegt; vgl. *Laehr*, Anstalten, 1937, 38.

574 Vgl. ALVR, Nr. 14295, Teil 2.

575 Vgl. National Archives and Records Administration, USA (NARA) T 1021, Roll 10 [auch abrufbar unter: https://www.fold3.com/image/115/233715867; zuletzt besucht am 04.04.2019].

576 LHAKo Best. 662,003, Nr. 241.

577 Vgl. LHAKo Best. 662,003, Nr. 241.

5. Schlussbetrachtungen

Ziel dieser Arbeit ist es, sowohl die Umsetzung des *Gesetzes zur Verhütung erbkranken Nachwuchses* in der Region näher zu untersuchen, als auch herauszufinden, welche Rolle die Heil- und Pflegeanstalten in der Region bei den Patiententötungen während des Krieges einnahmen. Zunächst zu den Unfruchtbarmachungen:[1] Von welcher Seite erhielten die Juristen und Mediziner, die den gesetzlichen Auftrag zur Sterilisation erhalten hatten, Unterstützung? Wie setzten die Verantwortlichen die ihnen zustehenden Freiheiten ein? Wo ergaben sich andererseits Probleme bei der Umsetzung des Sterilisationsgesetzes, die eventuell von den Betroffenen selbst oder von kirchlichen Amts- und Funktionsträgern hervorgerufen worden waren?

Gesetzlich vorgeschriebene Träger der Unfruchtbarmachungen im Untersuchungsraum waren die Gesundheitsämter in der Region sowie die am Erbgesundheitsgericht tätigen Mediziner und Juristen. Der Kreis der Personen, die sich daran beteiligten, war überschaubar: Alle an den insgesamt neun Gesundheitsämtern in der Region tätigen staatlichen Mediziner waren von Amts wegen an der Umsetzung des *Gesetzes zur Verhütung erbkranken Nachwuchses* beteiligt. Dabei hing es unter anderem von den jeweiligen Amtsträgern ab, wie sie ihre Aufgabe erfüllten. Die Extreme lassen sich anhand der beiden Amtsärzte Lubenau (Bitburg) und Gisbertz (Trier-Stadt) verdeutlichen: Der Amtsarzt von Bitburg vermochte es nach Ansicht des Regierungspräsidiums zunächst nicht, sein Gesundheitsamt effektiv zu leiten und die ihm gestellten Aufgaben effizient zu erfüllen. Hier musste die vorgesetzte Bezirksregierung einschreiten, um den Betrieb in geordnete Bahnen zu lenken. Gisbertz hingegen widmete sich von Anfang an mit großem Elan der Umsetzung des Sterilisationsgesetzes und erhielt dafür zeitweilig Personal aus der städtischen Verwaltung gestellt. Zudem erreichte er durch sein energisches Auftreten, dass die Polizeiverwaltung in Trier gegen das Sterilisationsgesetz verstieß, indem es einen Betroffenen zur Unfruchtbarmachung vorführte, bevor dieser eine Aufforderung erhalten hatte, sich in eine Klinik zu begeben. Dies zeigt, dass „[d]er große Ermessensspielraum“[2], der den Amtsärzten zur Verfügung stand, in Einzelfällen durch Rechtsbrüche erweitert wurde. Zum anderen gilt es bei der Umsetzung des Sterilisationsgesetzes, die Besonderheiten der einzelnen Amtsarztbezirke zu beachten. Mit den Fürsorgeerziehungseinrichtungen in Föhren und auf dem Helenenberg befanden sich beispielweise im Kreis Trier-Land zwei Institutionen, die ein Reservoir von „Erbkrankverdächtigen“ bildeten, aus denen der Amtsarzt schöpfen konnte. In anderen Amtsarztbezirken gab es solche Einrichtungen nicht.

---

1 Vgl. auch die Ausführungen in Kapitel 3.7.

2 *Braß*, Zwangssterilisation, 2004, 174.

Aus den Reihen der Amtsärzte wurden auch die beamteten ärztlichen Mitglieder des Trierer Erbgesundheitsgerichts bestellt. Insgesamt 14 staatliche Medizinalbeamte wurden für diesen Dienst herangezogen. Es waren in der Regel die Leiter beziehungsweise stellvertretenden Leiter der Gesundheitsämter Bernkastel, Bitburg, Saarburg, Trier-Stadt und Trier-Land. Das Auswahlkriterium lag dabei in erster Linie in der räumlichen Nähe zum Sitz des Erbgesundheitsgerichts. Gleiches galt für die acht niedergelassenen Ärzte, die für die Kammer gewonnen wurden. Sie kamen aus der Stadt Trier selbst oder aus den Landkreisen Trier und Bitburg. Trotz der versuchten Einflussnahme der NSDAP auf die Stellenbesetzung scheint die Parteimitgliedschaft letztendlich eine untergeordnete Rolle gespielt zu haben. Es fanden sich unter den medizinischen Beisitzern sowohl „alte Kämpfer" als auch Nichtmitglieder und sogar ein aus der Partei ausgeschlossener ehemaliger Freimaurer. Aus den Reihen der Juristen waren sechs Richter des Trierer Amtsgerichts am Trierer Erbgesundheitsgericht tätig. Bei dieser Gruppe lag die Auswahl allein bei der Justizverwaltung.

Beim letzten Schritt, dem ärztlichen Eingriff, waren im Untersuchungsraum mindestens acht Operateure im Elisabethkrankenhaus sowie in den Kreiskrankenhäusern Saarburg und Wittlich beteiligt. Anfängliche Probleme bei der Personalgewinnung konnten schnell behoben werden. Für die Ärzte und Krankenhäuser können finanzielle Gründe für ihr Engagement ausschlaggebend gewesen sein. Dies wird besonders an den Rabatten deutlich, die das Elisabethkrankenhaus und die dortigen Operateure den staatlichen Stellen gewährten, als im Regierungsbezirk ab 1936 zwei weitere Kliniken für Unfruchtbarmachungen zur Verfügung standen. Wie viel Geld sich mit den Sterilisationen erwirtschaften ließ, konnte aufgrund fehlender Quellen nicht untersucht werden. Dies wäre ein Fokus, der bei Untersuchungen von Sterilisationskliniken gesetzt werden könnte, sofern entsprechende Quellen wie beispielsweise Rechnungsbücher vorliegen.[3]

Wichtig für die Umsetzung der Unfruchtbarmachungen war nicht nur eine effektive Organisation der Gesundheitsämter und des Erbgesundheitsgerichts, die Vernetzung der Gesundheitsämter mit anderen medizinischen Institutionen wie der Provinzial-Heil- und Pflegeanstalt Andernach sowie die Mitarbeit von Operateuren und Krankenhäusern, sondern auch die Zusammenarbeit mit anderen Institutionen, die über keinen medizinischen Hintergrund verfügten. Bürgermeistereien und Schulen wurden von vielen beamteten Ärzten und auch vom Erbgesundheitsgericht zur Gewinnung von Informationen über die „Erbkrankverdächtigen" herangezogen. Dies geschah in allen Phasen des Sterilisationsverfahrens. Die NSDAP und ihre Untergliederungen wurden, trotz der Beschwerden Gisbertz', im

3 Entsprechende Dokumente konnten für die Kliniken des Untersuchungsraumes nicht aufgefunden werden. Vgl. für das Elisabethkrankenhaus auch *Würz*, Bericht, [2011], 9.

Untersuchungsraum nicht in größerem Umfang als Informanten herangezogen. Die Gesundheitspflegerinnen wandten sich im Auftrag der Amtsärzte bei ihren Erhebungen an die Dorfbevölkerung einschließlich der Kinder. Als Informanten hatten alle diese Gruppen – zum Teil unbewusst – einen großen Einfluss darauf, ob eine Person unfruchtbar gemacht wurde oder nicht. Die Bürgermeistereien konnten neben ihrer Informantentätigkeit zudem in ihrer Funktion als Leiter der Ortspolizeibehörden als Vollstreckungsgehilfen in Erscheinung treten: Ihnen oblag es, die Betroffenen auf Anweisung der Amtsärzte in die Sterilisationskliniken zu überführen. Die Befürchtungen Gisbertz' aus dem Jahr 1934 stellten sich letztendlich als unbegründet heraus: Es fanden sich viele, die sich an der Durchführung des Sterilisationsgesetzes beteiligten.

Nicht nur bei der Informationsbeschaffung und der Umsetzung der rechtskräftigen Beschlüsse erhielten die Funktionäre von Gesundheitsämtern und Erbgesundheitsgerichtsbarkeit Unterstützung von medizinisch und juristisch Unkundigen. Auch im Rahmen der Gerichtsverhandlung kamen an einer für die Betroffenen wichtigen Position Laien zum Einsatz: Die vom Gericht eingesetzten Verfahrenspfleger. Da es sich im Trierer Fall in der Regel um einen festen Personenkreis handelte, der von Schwarzer immer wieder in Dienst genommen wurde, bestand die Möglichkeit, dass sich einige von ihnen autodidaktisch die Kenntnisse aneigneten, die sie benötigten, um ihre Pfleglinge angemessen vor Gericht zu vertreten. In der bisherigen Forschung wurden die Pflegschaften im Erbgesundheitsgerichtsverfahren hauptsächlich als Mittel gesehen, die Betroffenen zu entmündigen und sie ihrer Rechte zu berauben. Jedoch ist nicht geklärt, wie die Pfleger das ihnen übertragene Mandat erfüllten. Durch die Entlohnung der Pfleger mit gestaffelten Pauschalsätzen, wie in Trier vorgekommen, konnten sie ein Interesse daran haben, mehr Beschwerden gegen einen Beschluss auf Unfruchtbarmachung einzulegen, als dies vom Gesetzgeber beabsichtigt war. Auch war die Beschwerdehäufigkeit davon abhängig, wie sehr sie mit den Betroffenen oder deren Angehörigen zusammenarbeiteten.

Weitere Hilfe bei der Umsetzung des Sterilisationsgesetzes erhielten die Verantwortlichen durch Faas, den Leiter der Heil- und Pflegeanstalt der Barmherzigen Brüder in Trier. Dessen Engagement als Fürsorgearzt erleichterte den Kreisärzten die Antragstellung, da er ihnen die zeitraubende Arbeit der Gutachtenerstellung abnahm. Zudem zeigte er Personen als „Erbkrankverdächtige" an, die in die von ihm übernommene Fürsorgesprechstunde kamen. Auch aus seiner Privatpraxis heraus meldete er Personen an die zuständigen Gesundheitsämter. Als Leiter einer katholischen Heil- und Pflegeanstalt setzte er sich über die kirchlichen Weisungen hinweg und stellte Anträge auf Unfruchtbarmachung seiner Patienten, obwohl er gesetzlich dazu nicht verpflichtet war. Ab 1939 war er zudem als Richter am Trierer Erbgesundheitsgericht tätig. Er engagierte sich demnach – bis auf die Durchführung der Operation – in jedem Schritt am Sterilisationsverfahren, an dem ein Mediziner beteiligt gewesen sein konnte. Wie der bekannte katholische Eugeniker Muckermann konnte auch Faas trotz der Enzyklika *Casti connubii* die Sterilisation bestimmter Menschengruppen unterstützen. Was Faas dazu bewogen hat, sich bei der Umsetzung der eugenischen Maßnahmen einzusetzen, lässt sich nicht bestimmen. Seine „Herr im Haus"-Mentalität, die er mit anderen Anstaltsdirektoren seiner Zeit teilte, scheint jedoch mit dazu beigetragen zu haben, dass er sich über die Position der katholischen Kirche – und damit seines Arbeitgebers – zur Sterilisation hinwegsetzen konnte. Zudem versuchte er wiederholt, die Verankerung „seiner" Anstalt im regionalen Gesundheitssystem zu stärken. Die Reaktion der Barmherzigen Brüder auf die Aktivitäten Faas' sind aus den vorgefundenen Quellen nicht ersichtlich.

Inwiefern die Beteiligung von Faas bei Anträgen – nicht Anzeigen – gegen die eigenen Patienten als Leiter einer katholischen Anstalt ein Einzelfall gewesen ist, oder ob auch andere Direktoren in vergleichbarer Position sich diese Freiheit gegenüber ihren kirchlichen Arbeitgebern erlaubten, wäre im Rahmen weiterer Arbeiten zu untersuchen. Dadurch könnte auch geprüft werden, ob RICHTER mit ihrer These recht hat, dass sich unter dem Druck der nationalsozialistischen Sterilisationsgesetzgebung die in der Enzyklika *Casti connubii* verkündigte Haltung zur Unfruchtbarmachung wirklich durchgesetzt hatte. Die Rolle von Ärzten katholischer Heil- und Pflegeanstalten wird angesichts der Figur Faas' neu bedacht werden müssen.

Ferner ließ sich durch die vorliegende Untersuchung eine weitere Facette bei der Beurteilung der niedergelassenen Ärzte erkennen. Die bisherigen Argumente, mit der deren vermeintliche Nichtbefolgung der Anzeigepflicht erklärt wurde, entsprechen weitestgehend denen, die bereits von den Zeitgenossen vorgebracht worden waren: Sie hätten sich aus ökonomischen und sozialen Gründen gegen die Anzeigen entschieden. Diese Theorie kann nun dahingehend erweitert werden, dass es vermutlich nicht in der Denkweise der niedergelassenen Ärzte lag, bestimmte Verhaltensweisen ihrer Klienten als Hinweis auf eine Erbkrankheit zu deuten. Die in freier Praxis tätigen Mediziner zeigten durchaus Patienten wegen vermeintlicher Erbkrankheiten an, nur beschränkten sie sich dabei in der Regel auf Diagnosen, die mit objektivierbareren Symptomen wie Krampfanfällen in Verbindung standen. Die scheinbaren Eigenheiten der Landbevölkerung, die für den städtisch geprägten Arzt auf „angeborenen Schwachsinn" hinwiesen, waren den niedergelassenen Ärzten vermutlich nicht mehr aufgefallen. Durch den Wegfall der Diagnose „angeborener Schwachsinn" verringerte sich gleichzeitig die absolute Zahl der Patienten, die von den Ärzten in freier Praxis angezeigt werden konnten. Diese hatten sich demnach nicht bewusst gegen die Anzeigen entschieden, sondern folgten ihren bisherigen Diagnosekategorien.

Ungeklärt ist bisher weiterhin die Rolle der Wehrmacht bei den Unfruchtbarmachungen. Bei den ab 1935 einsetzenden Musterungen wurden auch rassenhygienische Aspekte untersucht. Diese Einrichtung in Verbindung mit der Anzeigepflicht für alle Ärzte schuf – zumindest theoretisch – ein Instrument, mit dem langfristig die gesamte männliche Bevölkerung im Hinblick auf das Sterilisationsgesetz hätte erfasst werden können. Daneben unterstanden die Soldaten während ihres aktiven Dienstes einer ständigen Kontrolle, sodass auch nach der Musterung auftretende vermeintliche „Erbkrankheiten" schnell hätten erfasst werden können. In welchem Umfang das Medizinalwesen der Wehrmacht sich mit dieser Aufgabe befasste und sich damit an einem weiteren NS-Unrecht beteiligte, ist bisher ein Forschungsdesiderat.

Die Amtsärzte standen bei der Umsetzung des Sterilisationsgesetzes verschiedenen Schwierigkeiten gegenüber. Eines dieser Hindernisse lag im öffentlichen Gesundheitsdienst selbst: Mit den Gesundheitsämtern verfügten die staatlichen Mediziner zwar über einen eigenen Apparat, jedoch stieß dieser sehr bald an die Grenzen seiner Belastbarkeit. Die finanziellen Mittel der Ämter waren unzureichend: Die Amtsärzte der Region mussten die Grundausstattung der Ämter häufig aus ihrem privaten Fundus beisteuern. Auch der Mitarbeiteretat war angespannt. Die Personaldecke wurde durch die Kriegsvorbereitungen zunehmend strapaziert. Ärzte wurden zu militärischen Übungen eingezogen und durch den Bau des Westwalls fiel die medizinische Überwachung der dort tätigen Arbeiter ebenfalls in das ohnehin schon volle Aufgabenfeld der Gesundheitsämter. Der Westwallbau ist ein Ereignis, welches nur in den westlichen Grenzregionen des Reiches stattfand und damit nicht auf die große Mehrheit der Gesundheitsämter im Reich übertragbar ist. Jedoch wird an diesem Beispiel deutlich, dass regionale Besonderheiten einen Einfluss auf die Tätigkeit der Gesundheitsämter hatten und diese vor unterschiedliche Aufgaben stellten.

Eine weitere Schwierigkeit erfuhr von unterschiedlicher Seite verschiedene Bewertungen: Das Reichsinnenministerium ging davon aus, dass in der Region Trier im Jahr 1934 in 30,4 % aller Sterilisationsfälle Zwangsmaßnahmen eingesetzt werden mussten.[4] Dieser hohe Wert lässt sich anhand der vorhandenen Zahlen aus der Region nicht verifizieren. Anders als von der Ministerialebene vermutet, gibt es keine Hinweise darauf, dass die Bevölkerung in der Region systematisch von katholischen Amts- und Funktionsträgern gegen das Sterilisationsgesetz in Stellung gebracht wurde. Vielmehr scheinen die Betroffenen aus eigenem Antrieb gehandelt zu haben, wenn sie durch ihr Verhalten einen Polizeieinsatz provozierten. Zudem scheinen einige Amtsärzte darauf bedacht gewesen zu sein, die Zwangsmaßnahmen so selten wie möglich einzusetzen.

4 Vgl. BArch R 43-II/721 a).

Wie gezeigt, reagierten katholische Amts- und Funktionsträger unterschiedlich auf das Sterilisationsgesetz. Der Priester und Wittlicher Anstaltsdirektor Bleidt ließ sich bei der Antragstellung für Häftlinge seiner Einrichtung amtlich vertreten. Die Ordensschwestern und der Hausgeistliche des St. Josephsheims in Föhren versuchten, die Unfruchtbarmachungen ihrer Zöglinge zu verhindern, mussten jedoch dem Druck der Provinzialverwaltung nachgeben, wenn sie auf dem Feld der Fürsorgeerziehung aktiv bleiben wollten. Die Waldbreitbacher Franziskanerinnen verließen das Kreiskrankenhaus in Saarburg, wo Operationen nach dem *Gesetz zur Verhütung erbkranken Nachwuchses* durchgeführt wurden. Zumindest ein mittelbarer Zusammenhang kann dabei nicht ausgeschlossen werden. Einzelne Geistliche unterstützten die von den Unfruchtbarmachungen Betroffenen in ihrer ablehnenden Reaktion. Dieses Engagement scheint jedoch eher von den Priestern ausgegangen zu sein, als dass es von der Bistumsleitung gefordert worden wäre. Genauere Erkenntnisse lassen sich aufgrund der vorhandenen Quellenlage nicht gewinnen. Jedoch geriet für Bischof Bornewasser und die Bistumsleitung das Thema Unfruchtbarmachung scheinbar zunehmend aus dem Blick. Andere Herausforderungen, vor die sie sich durch die nationalsozialistischen Machthaber in der Region gestellt sahen, banden ihre Aufmerksamkeit.

Der zweite Themenkomplex der Arbeit befasst sich mit den nationalsozialistischen Patiententötungen. Welche Rolle übernahmen die Heil- und Pflegeanstalten im Untersuchungsraum, besonders die der Barmherzigen Brüder in Trier, bei der Umsetzung der nationalsozialistischen Patiententötungen? Zur Beantwortung dieser Frage bleibt zunächst festzuhalten, dass die konfessionellen Einrichtungen Teil eines seit der zweiten Hälfte des 19. Jahrhunderts gewachsenen Gesundheitssystems gewesen sind. Die Heil- und Pflegeanstalt der Barmherzigen Brüder wurde mit Unterstützung des Provinzialverbandes als „Überlaufbecken“ für die provinzialeigenen Einrichtungen der Rheinprovinz gegründet. In ihr sollten als unheilbar geltende männliche Patienten verwahrt werden. Dieser Charakter blieb bis in die 1930er-Jahre zum Teil erhalten. Ein Großteil der Anstaltsbewohner waren Patienten, die wegen Erkrankungen des schizophrenen Formenkreises untergebracht waren. Die dominierenden Altersklassen waren die 40- beziehungsweise 60-Jährigen. Sie kamen nicht nur aus der Rheinprovinz, sondern auch aus dem benachbarten Saargebiet oder aus dem oldenburgischen Raum (vermutlich aus dem nahe gelegenen oldenburgischen Landesteil Birkenfeld). Die Anstalt diente in den 1930er-Jahren jedoch nicht mehr nur der Verwahrung von als unheilbar geltenden Patienten. Es wurden auch die zu dieser Zeit „modernen“ Therapiemethoden wie Fieberkuren oder Schocktherapien angewandt.

Die Trierer Anstalt blieb nach der Machtübernahme durch die Nationalsozialisten im Jahr 1933 Teil des Anstaltssystems der Rheinprovinz und der öffentlichen Gesundheitsversorgung innerhalb der Region Trier. Ihre Existenz war während der 1930er-Jahre zu keiner Zeit ernsthaft gefährdet. Sie war seit den 1920er-Jahren Aufnahmeanstalt für männliche Patienten des Regierungsbezirks und blieb es bis zum Beginn des Zweiten Weltkrieges, wodurch sie eine Sonderrolle unter den konfessionellen Anstalten der Rheinprovinz einnahm. An diese Funktion anknüpfend gab es sowohl durch den ärztlichen Leiter Faas als auch vonseiten der öffentlichen Hand (letztlich erfolglose) Versuche, die Rolle der Anstalt im regionalen Gesundheitssystem weiter auszubauen. Als die Barmherzigen Brüder aufgrund von Steuernachzahlungen in finanzielle Schwierigkeiten gerieten, fanden sie Unterstützung bei der Bezirksregierung und bei örtlichen Parteistellen, um notwendige Kredite aufnehmen zu können. Die Existenz der Heil- und Pflegeanstalt war auf diese Weise sichergestellt, wohingegen solche Situationen in anderen Teilen des Reiches genutzt wurden, um konfessionelle Einrichtungen in die Trägerschaft der Bezirksfürsorgeverbände zu überführen. Eine weitere Krise der 1930er-Jahre stellten die Sittlichkeitsprozesse gegen katholische Ordensangehörige und Geistliche dar. Die Provinzialverwaltung plante zwar in diesem Zusammenhang, die Bindungen der Heil- und Pflegeanstalt zur Gemeinschaft der Barmherzigen Brüder zu lockern, setzte dieses Vorhaben aber letztendlich nicht um.

Die fast vollständige Räumung der Trierer Anstalt kurz vor Beginn des Zweiten Weltkrieges erfolgte nicht als Entkonfessionalisierungsmaßnahme und auch nicht mit dem mittel- oder langfristigen Ziel, die Patienten im Rahmen der Aktion T4 zu töten. Die Gründe lagen vielmehr in militärischen Erwägungen beziehungsweise in dem Gedanken, die Zivilbevölkerung – zu der auch die Anstaltspatienten zählten – vor einem befürchteten Einmarsch französischer Truppen und den damit verbundenen Kampfhandlungen aus dem Grenzraum zu evakuieren. Alle anderen Spekulationen sind aufgrund der Chronologie der Ereignisse und aufgrund der festen Stellung der Anstalt im regionalen Gesundheitssystem nicht haltbar.

Nicht alle Patienten wurden vor dem Beginn der Aktion T4 aus der Obhut der Barmherzigen Brüder abgezogen. 71 Männer verblieben auf den Schönfelder Hof. Für 66 dieser Patienten wurden T4-Meldebogen ausgefüllt, als sie sich noch auf der landwirtschaftlichen Kolonie befanden. Diese Unterlagen wurden entweder von einer Ärztekommission der T4 oder aber von einem Arzt der Anstalt – in Frage käme besonders Faas – ausgefüllt. Solange kein entsprechendes Meldebogenformular aufgefunden werden kann, bleibt diese Frage ungeklärt.

Das Schicksal der 518 verlegten Patienten war uneinheitlich. Mindestens 90 Personen sind bis August 1941 der Aktion T4 zum Opfer gefallen. Einer verstarb, kurz nachdem er vor der Gaskammer in Hadamar zurückgestellt worden war. Nur die 227 Patienten, die nach Ebernach beziehungsweise erst im Jahr 1941 nach Bedburg-Hau verlegt worden waren, waren davor sicher. Während der an die Aktion T4 angeschlossenen Sonderaktion gegen jüdische Anstaltspatienten starben zwei Männer.

Etwa ein Viertel der Verlegten (133) wurden im Rahmen der Evakuierungstransporte der Jahre 1943 und 1944 in außerrheinische Anstalten verbracht. Die skizzierten Weiterverlegungen machen deutlich, wie sehr die Patienten zur „Verschiebeware" geworden sind, die durch das ganze Reich transportiert wurde. Für vier dieser Männer lässt sich nachweisen, dass sie den Krieg überlebt haben. 27 Männer sind sicher verstorben. Für die restlichen 102 Personen konnten bisher keine Quellen ausfindig gemacht werden, um das weitere Schicksal sicher bestimmen zu können.

Ein weiteres Viertel der aus der Trierer Anstalt verlegten Patienten (130) ist in Anstalten verstorben, die nicht zu den Tötungseinrichtungen der Aktion T4 oder der „dezentralen Euthanasie" zählten. Es lässt sich jedoch nicht mit letzter Sicherheit ausschließen, dass in bestimmten Anstalten nicht doch aktiv getötet worden ist. Besonders die Rolle der Provinzial-Heil und Pflegeanstalt Andernach in der regionalen Phase der Patiententötungen ist bisher nicht hinreichend erforscht. Auch der Anteil der Patienten, welche durch die kriegsbedingte Mangelversorgung starben, kann nicht gefasst werden.

Neben den vier Patienten, die die Evakuierungstransporte sicher überlebt haben, haben 41 ehemals Trierer Patienten den Krieg in den verschiedenen Heil- und Pflegeanstalten überlebt. Hinzu kommen 30 Männer, die bereits während des Krieges entlassen wurden oder aus einer Anstalt geflohen sind.

Zuletzt bleiben weitere 91 Patienten, zu deren Schicksal aufgrund der Quellenlage keine näheren Informationen gewonnen werden konnten. Wie viele von ihnen den bisher genannten Kategorien zugeordnet werden könnten, bleibt ungeklärt.

Die Rolle des Trierer Bischofs Bornewasser bei den Protesten gegen die Patiententötungen muss in Teilen neu bewertet werden. Auch nach dem öffentlichen Auftreten seines Amtsbruders Galen hielt der Trierer Episkopus an der Eingabepolitik der deutschen Bischofskonferenz (besonders Kardinal Bertrams) fest. Genau vier Wochen nach Galen und eine Woche nach dem Stopp der Aktion T4 erwähnte Bornewasser die Patiententötungen im Rahmen einer Predigt in einem Halbsatz. Ob der Bischof zu diesem Zeitpunkt von der Einstellung der Aktion T4 wusste, kann bezweifelt werden. Es wird ihm jedoch nicht entgangen sein, dass Galen für seinen offenen Protest nicht belangt worden ist. Zwei Wochen später sprach Bornewasser erneut in einer Predigt gegen die Patiententötungen. Dieses Mal fielen seine Äußerungen deutlicher aus und er tat sie mit der Rückendeckung der Bischofskonferenz.

Die Predigten Bornewassers und Galens, die sich mit den Patiententötungen befassten, wurden in Abschrift auch in der Region verbreitet. Für die daran Beteiligten konnte dies verschiedene Konsequenzen haben. Die Prümer Gesundheitspflegerin K. kam vergleichsweise glimpflich davon. Sie wurde aus der NSDAP ausgeschlossen, jedoch wurden alle weiteren juristischen, disziplinarrechtlichen und staatspolizeilichen Schritte gegen sie eingestellt. Ihre ehemaligen Vorgesetzten sahen zudem keine Notwendigkeit, dem Drängen des Reichssicherheitshauptamtes auf Fortführung des Disziplinarverfahrens nachzugeben. Anders sah es beim Leiter des Trierer Einwohnermeldeamtes, Bernhard Sonneborn, aus. Dieser wurde von der Trierer Gestapo in Schutzhaft genommen und in das Konzentrationslager Dachau eingewiesen, wo er bis zum Ende des Krieges blieb. Warum das Schicksal der beiden trotz ähnlicher Ausgangslage – beide waren im katholischen Milieu aktiv – so unterschiedlich verlief, lässt sich nicht bestimmen. Zur Klärung dieser Frage könnten weitere Forschungen zur Gestapo als Verfolgungsinstitution beitragen, wie sie derzeit beispielsweise zur Trierer Gestapo geschehen.[5]

Die Rolle, die dem St. Vinzenzhaus in Schönecken bei den Patiententötungen zukam, bleibt aufgrund der Quellenlage ungeklärt. Die kleine Einrichtung in der Eifel wurde während der Meldebogenaktion von T4 erfasst. Da die konfessionellen Anstalten der Rheinprovinz jedoch erst kurz vor dem Abbruch der Aktion T4 in die Transporte einbezogen worden waren, ist es unwahrscheinlich, dass aus Schönecken auch Patientinnen verlegt worden sind. In die Evakuierungsplanungen ab 1942 wurde die Anstalt zwar einbezogen, jedoch lässt sich bis auf eine Verlegung aus der Heil- und Pflegeanstalt in Gangelt nicht feststellen, in welchem Umfang die Planungen auch umgesetzt worden sind. Die Leitung des Gaus Moselland hatte sich dagegen ausgesprochen, Anstaltspatienten in ihren Zuständigkeitsbereich zu verlegen. In dieser Angelegenheit ist auf den Fund weiterer Quellen zu hoffen.

Die hier vorgestellten Ergebnisse stellen Erkenntnisse für die Umsetzung von Zwangssterilisationen und Patiententötungen in der Region dar, auf deren Basis weitere Forschungen möglich sind. Dazu gehört beispielsweise die Rolle von Gefängnissen bei der Umsetzung des Sterilisationsgesetzes. Aufgrund der für den Untersuchungsraum gewonnenen Erkenntnisse ließe sich die Arbeitshypothese aufstellen, dass es auf die jeweilige Anstaltsleitung ankam, wie das Gesetz auf die Häftlinge angewandt wurde – zum Beispiel, ob eine Unfruchtbarmachung als ergänzende Strafe für bestimmte Delikte genutzt wurde. Weitere offene Fagen stellen die Schicksale der an den Unfruchtbarmachungen beteiligten und betroffenen Personen nach Kriegsende dar.

---

5 Vgl. *Grotum, Thomas*, Die Gestapo Trier in der Christophstraße 1. Justiz und Polizei im lokalen Umfeld in der NS-Zeit [abrufbar unter https://www.uni-trier.de/index.php?id=54259; zuletzt besucht am 04. 04. 2019]; oder den aktuellen Sammelband: *Thomas Grotum* (Hrsg.), Die Gestapo Trier. Beiträge zur Geschichte einer regionalen Verfolgungsbehörde (Gestapo – Herrschaft – Terror, Bd. 1), Köln/Weimar/Wien 2018.

Anhang

Abkürzungsverzeichnis

ABBT	Archiv der Barmherzigen Brüder Trier
AdFvN	Archiv der Franziskanerinnen von Nonnenwert
ALVR	Archiv des Landschaftsverbandes Rheinland
ALWV Hessen	Archiv des Landeswohlfahrtsverbandes Hessen
BArch	Bundesarchiv
BATr	Bistumsarchiv Trier
e. V.	Eingetragener Verein
EGG	Erbgesundheitsgericht
eGmbH	Eingetragene Genossenschaft mit beschränkter Haftpflicht
eGmuH	Eingetragene Genossenschaft mit unbeschränkter Haftpflicht
EGOG	Erbgesundheitsobergericht
GEKRAT	Gemeinnützige Krankentransportgesellschaft
Gestapo	Geheime Staatspolizei
GzVeN	Gesetz zur Verhütung erbkranken Nachwuchses
HHStAW	Hessisches Hauptstaatsarchiv Wiesbaden
KrArch	Kreisarchiv
LA	Landesarchiv
LASA	Landesarchiv Sachsen-Anhalt
LAV NRW R	Landesarchiv Nordrheinwestfalen, Abteilung Rheinland
LHAKo	Landeshauptarchiv Koblenz
NARA	National Archives and Records Administration
NSDÄB	Nationalsozialistischer Deutscher Ärztebund
NSDAP	Nationalsozialistische Deutsche Arbeiterpartei
NSV	Nationalsozialistische Volkswohlfahrt
Preugo	Preußische Gebührenordnung für approbierte Ärzte und Zahnärzte
RAD	Reichsarbeitsdienst
RGBl.	Reichsgesetzblatt
RM	Reichsmark
RMJ	Reichsjustizministerium
SA	Sturmabteilung
SächsHStA	Sächsisches Hauptstaatsarchiv
SD	Sicherheitsdienst des Reichsführers SS
SHD	Service historique de la Défense
SOE	Special Operations Executive
SS	Schutzstaffel
StArch	Stadtarchiv
StGB	Strafgesetzbuch
StPO	Strafprozessordnung

Abbildungsverzeichnis

Kartenverzeichnis

Karten

Karte 2: Übersichtskarte Verlegungsorte und Anstalten

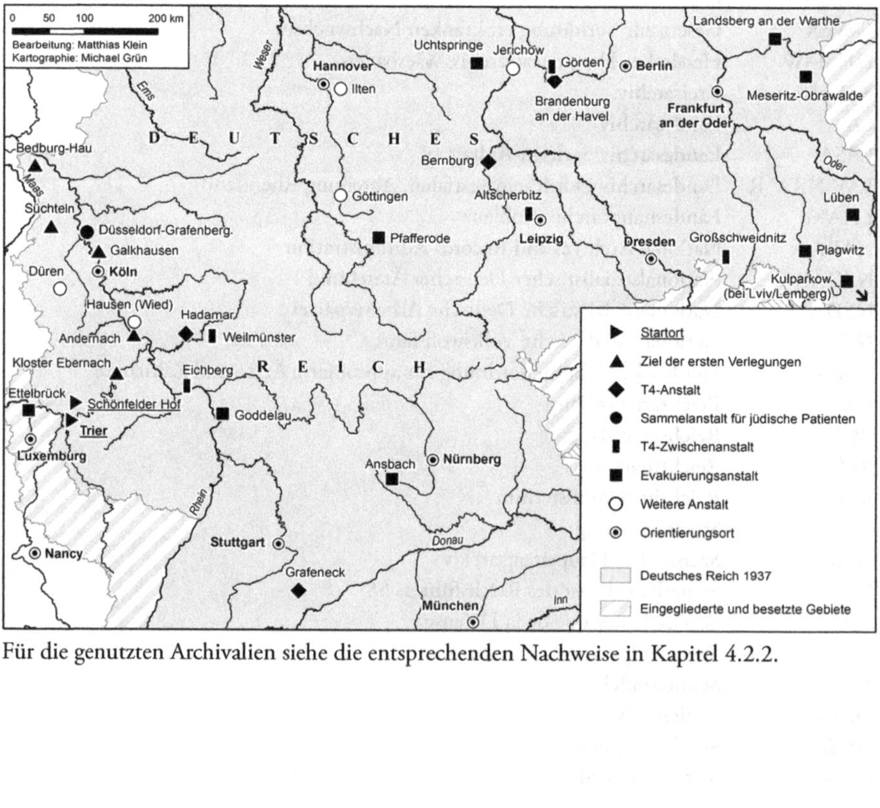

Für die genutzten Archivalien siehe die entsprechenden Nachweise in Kapitel 4.2.2.

Tabellenverzeichnis

Tabellen

Tabelle 34: Anteil der im Landeshauptarchiv Koblenz überlieferten Sterilisationsverfahren der Gesundheitsämter des Untersuchungsraumes

	1934			1935			1936		
Antrag-steller	Anzahl	Über-liefert	Anteil in %	Anzahl	Über-liefert	Anteil in %	Anzahl	Über-liefert	Anteil in %
Bernkastel	8	8	100	34	34	100	95	94	98,9
Bitburg	47	2	4,3	71	0	0	38	0	0
Daun	13	12	92,3	57	57	100	26	26	100
Prüm	20	20	100	56	51	91	51	48	94,1
Saarburg	34	2	5,9	70	1	1,4	63	2	3,2
Trier-Land	58	36	62,1	138	106	76,8	110	50	45,5
Trier-Stadt	108	1	0,9	133	6	4,5	133	5	3,8
Wadern	0	0	0	0	0	0	20	0	0
Wittlich	23	3	13,0	57	16	28,1	72	67	93,1
Summe	311	84	27,0	616	271	44,0	608	292	48,0
	1937			1938			1939		
Bernkastel	57	57	100	32	32	100	14	14	100
Bitburg	24	0	0	22	0	0	12	1	8,3
Daun	23	23	100	13	13	100	3	3	100
Prüm	30	29	96,7	10	8	80	8	7	87,5
Saarburg	28	0	0	24	0	0	10	1	10
Trier-Land	88	67	76,1	53	35	66,0	34	21	61,8
Trier-Stadt	105	4	3,8	31	1	3,2	12	0	0
Wadern	31	2	6,5	10	0	0	1	0	0
Wittlich	54	51	94,4	24	22	91,7	11	10	90,9
Summe	440	233	53,0	219	111	50,7	105	57	54,3
	1940			1941			1942		
Bernkastel	21	21	100	5	5	100	2	2	100
Bitburg	12	1	8,3	1	0	0	5	0	0
Daun	15	15	100,0	8	8	100	5	5	100
Prüm	5	4	80,0	10	8	80	7	2	28,6
Saarburg	9	0	0	16	0	0	6	0	0
Trier-Land	69	42	60,9	46	32	69,6	9	7	77,8
Trier-Stadt	30	1	3,3	7	0	0	22	2	9,1
Wadern	3	0	0	20	0	0	7	0	0
Wittlich	23	20	87,0	8	7	87,5	28	26	92,9
Summe	187	104	55,6	121	60	49,6	91	44	48,4

	1943			1944			Gesamt		
Antrag-steller	Anzahl	Über-liefert	Anteil in %	Anzahl	Über-liefert	Anteil in %	Anzahl	Über-liefert	Anteil in %
Bernkastel	0	0	0	0	0	0	268	267	99,6
Bitburg	0	0	0	0	0	0	232	4	1,7
Daun	2	1	50	0	0	0	165	163	98,8
Prüm	10	0	0	5	0	0	212	177	83,5
Saarburg	2	0	0	0	0	0	262	6	2,3
Trier-Land	1	0	0	0	0	0	606	396	65,4
Trier-Stadt	18	0	0	8	0	0	607	20	3,3
Wadern	0	0	0	1	0	0	93	2	2,1
Wittlich	8	7	87,5	0	0	0	308	229	74,3
Summe	41	8	19,5	14	0	0,00	2753	1264	45,8

Eigene Erhebung auf der Basis von LHAKo Best. 602,052, Nrn. 36084–36090 und den entsprechenden Findmitteln des LHAKo. Zur Überlieferung von Merzig-Wadern siehe auch die Anmerkung in FN 121 auf S. 27.

Tabelle 35: Auflistung der 304 für die Stichprobe *Gesundheitsämter* gezogenen Fälle

Fallnummer	Signatur LHAKo (Best.)
1934	
064/1934	512,017 Nr. 311
122/1934	512,017 Nr. 076
123/1934	512,017 Nr. 345
159/1934	512,017 Nr. 656
163/1934	512,017 Nr. 401
166/1934	512,005 Nr. 243
192/1934	512,022 Nr. 118 512,022 Nr. 119 512,022 Nr. 481
212/1934	512,024 Nr. 048
242/1934	512,024 Nr. 074
262/1934	512,020 Nr. 759 512,020 Nr. 381
266/1934	512,001 Nr. 2067 512,001 Nr. 2066 512,017 Nr. 410
283/1934	512,017 Nr. 243
305/1934	512,006 Nr. 187
307/1934	512,024 Nr. 150

Fallnummer	Signatur LHAKo (Best.)
320/1934	512,017 Nr. 036
323/1934	512,022 Nr. 123 512,022 Nr. 124 512,022 Nr. 297
343/1934	512,022 Nr. 132 512,022 Nr. 245
346/1934	512,022 Nr. 135; 512,022 Nr. 294
356/1934	512,017 Nr. 761
358/1934	512,017 Nr. 688
359/1934	512,024 Nr. 143
376/1934	512,020 Nr. 143
379/1934	512,017 Nr. 531 512,017 Nr. 532
387/1934	512,017 Nr. 240
395/1934	512,024 Nr. 217
398/1934	512,017 Nr. 112
408/1934	512,017 Nr. 048 512,017 Nr. 080
415/1934	512,017 Nr. 247

Fallnummer	Signatur LHAKo (Best.)
426/1934	512,020 Nr. 788 512,020 Nr. 140
427/1934	512,024 Nr. 146
438/1934	512,017 Nr. 647
442/1934	512,024 Nr. 187
1935	
001/1935	512,024 Nr. 089
014/1935	512,017 Nr. 177
017/1935	512,022 Nr. 056 512,022 Nr. 238
041/1935	512,017 Nr. 238
076/1935	512,022 Nr. 070 512,022 Nr. 247
079/1935	512,017 Nr. 264
095/1935	512,024 Nr. 072
105/1935	512,006 Nr. 069
107/1935	512,017 Nr. 584
121/1935	512,017 Nr. 357
127/1935	512,020 Nr. 803 512,020 Nr. 092
144/1935	512,017 Nr. 613
161/1935	512,017 Nr. 158
168/1935	512,020 Nr. 789 512,020 Nr. 139
195/1935	512,017 Nr. 210
236/1935	512,024 Nr. 176
244/1935	512,017 Nr. 213
258/1935	512,017 Nr. 200
267/1935	512,022 Nr. 072 512,022 Nr. 277
278/1935	512,022 Nr. 062; 512,022 Nr. 338
312/1935	512,024 Nr. 018
335/1935	512,020 Nr. 560 512,017 Nr. 712 512,020 Nr. 426
365/1935	512,022 Nr. 096 512,022 Nr. 100 512,022 Nr. 334

Fallnummer	Signatur LHAKo (Best.)
369/1935	512,022 Nr. 074 512,022 Nr. 284
375/1935	512,017 Nr. 417
381/1935	512,022 Nr. 088 512,022 Nr. 354
385/1935	512,022 Nr. 090 512,022 Nr. 326
389/1935	512,022 Nr. 087
396/1935	512,017 Nr. 109
421/1935	512,024 Nr. 129
422/1935	512,017 Nr. 631
428/1935	512,017 Nr. 565
446/1935	512,024 Nr. 112
449/1935	512,020 Nr. 733 512,020 Nr. 358
460/1935	512,017 Nr. 029
464/1935	512,024 Nr. 016
475/1935	512,020 Nr. 484 512,020 Nr. 082
481/1935	512,017 Nr. 045
485/1935	512,017 Nr. 078
490/1935	512,022 Nr. 126 512,022 Nr. 321
509/1935	512,024 Nr. 001
530/1935	512,017 Nr. 162
564/1935	512,024 Nr. 017
570/1935	512,017 Nr. 050
589/1935	512,022 Nr. 156 512,022 Nr. 304
593/1935	512,020 Nr. 443
594/1935	512,017 Nr. 425
609/1935	512,024 Nr. 008
611/1935	512,006 Nr. 215
615/1935	512,020 Nr. 509 512,020 Nr. 392
640/1935	512,017 Nr. 035
644/1935	512,024 Nr. 045
656/1935	512,006 Nr. 007
662/1935	512,022 Nr. 107 512,022 Nr. 499

Fallnummer	Signatur LHAKo (Best.)
666/1935	512,022 Nr. 128 512,022 Nr. 285
676/1935	512,020 Nr. 677 512,020 Nr. 456
694/1935	512,020 Nr. 709 512,020 Nr. 390
698/1935	512,017 Nr. 220
712/1935	512,024 Nr. 174
722/1935	512,017 Nr. 237
726/1935	512,017 Nr. 188
734/1935	512,006 Nr. 219
740/1935	512,024 Nr. 095
744/1935	512,017 Nr. 013
752/1935	512,022 Nr. 091 512,022 Nr. 366
767/1935	512,017 Nr. 693
780/1935	512,022 Nr. 109 512,022 Nr. 253 512,022 Nr. 351
784/1935	512,020 Nr. 801 512,020 Nr. 363
1936	
009/1936	512,024 Nr. 191
013/1936	512,006 Nr. 221
017/1936	512,020 Nr. 775 512,020 Nr. 384
020/1936	512,022 Nr. 110 512,022 Nr. 320
030/1936	512,024 Nr. 050
040/1936	512,024 Nr. 029 512,024 Nr. 067
052/1936	512,017 Nr. 113
072/1936	512,006 Nr. 073
074/1936	512,017 Nr. 203
081/1936	512,020 Nr. 461
100/1936	512,024 Nr. 041
112/1936	512,020 Nr. 749
138/1936	512,020 Nr. 442
139/1936	512,006 Nr. 239
149/1936	512,020 Nr. 516 512,020 Nr. 445
166/1936	512,020 Nr. 429
174/1936	512,024 Nr. 151
196/1936	512,020 Nr. 702 512,020 Nr. 450
198/1936	512,022 Nr. 151 512,022 Nr. 248
218/1936	512,006 Nr. 101
223/1936	512,020 Nr. 527 512,020 Nr. 399
227/1936	512,001 Nr. 323 512,017 Nr. 744
237/1936	512,022 Nr. 139 512,022 Nr. 264
245/1936	512,006 Nr. 043
253/1936	512,020 Nr. 793 512,020 Nr. 457
262/1936	512,024 Nr. 042
283/1936	512,020 Nr. 531 512,020 Nr. 135
286/1936	512,024 Nr. 028
291/1936	512,001 Nr. 2232 512,001 Nr. 2231
323/1936	512,006 Nr. 174
333/1936	512,017 Nr. 797
341/1936	512,024 Nr. 071
344/1936	512,006 Nr. 116
345/1936	512,020 Nr. 742 512,020 Nr. 147
368/1936	512,006 Nr. 213
371/1936	512,020 Nr. 525 512,020 Nr. 148
379/1936	512,017 Nr. 121
396/1936	512,020 Nr. 708 512,020 Nr. 421
398/1936	512,006 Nr. 192
408/1936	512,017 Nr. 012
419/1936	512,020 Nr. 802 512,020 Nr. 149

Fallnummer	Signatur LHAKo (Best.)
426/1936	512,024 Nr. 167
431/1936	512,006 Nr. 256
439/1936	512,017 Nr. 099
455/1936	512,020 Nr. 562 512,020 Nr. 030
472/1936	512,006 Nr. 231
474/1936	512,024 Nr. 148
475/1936	512,022 Nr. 158 512,022 Nr. 265
479/1936	512,017 Nr. 261
484/1936	512,006 Nr. 144
512/1936	512,020 Nr. 555 512,020 Nr. 029
517/1936	512,020 Nr. 734 512,020 Nr. 035
536/1936	512,020 Nr. 799
539/1936	512,024 Nr. 172 512,024 Nr. 104
545/1936	512,017 Nr. 572
571/1936	512,006 Nr. 257
598/1936	512,024 Nr. 132
607/1936	512,017 Nr. 034
613/1936	512,006 Nr. 196
620/1936	512,020 Nr. 518 512,020 Nr. 126
629/1936	512,020 Nr. 752 512,020 Nr. 069
643/1936	512,006 Nr. 154
655/1936	512,020 Nr. 817 512,020 Nr. 348
661/1936	512,006 Nr. 079
679/1936	512,020 Nr. 729 512,020 Nr.343
685/1936	512,020 Nr. 740 512,020 Nr. 411
686/1936	512,024 Nr. 086
689/1936	512,017 Nr. 011
698/1936	512,006 Nr. 065
707/1936	512,022 Nr. 183 512,022 Nr. 429

Fallnummer	Signatur LHAKo (Best.)
713/1936	512,020 Nr. 790 512,020 Nr. 334
725/1936	512,022 Nr. 161 512,022 Nr. 501
1937	
002/1937	512,020 Nr. 563 512,020 Nr. 064
004/1937	512,024 Nr. 179
017/1937	512,006 Nr. 117
027/1937	512,022 Nr. 150 512,022 Nr. 509
048/1937	512,006 Nr. 166
057/1937	512,017 Nr. 207
059/1937	512,020 Nr. 783 512,020 Nr. 335
072/1937	512,020 Nr. 576 512,020 Nr. 288
076/1937	512,024 Nr. 185
086/1937	512,017 Nr. 227
091/1937	512,006 Nr. 171
104/1937	512,017 Nr. 405
115/1937	512,017 Nr. 507
149/1937	512,020 Nr. 122
160/1937	512,017 Nr. 009
170/1937	512,022 Nr. 152 512,022 Nr. 259
187/1937	512,024 Nr. 043
197/1937	512,006 Nr. 067
209/1937	512,020 Nr. 730 512,020 Nr. 215
214/1937	512,017 Nr. 065
236/1937	512,024 Nr. 139
241/1937	512,017 Nr. 209
253/1937	512,017 Nr. 125
259/1937	512,020 Nr. 701 512,020 Nr. 198
264/1937	512,017 Nr. 021
279/1937	512,017 Nr. 256
289/1937	512,020 Nr. 515 512,020 Nr. 200

Fallnummer	Signatur LHAKo (Best.)
292/1937	512,022 Nr. 172 512,022 Nr. 315
299/1937	512,022 Nr. 168 512,022 Nr. 330
304/1937	512,024 Nr. 023
311/1937	512,006 Nr. 017 512,020 Nr. 727
328/1937	512,006 Nr. 016
342/1937	512,006 Nr. 197
347/1937	512,020 Nr. 495 512,020 Nr. 255
365/1937	512,020 Nr. 496 512,020 Nr. 229
375/1937	512,006 Nr. 227
384/1937	512,022 Nr. 220 512,009 Nr. 017 512,022 Nr. 311
391/1937	512,017 Nr. 082
396/1937	512,006 Nr. 253
401/1937	512,024 Nr. 081
415/1937	512,006 Nr. 068
435/1937	512,020 Nr. 810 512,020 Nr. 310
446/1937	512,020 Nr. 504 512,020 Nr. 311
461/1937	512,017 Nr. 246
498/1937	512,017 Nr. 119
502/1937	512,020 Nr. 580 512,020 Nr. 005
518/1937	512,006 Nr. 048
523/1937	512,017 Nr. 561
564/1937	512,022 Nr. 157 512,022 Nr. 257
1938	
003/1938	512,017 Nr. 195
005/1938	512,006 Nr. 003
006/1938	512,020 Nr. 534 512,020 Nr. 009
009/1938	512,022 Nr. 218 512,022 Nr. 375

Fallnummer	Signatur LHAKo (Best.)
013/1938	512,024 Nr. 070
056/1938	512,024 Nr. 113
083/1938	512,017 Nr. 176
102/1938	512,017 Nr. 273 512,020 Nr. 225
107/1938	512,006 Nr. 049
129/1938	512,022 Nr. 210 512,022 Nr. 386
137/1938	512,017 Nr. 181
142/1938	512,006 Nr. 252
169/1938	512,017 Nr. 648
172/1938	512,020 Nr. 797 512,020 Nr. 061
187/1938	512,006 Nr. 180
193/1938	512,020 Nr. 511 512,020 Nr. 053
196/1938	512,017 Nr. 153
235/1938	512,017 Nr. 108
242/1938	512,020 Nr. 489 512,020 Nr. 207
254/1938	512,006 Nr. 129
256/1938	512,017 Nr. 668
265/1938	512,020 Nr. 662 512,020 Nr. 906
1939	
002/1939	512,022 Nr. 214 512,022 Nr. 281
010/1939	512,017 Nr. 168
011/1939	512,006 Nr. 004 512,006 Nr. 163
013/1939	512,020 Nr. 673 512,020 Nr. 944
016/1939	512,024 Nr. 093
030/1939	512,020 Nr. 722 512,020 Nr. 946
050/1939	512,017 Nr. 189
057/1939	512,020 Nr. 493 512,020 Nr. 875
062/1939	512,006 Nr. 090
069/1939	512,017 Nr. 245

Fallnummer	Signatur LHAKo (Best.)
089/1939	512,017 Nr. 111
115/1939	512,024 Nr. 207
132/1939	512,017 Nr. 067
1940	
194/1940	512,022 Nr. 191 512,022 Nr. 433
155/1940	512,022 Nr. 192 512,022 Nr. 432
112/1940	512,006 Nr. 037
065/1940	512,006 Nr. 094
208/1940	512,006 Nr. 122
192/1940	512,006 Nr. 201
185/1940	512,017 Nr. 001
004/1940	512,017 Nr. 033
017/1940	512,017 Nr. 083
132/1940	512,017 Nr. 098 512,017 Nr. 632
041/1940	512,017 Nr. 191
163/1940	512,017 Nr. 234
010/1940	512,017 Nr. 255
214/1940	512,020 Nr. 475 512,020 Nr. 1291
001/1940	512,020 Nr. 497 512,020 Nr. 666
200/1940	512,017 Nr. 139
026/1940	512,017 Nr. 816
113/1940	512,020 Nr. 549 512,020 Nr. 897 512,020 Nr. 1295
079/1940	512,020 Nr. 704 512,020 Nr. 907
099/1940	512,022 Nr. 202 512,022 Nr. 250
047/1940	512,024 Nr. 100 512,024 Nr. 214 512,024 Nr. 223

Fallnummer	Signatur LHAKo (Best.)
1941	
029/1941	512,022 Nr. 203 512,022 Nr. 479
068/1941	512,024 Nr. 063
070/1941	512,006 Nr. 045
016/1941	512,006 Nr. 235
050/1941	512,017 Nr. 056 512,017 Nr. 756
121/1941	512,017 Nr. 060
037/1941	512,017 Nr. 104
098/1941	512,017 Nr. 259
079/1941	512,017 Nr. 374
008/1941	512,017 Nr. 651
106/1941	512,017 Nr. 769
009/1941	512,024 Nr. 182
001/1941	512,020 Nr. 499 512,020 Nr. 832
005/1941	512,022 Nr. 200 512,022 Nr. 419
1942	
071/1942	512,022 Nr. 469
023/1942	512,024 Nr. 040
066/1942	512,022 Nr. 358
006/1942	512,006 Nr. 008
044/1942	512,006 Nr. 010
038/1942	512,006 Nr. 019
098/1942	512,006 Nr. 052
029/1942	512,006 Nr. 119
053/1942	512,006 Nr. 184
086/1942	512,006 Nr. 242
036/1942	512,017 Nr. 062
020/1942	512,017 Nr. 521
057/1942	512,020 Nr. 812 512,020 Nr. 902

Tabelle 36: Amtszeiten der Amtsärzte im Untersuchungsraum 1934–1944

	1934	1935	1936	1937
Bernkastel	Cauer	Cauer	Cauer	Follmann
Bitburg	Hünerbein	Güth	Güth	Lubenau
Daun	Conrad	Conrad	Reuland	Reuland
Prüm	Lewing	Lewing	Mosebach	Mosebach
Saarburg	Graff	Graff	Graff	Graff
Trier-Land	Steinebach	Steinebach	Schapals	Schapals
Trier-Stadt	Gisbertz	Engel	Engel	Engel
Wadern	Unbesetzt	Unbesetzt	Unbesetzt	k. A.
Wittlich	Müller	Müller	Müller	Finkenberg
	1938	1939	1940	1941
Bernkastel	Follmann	Follmann	Follmann	Follmann
Bitburg	Lubenau	Lubenau	k. A.	k. A.
Daun	Reuland	Reuland	Reuland	Reuland
Prüm	Mosebach	Mosebach	Mosebach	Mosebach
Saarburg	Graff	Graff	Graff	Graff
Trier-Land	Schapals	Schapals	Schapals	Schapals
Trier-Stadt	Brüggendieck	Brüggendieck	Brüggendieck	Brüggendieck
Wadern	Unbesetzt	Heesen (komm.)	Faas (stellv.)	Faas (stellv.)
Wittlich	Finkenberg	Finkenberg	Finkenberg	Finkenberg
	1942	1943	1944	
Bernkastel	Follmann	k. A.	k. A.	
Bitburg	k. A.	k. A.	k. A.	
Daun	Reuland	Reuland	Reuland	
Prüm	k. A.	k. A.	k. A.	
Saarburg	Graff	Graff	Graff	
Trier-Land	Schapals	Schapals	Schapals	
Trier-Stadt	Brüggendieck	Brüggendieck	Brüggendieck	
Wadern	k. A.	k. A.	k. A.	
Wittlich	Finkenberg	k. A.	k. A.	

Stichtag war der 31.12. des jeweiligen Jahres. Eigene Zusammenstellung auf der Basis von *Preußisches Staatsministerium*, Staatshandbuch, 1934, 847; *Preußisches Staatsministerium*, Staatshandbuch, 1935, 824–825; *Preußisches Staatsministerium*, Preußisches Staatshandbuch, Bd. 140, Berlin 1938, 645; *Preußisches Staatsministerium*, Staatshandbuch, 1939, 666; *Süss*, Volkskörper, 2003, 463; *Vossen*, Gesundheitsämter im Nationalsozialismus, 2001, 242, 252; Stichprobe *Gesundheitsämter*; LHAKo Best. 442, Nrn. 14324, 14325, 14328, 14329, Nr. 14336, Nr. 18021, Best. 512,024, Nr. 223, Best. 583,002, Nrn. 230, 398, Best. 662,007, Nr. 056, Best. 856, Nrn. 090259, 220256, 222146, 225128, Best. 860P, Nr. 1470.

Tabelle 37: Verteilung der im Anzeigenregister des Gesundheitsamtes Trier-Land erfassten Anzeigendiagnosen innerhalb der Gruppierungen der Amtsärzte, niedergelassenen Ärzte, Heil- und Pflegeanstalten und Militär

Diagnosen nach GzVeN	Amtsärzte		Nieder-gelassene Ärzte		Heil- und Pflegeanstalten		Wehrmacht/ Militär	
	Anzahl	Anteil in %	Anzahl	Anteil in %	Anzahl	Anteil in %	Anzahl	Anteil in %
Angeborener Schwachsinn	322	60,9	37	27,6	45	31,0	174	71,0
Schizophrenie	41	7,8	18	13,4	62	42,8	11	4,5
Zirkuläres (manisch-depressives) Irresein	5	0,9	1	0,7	16	11,0	1	0,4
Erbliche Fallsucht	61	11,5	44	32,8	5	3,4	38	15,5
Erblicher Veitstanz (Huntingtonsche Chorea)	6	1,1	1	0,7	0	0,0	0	0,0
Erbliche Blindheit	7	1,3	3	2,2	2	1,4	0	0,0
Erbliche Taubheit	35	6,6	3	2,2	2	1,4	9	3,7
Schwere erbliche körperliche Miss-bildung	23	4,3	15	11,2	0	0,0	6	2,4
Schwerer Alkoholismus	13	2,5	1	0,7	3	2,1	2	0,8
Sonstige	5	0,9	9	6,7	2	1,4	3	1,2
Keine Angabe	11	2,0	2	1,5	8	5,5	1	0,4
Summe	529		134*		145		245	

* In sieben Fällen wurden zwei Diagnosen angegeben.
Eigene Erhebung auf der Basis von LHAKo Best. 512,017, Nr. 817; Eine Anzeige konnte mehrere Diagnosen umfassen, weshalb die Zahlen leicht von den in Kapitel 3.1 genannten Angaben über die Anzeigen abweichen.

Tabelle 38: Antragsdiagnosen am Erbgesundheitsgericht Trier

Diagnose	Summe	Anteil
Angeborener Schwachsinn	1691	49,5
Schizophrenie	231	6,8
Zirkuläres (manisch-depressives) Irresein	30	0,9
Erbliche Fallsucht	366	10,7
Erblicher Veitstanz (Huntingtonsche Chorea)	3	0,1
Erbliche Blindheit	42	1,2
Erbliche Taubheit	83	2,4
Schwere erbliche körperliche Missbildung	64	1,9
Schwerer Alkoholismus	23	0,7
Keine Angabe	879	25,8
Summe	3412*	

* Insgesamt wurden 16 Verfahren mit zwei Diagnosen geführt.
Eigene Erhebung auf der Basis von LHAKo Best. 602,052, Nrn. 36084–36090.

Tabelle 39: Aufnahmediagnoseverteilung der Patienten der Barmherzigen Brüder in Trier 1937–1939

Nr.	Krankheitsformen	Bestand am					
		01.01.1937		01.01.1938		01.01.1939	
		Anzahl	Anteil in %	Anzahl	Anteil in %	Anzahl	Anteil in %
1	Angeborene und früh erworbene Schwachsinnszustände	119	17,8	74	13,9	74	13,1
2	Psychische Störungen nach Gehirnverletzungen	2	0,3	2	0,4	3	0,5
3	Progressive Paralyse	23	3,5	19	3,6	24	4,2
4	Psychische Störungen bei Lues cerebri und Tabes	1	0,2	0	0,0	0	0,0
5	Encephalitis epidemica	10	1,5	5	0,9	5	0,9
6	Psychische Störungen des höheren Alters	19	2,9	20	3,8	21	3,7
7	Huntingtonsche Chorea	0	0,0	0	0,0	0	0,0
8	Psychische Störungen bei anderen Hirnkrankheiten	1	0,2	1	0,2	2	0,4
9	Psychische Störungen bei akuten Infektionen, bei Erkrankungen innerer Organe, bei Allgemeinerkrankungen und Kachexien	0	0,0	0	0,0	2	0,4
10	Alkoholismus	7	1,1	5	0,9	5	0,9
11	Süchte	0	0,0	0	0,0	0	0,0

Nr.	Krankheitsformen	Bestand am					
		01.01.1937		01.01.1938		01.01.1939	
		Anzahl	Anteil in %	Anzahl	Anteil in %	Anzahl	Anteil in %
12	Psychische Störungen bei anderen Vergiftungen	0	0,0	0	0,0	0	0,0
13a	Epilepsie ohne nachweisbare Ursache	70	10,5	48	8,9	55	9,7
13b	Symptomatische Epilepsie	3	0,5	1	0,2	2	0,4
14	Schizophrener Formenkreis	393	58,9	339	63,5	343	60,6
15	Manisch-depressiver Formenkreis	8	1,2	8	1,5	11	1,9
16	Psychopathische Persönlichkeiten	7	1,1	6	1,1	13	2,3
17	Abnorme Reaktionen	3	0,5	3	0,6	4	0,7
18	Psychopathische Kinder und Jugendliche	0	0,0	0	0,0	0	0,0
19	Ungeklärte Fälle	0	0,0	2	0,4	1	0,2
20	Nervenkrankheiten ohne psychische Störungen	1	0,2	1	0,2	1	0,2
21	Nicht nervenkrank und frei von psychischen Abweichungen	0	0,0	0	0,0	0	0,0
	Summe	667		534		566	

Zahlen aus ABBT, Ordner „Personalien der früher in der Anstalt beschäftigten Brüder“; eigene Berechnung der prozentualen Anteile.

Tabelle 40: Berufe der 1939/41 abtransportierten Patienten

Lfd. Nr.	Berufsbezeichnung	Anzahl	Lfd. Nr.	Berufsbezeichnung	Anzahl
1	Ackerer	17	51	Lehrer a. D.	1
2	Ackergehilfe	11	52	Lokheizer	1
3	Anstreicher	2	53	M.geselle	1
4	Apotheker	1	54	Maler	1
5	Arbeiter	82	55	Maurer	3
6	Bäcker	4	56	Metzger	2
7	Baggerführer	1	57	Molkereifacharbeiter	1
8	Bankangestellter	1	58	Notariatsgehilfe	2
9	Bauarbeiter	2	59	Obersekretär	1
10	Bergmann	14	60	ohne	92
11	Buchhalter	1	61	Ordensbruder	2
12	Büro	1	62	Organist	1
13	Bürogehilfe	1	63	Pfründner	1
14	Dachdecker	2	64	Polizeiinspektor	1
15	Dickwärter [?]	1	65	Polizeiwachtmeister	3
16	Eisenb.	1	66	Polsterer	1
17	Eisenbahnarbeiter	1	67	Posthilfsbote	1
18	Eisenbahner	8	68	Reichsbahnschaffner i. R.	1
19	Eisenbahnschaffner i. R.	1	69	Rentner	1
20	Elektriker	1	70	Rottenarbeiter	2
21	Fabrikarbeiter	2	71	Sattler	2
22	Former	2	72	Schäfer	1
23	Fotograf	2	73	Schlosser	10
24	Friseur	1	74	Schmied	3
25	Gartenarbeiter	1	75	Schmiedegeselle	1
26	Gärtner	7	76	Schneider	10
27	Gastwirt	1	77	Schneidergehilfe	1
28	Gerichtsdiener	1	78	Schneiderlehrling	1
29	Geschäftsführer (Kaufmann)	1	79	Schreiner	5
30	Handelsgehilfe	1	80	Schriftsetzer	1
31	Handlanger	3	81	Schumacher	5
32	Hilfsweichensteller	1	82	Schuster	3
33	Hirt	2	83	Schusterlehrling	1
34	Holzhauer	1	84	Steinbrecher	2
35	Hüttenarbeiter	3	85	Steinhauer	1
36	Installateur	1	86	Straßenwärter i. R.	1
37	Invalide	3	87	Stud. Ass.	1

Lfd. Nr.	Berufsbezeichnung	Anzahl	Lfd. Nr.	Berufsbezeichnung	Anzahl
38	k. A.	87	88	Tagelöhner	7
39	Kaufmann	9	89	Verputzer	1
40	Kellner	3	90	Verwaltungsgehilfe	1
41	Klempner	1	91	Verww. [!]	1
42	Knecht	3	92	Viehhüter	1
43	Konditor	1	93	Weinbergsarbeiter	1
44	Küfer	2	94	Werkmeister	1
45	Künstler	1	95	Winzer	11
46	Lagerarbeiter	1	96	Winzergeselle	1
47	Landarbeiter	1	97	Zahntechniker	1
48	Landwirt	24	98	Zimmermann	1
49	landwirtschaftl. Arbeiter	1	99	Zuckerbäcker	1
50	landwirtschaftlicher Gehilfe	2		Summe	518

Eigene Berechnung auf der Basis von ABBT, Ordner „Mitteilungen und Anträge an das Ernährungsamt und Wirtschaftsamt der Stadt Trier", ALVR Nrn. 44911, 42988, 42989, 71187, 71269, Kloster Ebernach, Alphabetikum; LHAKo Best. 426,006, Nrn. 133–139.

Quellenverzeichnis

1. Archiv der Barmherzigen Brüder Trier (ABBT)

Fotoarchiv.

Nr. 355.

Nr. 388.

Ordner „Mitteilungen und Anträge an das Ernährungsamt und Mitteilungen und Anträge an das Ernährungsamt und Wirtschaftsamt der Stadt Trier".

Ordner „Personalien der früher in der Anstalt beschäftigten Brüder".

Ordner Gruppe B 2.

Ordner Gruppe C II Nr. 3.

Ordner Gruppe C II Nr. 6.

Ordner Gruppe C 6: Chefarzt der Psychiatr. Klinik.

Protokollbuch *Gemeinnützige Kranken- und Pflegeanstalten.*

Protokollbuch Generalratssitzungen.

2. Archiv der Franziskanerinnen von Nonnenwert (AdFvN)

Best. Trier – Herz Jesu Krankenhaus.

K-M 11.

3. Archiv des Landeswohlfahrtsverbandes Hessen (ALWV Hessen)

Best. 12: Psychiatrisches Krankenhaus Hadamar.

Nr. 1090.

4. Archiv des Landschaftsverbandes Rheinland (ALVR)

Heilanstalten und erweiterte Armenpflege.

Nr. 04112.
Nr. 04197.
Nr. 13059.
Nr. 13070.
Nr. 14107.
Nr. 14108.
Nr. 14295, Teil 2.
Nr. 14354.
Nr. 14360.
Nr. 42988.
Nr. 42989.
Nr. 44911.
Nr. 55344.
Nr. 71187.
Nr. 71260.
Nr. 71269.

5. Bezirksärztekammer Trier

Akte Jakob Faas.

6. Bistumsarchiv Trier (BATr)

Abt. 134 Nationalsozialismus.

Nr. 015.
Nr. 016.
Nr. 047.
Nr. 190.

7. Bundesarchiv Berlin (BArch)

NS 19 Persönlicher Stab Reichsführer SS.

Nr. 2233.

R 1501 Reichsministerium des Innern.

Nr. 005581.
Nr. 126251.
Nr. 127860.
Nr. 141024.

R 179 Kanzlei des Führers, Hauptamt II b (Euthanasie – Patientenakten).

Nr. 00043.
Nr. 00044.
Nr. 00425.
Nr. 02212.
Nr. 06835.
Nr. 14813.
Nr. 15873.
Nr. 24062.
Nr. 25656.
Nr. 25700.
Nr. 25814.
Nr. 25819.
Nr. 25834.
Nr. 25837.
Nr. 25843.
Nr. 26001.

R 3001 Reichsjustizministerium.

Nr. 76006.

R 42-I Reichsverband der Ortskrankenkassen.

Nr. 027.

R 43-II Reichskanzlei.

Nr.0721 a).
Nr. 0175.
Nr. 1271a.

R 55 Reichsministerium für Volksaufklärung und Propaganda.

Nr. 5901–2–2.

R 96-I Reichsarbeitsgemeinschaft Heil- und Pflegeanstalten.
Nr. 006.
Nr. 016.
VBS 286 SSO/SS-Führerpersonalakten.
Nr. 6400041748.

8. Hessisches Hauptstaatsarchiv Wiesbaden (HHStAW)

Best. 430/1 Heil- und Pflegeanstalt Eichberg.
Nr. 10599.
Nr. 11009.
Nr. 11171.

9. Kloster Ebernach

Alphabetikum.

10. Kreisarchiv Trier-Saarburg (KrArch Trier-Saarburg)

Bestand L Amt Saarburg-Land.
Nr. 98,1.
Bestand P Amt Palzem.
Nr. 435.
Nr. 455.
Nr. 639,2.
Kreisausschussprotokolle Saarburg.

11. Landesarchiv Nordrhein-Westfalen, Abteilung Rheinland (LAV NRW R)

RW 58 Gestapo Düsseldorf.
Nr. 17505.

12. Landesarchiv Sachsen-Anhalt, Magdeburg (LASA)

C98 Uchtspringe: Landesheil- und Pflegeanstalt Uchtspringe (1894–1946 (ca.)).
Nr. 3 Bd. 11.
Nr. 3 Bd. 12.
Nr. 0940.
Nr. 3088.
Nr. 3196.
Nr. 3844.
Nr. 4477.
Nr. 4478.
Nr. 4479.
Nr. 4480.
Nr. 4481.
Nr. 4482.
Nr. 4483.
Nr. 4484.
Nr. 4485.
Nr. 4486.

13. Landesarchiv Speyer (LA Speyer)

Best. H 91 Geheime Staatspolizei Neustadt – Ermittlungsakten.
Nr. 2760.

14. Landeshauptarchiv Koblenz (LHAKo)[1]

Best. 403 Oberpräsidium der Rheinprovinz.

Nr. 16844.
Nr. 16845.
Nr. 16848.

Best. 426,006 Provinzial Heil- und Pflegeanstalt (1876–1946), Nervenklinik (1946–1996) und Rhein-Mosel-Fachklinik Andernach (ab 1997).

Nr. 00132.
Nr. 00133.
Nr. 00134.
Nr. 00135.
Nr. 00136.
Nr. 00137.
Nr. 00138.
Nr. 00139.
Nr. 00455.
Nr. 00456.
Nr. 00457.
Nr. 00644.
Nr. 01927.
Nr. 02869.
Nr. 02870.
Nr. 02971.
Nr. 03208.
Nr. 04118.
Nr. 04301.
Nr. 05387.
Nr. 05655.
Nr. 06140.
Nr. 06143.
Nr. 06282.
Nr. 10547.
Nr. 10613.
Nr. 11083.
Nr. 11386.
Nr. 12095.
Nr. 12831.
Nr. 13194.
Nr. 14290.
Nr. 14324.
Nr. 15183.
Nr. 17244.
Nr. 17521.
Nr. 17878.
Nr. 18254.

Best. 442 Bezirksregierung Trier.

Nr. 14322.
Nr. 14323.
Nr. 14324.
Nr. 14325.
Nr. 14328.
Nr. 14329.
Nr. 14330.
Nr. 14333.
Nr. 14334.
Nr. 14336.
Nr. 14337.
Nr. 14339.
Nr. 14340.
Nr. 18020.
Nr. 18021.
Nr. 18022.
Nr. 18245.
Nr. 18249.
Nr. 18254.
Nr. 18328.

Best. 484 Kreisausschuss Saarburg.

Nr. 008.

Best. 498 Landratsamt Wittlich.

Nr. 065.
Nr. 189.

1 Die in der Stichprobe *Gesundheitsämter* erfassten Akten sind gesondert in Tabelle 35 auf S. 356 im Anhang aufgelistet.

Best. 512,001 Gesundheitsamt Koblenz (Stadt- und Landkreis).
Nr. 0778.
Nr. 1495.
Nr. 1617.
Nr. 1621.

Best. 512,005 Gesundheitsamt St. Goar (Kreis).
Nr. 074.

Best. 512,006 Gesundheitsamt Wittlich (Kreis).
Nr. 006.
Nr. 041.
Nr. 108.
Nr. 132.
Nr. 562.

Best. 512,017 Gesundheitsamt Trier (Landkreis).
Nr. 071.
Nr. 092.
Nr. 094.
Nr. 145.
Nr. 171.
Nr. 236.
Nr. 289.
Nr. 288.
Nr. 321.
Nr. 337.
Nr. 342.
Nr. 349.
Nr. 437.
Nr. 817.

Best. 512,018 Gesundheitsamt Mayen (Kreis).
Nr. 449.

Best. 512,020 Gesundheitsamt Bernkastel (Kreis).
Nr. 070.
Nr. 100.
Nr. 295.
Nr. 420.
Nr. 471.
Nr. 487.
Nr. 514.
Nr. 528.
Nr. 538.
Nr. 702.
Nr. 744.

Best. 512,022 Kreisarzt und Gesundheitsamt Daun (Kreis).
Nr. 012.
Nr. 017.
Nr. 018.
Nr. 019.
Nr. 020.
Nr. 021.
Nr. 022.
Nr. 023.
Nr. 069.
Nr. 117.
Nr. 153.
Nr. 185.
Nr. 327.
Nr. 418.
Nr. 543.

Best. 512,024 Gesundheitsamt Prüm (Kreis).
Nr. 079.
Nr. 127.
Nr. 202.

Best. 512,025 Gesundheitsamt Trier
(Stadt und Landkreis).
Nr. 013.

Best. 583,002 Landgericht Trier.
Nr. 230.
Nr. 398.

Best. 584,001 Staatsanwaltschaft Koblenz.

Nr. 0180.
Nr. 0304.
Nr. 1230.

Best. 584,002 Staatsanwaltschaft Trier.

Nr. 270.
Nr. 272.

Best. 602,052 Amtsgericht Trier.

Nr. 32833.
Nr. 36084.
Nr. 36085.
Nr. 36086.
Nr. 36087.
Nr. 36088.
Nr. 36089.
Nr. 36090.

Best. 605,002 Justizvollzugsanstalt Wittlich.

Nr. 36085.
Nr. 36086.
Nr. 04327.
Nr. 04382.
Nr. 04454.
Nr. 04507.
Nr. 04727.
Nr. 04849.
Nr. 05172.
Nr. 05184.
Nr. 05188.
Nr. 05205.
Nr. 05211.
Nr. 05278.
Nr. 05372.
Nr. 05382.
Nr. 05429.
Nr. 05550.
Nr. 05686.
Nr. 06002.
Nr. 06140.
Nr. 06406.
Nr. 07080.
Nr. 07093.
Nr. 07456.
Nr. 10780.

Best. 605,003 Justizvollzugsanstalt Trier.

Nr. 150.

Best. 655,039 Bürgermeisterei Schweich.

Nr. 258.

Best. 655,160 Bürgermeisterei Ehrang.

Nr. 139.

Best. 655,163 Bürgermeisterei Hetzerath.

Nr. 223.
Nr. 227.
Nr. 228.

Best. 655,194 Bürgermeisterei Körperich.

Nr. 575.

Best. 655,215 Bürgermeisterei Bernkastel-Land.

Nr. 500.

Best. 662,003 NSDAP Kreisleitung Trier-West-Land.

Nr. 006.
Nr. 013.
Nr. 189.
Nr. 421.
Nr. 276.
Nr. 277.
Nr. 279.
Nr. 300.
Nr. 301.

Best. 662,006 Sicherheitsdienst der SS Koblenz.
Nr. 612.
Best. 662,007 NS-Mischbestand für Einzelakten.
Nr. 055.
Nr. 056.
Best. 856 Landeskommissar für politische Säuberung.
Nr. 040325.
Nr. 070254.
Nr. 070374.
Nr. 070588.
Nr. 090259.
Nr. 116012.
Nr. 180123.
Nr. 180352.
Nr. 220256.
Nr. 221578-B.
Nr. 221678-B.
Nr. 221687.
Nr. 221711-C.
Nr. 222146.
Nr. 225128.
Nr. 225508.
Nr. 225545.
Nr. 240188.
Best. 856A Landeskommissar für die politische Säuberung in Rheinland-Pfalz, Zentralstelle Koblenz.
Nr. 0391.
Best. 860P Staatskanzlei Rheinland-Pfalz, Personalakten.
Nr. 1470.
Nr. 1290.

15. National Archives and Records Administration, USA (NARA)

T 1021, Roll 0010 War Crimes Trials Case Files (Plans for Institutions and Asylums in Germany).

16. Sächsisches Hauptstaatsarchiv Dresden (SächsHStA Dresden)

Best. 10822 Landesanstalt/Fachkrankenhaus Großschweidnitz.
Nr. 10003.

17. Service historique de la Défense (SHD) (Archiv des französischen Verteidigungsministeriums und der französischen Armee)

Best P Personalakten Gestapo Trier.
Nr. 28609.

18. Stadtarchiv Trier (StArchTrier)

NL Laven Nachlass Ferdinand Laven (1879–1947).
Nr. 2161.
Nr. 3629.
Nr. 3727.
Sam 125 Verschiedene Einzelschriftstücke aus und über die Jahre 1900–1948.
Nr. 003.
Tb 12 Verwaltung/Personalakten.
Nr. 0791.
Nr. 5444.
Tb 14 Fürsorgewesen (Armen – und Waisenamt, Wohlfahrtsamt).
Nr. 711.

Tb 15 Polizei.
Nr. 946,1. Nr. 946,2.
Tb 33 Amtliches, Wahlen, Statistik, Presseamt, Wirtschaft und Gewerbe, Verkehr, Fürsorge- und Gesundheitswesen.
Nr. 306c.

19. Thüringisches Staatsarchiv Gotha (ThStAGo)

Best. 2–82–0810 Landesfachkrankenhaus für Psychiatrie und Neurologie Mühlhausen-Pfafferode.
Jahrgang 1944, Karton 8 – Bzdzion, I.
Jahrgang 1944, Karton 29 – Jung, F.
Jahrgang 1944, Karton 29 – Junk, J.
Jahrgang 1944, Karton 50 – Reusch, J.

Literaturverzeichnis

Quelleneditionen

Boberach, Heinz (Hrsg.), Meldungen aus dem Reich. 1938–1945. Die geheimen Lageberichte des Sicherheitsdienstes der SS 1938–1945 (Meldungen aus dem Reich, Bd. 9), Herrsching 1984.

Brommer, Peter (Hrsg.), Die Partei hört mit (Veröffentlichungen der Landesarchivverwaltung Rheinland-Pfalz, Bd. 58,1), Koblenz 1992.

Brommer, Peter, Das Bistum Trier im Nationalsozialismus aus der Sicht von Partei und Staat. Quellenpublikation (Quellen und Abhandlungen zur mittelrheinischen Kirchengeschichte, Bd. 126), Koblenz 2009.

Dohms, Peter (Hrsg.), Flugschriften in Gestapo-Akten. Nachweis und Analyse der Flugschriften in den Gestapo-Akten des Hauptstaatsarchivs Düsseldorf. Mit einem Literaturbericht und einer Quellenübersicht zu Widerstand und Verfolgung im Rhein-Ruhr-Gebiet 1933–1945 (Veröffentlichungen der staatlichen Archive des Landes Nordrhein-Westfalen: Reihe C, Quellen und Forschungen, Bd. 3), Siegburg 1977.

Vor 1945 erschienene Veröffentlichungen

Bischöfliches Generalvikariat Trier (Hrsg.), Kleiner Katholischer Katechismus für das Bistum Trier, Trier 1928.

Engel, Bruno, Ein Jahr kommunales Gesundheitsamt mit staatlichem Amtsarzt, in: Der öffentliche Gesundheitsdienst 2, 1936, 249–254.

Faas, Jakob, Wege und Ziele der Beschäftigungstherapie in den Heil- und Pflegeanstalten, in: Anstalts-Umschau: Zeitschrift für das gesamte Krankenhauswesen. Organ der Fachvereinigung der Verwaltungsleiter Deutscher Krankenanstalten, 1931, 8–9.

Gütt, Arthur, Verhütung krankhafter Erbanlagen. Eine Übersicht über das Erbkrankengesetz mit Texten, 2. Aufl., Langensalza 1936.

Gütt, Arthur/Rüdin, Ernst/Ruttke, Falk, Gesetz zur Verhütung erbkranken Nachwuchses vom 14. Juli 1933 nebst Ausführungsverordnungen, 2., überarbeitete Aufl., München 1936.

Hardt, [Johannes] (Hrsg.), Die Preugo: Preußische Gebührenordnung (Bekanntmachung betreffend den Erlaß einer Gebührenordnung) für approbierte Ärzte und Zahnärzte vom 1. September 1924, 9., ergänzte Aufl., Berlin 1937.

Hisgen, Hermann, Sterilitäts- und Sterilisierungsfragen, in: Zentralblatt für Gynäkologie 62, 1938, 1089–1092.

Jost, Adolf, Das Recht auf den Tod. Sociale Studie, Göttingen 1895.

Laehr, Hans, Die Anstalten für Geisteskranke, Nervenkranke, Schwachsinnige, Epileptische, Trunksüchtige usw. in Deutschland, Österreich und der Schweiz. Einschließlich der psychiatrischen und neurologischen wissenschaftlichen Institute. Neunte, von Anstaltsdirektor i. R. Prof. Dr. med. jub. Georg Ilberg (Dresden) vollkommen überarbeitete Aufl., in: Allgemeine Zeitschrift für Psychiatrie und psychisch-gerichtliche Medizin 106, 1937, 1–164.

Preußisches Staatsministerium, Preußisches Staatshandbuch 138, Berlin 1934.

Preußisches Staatsministerium, Preußisches Staatshandbuch 139, Berlin 1935.

Preußisches Staatsministerium, Preußisches Staatshandbuch 140, Berlin 1938.

Preußisches Staatsministerium, Preußisches Staatshandbuch 141, Berlin 1939.

Reichsgesetzblatt (RGBl.) Teil I, Berlin 1922–1942, hier: Jg. 1930, Jg. 1933, Jg. 1934, Jg. 1935, Jg. 1936, Jg. 1938, Jg. 1939, Jg. 1942, Jg. 1944.

Saassen, [Konrad], Grenzlandnot im Regierungsbezirk Trier, [Trier] 1931.

Somogyi, I., Über Erfahrungen mit Fiebertherapie an der Budapester psychiatrischen und Nervenklinik in den Jahren 1920–1934, in: Archiv für Psychiatrie und Nervenkrankheiten 104, 1936, 268–283.

Statistisches Reichsamt, Volkszählung. Die Bevölkerung des Deutschen Reiches nach der Volkszählung 1933 451, Heft 2, Berlin 1935.

Vossen, Karl, Fürsorgeerziehung und Landesjugendamt, in: Horion, [Johannes] (Hrsg.), Die Rheinische Provinzial-Verwaltung. Ihre Entwicklung und ihr heutiger Stand, Düsseldorf 1925, 325–402.

Wiehl, [Vorname unbekannt], Fürsorge für Geisteskranke, Idiote und Epileptiker, in: Horion, [Johannes] (Hrsg.), Die Rheinische Provinzial-Verwaltung. Ihre Entwicklung und ihr heutiger Stand, Düsseldorf 1925, 125–178.

Internetseiten

Archivportal für den Südwesten [abrufbar unter http://www.archivdatenbank.lha-rlp.de/saarbr/b/xv/gesa.wad/; zuletzt besucht am 02. 04. 2019].

Fuchs, Thomas, lexetius [abrufbar unter lexetius.com; zuletzt besucht am 02. 04. 2019].

Grotum, Thomas, Die Gestapo Trier in der Christophstraße 1. Justiz und Polizei im lokalen Umfeld in der NS-Zeit [abrufbar unter https://www.uni-trier.de/index.php?id=54259; zuletzt besucht am 02. 04. 2019].

Hartmann-Mentz, Martina, Graue Busse – Rote Busse, 2015 [abrufbar unter https://archive.is/fRbu4; zuletzt besucht am 02. 04. 2019].

Nach 1945 erschienene Veröffentlichungen

[Poitrot], [Robert], Die Ermordeten waren schuldig? Amtliche Dokumente der Direction de la Santé Publique der französischen Militärregierung in Deutschland, Baden-Baden [1947].

Aly, Götz, Die „Aktion Brandt". Katastrophenmedizin und Anstaltsmord, in: Aly, Götz (Hrsg.), Aussonderung und Tod: Die klinische Hinrichtung der Unbrauchbaren (Beiträge zur nationalsozialistischen Gesundheits- und Sozialpolitik, Bd. 1), 2. Aufl., Berlin 1987, 56–74.

Aly, Götz, Die Belasteten: Eine Gesellschaftsgeschichte. „Euthanasie" 1939–1945 (Schriftenreihe, Bd. 1375), Lizenzausgabe für die Bundeszentrale für politische Bildung, Bonn 2013.

Anderer, Erhard, Die Geschichte des Klosters Ebernach bei Cochem an der Mosel, [Cochem] 1947.

Arbeitsgemeinschaft Frieden e. V. Trier (Hrsg.), Stolpersteine erzählen. Ein Wegbegleiter zu den Mahnmalen für Nazi-Opfer auf den Bürgersteigen der Stadt Trier, 2. Aufl., Trier 2008.

Ayass, Wolfgang, „Ein Gebot der nationalen Arbeitsdisziplin". Die Aktion „Arbeitsscheu Reich" 1938, in: Ayass, Wolfgang (Hrsg.), Feinderklärung und Prävention. Kriminalbiologie, Zigeunerforschung und Asozialenpolitik (Beiträge zur nationalsozialistischen Gesundheits- und Sozialpolitik, Bd. 6), Berlin 1988, 43–74.

Bader, Uwe/Welter, Beate, Das SS-Sonderlager/KZ Hinzert, in: Benz, Wolfgang/Distel, Barbara/Königseder, Angelika (Hrsg.), Der Ort des Terrors. Geschichte der nationalsozialistischen Konzentrationslager (Geschichte der nationalsozialistischen Konzentrationslager, Bd. 5), München 2007, 15–42.

Benzenhöfer, Udo, Der Fall Leipzig (alias Fall „Kind Knauer") und die Planung der NS-„Kindereuthanasie", Münster 2008.

Benzenhöfer, Udo, Der gute Tod? Geschichte der Euthanasie und Sterbehilfe, Göttingen 2009.

Benzenhöfer, Udo/Ackermann, Hanns, Die Zahl der Verfahren und der Sterilisationen nach dem Gesetz zur Verhütung erbkranken Nachwuchses, Münster 2015.

Binding, Karl/Hoche, Alfred, Die Freigabe der Vernichtung lebensunwerten Lebens. Ihr Maß und ihre Form (1920). Mit einer Einführung von Wolfgang Naucke (Juristische Zeitgeschichte. Taschenbücher, Bd. 1), Berlin 2006.

Birk, Hella, Das „Gesetz zur Verhütung erbkranken Nachwuchses". Eine Untersuchung zum Erbgesundheitswesen im bayerischen Schwaben in der Zeit des Nationalsozialismus (Veröffentlichungen der Schwäbischen Forschungsgemeinschaft, Reihe 1, Studien zur Geschichte des bayerischen Schwaben, Bd. 33), Augsburg 2005.

Birk, Hella, Gesetz ohne Recht. Das Gesetz zur Verhütung erbkranken Nachwuchses in seiner Umsetzung durch Erbgesundheitsgerichte im bayerischen Schwaben, in: Justizministerium des Landes Nordrhein-Westfalen (Hrsg.), Justiz und Erbgesundheit (Juristische Zeitgeschichte, Bd. 17), Düsseldorf 2009, 65–81.

Blaschke, Olaf, Die Kirchen und der Nationalsozialismus (Reclams Universal-Bibliothek, Bd. 19211), Ditzingen 2014.

Bock, Gisela, Nationalsozialistische Sterilisationspolitik, in: Henke, Klaus-Dietmar (Hrsg.), Tödliche Medizin im Nationalsozialismus. Von der Rassenhygiene zum Massenmord (Schriften des Deutschen Hygiene-Museums Dresden, Bd. 7), Köln 2008, 85–99.

Bock, Gisela, Zwangssterilisation im Nationalsozialismus. Studien zur Rassenpolitik und Geschlechterpolitik, Nachdr. der Erstausg, Münster 2010 [Erstmals veröffentlicht 1986].

Bollmus, Reinhard, Trier im Nationalsozialismus. (1925–1945), in: Düwell, Kurt/Irsigler, Franz (Hrsg.), Trier in der Neuzeit (2000 Jahre Trier, Bd. 3), Trier 1988, 517–589.

Braß, Christoph, Zwangssterilisation und „Euthanasie" im Saarland 1935–1945, Paderborn 2004.

Broszat, Martin, Der Staat Hitlers. Grundlegung und Entwicklung seiner inneren Verfassung, Wiesbaden 2007 [Erstmals veröffentlicht 1969].

Christoffel, Edgar, Der Weg durch die Nacht. Verfolgung und Widerstand im Trierer Land während der Zeit des Nationalsozialismus. Verfolgte aus Trier und dem Trierer Land durchlebten die Konzentrationslager und Zuchthäuser des „Dritten Reiches", Trier 1983.

Cranach, Michael von/Siemen, Hans-Ludwig (Hrsg.), Psychiatrie im Nationalsozialismus. Die Bayerischen Heil- und Pflegeanstalten zwischen 1933 und 1945, 2. Aufl., München 2012.

Czarnowski, Gabriele, Das kontrollierte Paar. Ehe- und Sexualpolitik im Nationalsozialismus (Ergebnisse der Frauenforschung, Bd. 24), Weinheim 1991.

Daum, Monika/Deppe, Hans-Ulrich, Zwangssterilisation in Frankfurt am Main, 1933–1945, Frankfurt a. M./New York 1991.

Dörner, Klaus, Nationalsozialismus und Lebensvernichtung, in: Vierteljahrshefte für Zeitgeschichte 15, 1967, 121–152.

Dreßen, Willi, Westwall, in: Benz, Wolfgang/Weiß, Hermann/Graml, Hermann (Hrsg.), Enzyklopädie des Nationalsozialismus, 3. Aufl., München 1998, 806.

Eckart, Wolfgang Uwe, Medizin in der NS-Diktatur. Ideologie, Praxis, Folgen, Wien 2012.

Einhaus, Carola, Zwangssterilisation in Bonn (1933–1945). Die medizinischen Sachverständigen vor dem Erbgesundheitsgericht (Rechtsgeschichtliche Schriften, Bd. 20), Köln 2006.

Elsner, Stephan, Dr. Johann Recktenwald, Anstaltsdirektor in Andernach 1934–1945, in: Elsner, Stephan (Hrsg.), „… wir waren samt und sonders gegen die Durchführung der Euthanasie-Aktion." Zur NS-„Euthanasie" im Rheinland. Fachtagung vom 16. bis 18. November 2007 in Andernach (Berichte des Arbeitskreises, Bd. 5), Münster 2009, 131–140.

Endres, Sonja, Zwangssterilisation in Köln 1934–1945 (Schriften des NS-Dokumentationszentrums der Stadt Köln, Bd. 16), Köln 2009.

Erbacher, Angela/Höroldt, Ulrike, Erbgesundheitsgerichtsbarkeit, in: Ministerium der Justiz Rheinland-Pfalz (Hrsg.), Justiz im Dritten Reich. Justizverwaltung, Rechtsprechung und Strafvollzug auf dem Gebiet des heutigen Landes Rheinland-Pfalz (Schriftenreihe des Ministeriums der Justiz/Rheinland-Pfalz, Bd. 3), Frankfurt a. M. [u. a.] 1995, 1141–1394.

Etzemüller, Thomas, Die Angst vor dem Abstieg. Malthus, Burgdörfer, Sarrazin: eine Ahnenreihe mit immer derselben Botschaft, in: Haller, Michael/Niggeschmidt, Martin (Hrsg.), Der Mythos vom Niedergang der Intelligenz. Von Galton zu Sarrazin: Die Denkmuster und Denkfehler der Eugenik, Wiesbaden 2012, 157–183.

Falter, Jürgen W./Khachatryan, Kristine, Wie viele NSDAP-Mitglieder gab es überhaupt und wie viele davon waren überzeugte Nationalsozialisten?, in: Falter, Jürgen W. (Hrsg.), Junge Kämpfer, alte Opportunisten. Die Mitglieder der NSDAP 1919–1945, 1. Aufl., neue Ausgabe, Frankfurt 2016, 177–196.

Faulstich, Heinz, Hungersterben in der Psychiatrie 1914–1949. Mit einer Topographie der NS-Psychiatrie, Freiburg i. Br. 1998.

Friedlander, Henry, Der Weg zum NS-Genozid. Von der Euthanasie zur Endlösung, Berlin 1997.

Frings, Bernhard, Zu melden sind sämtliche Patienten. NS-„Euthanasie" und Heil- und Pflegeanstalten im Bistum Münster, Münster 1994.

George, Uta, Bildungsarbeit zu Täterschaft am Beispiel der Beschäftigung mit den nationalsozialistischen „Euthanasie"-Verbrechen, in: Wrochem, Oliver von (Hrsg.), Nationalsozialistische Täterschaften. Neue Forschungen und aktuelle Diskussionen zur familiären, kulturellen und gesellschaftlichen Auseinandersetzung nach 1945 (Reihe Neuengammer Kolloquien, Bd. 6), Berlin 2016, 161–169.

Goffman, Erving, Asyle. Über die soziale Situation psychiatrischer Patienten und anderer Insassen, Frankfurt a. M. 1972.

Götte, Petra, Jugendstrafvollzug im „Dritten Reich". Diskutiert und realisiert – erlebt und erinnert, Bad Heilbrunn 2003.

Gotto, Bernhard, Nationalsozialistische Kommunalpolitik. Administrative Normalität und Systemstabilisierung durch die Augsburger Stadtverwaltung 1933–1945 (Studien zur Zeitgeschichte, Bd. 71), München 2006.

Grotum, Thomas (Hrsg.), Die Gestapo Trier. Beiträge zur Geschichte einer regionalen Verfolgungsbehörde (Gestapo – Herrschaft – Terror, Bd. 1), Köln/Weimar/Wien 2018.

Gruchmann, Lothar, Euthanasie und Justiz im Dritten Reich, in: Vierteljahrshefte für Zeitgeschichte 20, 1972, 235–279.

Gruchmann, Lothar, Justiz im Dritten Reich 1933–1940. Anpassung und Unterwerfung in der Ära Gürtner (Quellen und Darstellungen zur Zeitgeschichte, Bd. 28), 3., verb. Aufl., München 2001.

Gruner, Wolf, Öffentliche Wohlfahrt und Judenverfolgung. Wechselwirkungen lokaler und zentraler Politik im NS-Staat (1933–1942) (Studien zur Zeitgeschichte, Bd. 62), München 2009.

Grüttner, Michael, Brandstifter und Biedermänner. Deutschland 1933–1939, Stuttgart 2015.

Haase, Lena, Verurteilt um zu Verschwinden. „Nacht-und-Nebel"-Häftlinge in der Großregion Trier (1942–1944), in: Kurtrierisches Jahrbuch 56, 2016, 289–320.

Haffke, Günter, Die Rolle der Provinzial-Heil- und Pflegeanstalt Andernach bei der nationalsozialistischen „Euthanasie", in: Elsner, Stephan (Hrsg.), „… wir waren samt und sonders gegen die Durchführung der Euthanasie-Aktion." Zur NS-„Euthanasie" im Rheinland. Fachtagung vom 16. bis 18. November 2007 in Andernach (Berichte des Arbeitskreises, Bd. 5), Münster 2009, 87–107.

Hamm, Margret, Zwangssterilisierte und „Euthanasie"-Geschädigte und ihre (Nicht-)Würdigung als Opfer und Verfolgte, in: Nachama, Andreas/Neumärker, Uwe (Hrsg.), Gedenken und Datenschutz. Die öffentliche Nennung der Namen von NS-Opfern in Ausstellungen, Gedenkbüchern und Datenbanken (Topographie des Terrors. Notizen, Bd. 12), Berlin 2017, 83–91.

Hammerschmidt, Peter, Die Wohlfahrtsverbände im NS-Staat. Die NSV und die konfessionellen Verbände Caritas und Innere Mission im Gefüge der Wohlfahrtspflege des Nationalsozialismus, Opladen 1999.

Harms, Ingo, „Wat mööt wi hier smachten …". Hungertod und „Euthanasie" in der Heil- und Pflegeanstalt Wehnen 1936–1945, 3., vollständig überarb. u. erw. Aufl., Oldenburg 2008.

Harms, Ingo, Die Gutachter der Meldebogen. Kurzbiografien, in: Rotzoll, Maike/Hohendorf, Gerrit/Fuchs, Petra/Richter, Paul/Mundt, Christoph/Eckart, Wolfgang Uwe (Hrsg.), Die nationalsozialistische „Euthanasie"-Aktion „T4" und ihre Opfer. Geschichte und ethische Konsequenzen für die Gegenwart, Paderborn 2010, 405–420.

Heimes, Ernst, Das Außenlager des KZ Natzweiler in Cochem/Mosel mit seinen Lagern in Bruttig und Treis, in: Meyer, Hans-Georg/Berkessel, Hans (Hrsg.), Die Zeit des Nationalsozialismus in Rheinland-Pfalz (Die Zeit des Nationalsozialismus in Rheinland-Pfalz, Bd. 2), Mainz 2000, 268–275.

Heintz, Albert (Hrsg.), Fels im Sturm: Predigten und Hirtenworte des Erzbischofs Franz Rudolf Bornewasser, Trier 1969.

Heitzer, Horst Walter, Zwangssterilisation in Passau. Die Erbgesundheitspolitik des Nationalsozialismus in Ostbayern 1933–1939 (Passauer historische Forschungen, Bd. 13), Köln 2005.

Hermeler, Ludwig, Die Euthanasie und die späte Unschuld der Psychiater. Massenmord, Bedburg-Hau und das Geheimnis rheinischer Widerstandslegenden (Rheinprovinz: Dokumente und Darstellungen zur Geschichte der rheinischen Provinzialverwaltung und des Landschaftsverbandes Rheinland, Bd. 14), Essen 2002.

Herrmann, Hans-Walter, Die Freimachung der Roten Zone 1939/40. Ablauf und Quellenlage, in: Zeitschrift für die Geschichte der Saargegend 32, 1984, 64–89.

Heyen, Franz-Josef, Franz Rudolf Bornewasser (1922–1951), in: Spital, Hermann Josef/Persch, Martin/Embach, Michael (Hrsg.), Die Bischöfe von Trier seit 1802. Festgabe für Bischof Dr. Hermann Josef Spital zum 70. Geburtstag am 31. Dezember 1995 (Veröffentlichungen des Bistumsarchivs Trier, Bd. 30), Trier 1996, 169–188.

Hiltmann, Hildegard, Kompendium der psychodiagnostischen Tests, 2., neubearbeitete und ergänzte Aufl., Bern/Stuttgart 1969.

Hinz-Wessels, Annette, NS-Erbgesundheitsgerichte und Zwangssterilisation in der Provinz Brandenburg (Schriftenreihe zur Medizin-Geschichte des Landes Brandenburg, Bd. 7), Berlin 2004.

Hinz-Wessels, Annette, Antisemitismus und Krankenmord. Zum Umgang mit jüdischen Anstaltspatienten im Nationalsozialismus, in: Vierteljahrshefte für Zeitgeschichte 61, 2013, 65–92.

Hinz-Wessels, Annette, Tiergartenstraße 4. Schaltstelle der nationalsozialistischen „Euthanasie"-Morde, Berlin 2015.

Hinz-Wessels, Annette/Fuchs, Petra/Hohendorf, Gerrit/Rotzoll, Maike, Zur bürokratischen Abwicklung eines Massenmords. Die „Euthanasie"-Aktion im Spiegel neuer Dokumente, in: Vierteljahrshefte für Zeitgeschichte 53, 2005, 79–107.

Höck, Manfred, Die Hilfsschule im Dritten Reich, Berlin 1979.

Hocke, Michaela/Pawelletz, Jörg, Neue Quellen für neue Forschungen: Intensive Erschließung von personenbezogenen Einzelfallakten der Gesundheits- und Sozialverwaltung ermöglicht neue Fragestellungen und Forschungsansätze, in: Unsere Archive. Mitteilungen aus den Rheinland-Pfälzischen und Saarländischen Archiven 59, 2014, 35–39.

Hockerts, Hans Günter, Die Sittlichkeitsprozesse gegen katholische Ordensangehörige und Priester 1936–1937. Eine Studie zur nationalsozialistischen Herrschaftstechnik und zum Kirchenkampf (Veröffentlichungen der Kommission für Zeitgeschichte. Reihe B, Forschungen, Bd. 6), Mainz 1971.

Hoss, Christiane, Die jüdischen Patienten in rheinischen Anstalten zur Zeit des Nationalsozialismus, in: Leipert, Matthias/Styrnal, Rudolf/Schwarzer, Winfried (Hrsg.), Verlegt nach unbekannt. Sterilisation und Euthanasie in Galkhausen 1933–1945 (Rheinprovinz, Bd. 1), Köln/Bonn 1987, 60–76.

Immenkötter, Herbert, Menschen aus unserer Mitte. Die Opfer von Zwangssterilisierung und Euthanasie im Dominikus-Ringeisen-Werk Ursberg, 2. Aufl., Augsburg 2009.

Jakobs, Alfons, „Denkmal der Menschlichkeit" in Schönecken, in: Der Prümer Landbote 85, 2005, 60–64.

Jenner, Harald/Klieme, Joachim, Nationalsozialistische Euthanasieverbrechen und Einrichtungen der Inneren Mission. Eine Übersicht, Reutlingen 1997.

Kahlert, Martin, Körper- und geistig behinderte Menschen zur Zeit des Nationalsozialismus am Beispiel der Heil- und Pflegeanstalt der Franziskanerbrüder in Ebernach bei Cochem an der Mosel. Diplomarbeit an der Universität Koblenz-Landau, Abteilung Koblenz, vorgelegt am 01.12.1995. Diplomarbeit, Koblenz 1995.

Kaiser, Gerhard, 100 Jahre St. Franziskus. Ein Rückblick auf ein Jahrhundert Kreiskrankenhaus in Saarburg, in: Jahrbuch Kreis Trier-Saarburg, 2005, 148–152.

Kaminsky, Uwe, Zwangssterilisation und „Euthanasie" im Rheinland. Evangelische Erziehungsanstalten sowie Heil- und Pflegeanstalten, 1933–1945 (Schriftenreihe des Vereins für Rheinische Kirchengeschichte, Bd. 116), Köln/Bonn 1995.

Kaminsky, Uwe, „Euthanasie" im Rheinland – Verlegung und Krankenmord, in: Elsner, Stephan (Hrsg.), „... wir waren samt und sonders gegen die Durchführung der Euthanasie-Aktion." Zur NS-„Euthanasie" im Rheinland. Fachtagung vom 16. bis 18. November 2007 in Andernach (Berichte des Arbeitskreises, Bd. 5), Münster 2009, 37–72.

Kaminsky, Uwe, Rheinische Psychiatrie in der NS-Zeit: Zum Stand der Forschung, in: Arbeitskreis zur Erforschung der nationalsozialistischen „Euthanasie" und Zwangssterilisation (Hrsg.), Schatten und Schattierungen – Perspektiven der Psychiatriegeschichte im Rheinland. Fachtagung vom 20. bis 22. April 2012 in Mönchengladbach (Berichte des Arbeitskreises, Bd. 9), Münster 2013, 57–86.

Kaminsky, Uwe, „Gnadentod" und Ökonomismus. Zu ethischen Rechtfertigungsmustern der NS-„Euthanasie", in: Bialas, Wolfgang/Fritze, Lothar (Hrsg.), Ideologie und Moral im Nationalsozialismus (Schriften des Hannah-Arendt-Instituts für Totalitarismusforschung, Bd. 50), Göttingen 2014, 235–265.

Kaminsky, Uwe, Rezension zu: Aly, Götz: Die Belasteten. ‚Euthanasie' 1939–1945. Eine Gesellschaftsgeschichte. Frankfurt a. M. 2013, in: H-Soz-u-Kult 04.06.2015, 2015.

Kersting, Franz-Werner, Anstaltsärzte zwischen Kaiserreich und Bundesrepublik. Das Beispiel Westfalen (Forschungen zur Regionalgeschichte, Bd. 17), Paderborn 1996.

Kersting, Franz-Werner, Ärzteschaft und NS-„Euthanasie" im Kontext des Galen-Protestes, in: Kuropka, Joachim (Hrsg.), Clemens August Graf von Galen. Menschenrechte – Widerstand – Euthanasie – Neubeginn, Münster 1998, 205–220.

Kettern, Bernd, Im Dienst an kranken Menschen, Trier 1994.

Kinast, Andreas, „Das Kind ist nicht abrichtfähig". „Euthanasie" in der Kinderfachabteilung Waldniel 1941–1943 (Rheinprovinz, Bd. 18), Durchges. Neuaufl, Köln/Weimar/Wien 2014.

Klee, Ernst, „Euthanasie" im NS-Staat. Die „Vernichtung lebensunwerten Lebens", Frankfurt a. M. 1983.

Klee, Ernst, Dokumente zur „Euthanasie" (Fischer-Taschenbücher, Bd. 4327), Frankfurt a. M. 1985.

Kröner, Hans-Peter, Verschuer, Otmar Freiherr von, in: Gerabek, Werner E./Haage, Bernhard D./ Keil, Gundolf/Wegner, Wolfgang (Hrsg.), Enzyklopädie Medizingeschichte, Berlin 2005, 1440.

Krumpolt, Holm, Die Landesanstalt Großschweidnitz als „T4-Zwischenanstalt" und Tötungsanstalt in den Jahren 1933–1945, in: Arbeitskreis zur Erforschung der nationalsozialistischen „Euthanasie" und Zwangssterilisation (Hrsg.), Der sächsische Sonderweg bei der NS-„Euthanasie". Fachtagung vom 15. bis 17. Mai 2001 in Pirna-Sonnenstein (Berichte des Arbeitskreises, Bd. 1), Ulm 2001, 139–174.

Kublik, Steffen/Adler, Lothar, Die Entwicklung des Ökumenischen Hainich Klinikums von der Gründung 1912 bis zur Anfangszeit der DDR 1958, in: Adler, Lothar/Dützmann, Kathleen/ Goethe, Elisabeth (Hrsg.), 100 Jahre Pfafferode 1912–2012. Von der Preussischen Landesheil- und Pflegeanstalt bis zum Ökumenischen Hainich Klinikum gGmbH, Erfurt 2012, 21–98.

Küppers, Heinrich, Herausforderungen und Bedrohungen im Zeichen des Hakenkreuzes, in: Persch, Martin/Schneider, Bernhard (Hrsg.), Beharrung und Erneuerung. 1881–1981 (Veröffentlichungen des Bistumsarchivs Trier, Bd. 39), Trier 2004, 627–670.

Labisch, Alfons/Tennstedt, Florian, Der Weg zum „Gesetz über die Vereinheitlichung des Gesundheitswesens" vom 3. Juli 1934. Entwicklungslinien und -momente des staatlichen und kommunalen Gesundheitswesens in Deutschland, Düsseldorf 1985.

Labisch, Alfons/Tennstedt, Florian, Gesundheitsamt oder Amt für Volksgesundheit? Zur Entwicklung des öffentlichen Gesundheitswesens seit 1933, in: Frei, Norbert (Hrsg.), Medizin und Gesundheitspolitik in der NS-Zeit (Schriftenreihe der Vierteljahrshefte für Zeitgeschichte, Sondernummer), München 1991, 35–66.

Leifheit, Susanne, Die Geschichte der psychiatrischen Heil- und Pflegeanstalt Philippshospital, unter besonderer Berücksichtigung der Veränderungen während des Nationalsozialismus. Dissertation, Frankfurt a. M. 2004.

Leipert, Matthias, Die Beteiligung der Rheinischen Provinzial-Heil- und Pflegeanstalt Galkhausen an der Vernichtung psychisch Kranker und Behinderter im Nationalsozialismus, in: Leipert, Matthias/Styrnal, Rudolf/Schwarzer, Winfried (Hrsg.), Verlegt nach unbekannt. Sterilisation und Euthanasie in Galkhausen 1933–1945 (Rheinprovinz, Bd. 1), Köln/Bonn 1987, 22–38.

Leipert, Matthias/Styrnal, Rudolf/Schwarzer, Winfried (Hrsg.), Verlegt nach unbekannt. Sterilisation und Euthanasie in Galkhausen 1933–1945 (Rheinprovinz, Bd. 1), Köln/Bonn 1987.

Lellinger, Felicitas/Ostermann, Ursula, Arbeit mit und für den behinderten Menschen, in: Ostermann, Ursula (Hrsg.), Gott wird sorgen. Geschichte der Franziskanerinnen von Heythuysen/Niederlande in Deutschland: Nonnenwerth und Lüdinghausen 1900–1995, Aachen 1995, 269–297.

Ley, Astrid, Zwangssterilisation und Ärzteschaft. Hintergründe und Ziele ärztlichen Handelns 1934–1945 (Kultur der Medizin, Bd. 11), Frankfurt a. M./New York 2004.

Ley, Astrid, Der Beginn des NS-Krankenmords in Brandenburg an der Havel. Zur Bedeutung der „Brandenburger Probetötung" für die „Aktion T4", in: Zeitschrift für Geschichtswissenschaft 58, 2010, 321–331.

Ley, Astrid, Die „Aktion 14f13" in den Konzentrationslagern, in: Morsch, Günter (Hrsg.), Neue Studien zu nationalsozialistischen Massentötungen durch Giftgas. Historische Bedeutung, technische Entwicklung, revisionistische Leugnung (Schriftenreihe der Stiftung Brandenburgische Gedenkstätten, Bd. 29), Berlin 2011, 231–243.

Ley, Astrid, Massentötung durch Kohlenmonoxid. Die „Erfindung" einer Mordmethode, die „Probevergasung" und der Krankenmord in Brandenburg/Havel, in: Morsch, Günter (Hrsg.), Neue Studien zu nationalsozialistischen Massentötungen durch Giftgas. Historische Bedeutung, technische Entwicklung, revisionistische Leugnung (Schriftenreihe der Stiftung Brandenburgische Gedenkstätten, Bd. 29), Berlin 2011, 88–99.

Lilienthal, Georg, Gaskammer und Überdosis. Die Landesheilanstalt Hadamar als Mordzentrum (1941–1945), in: George, Uta (Hrsg.), Hadamar. Heilstätte, Tötungsanstalt, Therapiezentrum (Historische Schriftenreihe des Landeswohlfahrtsverbandes Hessen. Quellen und Studien, Bd. 12), Marburg 2006, 156–175.

Lilienthal, Georg, „Zwischenanstalt" Andernach 1941. T4-Transportlisten, Rückstellungen und das Urteil des Landgerichts Koblenz von 1950, in: Elsner, Stephan (Hrsg.), „… wir waren samt und sonders gegen die Durchführung der Euthanasie-Aktion." Zur NS-„Euthanasie" im

Rheinland. Fachtagung vom 16. bis 18. November 2007 in Andernach (Berichte des Arbeitskreises, Bd. 5), Münster 2009, 109–129.

Lilienthal, Georg, „Zurückstellung" in der Tötungsanstalt (1940/41), in: Arbeitskreis zur Erforschung der nationalsozialistischen „Euthanasie" und Zwangssterilisation (Hrsg.), NS-Euthanasie in der „Ostmark". Fachtagung vom 17. bis 19. April 2009 im Lern- und Gedenkort Schloss Hartheim, Alkoven (Berichte des Arbeitskreises, Bd. 8), Münster 2012, 157–173.

Lilienthal, Marion, Erbbiologische Selektion in Korbach (1933–1945). Rassenhygiene, Zwangssterilisierung und NS-„Euthanasie": Der Wahn vom gesunden Volkskörper und seine Folgen (Beiträge aus Archiv und Museum der Kreisstadt Korbach und Archiv der Alten Landesschule, Bd. 3), Korbach 2014.

Maier, Franz, Strafvollzug im Gebiet des nördlichen Teiles von Rheinland-Pfalz im Dritten Reich, in: Ministerium der Justiz Rheinland-Pfalz (Hrsg.), Justiz im Dritten Reich. Justizverwaltung, Rechtsprechung und Strafvollzug auf dem Gebiet des heutigen Landes Rheinland-Pfalz (Schriftenreihe des Ministeriums der Justiz/Rheinland-Pfalz, Bd. 3), Frankfurt a. M. [u. a.] 1995, 851–1006.

Makowski, Christine Charlotte, Eugenik, Sterilisationspolitik, „Euthanasie" und Bevölkerungspolitik in der nationalsozialistischen Parteipresse (Abhandlungen zur Geschichte der Medizin und der Naturwissenschaften, Heft 77), Husum 1996.

Marien-Lunderup, Regina, Verlegungen in eine Privatanstalt, in: Rönn, Peter von/Böhme, Klaus/Lohalm, Uwe (Hrsg.), Wege in den Tod. Hamburgs Anstalt Langenhorn und die Euthanasie in der Zeit des Nationalsozialismus (Forum Zeitgeschichte, Bd. 2), Hamburg 1993, 287–304.

Martini, Heiner, Der Gründer und sein Werk. Ordensgeschichte der Barmherzigen Brüder von Trier, Trier 1987.

Marx-Jaskulski, Katrin, Armut und Fürsorge auf dem Land. Vom Ende des 19. Jahrhunderts bis 1933 (Moderne Zeit, Bd. 16), Göttingen 2008.

Matties, Christiane, Aus der Vergangenheit lernen. Vom Bewahrungshaus zum forensischen Dorf, in: Knauer, Erhard (Hrsg.), 125 Jahre Rheinische Kliniken Düren. Gestern, heute, morgen; von der Provinzialanstalt zur Fachklinik, 1878–2003, Köln 2003, 166–185.

Max, Elke, Die Provinzial-Heil- und Pflegeanstalt Johannistal/Süchteln, in: Seidel, Ralf/Werner, Wolfgang Franz (Hrsg.), Psychiatrie im Abgrund. Spurensuche und Standortbestimmung nach den NS-Psychiatrie-Verbrechen (Rheinprovinz, Bd. 6), Köln/Bonn 1991, 36–39.

Meusch, Matthias, Die strafrechtliche Verfolgung der Hadamarer „Euthanasie"-Morde, in: George, Uta (Hrsg.), Hadamar. Heilstätte, Tötungsanstalt, Therapiezentrum (Historische Schriftenreihe des Landeswohlfahrtsverbandes Hessen. Quellen und Studien, Bd. 12), Marburg 2006, 305–326.

N. N, Maison de santé Ettelbruck. 1855–1955, Luxembourg 1955.

N. N, Psychiatrie und erweiterte Armenpflege. Archivalien der Referate II A und II D der Rheinischen Provinzialverwaltung 1826–1955 im Archiv des Landschaftsverbandes Rheinland, 2. Aufl., Köln 1995.

Neuhäusler, Johann, Kreuz und Hakenkreuz. Der Kampf des Nationalsozialismus gegen die katholische Kirche und der kirchliche Widerstand. Teil 2, München 1946.

Neumann, Alexander, „Arzttum ist immer Kämpfertum". Die Heeressanitätsinspektion und das Amt „Chef des Wehrmachtsanitätswesens" im Zweiten Weltkrieg (1939–1945) (Schriften des Bundesarchivs, Bd. 64), Düsseldorf 2005.

Nitschke, Asmus, Die „Erbpolizei“ im Nationalsozialismus. Zur Alltagsgeschichte der Gesundheitsämter im Dritten Reich. Das Beispiel Bremen, Opladen [u. a.] 1999.

Nowak, Kurt, Euthanasie und Sterilisierung im Dritten Reich. Die Konfrontation der evangelischen und katholischen Kirche mit dem Gesetz zur Verhütung erbkranken Nachwuchses und der „Euthanasie“-Aktion (Arbeiten zur Geschichte des Kirchenkampfes. Ergänzungsreihe, Bd. 12), 3. Aufl., Göttingen 1984.

Persch, Martin, Franz Rudolf Bornewasser (1922–1951), in: Persch, Martin/Schneider, Bernhard (Hrsg.), Beharrung und Erneuerung. 1881–1981 (Veröffentlichungen des Bistumsarchivs Trier, Bd. 39), Trier 2004, 48–56.

Pommerin, Reiner, Sterilisierung der Rheinlandbastarde. Das Schicksal einer farbigen deutschen Minderheit 1918–1937, Düsseldorf 1979.

Portmann, Heinrich, Kardinal von Galen. Ein Gottesmann seiner Zeit, 13. Aufl., Münster 1978.

Rapp, Petra Madeleine, Die Devisenprozesse gegen katholische Ordensangehörige und Geistliche im Dritten Reich. Eine Untersuchung zum Konflikt deutscher Orden und Klöster in wirtschaftlicher Notlage, totalitärer Machtausübung des nationalsozialistischen Regimes und im Kirchenkampf 1935/36. Dissertation, Bonn 1981.

Rauh, Philipp, Medizinische Selektionskriterien versus ökonomisch-utilitaristische Verwaltungsinteressen. Ergebnisse der Meldebogenauswertung, in: Rotzoll, Maike/Hohendorf, Gerrit/Fuchs, Petra/Richter, Paul/Mundt, Christoph/Eckart, Wolfgang Uwe (Hrsg.), Die nationalsozialistische „Euthanasie“-Aktion „T4“ und ihre Opfer. Geschichte und ethische Konsequenzen für die Gegenwart, Paderborn 2010, 297–309.

Rauh, Philipp, Der Krieg und die „nutzlosen Esser“. Psychiatriepatienten als Opfer der NS-„Euthanasie“, in: Dieckmann, Christoph (Hrsg.), Kriegführung und Hunger 1939–1945. Zum Verhältnis von militärischen, wirtschaftlichen und politischen Interessen, Göttingen 2015, 33–58.

Recker, Klemens-August, „Wem wollt ihr glauben?“. Bischof Berning im Dritten Reich, Paderborn 1998.

Repgen, Konrad, Die deutschen Bischöfe und der Zweite Weltkrieg, in: Historisches Jahrbuch 115, 1995, 411–452.

Richter, Ingrid, Der deutsche Episkopat zu Eugenik, Zwangssterilisation und ‚Euthanasie‘ unter dem NS-Regime, in: Kuropka, Joachim (Hrsg.), Clemens August Graf von Galen. Menschenrechte – Widerstand – Euthanasie – Neubeginn, Münster 1998, 185–203.

Richter, Ingrid, Katholizismus und Eugenik in der Weimarer Republik und im Dritten Reich. Zwischen Sittlichkeitsreform und Rassenhygiene (Veröffentlichungen der Kommission für Zeitgeschichte. Reihe B, Forschungen, Bd. 88), Paderborn 2001.

Ries, Roland (Hrsg.), Caritas im Bistum Trier. Eine Geschichte des Heilens und Helfens, Trier 2006.

Ries, Roland, Die organisierte Vernichtung „unwerten Lebens“. Mordaktionen des Euthanasie-Programms 1939–1945 im Bereich des Bistums Trier, in: Neues Trierisches Jahrbuch 46, 2006, 81–94.

Rieß, Volker, Zentrale und dezentrale Radikalisierung. Die Tötung „unwerten“ Lebens in den annektierten west- und nordpolnischen Gebieten 1939–1941, in: Mallmann, Klaus-Michael/Musial, Bogdan (Hrsg.), Genesis des Genozids. Polen 1939–1941, Darmstadt 2004, 127–144.

Roelcke, Volker/Hohendorf, Gerrit, Akten der „Euthanasie“-Aktion T4 gefunden, in: Vierteljahrshefte für Zeitgeschichte 41, 1993, 479–481.

Roer, Dorothee/Henkel, Dieter (Hrsg.), Psychiatrie im Faschismus. Die Anstalt Hadamar 1933–1945, Bonn 1986.

Romeyk, Horst, Verwaltungs- und Behördengeschichte der Rheinprovinz 1914–1945 (Publikationen der Gesellschaft für Rheinische Geschichtskunde, Bd. 63), Düsseldorf 1985.

Rost, Jens-Uwe, Zwangssterilisationen aufgrund des „Erbgesundheitsgesetzes" im Bereich des Schweriner Gesundheitsamtes, Schwerin 2004.

Rothmaler, Christiane, Sterilisationen nach dem „Gesetz zur Verhütung erbkranken Nachwuchses" vom 14. Juli 1933. Eine Untersuchung zur Tätigkeit des Erbgesundheitsgerichtes und zur Durchführung des Gesetzes in Hamburg in der Zeit zwischen 1934 und 1944 (Abhandlungen zur Geschichte der Medizin und der Naturwissenschaften, Heft 60), Husum 1991.

Rotzoll, Maike/Hohendorf, Gerrit/Fuchs, Petra, Die nationalsozialistische „Euthanasie"-Aktion T4 und ihre Opfer. Von den historischen Bedingungen bis zu den Konsequenzen für die Ethik in der Gegenwart. Eine Einführung, in: Rotzoll, Maike/Hohendorf, Gerrit/Fuchs, Petra/Richter, Paul/Mundt, Christoph/Eckart, Wolfgang Uwe (Hrsg.), Die nationalsozialistische „Euthanasie"-Aktion „T4" und ihre Opfer. Geschichte und ethische Konsequenzen für die Gegenwart, Paderborn 2010, 13–22.

Rotzoll, Maike/Hohendorf, Gerrit/Fuchs, Petra/Richter, Paul/Mundt, Christoph/Eckart, Wolfgang Uwe (Hrsg.), Die nationalsozialistische „Euthanasie"-Aktion „T4" und ihre Opfer. Geschichte und ethische Konsequenzen für die Gegenwart, Paderborn 2010.

Sandner, Peter, Die „Euthanasie"-Akten im Bundesarchiv. Zur Geschichte eines lange verschollenen Bestandes, in: Vierteljahrshefte für Zeitgeschichte 47, 1999, 385–400.

Sandner, Peter, Verwaltung des Krankenmordes. Der Bezirksverband Nassau im Nationalsozialismus (Reihe „Forschung psychosozial", Bd. 2), Gießen 2003.

Sandner, Peter, Fürsorgebehörden als Kostenträger der Anstaltsunterbringung, in: Hamm, Margret (Hrsg.), Lebensunwert, zerstörte Leben. Zwangssterilisation und „Euthanasie", Frankfurt 2005, 98–110.

Schaffer, Wolfgang, Erbbiologische Bestandsaufnahme im Rheinland – das Institut für Psychiatrisch-Neurologische Erbforschung in Bonn, in: Gieseking, Erik/Hömig, Herbert (Hrsg.), Zum Ideologieproblem in der Geschichte. [Herbert Hömig zum 65. Geburtstag] (Subsidia academica/A, Bd. 8), Lauf an der Pegnitz 2006, 419–444.

Scherer, Karl, Psychiatrie im Nationalsozialismus. Die Heil- und Pflegeanstalt Klingenmünster, 1933–1945 (Beiträge zur pfälzischen Geschichte, Bd. 14), Kaiserslautern 1998.

Schiffer, Arnold Martin, Sonneborn, in: Monz, Heinz (Hrsg.), Trierer biographisches Lexikon (Veröffentlichungen der Landesarchivverwaltung Rheinland-Pfalz, Bd. 87), Koblenz 2000, 439–440.

Schleupner, Franziska, „Arbeitsscheu Reich". Die Sonderaktion der Geheimen Staatspolizei im April 1938: Ursachen. Motive. Planung – und deren Umsetzung im Regierungsbezirk Mainfranken, Würzburg 2014.

Schmidt- von Blittersdorf, Heidi/Debus, Dieter/Kalkowsky, Birgit, Die Geschichte der Anstalt Hadamar von 1933 bis 1945 und ihre Funktion im Rahmen von T4, in: Roer, Dorothee/Henkel, Dieter (Hrsg.), Psychiatrie im Faschismus. Die Anstalt Hadamar 1933–1945, Bonn 1986, 58–120.

Schmitt, Claudia, Zwangssterilisationen in der NS-Zeit, in: Kreisjahrbuch Bernkastel-Wittlich, 2010, 253–255.

Schmitz, Peter/Zuche, Thomas, Verfolgung von geisteskranken, Homosexuellen und anderen Gruppen, in: Zuche, Thomas (Hrsg.), StattFührer. Trier im Nationalsozialismus, 3., überarbeitete und erweiterte Aufl., Trier 2005, 83–89.

Schmuhl, Hans-Walter, Rassenhygiene, Nationalsozialismus, Euthanasie. Von der Verhütung zur Vernichtung „lebensunwerten Lebens“, 1890–1945 (Kritische Studien zur Geschichtswissenschaft, Bd. 75), Göttingen 1987.

Schmuhl, Hans-Walter, Eugenik und „Euthanasie“ – Zwei Paar Schuhe? Eine Antwort auf Michael Schwartz, in: Westfälische Forschungen 47, 1997, 757–762.

Schmuhl, Hans-Walter, Konfessionell gebundene Krankenversorgung, in: Jütte, Robert (Hrsg.), Medizin und Nationalsozialismus. Bilanz und Perspektiven der Forschung, Göttingen 2011, 63–74.

Schmuhl, Hans-Walter, Walter Creutz und die NS-„Euthanasie“. Kritik und kritische Antikritik, in: Arbeitskreis zur Erforschung der nationalsozialistischen „Euthanasie“ und Zwangssterilisation (Hrsg.), Schatten und Schattierungen – Perspektiven der Psychiatriegeschichte im Rheinland. Fachtagung vom 20. bis 22. April 2012 in Mönchengladbach (Berichte des Arbeitskreises, Bd. 9), Münster 2013, 23–56.

Schmuhl, Hans-Walter, Hermann Muckermann. Ein Akteur im Spannungsfeld von Wissenschaft, Öffentlichkeit und Politik, in: Römische Quartalschrift 109, 2014, 241–255.

Schneider, Michael, Unterm Hakenkreuz. Arbeiter und Arbeiterbewegung 1933 bis 1939 (Geschichte der Arbeiter und der Arbeiterbewegung in Deutschland seit dem Ende des 18. Jahrhunderts, Bd. 12), Bonn 1999.

Schulze, Dietmar, Die „Euthanasie“-Anstalt Bernburg – eines der Zentren des nationalsozialistischen Massenmordes an Kranken und Behinderten, in: Hoffmann, Ute (Hrsg.), Psychiatrie des Todes. NS-Zwangssterilisation und „Euthanasie“ im Freistaat Anhalt und in der Provinz Sachsen. Teil 1, Magdeburg 2001, 23–40.

Schulze, Dietmar, Die Landesanstalt Jerichow und die „Aktion T4“, in: Schuth, Wolfgang (Hrsg.), Euthanasie und Eugenik. Das AWO Fachkrankenhaus Jerichow in der Zeit des Nationalsozialismus; Begleitheft zur Ausstellung [Euthanasie und Eugenik – das AWO Fachkrankenhaus Jerichow in der Zeit des Nationalsozialismus], 2. Aufl., Magdeburg 2010, 7–12.

Schwartz, Michael, Konfessionelle Milieus und Weimarer Eugenik, in: Historische Zeitschrift 261, 1995, 403–448.

Schwartz, Michael, ‚Rassenhygiene, Nationalsozialismus, Euthanasie‘? Kritische Anfragen an eine These Hans-Walter Schmuhls, in: Westfälische Forschungen 46, 1996, 604–622.

Schwartz, Michael, „Euthanasie“-Debatten in Deutschland (1895–1945), in: Vierteljahrshefte für Zeitgeschichte 46, 1998, 617–665.

Sensch, Jürgen, Statistische Modelle in der Historischen Sozialforschung I: Allgemeine Grundlagen – Deskriptivstatistik – Auswahlbibliographie (Historical Social Research/Historische Sozialforschung. Supplement/Beiheft, Bd. 7), Köln 1995.

Siemen, Hans-Ludwig, Menschen blieben auf der Strecke. Psychiatrie zwischen Reform und Nationalsozialismus, Gütersloh 1987.

Simon, Jürgen, Kriminalbiologie und Zwangssterilisation. Eugenischer Rassismus 1920–1945 (Internationale Hochschulschriften, Bd. 372), Münster/New York 2001.

Sparing, Frank, Eigendynamik des Tötens. Die Provinzial-Heil- und Pflegeanstalt Düren im Bombenkrieg, in: Knauer, Erhard (Hrsg.), 125 Jahre Rheinische Kliniken Düren. Gestern, heute, morgen; von der Provinzialanstalt zur Fachklinik, 1878–2003, Köln 2003, 109–125.

Stahlschmidt, Rainer, Massenhaft gleichförmige Quellen, in: Rusinek, Bernd-A./Ackermann, Volker/Engelbrecht, Jörg (Hrsg.), Die Interpretation historischer Quellen. Schwerpunkt: Neuzeit (Einführung in die Interpretation historischer Quellen, Bd. 3), Paderborn 1992, 215–231.

Stasiewski, Bernhard/Volk, Ludwig (Hrsg.), Akten deutscher Bischöfe über die Lage der Kirche 1933–1945. 1940–1942 (Veröffentlichungen der Kommission für Zeitgeschichte Reihe A, Quellen, Bd. 34), Mainz 1983.

Steinacker, Sven, Der Staat als Erzieher. Jugendpolitik und Jugendfürsorge im Rheinland vom Kaiserreich bis zum Ende des Nazismus, Stuttgart 2007.

Stern, Volkhard, Chronik der Kraftpost (Brekina Auto-Geschichte), Teningen 2005.

Stürzbecher, Manfred, Der Vollzug des Gesetzes zur Verhütung erbkranken Nachwuchses vom 14. Juli 1933 in den Jahren 1935 und 1936, in: Das öffentliche Gesundheitswesen 36, 1974, 350–359.

Süss, Winfried, Krankenmord. Forschungsstand und Forschungsfragen zur Geschichte der nationalsozialistischen „Euthanasie", in: Bauer, Theresia (Hrsg.), NS-Diktatur, DDR, Bundesrepublik. Drei Zeitgeschichten des vereinigten Deutschland: Werkstattberichte (Münchner Kontaktstudium Geschichte, Bd. 3), Neuried 2000, 47–86.

Süss, Winfried, Der „Volkskörper" im Krieg. Gesundheitspolitik, Gesundheitsverhältnisse und Krankenmord im nationalsozialistischen Deutschland 1939–1945 (Studien zur Zeitgeschichte, Bd. 65), München 2003.

Süss, Winfried, Kein guter Hirte? Probleme einer Galen-Biographie, in: Historisches Jahrbuch 123, 2003, 511–526.

Süss, Winfried, „Bischof von Münster – Tötung verwundeter Soldaten." Reaktionen auf den Euthanasieprotest Clemens August Graf von Galens im Sommer 1941, in: Kuropka, Joachim (Hrsg.), Streitfall Galen. Studien und Dokumente, Münster 2007, 53–77.

Süss, Winfried, Die katholische Kirche, Bischof von Galen und die „Euthanasie" – Neun Thesen, in: Sirl, Benigna (Hrsg.), Die Assoziationsanstalt Schönbrunn und das nationalsozialistische Euthanasie-Programm (Schriften des Archivs des Erzbistums München und Freising, Bd. 15), Regensburg 2011, 15–41.

Synder, Kriemhild, Patientenschicksale 1933 bis 1945 in der Landesheilanstalt Uchtspringe, oder: Wie sich erinnern?, in: Lischka, Volkmar/Dost, Thomas/Schulz, Gerhard (Hrsg.), 100 Jahre Landeskrankenhaus Uchtspringe. 1894–1994, Uchtspringe 1994, 14–25.

Synder, Kriemhild, Die Landesheilanstalt Uchtspringe und ihre Verstrickungen in nationalsozialistische Verbrechen, in: Hoffmann, Ute (Hrsg.), Psychiatrie des Todes. NS-Zwangssterilisation und „Euthanasie" im Freistaat Anhalt und in der Provinz Sachsen. Teil 1, Magdeburg 2001, 75–96.

Teppe, Karl, Provinz, Partei, Staat. Zur provinziellen Selbstverwaltung im Dritten Reich untersucht am Beispiel Westfalens (Veröffentlichungen der Historischen Kommission für Westfalen, Bd. 38), Münster 1977.

van der Locht, Volker, Von der karitativen Fürsorge zum ärztlichen Selektionsblick. Zur Sozialgeschichte der Motivstruktur der Behindertenfürsorge am Beispiel des Essener Franz-Sales-Hauses, Opladen 1997.

Vossen, Johannes, Die Gesundheitsämter im Kreis Herford während der NS-Zeit. Teil 1: Die Durchsetzung der Erb- und Rassenpflege, in: Historisches Jahrbuch für den Kreis Herford, 1993, 89–118.

Vossen, Johannes, Die Gesundheitsämter im Kreis Herford während der NS-Zeit. Teil 2: Gesundheitspflege und Rassenhygiene, in: Historisches Jahrbuch für den Kreis Herford, 1994, 155–184.

Vossen, Johannes, Gesundheitsämter im Nationalsozialismus. Rassenhygiene und offene Gesundheitsfürsorge in Westfalen vom Kaiserreich zur Bundesrepublik 1900 bis 1950 (Düsseldorfer Schriften zur neueren Landesgeschichte und zur Geschichte Nordrhein-Westfalens, Bd. 56), Essen 2001.

Walter, Bernd, Psychiatrie und Gesellschaft in der Moderne. Geisteskrankenfürsorge in der Provinz Westfalen zwischen Kaiserreich und NS-Regime (Forschungen zur Regionalgeschichte, Bd. 16), Paderborn 1996.

Walter, Bernd, Kranken- und Erbgesundheitsgerichtsakten in der NS-Psychiatrieforschung. Bestände, Auswahlverfahren, Auswertungsmöglichkeiten, in: Archivpflege in Westfalen und Lippe, 1998, 14–22.

Weingart, Peter/Kroll, Jürgen/Bayertz, Kurt, Rasse, Blut und Gene. Geschichte der Eugenik und Rassenhygiene in Deutschland (Suhrkamp Taschenbuch Wissenschaft, Bd. 1022), 5. Aufl., Frankfurt a. M. 2017 [Erstmals veröffentlicht 1988].

Weisenseel, Reiner, Heil- und Pflegeanstalt Ansbach, in: Cranach, Michael von/Siemen, Hans-Ludwig (Hrsg.), Psychiatrie im Nationalsozialismus. Die Bayerischen Heil- und Pflegeanstalten zwischen 1933 und 1945, 2. Aufl., München 2012, 143–157.

Weiß, Hermann, Alte Kämpfer, in: Benz, Wolfgang/Weiß, Hermann/Graml, Hermann (Hrsg.), Enzyklopädie des Nationalsozialismus, 3. Aufl., München 1998, 358.

Weiter-Matysiak, Barbara, „Erhebliche Schwierigkeiten bei der Durchführung des Gesetzes sind nicht hervorgetreten …". Zwangssterilisationen während der NS-Zeit in der Region Trier, in: Jahrbuch Kreis Trier-Saarburg, 2013, 241–252.

Weiter-Matysiak, Barbara, Ordensschwestern machten den Anfang … Die Geschichte der Krankenpflege im Kreis Trier-Saarburg, in: Jahrbuch Kreis Trier-Saarburg, 2013, 82–90.

Werner, Wolfgang Franz, Walter Creutz – Widerstandskämpfer?, in: Landschaftsverband Rheinland (Hrsg.), Folgen der Ausgrenzung. Studien zur Geschichte der NS-Psychiatrie in der Rheinprovinz, Köln 1995, 173–196.

Westermann, Stefanie, Verschwiegenes Leid. Der Umgang mit den NS-Zwangssterilisationen in der Bundesrepublik Deutschland (Menschen und Kulturen, Bd. 7), Köln/Weimar/Wien 2010.

Witetschek, Helmut, Der gefälschte und der echte Mölders-Brief, in: Vierteljahrshefte für Zeitgeschichte 16, 1968, 60–65.

Woelk, Wolfgang, Aspekte des psychiatrischen Alltags in der Provinzial-Heil- und Pflegeanstalt Grafenberg von 1933 bis 1939, in: Sparing, Frank/Heuser, Marie-Luise (Hrsg.), Erbbiologische Selektion und „Euthanasie". Psychiatrie in Düsseldorf während des Nationalsozialismus (Düsseldorfer Schriften zur neueren Landesgeschichte und zur Geschichte Nordrhein-Westfalens, Bd. 59), Essen 2001, 99–116.

Wollasch, Hans-Josef, Caritas und Euthanasie im Dritten Reich. Staatliche Lebensvernichtung in katholischen Heil- und Pflegeanstalten 1936 bis 1945, in: Wollasch, Hans-Josef (Hrsg.), Beiträge zur Geschichte der Deutschen Caritas in der Zeit der Weltkriege. Zum 100. Geburtstag von Benedict Kreutz (1879–1949), Freiburg i. Br. 1978, 208–224.

Wollasch, Hans-Josef, Kirchliche Reaktionen auf das „Gesetz zur Verhütung Erbkranken Nachwuchses“ vom Jahre 1933, in: Wollasch, Hans-Josef (Hrsg.), Beiträge zur Geschichte der Deutschen Caritas in der Zeit der Weltkriege. Zum 100. Geburtstag von Benedict Kreutz (1879–1949), Freiburg i. Br. 1978, 195–207.

Wollasch, Hans-Josef, „Euthanasie“ im NS-Staat: Was taten Kirche und Caritas? „Ein unrühmliches Kapitel“ in einem neuen Buch von Ernst Klee, in: Internationale katholische Zeitschrift „Communio“ 13, 1984, 174–189.

Wollasch, Hans-Josef, „Sociale Gerechtigkeit und christliche Charitas“. Leitfiguren und Wegmarkierungen aus 100 Jahren Caritasgeschichte, Freiburg i. Br. 1996.

Würz, Markus, Bericht über die Quellenlage zum Thema „Zwangssterilisationen nach dem Gesetz zur Verhütung erbkranken Nachwuchses am Evangelischen Elisabeth-Krankenhaus Trier“, [Mainz] [2011].

Zenk, Alfons, Die oberfränkische Heil- und Pflegeanstalt Kutzenberg, in: Cranach, Michael von/ Siemen, Hans-Ludwig (Hrsg.), Psychiatrie im Nationalsozialismus. Die Bayerischen Heil- und Pflegeanstalten zwischen 1933 und 1945, 2. Aufl., München 2012, 122–142.

Zenner, Maria, Parteien und Politik im Saargebiet unter dem Völkerbundsregime. 1920–1935 (Veröffentlichung der Kommission für saarländische Landesgeschichte und Volksforschung, Bd. 3), Saarbrücken 1966.

Zenz, Emil, Die Stadt Trier im 20. Jahrhundert, 1. Hälfte 1900–1950, Trier 1981.

Zuche, Thomas (Hrsg.), StattFührer. Trier im Nationalsozialismus, 3., überarbeitete und erweiterte Aufl., Trier 2005.

Zymek, Bernd, Schulen, in: Langewiesche, Dieter/Tenorth, Heinz-Elmar (Hrsg.), Handbuch der deutschen Bildungsgeschichte. Band V 1918–1945. Die Weimarer Republik und die nationalsozialistische Diktatur, München 1989, 155–208.

Personenregister

Das nachfolgende Register enthält die Namen aller in dieser Arbeit im Zusammenhang mit der Umsetzung der NS-„Rassenhygiene“ genannten Personen, die nicht aus personenschutzrechtlichen Gründen anonymisiert wurden. Gerade bei lokalen Amts- und Funktionsträgern war es jedoch nicht immer möglich, die vollen Namen zu identifizieren. Der Vollständigkeit halber wurden zumindest die Nachnamen aufgenommen.

Die mit * gekennzeichneten Seitenzahlen beziehen sich auf ausschließliche Nennungen in den Fußnoten

Danksagung

Die vorliegende Arbeit wurde im Dezember 2017 am Fachbereich III der Universität Trier als Dissertation im Fach Geschichte eingereicht. Ihre Entstehung verdankt sie vielen Personen und Institutionen, die ich an dieser Stelle leider nicht alle aufführen kann. Einige wenige möchte ich jedoch im Folgenden erwähnen.

Zunächst danke ich meinen Betreuern Lutz Raphael und Thomas Grotum. Sie haben mir das heikle Thema *Zwangssterilisationen und Patientenmorde in Trier während der NS-Zeit* zur Erforschung anvertraut. Beide haben mir in meinem Forschen große Freiheiten gelassen und mir gleichzeitig mit Rat und Tat zur Seite gestanden, wenn es nötig gewesen ist. Besonders Thomas Grotum hatte mit seiner Expertise und den Kenntnissen, die er im Rahmen der Erforschung der Geschichte der Trierer Gestapo angesammelt hat, immer ein offenes Ohr für mich. Dem Team des Forschungsprojektes zur Geschichte der Trierer Gestapo danke ich für die anregenden Gespräche. Auch Simon Karstens hat mit der von ihm im Februar 2017 angebotenen Schreibwerkstatt dankenswerterweise dazu beigetragen, dass eine strukturierte Arbeit entstehen konnte. Christian Jansen und Michael Wildt seien für die Übernahme der Gutachten gedankt. Dem Böhlau-Verlag danke ich für eine unkomplizierte Publikation meiner Studie.

Die Finanzierung eines solchen Projektes auf der Basis von Drittmitteln war ein Kraftakt, für den ich besonders drei Institutionen danken möchte: Zum einen dem *Förderverein zur Erforschung von Zwangssterilisationen in der Region Trier e. V.* Namentlich genannt seien Frau Barbara Weiter-Matysiak und Herr Rudolf Müller. Beide haben mein Projekt mit großem Interesse verfolgt und mit dem Verein für die Einwerbung der benötigten Gelder gesorgt. Zum anderen danke ich den *Barmherzigen Brüdern Trier gGmbH*, hier besonders den Herren Albert-Peter Rethmann und Markus Leineweber. Sie haben sich nicht davor gescheut, die Aufarbeitung eines Teils der Geschichte der Barmherzigen Brüder von Maria Hilf in Trier finanziell und ideell zu unterstützen. Ferner war die *Evangelische Kirchengemeinde Trier* mit einem Zuschuss beteiligt. Hier danke ich besonders Herrn Georg-Friedrich Lütticken. Neben den genannten Institutionen wurde das Projekt dankenswerterweise auch von der *Bezirksärztekammer Trier*, namentlich Herrn Günther Matheis (jetzt Präsident der Landesärztekammer Rheinland-Pfalz) mit initiiert und unterstützt.

Das umfangreiche Quellenverzeichnis dieser Arbeit lässt erahnen, wie sehr Ihre Entstehung auf die Unterstützung von Archiven angewiesen gewesen ist. Jedem einzelnen sei dafür gedankt, doch sollen zwei besonders hervorgehoben werden: Zum einen das Landeshauptarchiv in Koblenz, stellvertretend für viele Frau Michaela Hocke und Herr Jörg Pawelletz. Durch Ihre Unterstützung wurde mir letztendlich ein unkomplizierter Zugang zu den benötigten Akten der staatlichen Medizinalverwaltung ermöglicht. Zum zweiten Herr Mario Simmer vom Archiv der Barmherzigen Brüder in Trier. Ordensarchive haben aufgrund ihres Charakters so manche Besonderheiten und Herr Simmer hat mir, obwohl er die Stelle als Archivar erst kurz vor dem Beginn meiner Forschungen angetreten hatte, mit den auch für Ihn noch „neuen" Beständen sehr weitergeholfen.

Eine besondere Art der Unterstützung erhielt ich vom *Arbeitskreis zur Erforschung der nationalsozialistischen „Euthanasie" und Zwangssterilisation.* Auf den halbjährlich stattfindenden Tagungen fühlte ich mich stets willkommen und fand dort nicht nur Anregung und Inspiration, sondern auch Auswege aus so manchem Motivationstief. Dafür vielen Dank.

Danken möchte ich auch meinem Freundeskreis, mit denen ich über mein nicht immer einfaches Forschungsthema sprechen konnte. Einige haben sich dazu bereit erklärt, das Skript Korrektur zu lesen. Ihnen gilt mein besonderer Dank. Trotz sorgfältiger Lektüre konnten sicherlich nicht alle Fehler aus dem Text entfernt werden. Letztverantwortlich hierfür ist und bleibt der Autor.

Zu guter Letzt sei meiner Familie gedankt, die mich während meines Studiums und der Phase meiner Promotion auf vielfältige Weise unterstützt hat. Ohne sie wäre diese Arbeit nicht zustande gekommen.

Marburg, im September 2019 Matthias Klein